科学出版社"十四五"普通高等教育研究生规划教材

金匮要略理论与实践

主 编 范永升 曹灵勇

科学出版社
北京

内 容 简 介

本教材为科学出版社"十四五"普通高等教育研究生规划教材之一，服务于中医药科研人才培养，秉承"以经典思维培养为核心，以科学精神塑造为引领"的宗旨，着力引导研究生构建"追本溯源的经典思维、病证结合的临床体系、守正创新的科学精神"三位一体的能力结构。旨在为《金匮要略》研究生教育奠定方法学基础，梳理历代成果，分析未来趋势。

本教材分总论与各论。总论提炼《金匮要略》核心临证思维及理法方药体系。各论按篇解析，独创六大模块：【病证源流】探概念渊源与后世流变；【原文校释】重版本校勘与文献方法；【疑难探析】汇古今争议，析理论思路；【临证思维】提辨证要点与实战指导；【现代研究】集多学科成果，彰方法创新；【问题与展望】凝练未解难题，前瞻研究选题。

本教材适用于中医药院校中医、中西医等专业研究生使用，也可供中医临床和科研工作者参考。

图书在版编目（CIP）数据

金匮要略理论与实践 ／ 范永升，曹灵勇主编. 北京：科学出版社，2025.6. -- （科学出版社"十四五"普通高等教育研究生规划教材）. ISBN 978-7-03-082184-3

Ⅰ.R222.3

中国国家版本馆CIP数据核字第2025QM6502号

责任编辑：刘 亚／责任校对：刘 芳
责任印制：徐晓晨／封面设计：陈 敬

版权所有，违者必究。未经本社许可，数字图书馆不得使用

科学出版社 出版
北京东黄城根北街16号
邮政编码：100717
http://www.sciencep.com

固安县铭成印刷有限公司印刷
科学出版社发行　各地新华书店经销

*

2025年6月第 一 版　开本：787×1092　1/16
2025年6月第一次印刷　印张：20 1/4
字数：544 000

定价：125.00元
（如有印装质量问题，我社负责调换）

编委会

主　编　范永升（浙江中医药大学）
　　　　　曹灵勇（浙江中医药大学）
副主编　钟相根（北京中医药大学）
　　　　　江　泳（成都中医药大学）
　　　　　李云海（湖北中医药大学）
　　　　　卞　华（南阳理工学院）
　　　　　林树元（浙江中医药大学）
编　委（以姓氏笔画为序）
　　　　　王　磊（浙江中医药大学）
　　　　　王庆胜（甘肃中医药大学）
　　　　　曲道炜（辽宁中医药大学）
　　　　　刘清平（广州中医药大学）
　　　　　李　煜（澳门科技大学）
　　　　　宋红普（上海中医药大学）
　　　　　张　静（广西中医药大学）
　　　　　张婷婷（福建中医药大学）
　　　　　赵　婷（浙江中医药大学）
　　　　　钱占红（内蒙古医科大学）
　　　　　韩洁茹（黑龙江中医药大学）
　　　　　瞿溢谦（浙江中医药大学）
学术秘书（兼）　王　磊（浙江中医药大学）

前　言

《金匮要略》作为中医临床奠基性经典，开创了中医临床理论体系，奠定了内伤杂病辨证论治的基石，所载诸多方剂至今仍深刻影响着中医临床实践。然因历史缘故，其部分内容记述简略，条文编排次序亦有未明，一定程度上影响了其在当代临床中的深入应用。

自《脉经》《备急千金要方》《外台秘要》收录其部分条文始，经明清医家逐条注释阐发，至现代学者从文献、临床等多维角度对其方药、理法进行深入挖掘，历代研究成果斐然。尤为可贵的是，其中蕴含的研究方法对后世极具启发性。然《金匮要略》研究领域仍有诸多问题悬而未决，亟待进一步探索。

党的二十大报告提出：促进中医药传承创新发展。研究生教育肩负着培养中医药传承创新人才的重任。本教材《金匮要略理论与实践》系科学出版社"十四五"普通高等教育研究生规划教材。编写遵循"以经典思维培养为核心，以科学精神塑造为引领"之宗旨，旨在引导研究生构建"追本溯源的经典思维、病证结合的临床体系、守正创新的科学精神"三位一体的知识能力结构。本书致力于为《金匮要略》研究生教育奠定坚实的方法学基础，系统梳理历代研究成果，并尝试为未来研究方向提供建设性意见。

本书分为总论与各论，总论是对《金匮要略》的临证思维及理法方药体系进行总结与提炼，各论针对《金匮要略》各篇进行分析，包含【病证源流】【原文校释】【疑难探析】【临证思维】【现代研究】【问题与展望】几个模块。其中，【病证源流】梳理各篇所述病证内涵的演变历程，重点探究《金匮要略》核心病证概念的渊源及其在后世传承中的流变；【原文校释】汇集并分析各版本中对关键原文的歧义记载，梳理原文脉络，旨在还原经典原义，并展现文献研究的思路与方法；【疑难探析】聚焦各篇历代争议较大的疑难问题，荟萃古今医家主要观点，条分缕析，评析优劣，着重体现理论研究的思路与方法；【临证思维】提炼各篇疾病的核心辨证要点与思维路径，阐释主要辨证方法及预后判断思路，强化对临床实践的指导价值；【现代研究】针对主要方药，系统总结高质量的现代临床研究、实验研究及运用现代科技手段的相关成果，突出方法学指引，展现多学科、多角度传承经典与创新研究的思路与方法；【问题与展望】是本书的特色模块，综合前述模块要点，凝练该篇尚未解决的关键研究问题，为研究生选题提供前瞻性方向指引。

本书的总论部分，由范永升、曹灵勇编写，脏腑经络先后病、痉湿暍病由钟相根编写，百合狐惑阴阳毒病、疟病由钱占红编写，中风历节病由王磊编写，血痹虚劳病由卞华编写，肺痿肺痈咳嗽上气病由张婷婷编写，奔豚气病由张静编写，胸痹心痛短气病由瞿溢谦编写，腹满寒疝宿食病由李煜编写，五藏风寒积聚病由赵婷编写，痰饮咳嗽病由李云海编写，消渴小便不利淋病由林树元编写，水气病由宋红普编写，黄疸病由王庆胜编写，惊悸吐衄下血胸满瘀血病由曲道炜编写，呕吐哕下利病、疮痈肠痈浸淫病由刘清平编写，趺蹶手指臂肿转筋阴狐疝蛔虫病、妇人妊娠病由韩洁茹编写，妇人产后病、妇人杂病由江泳编写，杂疗方、禽兽鱼虫禁忌、果实菜谷禁忌等三篇未纳入本次编写内容之中。

  《金匮要略》之学，博大精深，其研究与教学永无止境。本教材虽经反复推敲，力求完善，疏漏之处仍在所难免。恳请各院校师生在使用过程中，不吝赐予宝贵意见与建议，以资日后修订完善，共同推动《金匮要略》学科发展与高层次人才培养。

《金匮要略理论与实践》编委会
2025年6月

目　录

总　论

第一章　金匮要略临证思维 ……………………………………… 2
　　第一节　内外合邪、正虚邪侵的审因思维 ………………… 2
　　第二节　表病传里、逐层深入的分类思维 ………………… 3
　　第三节　因势利导、标本先后的论治思维 ………………… 5
　　第四节　有故无殒、奇正相生的遣药思维 ………………… 6
　　第五节　既病防变、保胃存津的防治思维 ………………… 7
第二章　金匮要略杂病诊疗体系 ………………………………… 10
　　第一节　病证结合体系 ……………………………………… 10
　　第二节　治则治法 …………………………………………… 14
　　第三节　病传预后体系 ……………………………………… 18
第三章　金匮要略类方衍化规律 ………………………………… 22

各　论

脏腑经络先后病脉证第一 ………………………………………… 32
痉湿暍病脉证治第二 ……………………………………………… 41
　　第一节　痉病 ………………………………………………… 41
　　第二节　湿病 ………………………………………………… 44
　　第三节　暍病 ………………………………………………… 51
百合狐惑阴阳毒病脉证治第三 …………………………………… 55
　　第一节　百合病 ……………………………………………… 55
　　第二节　狐惑病 ……………………………………………… 60
　　第三节　阴阳毒 ……………………………………………… 65
疟病脉证并治第四 ………………………………………………… 71
中风历节病脉证并治第五 ………………………………………… 81
　　第一节　中风 ………………………………………………… 81

第二节　历节 …… 90

　　第三节　附方 …… 98

血痹虚劳病脉证并治第六 …… 106

　　第一节　血痹 …… 106

　　第二节　虚劳 …… 111

肺痿肺痈咳嗽上气病脉证治第七 …… 125

　　第一节　肺痿 …… 125

　　第二节　肺痈 …… 130

　　第三节　咳嗽上气 …… 135

奔豚气病脉证治第八 …… 141

胸痹心痛短气病脉证治第九 …… 146

腹满寒疝宿食病脉证治第十 …… 154

　　第一节　腹满 …… 154

　　第二节　寒疝 …… 159

五藏风寒积聚病脉证并治第十一 …… 163

　　第一节　五藏风寒 …… 163

　　第二节　肝着、脾约、肾着 …… 166

痰饮咳嗽病脉证并治第十二 …… 173

消渴小便不利淋病脉证并治第十三 …… 191

水气病脉证并治第十四 …… 199

黄疸病脉脉证并治第十五 …… 219

惊悸吐衄下血胸满瘀血病脉证治第十六 …… 233

　　第一节　惊悸 …… 233

　　第二节　吐衄下血 …… 237

　　第三节　瘀血 …… 245

呕吐哕下利病脉证治第十七 …… 249

　　第一节　呕吐 …… 249

　　第二节　哕 …… 255

　　第三节　下利 …… 258

疮痈肠痈浸淫病脉证并治第十八 …… 265

趺蹶手指臂肿转筋阴狐疝蛔虫病脉证治第十九 …… 272

妇人妊娠病脉证并治第二十 …… 281

妇人产后病脉证治第二十一 …… 295

妇人杂病脉证并治第二十二 …… 305

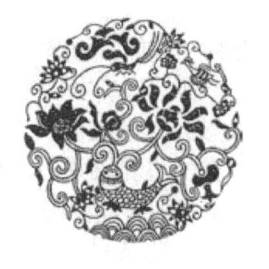

总　论

第一章 金匮要略临证思维

第一节 内外合邪、正虚邪侵的审因思维

中医学的基本病因学思维是"审证求因",《金匮要略》也承袭这一基本的思维,如《脏腑经络先后病》中有"色赤为风,色黑为劳"等基于望诊进行病因学推断的条文。在具体的病因学理论中,《金匮要略》首先提出了"三因说"的病因学分类框架,奠定了中医学的病因学分类体系。

一、首重风邪致病

《金匮要略》提出:"风气虽能生万物,亦能害万物,如水能浮舟,亦能覆舟"的"风生百病"说,是继承《黄帝内经》(下文简称《内经》)"风者,百病之始""风者,百病之长"等观点,并进一步提出了"客气邪风,中人多死"的致病要点。客,外来之意;客气,即外来的、不属于人体本来之气,泛指外邪。故将客气与邪风并提,是以风作为外感病邪之指代。

这一病因学思维贯穿各科杂病的辨治,如《痉湿暍病》篇中有湿邪多由风邪侵袭所致,故治疗上有"大汗出者,但风气去、湿气在"之禁忌;《中风历节病》篇中有历节"此皆饮酒汗出当风所致";《血痹虚劳病》篇有"血痹病……加被微风,遂得之";《肺痿肺痈咳嗽上气病》篇有"风中于卫……风伤皮毛……风舍于肺"导致肺痈之论;《腹满寒疝宿食病》篇有"夫瘦人绕脐痛,必有风冷"之述。此外,五脏风寒、风水黄汗、黄疸、妇人产后病等皆可由风邪侵袭、入里传变所致。

"风生百病"说,直接影响了《金匮要略》的病因学体系,其认为病因虽可根据发病特点一分为三,但皆由外邪直接或间接导致,是外因在不同层面、针对不同体质特点的表现形式。

二、以外因统摄三因的病因学框架

《金匮要略》病因学的主要内容为:"一者,经络受邪,入脏腑,为内所因也;二者,四肢九窍,血脉相传,壅塞不通,为外皮肤所中也;三者,房室、金刃、虫兽所伤。"

(一)内因

"经络受邪,入脏腑,为内所因",《金匮要略》主要论述内伤杂病,故内因当为主要病因。但所谓内因,是"经络受邪,入脏腑"而成,一方面强调内因是外感病邪,传变入里而形成,如风邪入里会化燥伤津、导致虚热类疾病,如虚劳、肺痿,故在地黄、麦冬、芍药、饴糖等滋养津血药的基础上还常配桂枝、生姜以解表祛风,如炙甘草汤、小建中汤;寒邪入里会伤阳聚

阴、导致虚寒类疾病（如寒疝、痰饮），故在附子、茯苓等温阳化饮药的基础上亦常配桂枝、生姜以解表散寒，如乌头桂枝汤、苓桂术甘汤。另一方面，外邪之所以能入里，也与患者自身的体质相关，如血痹是在"尊荣人"的基础上"加被微风"而形成的、历节是在"盛人"的基础上"饮酒汗出当风所致"。内因，是对正虚邪侵、内外合邪的统称。

正因《金匮要略》对外邪入里、内外合邪导致内伤杂病的重视，其对于病因的分类也强调以外统内；但正虚邪侵是建立在正虚的基础之上的，故脾胃功能又是决定其发病的关键要素。故《脏腑经络先后病》篇有"五邪中人，各有法度"之说，分别论述了风、寒、湿、热、雾五种外邪的致病特点，同时又点明"食伤脾胃"这一导致脾胃虚弱、抗邪无力、表邪入里的关键要素。

脾胃功能对人体发病类型有重要影响，甚至是决定性作用，在《伤寒论》中已有论述。如《伤寒论》270条："伤寒三日，三阳为尽，三阴当受邪；其人反能食而不呕，此为三阴不受邪也。"所谓之三阴受邪，即脾肾亏虚，若失治误治往往即可迁延发展形成内伤杂病，而"能食而不呕"是脾胃不虚、正气能抗邪于三阳之表的表现，经络受邪无法入于脏腑，自然无法形成内所因之内伤杂病。而反之，如痞证之半夏、生姜、甘草三泻心汤证，即是少阳病误下伤中导致的三阴受邪，迁延而致内伤杂病，故相关方证亦见于《金匮要略·呕吐哕下利病》篇。

（二）外因

"四肢九窍，血脉相传，壅滞不通，为外皮肤所中"，论述了外邪致病的特点，即壅滞经络、闭阻窍道、郁遏津血。这类病因，多易导致外感热病，如太阳病提纲证"头项强痛"，太阳伤寒"头痛发热、身疼腰痛、骨节疼痛"、"发烦目瞑，剧者必衄"等，皆是典型的肢体经络窍道郁闭。但在内伤杂病，同样可由外因直接作用，典型如湿病"关节疼痛而烦"、温疟"骨节疼烦"、中风病"半身不遂"、"肌肤不仁"、"即重不胜"，此类病证初起不一定有典型的恶寒发热等外感热病见症，病邪多流留于关节、肌腠之局部，如"雾伤皮腠，湿留关节"（《金匮要略·脏腑经络先后病》），并未引起全身性的卫阳郁热，故日久迁延难愈，可累及脏腑受病。

（三）不内外因

"三者，房室、金刃、虫兽所伤。"《金匮要略》并未对此类病因具名，后世为与上述两者区分，称之为"不内外因"，容易使人与外因或内因分割出来单独理解，但实际上此类病因也多属外因范畴，只是并非传统的外感六淫。房室，可以视作是外力导致的精气涣散，典型的例子是《伤寒论》的阴阳易，伤精之后更易感受外邪；《金匮要略》之虚劳病亦有相似的病机，故常见四肢酸疼、手足烦热、风气百疾等表证相关的表现或病证。金刃、虫兽，也都是典型的外界致病要素，可以伤及皮肉，出现局部的红肿或溃烂。

总之，三因说的核心是首重风邪，其中内伤杂病的核心病因是正虚邪侵、表邪入里。故在具体的论治时，《金匮要略》亦十分重视表邪传里的层次，根据正虚之分类与程度，选择相应的扶正解表方药治疗。

第二节　表病传里、逐层深入的分类思维

基于"经络受邪入脏腑"的内因说，《金匮要略》以表病传里、逐层深入为辨证分类的主要依据，具体而言有两类形式：一类偏于病位上表病传里，表现为由肢体经络、入于三焦脏腑；

一类偏于病理上逐层深入，表现为由邪伤气津（功能失常）、入于邪伤精血（物质受损）。

一、病位之表病传里

病位之表病传里，是指病邪所客之部位从肢体经络、传里入于三焦脏腑。《中风历节病》："邪在于络，肌肤不仁；邪在于经，即重不胜；邪入于腑，即不识人；邪入于脏，舌即难言，口吐涎。"书中并未指出邪在何络导致肌肤不仁、邪在何经导致肢体重沉，"络、经、腑、脏"是表邪入里四个阶段的指代，更是内因说的典型代表。其中，经络为表，脏腑为里；进一步分析，络为表中之表、经为表中兼里、腑为里中兼表、脏为里中之里。这奠定了表里分证的标准及依据，并在其多个杂病中得到运用。

如水气病，可以分为风水、皮水、正水、石水，其中风水对应"络证"阶段，为表中之表，故表现为"脉自浮，外证骨节疼痛，恶风"等一派表之见证；皮水对应"经证"阶段，为表中兼里，故以"脉浮、胕肿"等表证为主症，也兼有"腹如鼓"之里证；正水为里中兼表，对应"腑证"阶段，故脉沉而喘；石水为里中之里，对应"脏证"阶段，故脉沉不喘。

其余如水饮病分为溢饮、支饮、悬饮、痰饮，其中溢饮以表中之表的"不汗出、身体疼重"，可以认为属于水饮病之"络证"阶段；支饮则既有"咳逆倚息、不得卧"之里饮攻逆的表现，又有"其形如肿"之表饮困束的表现，可以认为是水饮病中"经证"阶段。五脏风寒分为中寒、中风、脏伤、死脏，其中五脏中风、五脏中寒皆为表证，属于"经络证"范畴；而脏伤、死脏则是里证，属于"脏腑证"范畴。

这一辨证思维，对治则治法之选择有重要的指导意义。如对于水气病而言，同样是表证之风水、皮水，风水则以解表为主，如实证之越婢汤、虚证之防己黄芪汤；而皮水在解表的同时需要渗利小便，如防己茯苓汤在防己、桂枝、黄芪等表药的基础上重用茯苓。

二、病理之逐层深入

病理之逐层深入，是指病邪伤及人体之气血津精所形成的病理变化之程度。其中，主要分为气分、水分、血分及水血同病四类。

这类分证的纲领见于《水气病》篇："问曰：病有血分，水分，何也？师曰：经水前断，后病水，名曰血分，此病难治；先病水，后经水断，名曰水分，此病易治。何以故？去水，其经自下"，"血不利则为水"，"阴阳相得，其气乃行，大气一转，其气乃散……名曰气分"。其中，表困气滞，病在气分，气滞可停饮、郁热、内结，治疗以解表行气为主；津液凝滞，病在水分，治疗以温渗化饮为主；水病伤血，血气生化不利，病在血分，治疗以甘温养血为主；血病及水，血亏水盛，病属水血同病，治疗以养血利水为主。所谓津血同源，津滞为气，津凝停水，津亏为血，这一分类纲领是指导临床辨证论治如何调动、发散、敷布、顾护津血的依据。

此外，在黄疸、痈脓相关疾病（如狐惑、肺痈、肠痈、疮痈等）中皆有运用。如黄疸可分为谷疸、酒疸、女劳疸、黑疸。其中，谷疸病在水分，治疗需用茵陈、茯苓利湿退黄；酒疸病在气分，治疗需用豆豉、枳实涌泄郁热；女劳疸水血同病，治疗需用矾石、硝石水血同治；黑疸血少精亏，治疗需要用饴糖、猪膏甘滋补益。痈脓相关疾病常分为未成脓、成脓，其中未成脓往往病在气分或水分，以清热除水为主，如甘草泻心汤、葶苈大枣泻肺汤、王不留行散等；成脓往往病在血分或水血同病，以养血排脓（湿）为主，如赤小豆当归散、桔梗汤、排脓散等。

第三节　因势利导、标本先后的论治思维

一、因势利导的论治思维

因势利导是中医论治的基本思维特点，在《素问·阴阳应象大论》已有论述，"因其轻而扬之，因其重而减之，因其衰而彰之，形不足者温之以气，精不足者补之以味；其高者因而越之，其下则引而竭之，中满者泻之于内，其有形者渍形以为汗，其在皮者汗而发之，其慓悍者按而收之，其实者散而泻之"。《金匮要略》基本上完整地继承了上述思想。

（一）表里分消

对于水湿类疾病，《金匮要略》基于"其下则引而竭之……其在皮者汗则发之"，采用表里分消的论治思维。如湿病、水气病、黄疸病，皆有根据病位分别处以发汗或利小便之法。湿病有"湿病之候，小便不利，大便反快，但当利其小便"（《金匮要略·痉湿暍》）之说，在二便不利以里湿停滞为主，当利小便使湿邪从下窍而出；又有"风湿相搏，一身尽疼痛，法当汗出而解"（《金匮要略·痉湿暍》），表邪困束而身痛，当发汗使湿邪从表位而散，即祛邪之路，当因势利导。故水气病有"腰下以肿，当利小便；腰以上肿，当发汗乃愈"（《金匮要略·水气病》）；黄疸病有"诸病黄家，但利其小便；假令脉浮，当以汗解之"；水饮病有"病痰饮者，当以温药和之……短气有微饮，当从小便去之"、"病溢饮者，当发其汗"（《金匮要略·痰饮病》）等相似的论治思维。

（二）三焦分治

对于湿热类疾病，《金匮要略》基于"其高者因而越之，其下则引而竭之，中满者泻之于内"的原则，采用三焦分治的论治思维。如对上焦湿热实邪郁阻多采用涌泄之法，如太阳中暍、宿食、黄疸等湿热郁阻上焦，用一物瓜蒂汤、瓜蒂散、栀子大黄汤等；对中焦湿热实邪郁阻多采用通腑之法，如腹满用承气类方、黄疸用大黄硝石汤等；对下焦湿热实邪郁阻多采用通利之法，如黄疸用茵陈五苓散，小便不利及淋病用蒲灰散、滑石白鱼散、茯苓戎盐汤。

（三）营卫同调

对于以表为主的疾病，《金匮要略》根据营卫之偏盛偏衰，采用营卫同调的论治思维。营虚卫弱者，应养营温卫，如桂枝配黄芪类方治疗血痹、黄汗、黄疸；营实卫弱者，应泄营温卫，如麻黄配附子、乌头治疗历节、水气；营弱卫实者，应养营泄卫，如麻黄配芍药、五味子治疗溢饮虚证、支饮、肺胀等；营卫俱实者，应发散营卫，如麻黄汤类方治疗湿病、卒厥。

（四）气血异补

对于以里为主的虚损类疾病，《金匮要略》基于"形不足者，温之以气；精不足者，补之以味"的原则，采用气血异补之论治思维。如痰饮、呕吐、下利、寒疝等，偏于气虚、阳虚类疾病，以黄芪、桂枝、附子、干姜等气厚味薄之品"温之以气"；对于虚劳、妇人血证等偏于血弱精亏者，以饴糖、羊肉、地黄、阿胶等味厚气薄之品"补之以味"。

二、标本先后的论治思维

内伤杂病，多病程较长、病机复杂，常在基本的病机特点基础上，受短暂性诱因的影响出现一些暂时性的病情变化。中医强调"治病必求于本"，但《金匮要略》在此基础上也不忽视急则治标，改善患者当前之疾苦。

（一）治病求本

在《素问》原文的语境中，"治病必求于本"主要是从阴阳的层面展开讨论的。而在《金匮要略》中，"本"更多的是强调患者当前的胃气、津血之盛衰虚实。

如《脏腑经络先后病》篇谓："问曰：病有急当救里救表者，何谓也？师曰：病，医下之，续得下利清谷不止，身体疼痛者，急当救里；后身体疼痛，清便自调者，急当救表也。"在经方诊疗体系中常有表里同病、当先解表的原则，如《伤寒论》106 条谓"其外不解者，当先解其外。外解已，但少腹急结者，乃可攻之"，但这一次递原则是以胃气不衰为前提的。当胃气衰微，则发汗乏源，此时虽兼夹表邪，亦不能强迫攻表，如本条下利清谷不止和身体疼痛并见，即当先用四逆汤救里，胃气来复、下利得止，方可用桂枝汤攻表。

（二）急则治标

一方面，从病势的角度来说，《脏腑经络先后病》篇有"夫病痼疾，加以卒病，当先治其卒病，后乃治其痼疾也。"即在内伤杂病中，常由于外感风寒出现急性的外感发热，饮食不节出现急性的呕吐下利，劳倦郁怒出现急性的惊悸失眠等，此时在兼顾其基础疾病的同时，要分别以解表退热、健胃和中、安神宁心等为主要治法。

另一方面，从病机的角度来说，一些疾病有基本的病机特点及治则大法，但在兼杂其余病机或形成传变的时候，应该根据当前的主要病机为核心确立治法。如水饮本为阴邪，治疗水饮病的基本原则是"病痰饮者，当以温药和之"，但是当水饮与热邪相结而成实的时候，温法反而会助热，故需要使用攻逐峻下之法。

第四节　有故无殒、奇正相生的遣药思维

一、有故无殒的遣药思维

《素问·六元正纪大论》最早提出"有故无殒"的遣药思维："黄帝问曰：妇人重身，毒之何如？岐伯曰：有故无殒，亦无殒也。……大积大聚，其可犯也，衰其太半而止，过者死。"即在妇人妊娠的过程中，出现积聚，或素有积聚而妊娠，出现的相关病症，并不禁忌化积消癥、活血软坚等药物。

故在《金匮要略·妊娠病》中有妇人素有癥病而妊娠下血者，使用桂枝茯苓丸治疗的条文。此条后世多有争议，虽有较多医家认为本条论述妇人癥病与妊娠的鉴别，但亦有部分医家认同桂枝茯苓丸治疗妊娠癥病之合理性。因瘀血不去，则血不归经，反而对胎元之濡养不利；桂枝茯苓丸活血利水，瘀去新生，血能归经，自能濡养胎元。此外，在《金匮要略·妊娠病》篇中，还有川芎治疗胞阻、白术散加细辛养胎、生半夏治疗妊娠呕吐之用药法，皆是对"有故无殒"之遣药思维的具体运用。

这一思维还能进一步引申至其他疾病中，即对于虚损类疾病，若兼有实邪内结者，亦

不避讳攻邪之药。如《金匮要略·血痹虚劳病》篇中，使用大黄䗪虫丸治疗虚劳干血，以大黄配大队虫类药活血化瘀，并明确其功效为"缓中补虚"。一方面方中重用地黄，确有缓中补虚之效；另一方面，津血涩滞、燥结内生，以大黄配虫类药祛瘀生新，也是不可或缺之法。

此外，还有肺痿使用桂枝去芍药加皂荚丸，支饮见面色黑者使用超大剂量之石膏，妇人杂病经水不利使用甘遂等皆是。

二、奇正相生的遣药思维

清代医家徐灵胎曾有"用药如用兵"之论，而《孙子兵法》中"奇正相生，如循环之无端，孰能穷之哉"的用兵思维，也指导了中医的遣药思维。

在中医药学领域，奇药多是偏性较强、兼有毒性之品，如附子、雄黄、甘遂、朱砂、乌头、狼毒，如《神农本草经》之下药下品；正药多是偏性不强、补虚和中之品，如甘草、大枣、生姜、人参等，如《神农本草经》之上药上品。奇药可攻邪破坚，治疗大病沉疴，但易伤正气，不可久服；正药可护中安正，治疗气血虚损，但难以祛病，单用碍邪。《金匮要略》常将二者相互配伍，方可治疗临床中复杂多变的疑难杂病。

（一）甘药为主之奇正相生

甘药能补虚、能缓急、能解药食之毒性，如蜜、甘草、大枣等，故甘缓之药常用以配伍毒性较强之药，既可解毒、又可缓和药势。

如水饮内结成实，需用峻下攻逐之药，如甘遂、大戟、芫花等，是为奇药攻邪；但当津虚营弱，则可配甘草、蜂蜜，如《痰饮病》篇的甘遂半夏汤，以甘遂攻逐水饮，配芍药甘草汤养营缓解、蜂蜜甘缓益胃，同时缓和甘遂峻下之功，是为正药缓中。

又如寒疝腹痛、阴寒内盛者，以大辛大热之乌头破阴散寒止腹痛，配以白蜜煎煮缓急止痛，并可解乌、附之毒。

（二）金石为主之奇正相生

金石类药，有偏于解毒散结、攻坚降逆者，又有偏于收敛固涩、补虚益精之效，奇正兼具，可用以治疗多种虚实夹杂的顽疾大病。

如《金匮要略》治疗阴阳毒之升麻鳖甲汤，其疫毒凝滞血脉、灼伤津血，故以大辛大热之雄黄解毒散邪，是为奇药攻邪；又配以补虚益阴之鳖甲顾护津血，是为正药补虚。又如治疗中风病之风引汤，既有清热泻火降逆之滑石、石膏、寒水石、龙骨、牡蛎，又有温涩镇潜固精之赤石脂、白石脂、紫石英。类似的应用法，还有硝石矾石散之硝石配矾石、侯氏黑散之牡蛎配矾石等等。

又如其治疗心痛之乌头赤石脂丸，阴寒内盛，以大辛大热之乌头、附子破阴散寒，配以赤石脂收敛固涩，一者可防乌、附燥烈伤津，二者其质重之性可降寒气之冲逆。类似的应用方法，还有赤丸之朱砂配乌头，黄土汤之灶心黄土配附子等等。

第五节　既病防变、保胃存津的防治思维

病传规律是贯穿经方体系始终的核心理论，故《金匮要略》开篇即提出了"夫治未病者，

见肝之病，知肝传脾，当先实脾，四季脾旺不受邪，即勿补之"的防治思维。

这里提出了既病防变的核心要点"四季脾旺不受邪"，即胃气（津）之强弱是决定疾病发病及传变与否的核心要素，这一理论在《伤寒论》中也有较多体现，如三阳病入阳明则"万物所归，无所复传"，三阴病则以太阴胃虚胃寒胃弱为发病之基础。

病传的核心，即为"经络受邪入脏腑"，也即表证传里、阳病入阴。如湿病中，即使病入少阴，胃气不虚也可用桂枝附子汤发散寒湿；但胃虚之后表邪入里，出现"大便坚、小便自利"，则只能用白术健脾燥湿。在血痹中，轻证胃气不虚、脉在寸口关上小紧，故针引阳气即愈；但重症胃气不足，关脉见微而紧脉入尺，则需要重用生姜方能健胃解表。水饮病，胃气不虚则病在溢饮之表，可发汗而解；胃气虚寒则病在淡饮之里，需温渗而解。

因此，既病防变的关键，就在于保胃存津。感邪之后，胃气不虚，方能输布津液、化生营卫、出表抗邪。这即是《脏腑经络先后病》"五脏元真通畅，人即安和"、"腠者是三焦通会元真之处，为血气所注"。而生姜、甘草、人参、大枣等保胃存津之药的广泛应用，则是这一规律的具体应用。

一、表病之既病防变、保胃存津

表病需防表邪传里，如黄汗可传黄疸、风水可传皮水、血痹可传虚劳，在治疗相关疾病时，在解表散邪的基础上保胃存津，一方面助解表发汗有源，另一方面防失治表邪入里。

在《金匮要略·黄疸病》篇有"诸病黄家……假令脉浮，当以汗解之，宜桂枝加黄芪汤主之。"指湿热熏蒸，可从偏表之黄汗进一步传里，导致小便不利、身目发黄而出现黄疸，故黄疸治疗也有里邪出表、从黄汗之表位而解者。因此在治疗黄汗中，除了以黄芪配桂枝、芍药养营除湿之外；偏于虚热者配以生姜、甘草、大枣健胃和中，虚热兼湿者配以苦酒养营泻热，皆发挥了保胃存津，以防湿热入里传变黄疸之作用。

另如血痹，既有骨弱肌肤盛之津血亏虚的基础，又有疲劳汗出、加被微风之诱因，其重症进一步发展则有可能从营伤转为虚劳之血弱精亏。故治疗血痹重症，既要解表祛风，又要健胃化饮、滋生津血。故黄芪桂枝五物汤之生姜重用至六两，可健运中焦，配芍药、大枣可化生津血，配黄芪可宣散水饮，配桂枝可解表散邪。黄芪桂枝五物汤证失治误治，可传变为黄芪建中汤证，此时胃虚血弱明显，又需倍用芍药、加饴糖甘滋濡润。

又如风水，既有中风在表涣散津液，又有水饮困束阻滞气机，其虚证进一步发展则有可能入里转为皮水、正水、石水。故治疗风水虚证，既要祛风散水，又要健胃除湿。故防己黄芪汤以生姜、大枣、甘草为基础，配白术健胃化饮，配防己、黄芪解表祛风、宣散水湿。防己黄芪汤证失治误治，可传变为防己茯苓汤证，此时脾胃不运、水饮内生，故需用茯苓渗利小便以除里饮。

二、里病之既病防变、保胃存津

里病需防实证转虚、热证转寒，如痈脓病从未成脓转为成脓（肺痈、肠痈、狐惑），如腹满、呕吐等从阳明、少阳传少阴、厥阴（承气汤-大建中，黄芩加半夏-半夏泻心汤），目标是在从下窍祛邪外出。

对于痈脓这类疾病（肺痈、肠痈、狐惑），《金匮要略》有"始萌可救、脓成则死"之论，即未成脓者治疗相对简单，若血败肉腐成脓则治疗较为棘手。而治疗成脓的要点则在于热毒对津血的灼伤程度。故在未成脓期，清热解毒散结的基础上需要配合顾护津血之品，以防其传变。如狐惑未成脓期主方甘草泻心汤，以大剂量生甘草清热解毒，配大枣、人参生津护液；肺痈未成脓期主方葶苈大枣泻肺汤，在葶苈子清泻水热的基础上，配大枣护胃生津。

对于腹满、呕吐等脾胃病，需要防其从阳明病传变太阴病、从少阳传厥阴，如胃肠实热型呕吐，以大黄甘草汤治疗，在大黄四两泻热通腑的基础上，配甘草护胃生津；对于少阳病之呕吐，小柴胡汤中配伍生姜、甘草、人参、大枣健胃化饮，黄芩加半夏生姜配伍芍药、甘草、生姜、大枣益胃护津。

第二章 金匮要略杂病诊疗体系

第一节 病证结合体系

一、疾病分科与分类体系

1. 开"内外妇儿"的疾病分类体系先河

中医对疾病分科与分类的历史由来已久，在《周礼·天官》中，已有食医、疡医、疾医、兽医等医学分科的记载。《史记·扁鹊仓公列传》中有扁鹊"过邯郸，闻贵妇人，即为带下医；过雒阳，闻周人爱老人，即为耳目痹医；来入咸阳，闻秦人爱小儿，即为小儿医"的记载，可知在先秦时期医学分科已为常态，但进一步对疾病的分类尚不明确。

《金匮要略》中集中体现疾病分类思想的即为多病同篇。一方面，其首先明确了内科、外科、妇科、儿科的分科体系。其中，疮痈、肠痈、浸淫病同篇，归为第十八篇，明确了外科相关疾病的分类；妇人妊娠病、产后病、杂病三篇独立，明确了妇科相关疾病分类的先河。此外，在《脉经·卷九》版本中，还有《平小儿杂病证第九》一篇，可推知仲景原有小儿病相关分类的篇章，而文献的脱简导致现传的版本中没有儿科病专篇。其余篇章，除去具有总论性质的第一篇《脏腑经络先后病》，皆可认为属于内科疾病。因此，《金匮要略》已具有了后世内、外、妇、儿大类分科体系的雏形。

另一方面，在分科的基础上，又有进一步的分类体系，如内科病基于脏腑经络的分类体系，以及妇科病基于经、带、胎、产的分类体系等。

2. 内科病基于脏腑经络的疾病分类体系

脏腑经络是《金匮要略》中内科病最为主要的疾病分类体系，故全书第一篇以此为名。即将相关脏腑者分为同类同篇，相关肢体经络者分为同类同篇，以便于鉴别诊断或者了解相互的传变规律。

偏于肢体经络者同类同篇。如痉病、湿病与暍病，同起于"太阳"阶段，初起可见恶寒、发热及身体疼痛或拘急，故三者同类同篇。而痉病偏虚，初起常发于中风伤营，需要养营解痉；湿病偏实，初起常发于伤寒兼湿，需要温散燥湿；暍病偏热，初起常发于暑热伤津，需要清热生津。三者治疗迥异，分为同类同篇可便于相互对照理解。又如中风病与历节病，前者以半身不遂为主症，后者以关节疼痛肿大为主症，故同类同篇。

偏于脏腑者，同一类脏腑相关病证同类同篇。如肺痿、肺痈、肺胀（咳嗽上气）皆属于肺系疾病，以咳喘为主症，其中肺痿与肺痈还有一虚一实的鉴别诊断意义；胸痹、心痛皆属于心系疾病，以胸痛彻背为主症，胸痹重症可发展为心痛；腹满、寒疝、宿食病，及呕吐、哕、下利病，皆属于脾胃病，前者以腹满腹痛为主症，后者以呕逆腹泻为主症，临床表现常有重叠，论治方向也有相通之处，故分别分为同类同篇。

此外，还有针对具有类似病机的疾病，根据内容及相关性同类同篇，如消渴、小便不利、淋病皆以津液代谢障碍为核心，惊悸、吐衄下血、胸满、瘀血病皆以血气之不安不和为核心，血痹、虚劳皆有营血之亏虚等，分别同类同篇。

3. 妇科病基于经、带、胎、产的分类体系

由于生育决定着人口繁衍的能力，因此妇人病按与妊娠的关系，分为妊娠病（胎前）、产后病及杂病三大类，开后世中医妇科学经、带、胎、产之分类的先河。其中，妊娠病最为重要，以妊娠下血、腹痛、胎动不安等症状为主，直接决定产妇的健康及胎儿的生命，故为妇人三篇之首。产后病也间接关系着新生儿的健康，故置为第二篇。其余病症则归为第三篇妇人杂病。

二、以病为纲，病证结合

以病为纲，突出的是疾病的共性。在疾病的基础上细分证候，则体现的是对疾病发生发展规律这一个性特点。

辨证论治是中医的基本特点，故中医有同病异治、异病同治的基本治疗原则。但证候的存在不是完全孤立的，而是对疾病发生发展过程中某一阶段病机特点的概括。因此，证候是建立在对疾病整体发展规律的基础上，对不同阶段特点的描述。虽然不同疾病可能会出现部分相同证候，也可以采用相同的方剂治疗，但总体而言每个疾病都有自身的发展规律。因此，以病为纲，是针对临床总体规律的系统把握；病证结合则是针对每个患者当前所处阶段的精准辨识。而这一基本思想是由《金匮要略》所确立的。

在针对具体疾病的证候分类中，一方面重视疾病发展的次递，即纵向分证；另一方面也强调证候的鉴别，即横向分证。

纵向分证，如痈脓相关疾病，皆有初期与成脓期之别，如肺痈有未成脓的葶苈大枣泻肺汤证和成脓期的桔梗汤证，肠痈有未成脓的大黄牡丹汤证与成脓期的薏苡附子败酱散证；中风病，按疾病的由表入里，分络、经、腑、脏四大阶段；水气病，按水气的由表入里，分为风水、皮水、正水、石水四大类型。上述证候，皆强调了疾病的发展演变规律，即证候不是独立存在的，而是相互发展的。

横向分证，如肺痿有虚寒与虚热之别，强调寒热的鉴别；阴阳毒有阳毒与阴毒之别，强调表里的鉴别；腹满有"按之不痛者为虚，痛者为实"，强调虚实的鉴别。这一类分证，《金匮要略》还有一类独特的条文，即一证两方。如《金匮要略·痰饮病》"短气有微饮，当从小便去之，苓桂术甘汤主之，肾气丸亦主之"，《金匮要略·胸痹心痛短气病》有"胸痹，心中痞，留气结在胸，胸满胁下逆抢心，枳实薤白桂枝汤主之，人参汤亦主之"等。这类条文，是证候鉴别诊断的集中体现。

值得注意的是，纵向分证与横向分证之间相互联系，难以分割。纵向分证，也需要进行彼此鉴别，如痈脓类疾病的成脓与否、中风病的中经络与中脏腑，需要详细鉴别；横向分证，其证候之间也有可能相互转化。

《伤寒论》对疾病的概念有所模糊，而更为强调证候，其各篇"辨六经病脉证并治"，其本质更倾向于证候系统。故《金匮要略》强调病证结合，即证候需要在疾病的框架下认识，在一定程度上使得中医的临床体系逐渐完善。如湿热伤血，既可以见于狐惑酿脓期，也可以见于便血，皆可使用赤小豆当归散治疗。但狐惑以口咽、外阴蚀烂为主症；以脾虚湿热（未成脓）、湿热伤血（成脓）为主要证候。而便血以大便下血为主症，以湿热伤血、虚寒失血为主要证候。如果只关注证候，则难以在全局上把握大病顽疾的走势，只能缓解当前主症及部分病机；如果只关注疾病，则难以在不同阶段精确地切中核心病机而收效，导致刻舟求剑。因此，《金匮要略》既有"诸病黄家，但当利其小便"这种针对疾病的基本治疗原则，也有"假令脉浮，当以汗解之"、"黄疸腹满……当下之"这些针对具体证候的治疗方法。这即是"以病为纲，病证结合"的内涵。

三、证候分类体系

1. 八纲为《金匮要略》辨证体系的基础

八纲，指阴阳、表里、寒热、虚实，其中阴阳为总纲，表里、寒热、虚实分别是阴阳在病位、病性、病态中的体现，故古人也称其为两纲六变。

《内经》有"阴阳者，天地之道也，万物之纲纪……治病必求于本"及"善诊者，察色按脉，先别阴阳"，故辨阴阳是所有辨证的基础纲领。然阴阳在不同维度上又有不同的体现，如对于病位而言，表为阳、里为阴；对于病性而言，热为阳、寒为阴；对于病态而言，实为阳、虚为阴。故辨阴阳本质是在上述三个维度上进行辨析。

而中医临床经典的辨证方法，都离不开八纲的辨证框架，或者也可以说都是在八纲的基础上，针对不同的临床问题进一步发展、细化、完善形成的，《金匮要略》也不例外。

在病位上，表里辨证对立法、处方、预后判断等方面均有重要作用。在《金匮要略·脏腑经络先后病》中，篇名即体现了"表里"之辨。其以"脏腑、经络"与"先后病"联系，文中亦有"经络受邪，入脏腑"之说，故经络先病为表，脏腑后病属里，表邪入里，即为内所因。同时，本篇还有"阳病十八……头痛、项、腰、脊、臂、脚掣痛"，"阴病十八……咳、上气、喘、哕、咽、肠鸣、胀满、心痛、拘急"，根据阴阳进行表里病位的划分。在辨治上，张仲景以一证两方的体例，示例内伤杂病的表里辨证，如《金匮要略·肺痿肺痈咳嗽上气病》篇："咳而脉浮者，厚朴麻黄汤主之；脉沉者，泽漆汤主之"，以脉之浮沉为纲，候上焦胸肺及中焦脾胃之表里鉴别，并分别以麻黄配石膏发散表邪、泽漆配紫参清泄里饮。同时，《金匮要略》进一步说"血气入脏即死，入腑即愈……病在外者可治，入里者即死"，以表里作为预后判断的标准。

在病性上，对于腹满、呕吐、下利等以里为主的病证尤为重视寒热之辨。如对于腹满，有"腹满时减，复如故，此为寒，当与温药"，中焦里寒需温中散寒；亦有"舌黄未下者，下之黄自去"，肠腑实热需苦寒清泄。呕吐、下利相同，对于胃肠实热呕吐有大黄甘草汤主治，胃中虚寒呕吐有半夏干姜散主治；肠腑湿热有清热燥湿之白头翁汤主治，脾肾虚寒有温阳散寒之四逆汤主治等。

病态上，表之虚实辨营卫，里之虚实辨脾胃。对于痉病、风水、溢饮等以肌表经络为主的病证，营卫虚实之辨是核心。如痉病有刚痉、柔痉之分，营卫相对有余者为刚痉，以葛根汤之麻黄发汗解表；营卫不足者为柔痉，以栝蒌桂枝汤解肌生津。对于风水、溢饮，溢饮"当汗出而不汗出"为实，以大青龙汤发汗解表、散水消肿；风水"续自汗出"偏虚，以越婢汤宣散水气、解肌祛风。对于腹满、下利等以里位脏腑为主的病证，胃气虚实之辨是核心，而腹诊是主要的辨证方法，如《金匮要略·腹满寒疝宿食病》篇有"按之不痛者为虚，痛者为实"。胃气虚者，主以甘滋补益，即使如腹满，如出现"心胸中大寒痛……上下痛而不可触近者"，若纳呆腹软、脉弱舌淡，亦当以大建中汤主治；胃气实者，主以苦泄荡涤，即使表现为下利，若"按之心下坚"，亦当以大承气汤主治。

此外，八纲并非单独存在，病位、病性、病态是所有辨证过程都需要明确的三个基本维度。因此，表里、虚实、寒热辨证需要结合，如虚与寒、实与热常同见，但反之虚与热、实与寒亦可互兼。如《金匮要略·腹满寒疝宿食病》"胁下偏痛，发热，其脉紧弦，此寒也，以温药下之，宜大黄附子汤"，寒实内结，故以温药散寒、苦药泄实。

2. 表证为主杂病以六经为纲

表证为主症的杂病，如痉病、湿病、暍病、疟病、风水、溢饮等，《金匮要略》往往以六经辨证为纲。上述疾病多起于太阳表证（或太阳阳明合病），也可见恶寒、发热、身体疼痛或浮肿。

如痉病的刚痉与柔痉之分，柔痉实为太阳中风的栝蒌桂枝汤证、刚痉则为太阳伤寒葛根汤证、阳明腑实大承气汤证。湿病有太阳寒湿的麻黄加术汤证、太阴风湿的防己黄芪汤证、少阴风湿的三附子汤证，暍病分为太阳中暍（实质为阳明）伤津的白虎加人参汤证与太阳中暍兼湿的一物瓜蒂汤证。疟病可以分为太阳阳明合病的牡蛎汤证及白虎加桂枝汤证、少阳病的柴胡去半夏加栝蒌根汤证及厥阴病的柴胡桂姜汤证及鳖甲煎丸证等。溢饮可以分为太阳病的大青龙汤证及太阳太阴合病的小青龙汤证。风水可以分为太阳阳明合病的越婢汤证及太阴病的防己黄芪汤证。

上述分证及选方思维，皆主要承袭于《伤寒论》，但是与伤寒病以发热为主症不同，每个疾病都有自身的核心病机及相应的主症。

3. 里证为主杂病以脏腑为纲

针对里证为主的杂病，如肺痿、肺胀、胸痹、奔豚、痰饮、悬饮、支饮等，《金匮要略》以脏腑为纲。

明确提及脏腑辨证相关条文的，主要见于《五脏风寒积聚病》篇的五脏中风、五脏中寒、五脏伤、五脏死，《痰饮病》篇的水在五脏，《水气病》篇的五脏水，但皆未记载相应的治疗方药。

其余篇章与条文，如治疗痰饮的苓桂术甘汤与肾气丸，可看作是对痰饮病中脾虚水饮证与肾虚水饮证的鉴别；治疗虚劳的建中类方、酸枣仁汤与肾气丸等，可以看作是对虚劳病中脾气虚、肝血虚、肾阴阳两虚等证候的鉴别；治疗胸痹的枳实薤白桂枝汤与人参汤，可以看作是对胸痹病中心阳不振与脾阳虚寒等证候的鉴别。

除了辨析不同脏腑之间病机及症状的区别之外，《金匮要略》还更为重视脏腑论治的共性及彼此之间的病理相关性。其主要的指导理论，即为三焦。三焦有两种内涵，即脏腑之三焦、部位之三焦。脏腑之三焦，指三焦为六腑之一，主通调水道；部位之三焦，实质是对五脏六腑不同部分的一种划分，而《金匮要略》之三焦主要指后者。

如五脏风寒积聚病，肝着病在上焦、以胸闷为主症，治疗以通阳行气为主；脾约病在中焦、以大便坚为主症，治疗以通腑润燥为主；肾着"病属下焦"、以腰以下冷痛为主症，治疗以渗利小便为主。再如肺胀，"咳而脉浮者，厚朴麻黄汤主方；脉沉者，泽漆汤主之"，脉之浮沉虽候表里，但以方测证可知，厚朴麻黄汤主要以化饮行气、宣发上焦为主，泽漆汤以逐水泄热、治疗中焦为主。

当疾病的变化不复杂时，三焦即可涵盖常见类型，也就无须再进一步细分。但当疾病变化复杂多端时，三焦的基础上再细分脏腑，可起到执简驭繁的效果。如呕吐，病兼上焦的，有文蛤汤证，以解表宣肺为主；以中焦为主，则以平调脾胃升降气机为主，但又有胃肠实热的大黄甘草汤证、胆火犯胃的小柴胡汤证及黄芩加半夏生姜汤证、胃虚饮逆的小半夏汤类方证、寒热错杂的半夏泻心汤证等等不同；偏于下焦的，以恢复藏泻互用功效为主，又有水热内蕴的猪苓散证及真阳虚弱的四逆汤证等不同。

4. 六经与脏腑辨证的结合运用

需要注意的是，上述六经辨证与脏腑辨证思维在《金匮要略》中往往根据疾病的特点结合运用，临床中难以分割开来。具体而言，《金匮要略》在六经与脏腑辨证结合的基础上，将上述思维进行融合。

在《金匮要略》中，脏腑相关疾病，也常与六经辨证结合运用，如腹满病，从表入里、由实转虚，则分别有太阳阳明合病之厚朴七物汤证、阳明病之厚朴三物汤证与大承气汤证、少阳病之大柴胡汤证、太阴病之大建中汤证、少阴病之赤丸证等；呕吐病，有太阳阳明合病之文蛤汤证、阳明病之大黄甘草汤证、少阳病之小柴胡汤证与黄芩加半夏生姜汤证、太阴病之小半夏汤类方证、少阴病之四逆汤证、太阴阳明合病之半夏泻心汤证等。

脏腑辨证的运用，往往是在六经辨证框架的基础上进一步细化。即先辨六经，再辨脏腑。其意义在于，基于六经可以确立治疗大法，基于脏腑可以进一步明确治疗的靶点。如呕吐病在少阳者，以和解为基本治法，里虚偏重、胆气犯胃则可主以小柴胡汤，胆火偏重、湿热内扰则可主以黄芩加半夏生姜汤；腹满病在阳明者，以清下为基本治法，气滞偏重可主以厚朴三物汤，燥结偏重可主以大承气汤；黄疸中谷疸病在阳明，湿热为主，以清利湿热为基本治法，脾胃湿重为主则主以茵陈蒿汤，肠腑湿热内结则主以大黄硝石汤，湿热上扰胸膈则主以栀子大黄汤，湿热下注膀胱则主以茵陈五苓散。

第二节 治则治法

一、治则

1. 阴阳相得

《金匮要略·水气病》谓："阴阳相得，其气乃行；大气一转，其气乃散。"原文是论述水气病，表里相和，在表应和营卫而解表散邪，使得水邪从表得散；在里应调和脾胃，使得中焦气机恢复升降，使得水邪从里消散。"阴阳相得"的理念在《金匮要略》中有多处得到应用。

从广义上理解，"阴阳相得"与《伤寒论》提出的"阴阳自和"相类似，都体现了人体阴阳的动态平衡与协调。但"阴阳相得"，更强调阴阳的互根互用、相互转化的特性，如同一疾病，容易出现阴阳状态的转化，包括表里的转化、寒热的转化、虚实的转化等。故治疗的时候，既需要根据疾病的基本特点进行立法选方，又需要注意观察当前的主要状态。

如百合病的基本特点是阴虚内热，基本治法则是养阴润燥，但《金匮要略·百合病》一方面指出其临床表现有"饮食或有美时，或有不用闻食臭时"、"如寒无寒、如热无热"等特点，即在阴虚内热的基础上，也会出现一些虚寒的表现；同时，也明确提出了"见于阴者，以阳法救之；见于阳者，以阴法救之"的阴阳相得之治则。

又如，肺痿的核心病因为"重亡津液"，其主要病机为津亏不能濡养导致的"热在上焦"，但津亏日久也可导致温煦失常而生虚寒。故其证治既有"火逆上气"的麦门冬汤，也有"上虚不能制下"、"肺中冷"的甘草干姜汤。

2. 辨证论治

《伤寒杂病论》奠定了中医辨证论治的基本原则，其中《伤寒论》有"观其脉证，治犯何逆，随证治之"的十二字法则，被后世认为是辨证论治的总纲，从原文语境上分析，其首先是针对外感热病误治之后出现的各种变证而提出的。

《金匮要略》则明确了对于内伤杂病仍以辨证论治为基本的治疗原则，如《金匮要略·百合病》谓："其证或未病而预见，或病四五日而出，或病二十日，或一月微见者，各随证治之。"

具体在不同疾病中，其证候分类根据疾病的特点又有差异。如痉病有太阳病、阳明病之分，溢饮、风水等有虚证、实证之分，血痹、心痛等有轻证、重证之分，虚劳等有在表的营卫不和及偏里的脾气虚、肝血虚、肾阴阳两虚之分等。

3. 以中为枢

《金匮要略·脏腑经络先后病》对内伤杂病的病因论述中，提到"五邪中人，各有法度"，风、寒、湿、热、雾等皆为外邪致病，除此之外还专门强调"食伤脾胃"为五邪之外最为重要的发病原因。故中焦脾胃的生理功能，对内伤杂病的治疗有重要意义，除中焦相关疾病之外，上焦与下焦相关疾病，皆可受中焦的病理状态所影响。重视中焦的气机升降及其对上焦、下焦相关病证的影响，是《金匮要略》的重要原则。

一方面，"上焦受中焦气"（《金匮要略·五脏风寒积聚》），即中焦脾胃化生气血津液以奉养上焦心肺。若中焦不足，则化生津血不足，可致心肺失养，导致相关疾病，如百合病之百合地黄汤证、虚寒肺痿之甘草干姜汤证、胸痹之人参汤证等。故其治疗皆以甘药为主，濡养、温补中焦，以奉上焦。

另一方面，下焦受中焦之制约与调控，中焦不足，不能制约下焦之分清别浊，可出现下焦相关疾病。如肾着之病虽"小便自利，饮食如故，病属下焦"（《金匮要略·五脏风寒积聚》），但治疗的时候仍需要在茯苓渗水利湿的基础上配白术、干姜以温中散寒、健脾除湿。又如，痰饮常见的治疗方法为"从小便去之"（《金匮要略·痰饮病》），其基本用药为茯苓，如苓桂术甘汤、五苓散等，但也常需要配伍白术，这也是"温药和之"这一治则的核心体现。

二、治法

（一）单法

1. 祛邪法

（1）发汗法　发汗法，指通过开发腠理、使得人体排汗、祛邪外出的方法。张仲景在治疗次递上首重解表，故发汗法在《伤寒论》及《金匮要略》中广泛运用，或单独使用，或与其余治法先后使用、配伍使用等。

发汗除水法　指使用辛苦温散的药物，使得水饮从汗而解的方法，主要针对溢饮，其病机特点为寒水困束，临床表现为四肢或头面浮肿、伴发热恶寒、身体沉重疼痛等症，核心用药为麻黄配桂枝，如大青龙汤、小青龙汤等。

发汗祛湿法　指使用辛温解表与祛湿药配伍，使得水湿从表而解的方法，主要针对湿病，其病机特点为湿邪困表、困阻气机，临床表现为身体烦疼、关节沉重疼痛、伴发热恶寒等症，核心用药为麻黄配祛湿药，如麻黄加术汤之麻黄配白术、麻杏苡甘汤之麻黄配薏苡仁等。

解肌发汗法　指使用辛温解表与解肌清热药配伍，使得水饮和风邪从表而解的方法，其核心用药为麻黄配石膏（且石膏需重于麻黄），如越婢汤、文蛤汤、杏子汤等。

温阳发汗法　温阳散寒配伍发汗解表的治法，具体而言，又分为温卫阳发汗，和温中阳发汗两类。前者主要见于水气病、历节病，核心病机为卫阳虚而寒湿水饮停聚于表，需要使用麻黄配附子、乌头以温卫解表，如麻黄附子汤、桂枝去芍药加麻辛附子汤、乌头汤等；后者主要见于支饮、肺胀等病，核心病机为表寒不发而中焦虚寒，需要麻黄配干姜、细辛以温中散寒，如小青龙汤、射干麻黄汤、厚朴麻黄汤等。

解肌祛风法　指使用祛风解表药（如桂枝）与养营护津药配伍，使得营卫调和、表邪从汗而解的方法，主要针对中风营卫不和者，代表方为桂枝汤及其类方。

益气祛风法　指使用益气药和祛风药配伍，治疗气虚而兼表邪不解的方法，主要针对表证而兼卫虚，可见于湿病、血痹、黄汗等病，代表用药为黄芪配解表药，如防己黄芪汤、桂枝加黄芪汤、黄芪桂枝五物汤等方。

（2）涌吐法 涌吐法，主要指使用具有升散涌泄特性的药物，使患者呕吐的方法，使得邪气从上焦泄越的方法。《素问·阴阳应象大论》有"其高者，因而越之"的论述，这里的高主要指上焦胸膈。由于胸膈病位偏于上焦，湿热痰浊停聚，发汗、攻下皆难以达到病所，故需要用涌吐之法，方能祛邪外出。

临床可见胸膈满闷、烦躁不舒、舌苔厚腻，上焦近表，故可导致阳气不能宣通而出现手足不温、甚则厥冷；由于胸膈近胃，故可影响胃腑之受纳功能，出现心下满闷、泛恶欲吐、饥不能食。

涌吐法的用药，需要符合《素问·阴阳应象大论》"酸苦涌泄为阴"的基本特点，即酸药与苦药的配伍，可以起到涌泄致吐的作用。典型的代表如瓜蒂散，其中瓜蒂苦寒，赤小豆微酸，二药配伍可以涌吐升散。其中，涌吐的药势是升散上行的，故还可以用于暑湿困表，如一物瓜蒂汤治疗太阳中暍。

（3）攻下法 攻下法，是通过荡涤肠腑，使得中焦有形之积滞（燥屎、瘀血、宿食、结水等）排出体外的方法，遵循《素问·阴阳应象大论》所说的"中满者，泻之于内"的原则。其基本的用法为苦寒与咸寒法的配伍（如大黄、芒硝），并根据内结之邪气的性质不同，再使用相应的消导之药，以达到攻逐邪气外出的作用。

通腑导滞法 使用苦寒泻下，配伍通腑导滞，使得里热和燥屎排出体外的方法，常用于阳明腑实、燥屎内结，表现为大便不通或干燥难解、腹部胀满压痛、潮热汗出、苔黄厚腻、脉滑实有力。根据里燥或气结的轻重，常需要在苦寒泻下的基础上，配伍破气除满或咸寒润燥之法，常用药为大黄（三两至四两），代表方为大承气汤、小承气汤。此外，若肠腑气滞为甚，则重用厚朴、枳实而慎用芒硝，如厚朴三物汤、厚朴七物汤等。

峻下逐水法 使用苦寒攻下，配伍清泻逐水，使得内结的水热从肠腑而结的方法，常用于悬饮、支饮等水热内结成实的证候，表现为腹部硬满压痛、不可触近、咳唾引痛，伴苔黄厚腻、脉沉而紧等。治疗上，轻者需要在大黄等攻下法的基础上，配葶苈子、防己等除水之药，如已椒苈黄丸。若水重于热，则可直接使用甘遂、大戟、芫花等逐水之药，如十枣汤、甘遂半夏汤等。

下血逐瘀法 使用苦寒攻下，配伍活血化瘀，使得内结的瘀血从肠腑而解的方法，常用于治疗瘀热内结如虚劳干血、产后腹痛、妇人闭经，表现为少腹急结或硬满压痛、月经推迟、有血块，腹中有癥块，伴肌肤甲错、舌紫暗、有瘀斑。治疗上，需要使用攻下里实与活血化瘀、破血逐瘀等法相配伍，形成逐瘀泄热之法，代表方如下瘀血汤、抵当汤、大黄䗪虫丸、鳖甲煎丸等。

攻逐寒积法 使用辛热攻下的药物，使得内结寒实从肠腑而解的方法，常用于治疗寒实内结之证，如肺痈成脓、腹满寒疝等，表现为脘腹痞硬如石、大便不畅，伴恶寒肢冷、吐脓如白粥、苔白脉紧，代表方药如桔梗白散、大黄附子汤等。

（4）清热法 清热法，是使用寒凉药物治疗热邪内盛的方法，遵循《素问》"热者寒之"的基本原则。

辛寒解外法 使用性味辛寒的药物，治疗里热兼表或太阳中暍等表证的方法，临床表现为发热汗出、口渴喜饮、微恶风寒、脉浮滑或洪大。此时表邪未解，火热灼热津液，既需要辛药解表散邪，又需要寒药清热泻火，故辛寒法为基本治法，代表方如白虎加人参汤等。此外，升麻、丹皮等皆为辛寒之药，也可选用，如升麻鳖甲汤治疗"面赤斑斑如锦纹"。

苦寒清里法 使用性味苦寒的药物，治疗里热内盛的方法，临床表现为口渴饮凉、恶热不寒、小便黄赤、苔黄脉滑等。此时里热内盛，苦能泻，寒能清，苦寒相配，能直折火热，常用药有黄连、黄芩、黄柏、大黄。代表方如泻心汤、大黄甘草汤。

咸寒软坚法 使用性味咸寒的药，治疗里燥内结的方法，其中根据燥结的性质分为燥屎内结、瘀热燥结。燥屎内结临床表现为大便燥结、腹满痞硬、潮热汗出、舌苔黄燥等，可见于腹满；瘀热内结表现为腹中痛脓痞块、腹痛按之如淋，可见于肠痈。咸能软坚、润燥、散结，常用药为芒硝等，燥屎内结代表方如大承气汤，瘀热内结代表方如大黄牡丹汤。

甘寒润燥法 使用性味甘寒的药，治疗里热伤津的方法，临床表现为纳呆便燥、苔燥光剥、肌肤甲错等，可见于百合病、虚热肺痿等，常用药有麦冬、人参、地黄，代表方如百合地黄汤、麦门冬汤。

（5）**利水法** 利水法的基本原理，是《素问·阴阳应象大论》的"味……薄则通；气薄则发泄"，即使用气味俱薄的药物，通利水湿之邪，使其从小便而出的方法。水饮本属阴邪，多生于虚寒，但《素问·至真要大论》谓"淡味渗泄为阳"，即淡渗之法可利水而通阳，《金匮要略·痰饮病》有"病痰（淡）饮者，当以温药和之"、"短气有微饮，当从小便去之"等论，用药不可过度温燥，常用药如茯苓、猪苓、泽泻、白术等，具体根据其兼夹病机不同，又有不同的配伍用法。

通阳利水法 使用淡渗利水与通阳化气配伍的方法，治疗水饮兼表、阳气不通者，常见痰饮、水气、奔豚等病，表现为小便不利、胸胁或心下胀满、气上冲胸、头晕目眩，或伴手足厥冷、肠鸣呕逆、胸闷心悸、舌淡苔滑等，常用的药物为茯苓配桂枝，代表方如苓桂术甘汤、苓桂枣甘汤等。

温阳利水法 使用淡渗利水与温阳散寒配伍的方法，治疗支饮偏于虚寒者，常见咳喘胸闷，伴小便不利、下利肠鸣、脘腹冷痛、手足冰凉等，常用的药物为茯苓配干姜、细辛、附子，如苓甘五味姜辛汤。

育阴利水法 使用淡渗利水与育阴养血配伍的方法，治疗水饮兼有阴伤者，如小便不利病，常见小便不利、口渴心烦，或伴咳嗽痰少、尿血尿痛或小便灼热、脉沉细数等，此时单用利水则伤阴血，过度滋补则碍水饮，需要二者同治，常用药为茯苓、猪苓配芍药、阿胶，代表方如猪苓汤。

2. 扶正法

扶正法，主要是通过扶助人体的气血阴阳，以纠正人体正气不足的方法。

（1）**温法**

温中补虚法 使用温中散寒与补虚益气相配伍的方法，治疗中焦虚寒以气虚失运为主要病机者，如虚寒肺痿、胸痹等病，常见纳呆腹痛、大便稀溏，或伴小便频数、口中多涎、舌淡苔白、脉沉弱，常用药为干姜配甘草、人参，代表方如甘草干姜汤、人参汤等。

温阳散寒法 使用温中散寒与温阳破阴相配伍的方法，治疗中下焦虚寒或阴寒内盛为主要病机者，如胸痹、寒疝等病，常见心痛彻背、脘腹剧烈冷痛，或伴恶寒肢冷、脉沉紧，常用药为乌头，代表方如大乌头煎、乌头桂枝汤、乌头赤石脂丸等。

温阳除湿法 使用温阳散寒与苦燥除湿相配伍的方法，治疗寒湿困束为主要病机者，如湿病，常见肢体或关节冷痛、沉重，或伴恶寒肢凉、小便不利、四肢微肿，常用药为桂枝、白术配附子，其中张仲景尤为重视白术与附子的配伍，认为"术、附并走皮中逐水气"，二者相合既能温中散寒、又能升散除湿。代表方如桂枝附子汤、白术附子汤、甘草附子汤等。

温经活血法 使用温经散寒与养血通脉相配伍的方法，治疗寒瘀内结，如妇人经水不利，常见女子少腹冷痛或经行腹痛，伴手足冰凉、舌暗脉涩等，常用药为桂枝、吴茱萸配当归、川芎，代表方如温经汤。

回阳救逆法 使用大辛大热、补火助阳的方法，治疗下焦阳虚、真阳浮虚或厥脱为主要病机者，如下利，常见神志昏昧、手足厥冷、冷汗淋漓、下利不止、脉微欲厥，常用药为生附子，代表方如四逆汤、通脉四逆汤等。

（2）补法

甘温补中法 使用甘温滋养之药，补益人体中焦亏虚之气血津液，治疗中焦气血津液不足者，如虚劳、腹满等病，常见脘腹拘急作痛、纳呆、或伴心悸气短、脉涩等，常用药为饴糖，代表方如小建中汤、黄芪建中汤、大建中汤等。

甘温养血法 使用甘温养血之药，补益人体亏虚之营血，治疗营血亏虚者，如妇人妊娠腹痛、胞阻、产后腹痛、寒疝腹痛、虚劳病等，常见妊娠下血伴小腹坠痛，或产后腹中隐痛或刺痛，或月经量少伴经行腹痛等，或脘腹隐隐冷痛，伴面色萎黄、舌淡、脉细弱等，常用药为当归、阿胶、羊肉，代表方如胶艾汤、胶姜汤、当归生姜羊肉汤、当归建中汤等。

（3）涩法

酸药收涩法 指使用酸敛收涩之药，治疗中焦亏虚、津血不能收涩为主要病机者，常见下利或下血日久，或伴黏液血便、纳呆腹痛等症，常用药如乌梅、诃子，代表方如乌梅丸、诃黎勒散。

石药收涩法 指使用金石类药物收涩精气，治疗精气不能收涩者，常见男子失精不育、女子半产漏下或不孕，伴有腰腿酸乏、汗出恶风、脉芤等症，如桂枝加龙骨牡蛎汤、天雄散。

（二）合法

1. 和解表里法

和解表里法主要针对半表半里、正邪交争的少阳病及其相关合并病而言，所谓半表半里，仲景原话为"半在里、半在外"、"正邪纷争"，其发病的基础为"血弱气尽腠理开"，故治疗的时候虽有发热恶寒等表证但不可发汗，虽有口苦咽干等里热但不可攻下，虽有胸闷心烦但不可涌吐，需要解表与清里同治，解表而不发汗、清热而不败胃，即为和解表里之法。在《金匮要略》中，本法常用于呕吐、黄疸、疟病等属于少阳病者。代表用药为柴胡，其气味芳香而能升阳解表且无辛温之蔽，味苦微凉而能清热行气且无寒下伤中之祸，一药而表里兼治，是为和解表里的基本用药。

2. 调和寒热法

辛温散寒与清热泻火法并用，治疗以寒热错杂为主要病机的相关病证，如痞证、厥阴病之蛔厥等。里寒内生，可表现为纳呆脘痞、腹冷下利；里热内盛，可表现为口干口苦、苔黄尿黄。二者并见，可导致寒热错杂、并见于中焦，在治疗上单用散寒则助火，单用清热则伤中，需要二者并用。在《金匮要略》中，常用于治疗狐惑、呕吐、蛔虫病等属于寒热错杂者，代表用药为干姜、附子与黄连、黄芩等并用，如甘草泻心汤、半夏泻心汤、乌梅丸等。

3. 辛开苦降法

辛散开结与苦泄降逆并用，治疗气机郁滞、升降失常为主要病机的相关病证，如腹满、呕吐，临床表现为腹部胀满或压痛、呕吐等，根据引起气机郁滞的病机不同，可以选用不同的辛散与苦泄法相配。如水火夹杂者之呕吐，《金匮要略》常用半夏配黄连、黄芩，半夏辛散化饮，黄连、黄芩苦泻除火，如大柴胡汤、小柴胡汤、半夏泻心汤、甘草泻心汤等；如表寒而气逆之腹满，《金匮要略》用桂枝、生姜配厚朴、大黄，如厚朴七物汤。

第三节　病传预后体系

一、杂病病传体系

与《伤寒论》重视外感热病的传变有一定相似之处，内伤杂病发生发展速度虽然较为缓慢，但《金匮要略》也重视对疾病发展不同阶段的规律总结。

（一）同病传变

起病为表证的相关杂病，重视疾病从表入里传变，多根据表、里的阶段分为四类，如中风病有"邪在于络……邪在于经……邪入于腑……邪入于脏"，水气有风水、皮水、正水、石水，可以认为是表证分为纯表证与表证兼里（如中风病的在络、在经，水气病的风水、皮水），里证分为里证兼表与纯里证（如中风病的在腑、在脏，水气病的正水、石水）。也有根据上、中、下三焦进行病传阶段划分的，如妇科杂病有"寒伤经络，凝坚在上……在中……在下"之不同等。

痈脓相关疾病，多重视从脓未成向脓已成阶段发生发展的规律总结。如狐惑、肺痈、肠痈，皆有未成脓与成脓后不同阶段的论述。如，狐惑从未成脓期的"初得之三四日，目赤如鸠眼"，向成脓期的"七八日，目四眦黑"转变，用方也从甘草泻心汤的清热燥湿、泻火解毒，向赤小豆当归散的清热利湿、养血排脓转变。

上述几类病传，与《伤寒论》的六经传变相似，皆不离由表入里、由实转虚这一基本规律。部分疾病，也与六经传变规律相符合，如湿病从太阳病的麻黄加术汤证、到太阳阳明合病的麻杏苡甘汤证、到少阴病的桂枝附子汤证，痉病从太阳病的栝楼桂枝汤证、到阳明病的大承气汤证等。

（二）异病传变

《金匮要略》虽以不同的杂病进行分篇论述，但并未完全割裂杂病之间的关系。不同篇章的杂病，有相似的病因病机者，也可以进行相互转化。

1. 虚实传变

实证疾病日久伤正，可传变为虚证相关疾病，如黄疸起病为湿热内蕴，但日久化燥伤津，可传变虚劳，表现为额上发黑的黑疸，故当使用"虚劳小建中汤"。

虚证相关疾病日久兼实，也可传变实证相关疾病，如百合病为阴虚内热，但也可出现"百合病一月不解，变成渴者"、"渴不差"的消渴病，即虚热兼实、消耗津液，此时单用甘寒之百合地黄汤清热泻火之功不足，故转用栝楼牡蛎散。

2. 寒热传变

如肺痿为津亏虚热病，但津虚日久可损阳，导致虚寒肺痿，如甘草干姜汤证，服药后虚寒得以减轻，津亏未愈，则可传变为消渴，故甘草干姜汤有"服汤已渴者，属消渴"之说，属于寒病传热。反之，肺痿也可从消渴传变而来，《金匮要略·肺痿肺痈咳嗽上气病》第1条即谓："肺痿之病，从何得之？……或从消渴、小便利数……重亡津液，故得之"，故消渴传（虚寒）肺痿又属于热病传寒。

3. 表里病传

如风水病是风水相搏于表，但中焦胃虚之后，可兼夹里饮内生，风水不解而兼里饮冲逆上焦，可传变形成肺胀，如《金匮要略·肺痿肺痈咳嗽上气》："上气，喘而躁者，属肺胀，欲作风水"，而《金匮要略·水气病》："风水……咳而喘，不渴者，此为肺胀，其状如肿，发汗即愈"。

又如《金匮要略·消渴小便不利淋病》谓："寸口脉浮而迟，浮即为虚，迟即为劳；虚则卫气不足，劳则荣气竭。趺阳脉浮而数，浮即为气，数即为消谷而大坚。气盛则溲数，溲数即坚，坚数相搏，即为消渴"，论述了营卫两虚之虚劳病，传里化热，病传消渴的过程。

二、预后判断规律

关于"预后"的等级，仲景有"自愈、即愈、易治、可治、难治、不治、死、必死"等多种预后结果的表述。其中，"自愈、即愈、易治、可治"，为不同程度的预后较好；"难治"者，预后一般，但仍有机会治愈；若为"不治、死、必死"，皆为不同程度的预后不良。

（一）里病出表为欲愈，表病入里为病进

"里病出表为欲愈，表病入里为病进"，这一规律贯穿《伤寒杂病论》始终。虽然《金匮要略》主要论述内伤杂病，但"经络受邪，入脏腑，为内所因"的内伤杂病发病学说，也决定了这一特点，与外感热病无本质差别。

《金匮要略·脏腑经络先后病》谓："师曰：寸脉沉大而滑，沉则为实，滑则为气，实气相搏，血气入脏即死，入腑即愈，此为卒厥，何谓也？师曰：唇口青，身冷，为入脏，即死；知身和，汗自出，为入腑，即愈。"脏、腑为表里的指代，"入脏即死"，即表邪入里则预后不良；"入腑即愈"，即里邪出表病势向愈。

其中，表、里为相对性概念，如《金匮要略·中风历节病》中由络、经、腑、脏四者指代表里的四个阶段，因此在上条中虽然脏腑都在里，但二者并提，则腑指代表、脏指代里，故"入脏即死"实为"入里即死"之意，"入腑即愈"实为"出表则愈"之意。

此外，《金匮要略·脏腑经络先后病》还有："问曰：脉脱，入脏即死，入腑即愈，何谓也？师曰：非为一病，百病皆然。譬如浸淫疮，从口起流向四肢者可治，从四肢流来入口者不可治；病在外者可治，入里者即死。"虽然条文前半段是以脏腑判断预后，但其后举例说明时，四肢、口窍皆属于体表而不属脏腑。但四肢相对口窍而言更表，口窍相对四肢而言偏里，故仍是在论述"里病出表为欲愈，表病入里为病进"之理。

有时，《金匮要略》还以"阴阳"作为表里的指代，以判断预后。如《金匮要略·黄疸病》谓："疸而渴者，其疸难治，疸而不渴者，其疸可治。发于阴部，其人必呕；阳部，其人振寒而发热也。"此处在对黄疸预后判断的条文中，以阴阳为表里之指代，阳部为表证，故可见振寒发热；阴部与之对而属里，故见呕吐等胃虚之表现，也是呼应黄疸起病之初"寸口脉浮而缓，浮则为风，缓则为痹"的表证因素，以及表里亦为黄疸预后之重要判断因素。

（二）胃气津血之盛衰是决定表里出入的重要基础

内伤杂病，发病日久，易耗伤津血，而津血一方面可濡养五脏六腑、四肢百骸，另一方面则是人体抗邪出表（即上述第一点）的主要物质基础。而津血的化生和输布又主要依赖胃气。

1. 胃气津血之于表病预后

所谓"汗血同源"，对于表病而言，邪气能否从汗而解，需要由津血之盛衰来决定。如《金匮要略·痉湿暍病》谓："太阳病，发热，脉沉而细者，名曰痉，为难治"、"痉病有灸疮，难治"。痉病为太阳病兼有津液不足，导致筋脉失养、筋舒不利；如果脉沉细或有灸疮，都是津血亏虚之症，故为难治。

而津血则由胃气所化生，故胃气之盛衰也是津血是否能敷布于表的基础。如《金匮要略·妇人杂病》："妇人伤寒发热，经水适来，昼日明了，暮则谵语，如见鬼状者，此为热入血室，治之无犯胃气及上二焦，必自愈。"热入血室之成因，是为外感的同时经水适来而导致血室空虚，故津血不能敷布于表以抗邪，这也是《伤寒论》所谓"血弱气尽腠理开，邪气因入，与正气相搏"的体现。而治疗的时候，仲景强调"无犯胃气……必自愈"，则是体现胃气化生和敷布津血对正气抗邪出表的重要作用。

胃气和津血虽分而为二，但在影响疾病预后方面是一个整体，如《金匮要略·痉湿暍病》谓："湿家下之，额上汗出，微喘，小便利者死；若下利不止者，亦死。"湿家为素有湿邪困表之人，治疗应解表祛湿，若误下则伤中耗液，若出现"小便利"则为小便过度通利之意，津

液从小便过度流失，则发汗无源，湿无从出，预后不良；若出现下利不止，则为误下伤中导致胃气将败，更不能抗邪出表，故预后较差。

2. 胃气津血之于里病预后

对于里证而言，津血停聚则为水饮，津血消耗而生燥火，而"水火者，阴阳之征兆也"（《素问·阴阳应象大论》）。

如《金匮要略·水气病》篇谓："经水前断，后病水，名曰血分，此病难治；先病水，后经水断，名曰水分，此病易治，……去水，其经自下。"水饮内停而导致血行不畅者，属于"水分"，由于津血未亏，利水则血脉自能通畅；反之，若津血亏虚导致血行不畅而水饮内盛者，属于"血分"（血不利则为水），此时补血则滋腻，利水则伤血，血伤则水饮更难去除，故为难治。此时，津血的盛衰就成为水饮这一病机能否解除的关键。

又如，《金匮要略·黄疸病》篇有"疸而渴者，其疸难治，疸而不渴者，其疸可治"，从字面理解，"疸而渴"指代湿热化燥伤津，"疸而不渴"则指代湿热未伤津液，故津伤难治、津盛易治。从黄疸本身的病机特点理解，黄疸根据瘀热而兼水证、血证之别可分为谷疸和女劳疸，其中谷疸为瘀热偏湿，故"疸而不渴"，其病易治；女劳疸偏于瘀热而兼津血亏虚，故"疸而渴"，其病难治，这也是水气病中以津血盛衰来判断预后的一种应用。

（三）精气对疾病预后的影响

精气为人体先天之本，是人体生命的源动力，又有精与气（真阳、元阳）之分。

1. 精对疾病预后的影响

精是人体生命的物质基础，如《灵枢·本神》谓："生之来，谓之精。"内伤杂病由于发病日久，容易在疾病的发展过程中，特别是中后期导致精的耗伤。以伤精为主要病机，在《金匮要略》中有《虚劳病》专篇进行论述，但虚劳同时也是多种疾病发展后期的共同阶段。

从虚劳病而言，本病预后多较不佳，如《金匮要略·虚劳病》："《千金翼》炙甘草汤（一云复脉汤）：治虚劳不足，汗出而闷，脉结、悸，行动如常，不出百日，危急者十一日，死。"炙甘草汤证津枯血燥，进一步发展则亡血伤精，故可出现死证。

对其他疾病而言，发展至虚劳阶段亦可导致预后不良。如《金匮要略·黄疸》谓："……女劳疸，腹如水状不治。"女劳疸，是黄疸中偏于亡血伤精的特殊类型，故其进一步发展，亦可出现不治之症。

2. 气（真阳）对疾病预后的影响

真阳是人体生命的根本动力，如《素问·生气通天论》谓："阳气者，若天与日，失其所则折寿而不彰。"

疾病发展至真阳衰微，则预后较差。如《金匮要略·肺痿肺痈咳嗽上气》："上气，面浮肿，肩息，其脉浮大，不治。又加利，尤甚。"咳嗽上气，初起病在肺，如越婢加半夏汤证；发展至中期则病涉中焦虚寒，如小青龙加石膏汤证；后期则病入下焦，真阳衰微，导致肾不纳气而喘，故表现为"脉浮大"而重按无根，伴喘息气促、少气不足以吸，此时预后不良。此外，"又加利尤甚"则体现了真阳与胃气的关系，即真阳的潜藏，也受胃气的调控。

疾病发展至真阳厥脱，则为死证。如《金匮要略·痰饮病》谓："久咳数岁，其脉弱者可治，实大数者死"，《金匮要略·水气病》谓："脉得诸沉，当责有水，身体肿重。水病脉出者死"。水饮为阴邪，易伤阳气，始得易困脾，日久则可累及下焦，导致真阳之衰微甚则厥脱。水性沉降重着，其脉多相对沉伏，若出现"脉实大数""脉出"等，即为真阳暴脱之征，预后较差。

第三章 金匮要略类方衍化规律

一、桂枝类方

1. 类方主方

桂枝汤 桂枝三两（去皮） 芍药三两 甘草二两（炙） 生姜三两 大枣十二枚

上五味，咬咀，以水七升，微火煮取三升，去滓，适寒温，服一升，服已，须臾啜热稀粥一升，以助药力，温覆令一时许，遍身漐漐微似有汗者益佳，不可令如水淋漓。若一服汗出病差，停后服。

按 本方在《金匮要略》中主治下利兼表、妊娠恶阻、产后风等，皆不离中风不解、营卫不和之病机。与《伤寒论》太阳中风有别，太阳病胃气不虚、津虚未弱；《金匮要略》中，不论是主治之下利兼表，还是妊娠病、产后风等，皆为胃气不足、津血虚少而兼有中风不解，故更符合太阴中风之特点，也更体现内伤杂病"经络受邪，入脏腑"的发病特点。方中芍药甘草汤养营缓急，生姜、甘草、大枣健胃和中，是正气虚而兼中风不解的基础用方。

2. 类方主治

桂枝汤在《伤寒论》中用治太阳中风与太阴中风，在《金匮要略》中也未脱离"中风"范畴。《伤寒论》侧重外感热病，故桂枝汤及其类方在《伤寒论》中多用于治疗太阳中风；《金匮要略》侧重内伤杂病，故桂枝汤及其类方多用于治疗在太阴病的基础上形成的三阴中风，如血痹、虚劳、黄汗、产后风等。

3. 类方衍化

栝蒌桂枝汤 即桂枝汤加栝蒌根二两而成，可解肌祛风、调和营卫、生津润燥、缓急止痉，主治柔痉。本方证是在太阳中风的基础上出现津伤化热而成，表现为身体强直、甚则角弓反张、脉沉迟，伴恶风寒、汗出等症。

桂枝附子汤 即桂枝汤去芍药，加桂枝、附子而成，可温卫散寒、祛风除湿、通痹止痛，治疗湿病偏卫阳虚。本方证即在桂枝汤证基础上，偏于卫阳虚弱而寒湿困束者，表现为关节疼痛沉重、难以曲伸，伴恶寒肢冷、恶风汗出、脉浮虚而涩等症。本方基础上，偏于里寒湿者，则去桂枝加白术，即为白术附子汤；去生姜、大枣，加白术即为甘草附子汤。

桂枝加龙骨牡蛎汤 即桂枝汤加龙骨三两、牡蛎三两而成，可解肌祛风、调和营卫、固敛精气，主治虚劳失精。本方证是在中风的基础上，营卫不足、津血涣散、精气亏虚，表现为男子遗精、女子半产或漏下，伴目眩、发落、汗出、恶寒、脉芤微紧等症。

桂枝生姜枳实汤 即桂枝汤去芍药、甘草、大枣加枳实五枚而成，可通阳散寒、行气除满、温中化饮、宽胸行痹，主治心痛轻证。本方证是在中风的基础上，卫阳不振、风寒入中，导致气滞心胸、痹阻胸阳而成，表现为心痛、胸闷，伴气短、恶寒、肢凉等症。

乌头桂枝汤 即桂枝汤加乌头（蜜煎）而成，可破阴散寒、缓急止痛、解表散邪、温卫养营，主治寒疝腹痛。本方证是在中风的基础上、卫阳不足、失于防御、寒邪入中而成，表现为脐腹剧烈绞痛，伴肢冷、肢麻、身痛等症。

桂枝茯苓丸 即桂枝汤去姜、草、枣加茯苓、桃仁、丹皮而成，可活血化瘀、通阳利水、消癥散结、养营除痹，主治血瘀水停、如癥瘕积聚。本方证为桂枝汤证的基础上，中风表邪传里、营伤痹阻成瘀、瘀滞津停成饮而成，表现为积聚内生，伴小便不利、妇人月经不调或有血块、舌紫暗边齿痕、脉弦涩等症。

小结

> 中风的营卫不和，有偏于伤营、偏于伤卫及营卫两伤之不同，桂枝类方中桂枝、芍药的比例需要据此进行变化，偏于伤卫者多加桂或去芍，偏于伤营者多加芍或去桂，营卫同伤者则在桂枝、芍药比例不变的基础上，根据病机传变加相应的药物。

此外，《金匮要略》的桂枝类方，还有桂枝加桂汤、《千金》桂枝去芍药加皂荚汤、桂枝救逆汤、桂枝加黄芪汤（详见黄芪类方）等。

二、麻黄类方

1. 类方主方

甘草麻黄汤 甘草二两 麻黄四两

上二味，以水五升，先煮麻黄，去上沫，内甘草，煮取三升，温服一升，重覆汗出，不汗，再服，慎风寒。

按 甘草麻黄汤是麻黄类方最为基础的配伍结构，也是构成麻黄汤的核心部分。本方解表散寒、宣散水气，治疗水饮困束于表。

2. 类方主治

麻黄类方，主治寒湿或水饮困束体表，其中偏于寒湿者，如湿病、中风病、历节；偏于水饮者，如溢饮、风水。

3. 类方衍化

还魂汤 即甘草麻黄汤加杏仁而成，可发汗解表、散邪除湿、开闭醒神，治疗卒厥。本方证是甘草麻黄汤证，偏于风寒凝滞、闭阻窍道而成，表现为突然昏倒、不省人事、牙关紧闭，伴四肢不遂、脉伏不起等症。

麻黄加术汤 即甘草麻黄汤加桂枝、杏仁、白术（麻黄汤加白术）而成，可发汗解表、除湿散寒，治疗湿病之寒湿在表。本方证是甘草麻黄汤证，偏于寒湿凝滞体表而成，表现为身体或关节疼痛沉重，伴恶寒、无汗、发热、脉浮紧等。

麻杏苡甘汤 即甘草麻黄汤加杏仁、薏苡仁而成，可解表散邪、清热利湿，治疗湿病之风湿蕴热。本方证是麻黄加术汤证化热而成，表现为身体或关节疼痛沉重，伴日晡潮热、或口渴喜饮等症。

越婢汤 即甘草麻黄汤加石膏、生姜、大枣而成（麻杏甘石汤去杏仁加生姜、大枣），可解肌发汗、宣散除水、清宣肺热，治疗风水实证、脚气病等。本方证是在甘草麻黄汤证水饮停聚的基础上，兼有风邪化热，表现为身面浮肿，伴恶风、汗出、发热、脉浮等症。在此方基础上，若兼里饮，则加白术，即为越婢加术汤；若里饮冲逆，则加半夏，即为越婢加半夏汤；若兼里热伤津，则减麻黄、石膏之量，加文蛤、杏仁，即为文蛤汤。

小青龙加石膏汤 即麻黄汤去杏仁加石膏，合苓甘五味姜辛汤（去茯苓）而成，可解表散寒、温中化饮、降逆平喘、清宣肺热，治疗肺胀。本方证是在小青龙汤证的基础上，兼有郁热而成，表现为咳喘胸闷、痰涎量多，伴恶寒肢冷、烦躁、脉浮等症。在此方基础上，若郁热化火，则石膏易射干，干姜易生姜，去桂枝、芍药，加紫菀、冬花，即为射干麻黄汤；若水饮滞气为重，则桂枝、芍药易厚朴、杏仁，即为厚朴麻黄汤。

按 麻黄类方，可以根据表邪偏寒、兼热之不同，分为麻黄配桂枝（附子、细辛），麻黄配石膏（石膏大于麻黄）。前者如麻黄加术汤、大青龙汤、小青龙汤、桂枝去芍药加麻黄细辛附子汤、麻黄附子汤、桂枝芍药知母汤、《千金》三黄汤等，后者如越婢汤、文蛤汤、杏子汤等。此外，还有二者并用法，如《古今录验》续命汤。

三、黄芪类方

1. 类方主方

桂枝加黄芪汤 桂枝三两　芍药三两　甘草二两　生姜三两　大枣十二枚　黄芪二两

上六味，以水八升，煮取三升，温服一升，须臾饮热稀粥一升余，以助药力，温服取微汗；若不汗，更取。

按 本方主治黄汗及黄疸偏于卫气虚夹湿者，为中风营卫不和偏于卫气虚，寒湿偏盛，兼有虚热者，可用本方。方中以桂枝汤解肌祛风、调和营卫，加黄芪益气温卫、升阳祛湿，使得全方更强于益卫升阳除湿。

2. 类方主治

黄芪类方主治卫气不足兼表湿或表饮停聚者，如风湿兼气虚、血痹、黄汗等症。

3. 类方衍化

黄芪桂枝五物汤 桂枝加黄芪汤去甘草倍生姜而成，可解肌祛风、养营除痹、益卫固表、升阳除湿，治疗血痹重证。本方证为桂枝加黄芪汤证兼有营虚血弱虚寒等，表现为手足麻木不仁，伴恶风、汗出、脉沉微涩等症。

芪芍桂酒汤 桂枝加黄芪汤去生姜大枣甘草加苦酒而成，可解肌祛风、益卫固表、清热祛湿、养营除痹，治疗黄汗偏于湿热。本方证为桂枝加黄芪汤证，兼有虚热轻度转实，湿热熏蒸者，表现为汗出恶风、身热口渴，伴身体沉重或浮肿、腰髋酸疼、烦躁失眠、脉沉细或沉迟等症。

防己黄芪汤 桂枝加黄芪汤，去桂枝芍药，加防己白术而成，可益气祛湿、宣表散水、健脾和中，治疗风湿或风水偏于卫气虚者。本方证为桂枝加黄芪汤证，以水湿停滞为主者，表现为身面浮肿，或身体沉重疼痛，伴汗出恶风、神疲乏力、脉浮细缓等症。本方去生姜、大枣，加桂枝、茯苓，即为防己茯苓汤。

黄芪建中汤 桂枝加黄芪汤，倍芍药加饴糖而成，可益气健脾、养营除痹、缓急止痛、散寒补虚，治疗虚劳里急，偏于气虚者。本方证为桂枝加黄芪汤证，中风表邪入里，耗气伤中、化燥伤津，表现为里急腹痛，伴恶风汗出、纳呆乏力、脉沉弱等症。

按 黄芪类方在《金匮要略》中常配桂枝，治疗气虚兼营卫不和者，如风水、风湿、黄汗、血痹等，故其益气升阳之功，更偏于益卫气，治疗卫气不足而外受风邪者，并非单纯为补虚而设。

四、当归类方

1. 类方主方

胶艾汤 芎䓖二两　阿胶二两　甘草二两　艾叶三两　当归三两　芍药四两　干地黄四两

上七味，以水五升，清酒三升，合煮取三升，去滓，内胶，令消尽，温服一升，日三服。

不差，更作。

按 本方为《金匮要略》养血止血、治疗血证的代表方。其基本配伍结构为"当归-芍药-川芎"。当归为养血的核心用药，芍药为养营的核心用药，川芎为行血的基本用药。其中，当归配芍药，体现出营与血的相关性，即血为营之所生，如《灵枢·邪客》谓："营气者，泌其津液，注之于脉，化以为血，以荣四末，内注五脏六腑"；当归配川芎，使养血而不滞血，血得流通方能濡养五脏六腑。若血虚兼寒，则以本方再加干姜，即为胶姜汤。

2. 类方主治

当归类方主治血证偏虚或可见出血者，如女性经、带、胎、产诸疾，以及血不能温煦濡养之寒疝腹痛、痛脓的成脓期、虚劳之亡血期等证。

3. 类方衍化

当归芍药散 即"当归-芍药-川芎"加茯苓、白术、泽泻而成，可养血利水、缓急止痛、行血除痹、柔肝健脾，治疗妊娠腹痛，及妇科诸疼痛如经行腹痛、氤氲期腹痛等。本方证为血少水停，是"血不利则为水"（《金匮要略·水气病》）的代表，表现为腹中隐痛伴小便不利，或月经量少、白带量多、小便频数清长、肠鸣便溏或大便溏结不调、舌淡边齿痕苔水滑等症。

当归建中汤 即"当归-芍药"配小建中汤而成，也可以理解为小建中汤加当归而成，可养血建中、补虚润燥、缓急止痛、解肌和营，原方治疗产后血虚腹痛，亦常用于治疗女经月经不调、行经腹痛、血虚不孕等病证偏于血虚兼表、血虚兼寒者。本方证为血虚不能温煦濡养、可兼有中风伤营未解，表现为腹中隐隐刺痛或拘急疼痛，伴腰背疼痛、少气懒言、纳呆便燥，或产后失血、或崩中漏下。

当归散 即"当归-芍药"配黄芩汤（去大枣）而成，可养血调经、止血安胎、清热燥湿，原方治疗妊娠胎动不安，亦可治疗月经不调之兼血证兼热者。本方证为血虚兼热夹杂，表现为胎动不安、妊娠下血，或经水不利、口干口苦、小便偏黄、舌淡苔黄腻等症。

温经汤 即"当归-芍药-川芎"加吴茱萸汤、桂枝茯苓丸、麦门冬汤、小半夏汤等方而成，可温中散寒、活血化瘀、养血润燥、化饮解表，治疗行经腹痛、月经推迟、崩漏或不孕。本方证为下焦寒瘀水逆、兼有津虚燥热，表现为经行腹痛腹凉、或月经推迟、宫冷不孕，伴恶寒肢凉、手足心热、唇口干燥，或兼下利（血）。

赤小豆当归散 即当归配赤小豆、酸浆水而成，可养血排脓、清热利湿，治疗狐惑酿脓（即痛脓成脓）及便血。本方证为湿热伤血、血败成脓，表现为脓液清黄，或便后下血，伴目眦黑、小便不利或女性白带增多、舌淡苔黄腻、脉细数等症。

当归生姜羊肉汤 即当归加生姜、羊肉而成，可养血益精、温中散寒、缓急止痛，治疗寒疝腹痛、产后腹痛、虚劳等病证。本方证为血虚精亏而兼虚寒，表现为腹中拘急冷痛，伴女性月经量少、面色萎黄无华、舌淡苔白、脉细涩。

当归贝母苦参丸 即当归加贝母、苦参而成，可养血、清热、燥湿，治疗妊娠小便难。本方证为血虚而兼下焦湿热，以小便不畅、频急涩痛为主症，可伴月经量少或在妊娠期、舌淡苔白、脉细涩等症。

按 由于营血之功以濡养为主，但也兼温煦之力，故血虚可兼热、亦可兼寒。故当归类方的配伍，也根据寒热之别，兼热者配黄芩、芍药（即黄芩汤），如当归散；兼寒者配桂枝、芍药（即桂枝汤），如当归建中汤、温经汤。

五、半夏类方

1. 类方主方
小半夏汤　半夏一升　生姜半斤

上二味，以水七升，煮取一升半，分温再服。

按　小半夏汤为经方治疗支饮的主方，方中半夏蠲饮降逆、散结消痞，生姜温中散寒、健胃化饮。

2. 类方主治
半夏类方，主治水饮冲逆或结聚胸膈，如支饮、呕吐、肺胀、胸痹等病。

3. 类方衍化
大半夏汤　即小半夏汤去生姜，加人参、白蜜而成，可降逆止呕、益气化饮、生津润燥，治疗胃反呕吐，属于胃气津液亏虚夹饮逆者。本方证是小半夏汤证偏于津虚燥热，表现为呕吐、朝食暮吐、暮食朝吐，伴纳呆、噎塞、大便干燥、舌淡苔少或光剥等症。

半夏干姜散　即小半夏汤去生姜加干姜（浆水）而成，可温中散寒、降逆化饮，治疗呕吐属于虚寒饮逆者。本方证是小半夏汤证基础上，里虚寒进一步加重而成，表现为呕吐清水或清涎，伴脘腹恶寒舌淡苔滑等症。

生姜半夏汤　即小半夏汤，减半夏、倍生姜而成，可健胃化饮、降逆止呕、护津和胃，治疗呕吐属于虚寒饮逆兼津虚者。本方证是在小半夏汤证的基础上，兼夹津血虚寒者，表现为干呕、泛恶，伴心悸心慌、纳呆便溏、脉细无力等症。

小半夏加茯苓汤　即小半夏汤加茯苓而成，蠲饮降逆、散结消痞、和胃止呕、利水渗湿，治疗支饮、呕吐，表现为呕吐、心下痞，伴目眩、心悸、口淡不渴等症。若此方证基础上，若饮逆滞气，表现为咽中如有炙脔，则本方再加厚朴、苏叶，即为半夏厚朴汤；若寒饮冲逆、痹阻阳气，表现为神志昏昧、手足厥冷、腹中冷痛，则本方以乌头、细辛易生姜，再用朱砂为丸，则为赤丸。

六、百合类方

1. 类方主方
百合地黄汤　百合七枚（擘）　生地黄汁一升

上以水洗百合，渍一宿，当白沫出，出其水，更以泉水二升，煎取一升，去滓，内地黄汁，煎取一升五合，分温再服。中病，勿更取。大便当如漆。

按　本方以百合甘寒益胃、生津润燥，地黄甘寒养血、养阴清热，是《金匮要略》治疗津亏虚热证的代表方。

2. 类方主治
百合类方主治津亏虚热证，如百合病，亦可用于脏躁及热病后期津伤未复、余热未清者。

3. 类方衍化
百合知母汤　为百合地黄汤去地黄加知母而成，可养阴生津、清热泻火、兼清水热，治疗百合病误汗（虚热转实）者。本方证为百合地黄汤证，误用辛温发热，导致津亏化热，表现为心烦失眠、口渴喜饮，伴夜间潮热、小便黄赤灼热、脉滑细数等症。

滑石代赭汤　为百合地黄汤去地黄加滑石、代赭石而成，可养阴生津、重镇降逆，治疗百合病误下（虚热转实）者。为百合地黄汤证，误用苦寒攻下，导致胃津亏虚而胃气胃火冲逆者，表现为心烦失眠、呃逆嗳气，伴小便黄赤灼热、脉滑细数等症。

按　百合类方为养阴生津的代表方，其余方还有百合鸡子汤、百合滑石散、百合洗方等。

七、逐瘀类方

1. 类方主方

下瘀血汤　大黄二两　桃仁二十枚　䗪虫二十枚（熬，去足）

上三味，末之，炼蜜和为四丸，以酒一升，煎一丸，取八合，顿服之，新血下如豚肝。

按　下瘀血汤的组成为逐瘀类方的基本结构，瘀血内结成实，故需用大黄攻逐血实，及虫类药逐瘀散结；瘀滞则血液不能濡养，故以桃仁辛润行血，三药共成逐瘀散结、攻下血实之功。

2. 类方主治

瘀血内结，如产后腹痛、月经不调、男子小便不通及癥瘕积聚等病证。

3. 类方衍化

抵当汤　即下瘀血汤以水蛭、虻虫易䗪虫而成，可逐瘀散结、攻下血实、清热泻火，治疗下焦蓄血证及妇人经水不畅。本方证是下瘀血汤证基础上里热和瘀滞更重，表现为少腹硬满或压痛，伴女性月经不来、经来夹血块、或发狂、或健忘、大便色黑、舌紫暗、舌下络脉瘀紫扩张、脉沉紧等症。

大黄䗪虫丸　即下瘀血汤加抵当汤、黄芩汤、地黄等药而成，可养血润燥、缓中补虚、清热行血、祛瘀生新，治疗虚劳之干血内结。本方证是下瘀血证汤基础上，瘀热内结日久、伤津化燥而致津亏血燥、干血内结，表现为下腹满、肌肤甲错，伴积聚、女子月经不来、目眶黯黑、舌暗苔少、脉沉细涩等症。

土瓜根散　即下瘀血汤中以土瓜根易大黄、以桂枝易桃仁再加芍药而成，可逐瘀清热、调和营卫，治疗女子经水不利。本方证是下瘀血汤证基础上，兼有营卫不和者。从病因角度理解亦可认为是中风伤营基础上，入里伤血、瘀热内结而兼表证未解者，表现为月经推迟或提前，经行腹痛夹血块，伴自、盗汗出或手足发麻、腰酸背痛、下腹硬满或压痛、脉弦涩。

鳖甲煎丸　即下瘀血汤合柴胡桂枝汤、桂枝茯苓丸（茯苓易半夏）加鳖甲及诸多养血、补血、行血药而成，可软坚散结、逐瘀清热、行气化痰、和营通痹，治疗癥瘕积聚。本方证是在下瘀血汤证基础上，虚实杂错、瘀痰互结、营卫不和而成。

八、附子（乌头）类方

1. 类方主方

四逆汤　附子一枚（生用）　干姜一两半　甘草二两（炙）

上三味，以水三升，煮取一升二合，去滓，分温再服。强人可大附子一枚，干姜三两。

按　本方由甘草干姜汤、干姜附子汤构成，可回阳救逆、温中散寒，是治疗真阳虚的基本方，在《金匮要略》中用于治疗下利之属于真阳虚弱者。本方还可温中散寒，治疗中焦虚寒证。在本方基础上，倍用干姜、加附子，则为通脉四逆汤。

2. 类方主治

附子（乌头）类方主治少阴病，又分为卫阳虚弱、阴寒内盛、真阳虚弱等三种层次，见其中偏于卫阳虚弱者，可见于湿病；偏于阴寒内盛者，可见于腹满、寒疝；偏于真阳虚弱者，可见于呕吐、下利等。

3. 类方衍化

附子粳米汤 即四逆汤去干姜加半夏、大枣、粳米而成，可温中散寒、蠲饮降逆、和胃止呕，治疗腹满之属寒饮攻冲者。本方证即四逆汤证（中焦虚寒）的基础上，偏于寒饮攻冲者，表现为腹中冷痛胀满、呕吐，伴胸胁逆满、舌淡苔滑等症。

近效术附汤 即四逆汤，以生姜易干姜，加白术、大枣而成（从组成上，即可视为白术附子汤剂量减半），可暖肌补中、温中健脾、散寒燥湿、温阳益精，治疗风眩。本方证即四逆汤证（中焦虚寒）的基础上，偏于寒湿内盛、上扰清阳，表现为头晕目眩、头重昏沉，伴恶寒肢冷、纳呆便溏、口淡乏味等症。若偏于阳虚失精，则本方以天雄易附子，去生姜、大枣、甘草，加桂枝、龙骨、清酒，即为天雄散。

乌头赤石脂丸 即四逆汤去甘草加乌头、赤石脂、蜀椒、白蜜而成，可破阴散寒、通阳除痹、降逆回厥、缓急止痛，治疗心痛重症。本方证即四逆汤证的基础上，偏于阴寒内盛、痹阻胸阳，表现为心痛彻背、背痛彻心，伴手足厥冷、冷汗淋漓、甚则神昏嗜睡、脉沉弱微等症。

薏苡附子散 即四逆汤去甘草干姜加薏苡仁而成，可散寒除湿、缓急止痛，治疗胸痹。本方证即在四逆汤证基础上，阳虚失运、寒湿内生、筋脉凝滞拘急，表现为胸闷、心中拘急疼痛，伴恶寒肢冷、舌淡苔滑等症。若湿蕴化热，则加败酱草清热除湿，即为薏苡附子败酱散。

按 偏于真阳虚弱，用生附子回阳救逆；偏于中焦、卫阳虚弱，用炮附子温卫固表、温中散寒；偏于阴寒内盛，用乌头破阴散寒；偏于阳虚伤精，用天雄温阳固精。

九、承气类方

1. 类方主方

大黄甘草汤 大黄四两　甘草一两

上二味，以水三升，煮取一升，分温再服。

按 本方主治胃肠实热之呕吐，为胃肠实热（阳明腑实）的基础用方。若偏于里热燥结，加芒硝，则为调胃承气汤；若偏于瘀热内结，则调胃承气汤再加桂枝、桃仁，即为桃核承气汤。

2. 类方主治

承气类方主治阳明腑实，根据腑实内结之性质不同，分为燥屎内结、瘀热内结、水热内结等，燥屎内结如腹满，瘀热内结如妇人经水不利，水热内结如支饮。

3. 类方衍化

厚朴三物汤 即大黄甘草汤，去甘草，加枳实、厚朴，可破气除满、通腑导滞，治疗腹满。本方证即大黄甘草汤证基础上偏于肠腑气滞者，表现为腹部胀满、大便难解，伴腹痛、胸满、脉沉滑等症。若偏于气滞水停，则大黄重用六两，即为厚朴大黄汤；若里热偏重，则减厚朴为二两，加大黄为四两，则为小承气汤；若偏于燥结并重者，则加芒硝，加大黄为四两，即为大承气汤；若兼津伤，则加麻子仁、杏仁、芍药、蜂蜜，即为麻子仁丸；偏兼表证未解，则加桂枝去芍药汤，即为厚朴七物汤。

大黄硝石汤 即大黄甘草汤合栀子柏皮汤，去甘草、加硝石，可清泻湿热、通腑除结、燥湿退黄，治疗黄疸。本方证即大黄甘草汤证基础上，偏于湿热内结成实者，表现为身目黄染、小便黄赤，伴腹满、身热汗出、大便黏腻难解、舌红苔黄厚腻、脉沉滑等症。

大黄牡丹 即桃核承气汤，去桂枝甘草汤之辛温助热，加牡丹辛寒活血、冬瓜子甘寒润下，可通腑泻热、活血化瘀、消痈散结，治疗肠痈。本方证即大黄甘草汤证基础上，偏于瘀热内结成实者，表现为少腹肿痞压痛，伴发热、汗出、舌红苔黄腻、脉沉紧有力。

大黄甘遂汤 即大黄甘草汤，去甘草，加甘遂、阿胶而成，可峻下逐水、养血补血，治疗妇人水血互结兼虚者。本方证即大黄甘草汤证基础上，偏于水血互结者，表现为少腹满如敦状，伴妇人经水不利、脉沉涩等症。

大黄附子汤 即大黄甘草汤，去甘草，加附子、细辛而成，可温下寒实、散寒除结，治疗腹满。本方证即大黄甘草汤证基础上，偏于寒实内结者，表现为胁下偏痛，或腹冷硬满压痛，伴发热、肢冷、脉弦紧等症。

按 承气类方的主要功效即通腑导滞除结，大黄的常规用量为四两，里结不重者可用三两，里结为甚者可用至六两。气结为主，配枳实、厚朴；燥屎内结为主，配芒硝；瘀热内结为主，轻者配芒硝、桃仁，重者配水蛭、虻虫；水热内结为主，轻者配防己、葶苈子，重者配甘遂。

十、茯苓类方

1. 类方主方

甘草干姜茯苓白术汤　甘草二两　白术二两　干姜四两　茯苓四两

上四味，以水五升，煮取三升，分温三服，腰中即温。

按 本方为甘草干姜汤配茯苓、白术，其中茯苓利水渗湿，配白术健脾燥湿、干姜温中化饮、甘草护胃和中，治疗虚寒里饮为主，是茯苓类方的基础方。

2. 类方主治

茯苓是痰饮的主药，茯苓类方主治痰饮，及痰饮聚停导致的肾着、消渴或小便不利，及痰饮攻冲引起的胸痹、奔豚等病，可配半夏、细辛等药兼治支饮。

3. 类方衍化

苓桂术甘汤 即甘草干姜茯苓白术汤去干姜加桂枝而成，可通阳利水、健脾化饮，治疗痰饮兼表。本方证为甘草干姜茯苓白术汤证，兼阳气不通（寒邪困束）而成，表现为胸胁支满、目眩短气，伴胸闷、肠鸣、小便不利、脉沉紧等证。在此方基础上，若里虚偏于血虚者，去白术加大枣，即为苓桂枣甘汤；若偏于津虚有热者，去白术加五味子，即为苓桂味甘汤。

五苓散 即苓桂术甘汤去甘草加泽泻、猪苓而成，可清利水热、通阳透表，治疗痰饮兼热。本方证为苓桂术甘汤兼夹水热，表现为头晕目眩、呕吐痰涎、小便不利，伴口渴喜饮、脐下悸动等症。在此方基础上，表邪入里，水热内蕴者，去桂枝、泽泻，即为猪苓散；水热伤血者，去桂枝、白术，加滑石、阿胶，即为猪苓汤；兼夹里虚者，去猪苓，加生姜、甘草，即为茯苓泽泻汤。

苓甘五味姜辛汤 即甘草干姜茯苓白术汤去白术加细辛、五味子而成，可温中化饮、降逆平喘，治疗支饮偏中焦虚寒证。本方证为甘草干姜茯苓白术汤证虚寒加重者，表现为咳嗽气喘、痰涎清稀量多，伴胸闷气短、小便频数清长、畏寒肢凉等症。在此方基础上，若寒饮冲逆加重，加半夏即为苓甘五味姜辛夏汤；若兼夹表饮，加半夏、杏仁即为苓甘五味姜辛夏杏汤；若饮结成实化热，加半夏、杏仁、大黄即为苓甘五味姜辛夏杏大黄汤。

按 茯苓类方中，按偏于里虚、偏于里寒、兼夹表寒、兼夹水热等不同，分别配伍白术、干姜、桂枝、猪苓等。此外，茯苓类方还有《外台》茯苓饮、茯苓戎盐汤、茯苓杏仁甘草汤、葵子茯苓散等。

各 论

脏腑经络先后病脉证第一

一、原文校释

【原文】

问曰：上工治未病，何也？师曰：夫治未病者，見肝之病，知肝傳脾，當先實脾。四季脾王不受邪，即勿補之。中工不曉相傳，見肝之病，不解實脾，惟治肝也。

夫肝之病，補用酸，助用焦苦，益用甘味之藥調之。酸入肝，焦苦入心，甘入脾。脾能傷腎，腎氣微弱，則水不行，水不行，則心火氣盛，則傷肺；肺被傷，則金氣不行，金氣不行，則肝氣盛，則肝自愈。此治肝補脾之要妙也。肝虛則用此法，實則不在用之。

經曰：虛虛實實，補不足，損有餘，是其義也。餘藏準此。

【文献汇编】

1 問曰：上工治未病，何也？師曰：夫治未病者，見肝之病，知肝傳脾，當先實脾。四季脾王不受邪，即勿補之。中工不曉相傳，見肝之病，不解實脾，惟治肝也。

夫肝之病，補用酸，助用焦苦，益用甘味之藥調之。酸入肝，焦苦入心，甘入脾。脾能傷腎，腎氣微弱則水不行，水不行則心火氣盛，火氣盛則傷肺；肺被傷則金氣不行，金氣不行則肝氣盛，則肝自愈。此治肝補之要妙也。肝虛則用此法，實則不在用之。

經云：虛虛實實，補不足，損有餘，是其義也。餘藏準此。

（《明洪武鈔本金匱要略方·藏府經絡先後病脈證》）

2 問曰：上工治未病，何也？師曰：夫治未病者，見肝之病，知肝傳脾，當先實脾。四季脾王不受邪，即勿補之。中工不曉相傳，見肝之病，不解實脾，惟治肝也。

夫肝之病，補用醋，助用焦苦，益用甘味之藥調之。酸入肝，焦苦入心，甘入脾。脾能傷腎，腎氣微弱，則水不行，水不行，則心火氣盛，心火氣盛則傷肺；肺被傷，則金氣不行，金氣不行，則肝氣盛，肝氣盛，故实脾則肝自愈。此治肝補之要妙也。肝虛則用此法，實則不在用之。

經云：虛虛實實，補不足，損有餘，是其義也。餘藏準此。

（俞橋本《金匱要略·藏府經絡先後病脈證》）

【简释】

用问答形式，以五行相制、肝病虚实异治为例，阐述了治未病的医学观。现多认为本条是仲景基于《难经·七十七难》而进一步阐发。与《伤寒论》同体而别名的《金匮玉函经》证治总例部分亦有论肝病治则："肝病治肺，心病折肾……见肝之病，当泻肺金补肝木"，与本段迥异。而据学者考证，《金匮玉函经·证治总例》当出自仲景。如此，仲景论肝病治则有二。

尚启东认为宋臣所校订的《金匮玉函要略方》当为宋太宗时期"三馆"旧书，成书于五代时期，而非仲景原书，"酸入肝"以下至"此治肝补脾之要妙也"一段则为五代时医人编写时本《难经》，而误将"脾虚"作"肝虚"，继而加入大段强解增补而成，宋臣校正时遂列入《金匮要略》中。唐及宋初《金匮要略》未问世时注解《难经》者（如杨玄操、丁得用等）均未引用此段，是为该部分非仲景原书所有之旁证。此或可解释为何仲景医学理论中会出现两种不同的肝病治则。医家如尤在泾，早已指出"酸入肝……此治肝补脾之要妙也"一段为后人谬添注脚，实有远见卓识。

【原文】

夫人禀五常，因風氣而生長，風氣雖能生萬物，亦能害萬物，如水能浮舟，亦能覆舟。若五藏元真通暢，人即安和，客氣邪風，中人多死。千般疢難，不越三條：一者，經絡受邪入藏府，為內所因也；二者，四肢九竅，血脉相傳，壅塞不通，為外皮膚所中也；三者，房室、金刃、蟲獸所傷，以此詳之，病由都盡。

若人能養慎，不令邪風干忤經絡；適中經絡，未流傳藏府，即醫治之；四肢才覺重滯，即導引、吐納、針灸、膏摩，勿令九竅閉塞；更能無犯王法、禽獸災傷；房室勿令竭乏，服食節其冷熱苦酸辛甘，不遺形體有衰，病則無由入其腠理。腠者，是三焦通會元真之處，為血氣所注；理者，是皮膚藏府之文理也。

【文献汇编】

夫人禀五常，因風氣而生長，風氣雖能生萬物，亦能害萬物，如水能浮舟，亦能覆舟。若五藏元真通暢，人即安和，客氣邪風，中人多死。千般灾難，不越三條：一者，經絡受邪，入臟腑，為內所因也；二者，四肢九竅，血脉相傳，壅塞不通，為外皮膚所中也；三者，房室、金刃、蟲獸所傷。以凡詳之，病由都盡。

若人能養慎，不令邪風干忤經絡；適中經絡，未流傳腑臟，即醫治之；四肢才覺重滯，即導引、吐納、鍼灸、膏摩，勿令九竅閉塞；更能無犯王法、禽獸灾傷；房室勿令竭之，服食節其冷熱苦酸辛甘，不遺形體有衰，病則無由入其腠理。腠者，是三焦通會元眞之處，為血氣所注；理者，是皮膚臟腑之文理也。

（俞橋本《金匱要略·藏府經絡先後病脉證》）

【简释】

"元真"即人的真气，如李东垣《脾胃论·脾胃虚则九窍不通论》："真气又名元气，乃先身之精气，非胃气不能滋之。"张景岳《类经·疾病类》："真气，即元气也。"元真被认为是一身之根本，通行于人体全身。《说文解字》"通，达也"，指道路通达无阻。如果五脏元真之气充实，出入有序，升降相因，形体不衰，则人能精神内守，安和无病。此为仲景医学之哲学观。即仲景医学是以"通"为"和"的医学体系。着眼于元真之气的充实、出入有序、升降相因、形体不衰，则人能精神内守，安和无病，这是仲景医学的起点与归宿。

沈明宗《金匮要略编注》云："此条是书中大旨，通部之纲领，前人误编次章，兹冠于首，以正头绪，不致纷纭也"，将本条作为全书叙例。《明洪武钞本金匮要略方》则将本条与第一条作全书总论，列于《金匮要略·脏腑经络先后病脉证第一》之前。无论此种排列是否为《金匮要略》旧例，其对于全书之高度与意义应得到关注。

"不遣形体有衰"中"遣"字，邓珍本、吴迁本及赵开美本均作"遣"，俞桥本与徐镕本作"遗"。历版规划教材作"遗"，且出注"原作'遣'，据医统正脉本改"，但不作具体释义。邓珍本为最古本，且为赵本、俞本、徐本之祖本，钱超尘教授指出"徐本（又称医统本）、赵本讹字皆少，赵本尤少，而俞本讹字至多，几乎寻行数墨，不校几不可读"，实际上，徐本讹字亦多；吴迁本虽晚出，但越来越多的证据表明其更接近官刻本古貌，有学者提出其为《金匮要略》之最善本。故教材仅据后出本修改古本、善本的做法欠妥。《说文》"遣，纵也，一曰捨也"，为释放、派遣之义。"遗"读音为 wèi 时有给予、送给之义。故遣、遗二字字形虽异，均可引申为"使得"，但从感情色彩来讲，遗（wèi）偏于褒义，不符合"形体有衰"的病理结果。倘若非将二者等同，亦不会改变本句含义，但从恢复古籍原貌角度出发，复原为"遣"字更为妥当。"适中经络，未流传腑脏，即医治之"一句亦同，《金匮要略》诸本皆作"腑脏"，与仲景在本篇及其他篇章中强调邪气中腑、中脏的流传过程及深入层次更为相合，即"腑脏"符合"流传"之序，历版规划教材作"脏腑"，虽不影响文意，但已失去这层意义。

【原文】
师曰：吸而微数，其病在中焦，实也，当下之即愈，虚者不治。在上焦者，其吸促；在下焦者，其吸远，此皆难治。呼吸动摇振振者，不治。

【简释】
"在上/下焦者"所言为何，注家有两种解读：一者如陈修园，认为虚在上/下焦；二者如尤在泾，认为实在上/下焦。但根据临床所见，上焦实证导致呼吸异常较之于虚证导致者更易治，而非难治。或不应以"虚实"限定，而仅以病在上/下焦考虑上下二焦病变时更易见的呼吸异常类型。

"吸促""吸远"指呼吸深度而言，但对其解读素有争议。诸家存在两种解读，但均有欠缺：多数医家对"远"为"深长"之义无异议，"促"则自然作"浅短"解，但此解读需面对"呼吸深长似不应视为病理状态"的质疑。故喻嘉言、沈明宗、李彣等认为"远"当为"迟"字，"吸迟"是吸气迟缓濡滞之义。因二字对举，故此解读产生了对"促"字义的选择，只能以"速"释"促"，但如此"促"又与"吸而微数"之"数"同义，同句中前后异辞亦难令人信服，尚待进一步考证。

【原文】
问曰：寸脉沉大而滑，沉则为实，滑则为气，实气相搏，血气入藏即死，入府即愈，此为卒厥，何谓也？师曰：唇口青，身冷，为入藏即死；知身和，汗自出，为入府，即愈。

【文献汇编】
1 寸口沉大而滑，沉则为实，滑则为气，实气相搏，血气于入藏即死，入于府即愈，此为卒厥。不知人，唇青身冷，为入藏，即死；如身温和，汗自出，为入府，而复自愈。

（《脉经·卷八·平卒尸厥脉证》）

2 诊其寸口脉，沉大而滑，沉即为实，滑即为气，实气相搏，身温而汗，此为入府，虽卒厥不知人，气复则自愈也。若唇正青，身冷，此为入藏，亦卒厥不知人，即死。

（《诸病源候论·卷二十三·尸厥候》）

【简释】
本条在《脉经·卷八·平卒尸厥脉证》及《诸病源候论·卷二十三·尸厥候》中载有异文。从两书异文可知，本条"寸脉"当指寸口三部脉，不宜理解为候心肺之寸脉（陈修园）。卒厥为何病，详见本章"二、疑难探析"。

【原文】
问曰：阳病十八，何谓也？师曰：头痛、项、腰、脊、臂、脚掣痛。阴病十八，何谓也？师曰：欬、上气、喘、哕、咽、肠鸣、胀满、心痛、拘急。五藏病各有十八，合为九十病。人又有六微，微有十八病，合为一百八病。五劳、七伤、六极、妇人三十六病，不在其中。清邪居上，浊邪居下，大邪中表，小邪中裏，䅽飪之邪，从口入者，宿食也。五邪中人，各有法度，风中於前，寒中於暮，湿伤於下，雾伤於上，风令脉浮，寒令脉急，雾伤皮腠，湿流关节，食伤脾胃，极寒伤经，极热伤络。

【简释】
关于五劳，《素问·宣明五气》《灵枢·九针》中有"久视伤血，久卧伤气，久坐伤肉，久立伤骨，久行伤筋，是谓五劳所伤"。《诸病源候论》中则有二：其一为志劳、思劳、心劳、忧劳、瘦劳；其二为五脏之劳。相比于《内经》之五伤，巢氏已有从疾病归因角度将虚劳归因于脏腑的迹象。

关于七伤，后世注释多引《诸病源候论·虚劳病诸候》中"大饱伤脾"，"大怒气逆伤肝"，"强力举重、久坐湿地伤肾"，"形寒寒饮伤肺"，"忧愁思虑伤心"，"风雨寒暑伤形"，"大恐惧不节伤志"之七伤（周扬俊、高学山等）。但《金匮要略·血痹虚劳病脉证并治》篇已有"食伤、忧伤、饮伤、房室伤、饥伤、劳伤、经络营卫气伤"，本条所言七伤当以此为是。

关于六极，《诸病源候论·虚劳病诸候》六极为气极、血极、筋极、骨极、肌极、精极；《备急千金要方》论及各脏病时列有一极，如肝病"筋极"，心病"脉极"，脾病"肉极"，肺病"气极"，肾病"骨极""精极"，共"六极"。《金匮要略》注家注"六极"多本《备急千金要方》。

关于妇人三十六病，《金匮要略·妇人杂病脉证并治》中亦有"三十六病，千变万端"。有注家如黄元御等，从《金匮要略》中妇人妊娠病、产后病、杂病三篇中凑出三十六病，但总显牵强。注家宗《诸病源候论·妇人杂病诸候》中"十二瘕、九痛、七害、五伤、三痼"为妇人三十六病者多。古人喜用"三十六"数，如明堂"三十六户，七十二牖"、道家所尊奉的洞天福地为"三十六洞天七十二福地"，此或与古人的法天思想有密切关系，用现今术语说，三十六是一个天文常数。又如《诸病源候论》中言注病时有"其变状多端，乃至三十六种，九十九种，而方皆不显其名"，则"三十六种"是否并非确数，而是病状繁杂、变化多端之意？尚待进一步考证。

【原文】

師曰：五藏病各有得者愈，五藏病各有所惡，各隨其所不喜者為病。病者素不應食，而反暴思之，必發熱也。

【文献汇编】

師曰：五藏病各有所得者愈，五藏病各有所惡，各隨其所不喜者為病。病者素不應食，而反暴思之，必發熱也。

（《金匱要略心典·卷上·藏府經絡先後病脉證》）

【简释】

历版教材均作"五脏病各有所得者愈"，但《金匮要略》邓、吴、徐、俞各版本均无"所"字，早期注本（如《金匮要略直解》《金匮要略广注》《金匮玉函经二注》）所引原文中亦无，至尤在泾《金匮要略心典》始添一"所"字。

"所"作为助词，在"各有所得者"中，"者"字使得"所得者"成为名词词组，"所"对动词起强调作用，"各有所得者"实际含义即为"各有得者"。尤氏注"得其所宜之气之味之处，足以安脏气而却病气也"对现今教材释义影响最为广泛，故现多以适合病人病情的饮食居处释"所得"。

【原文】

夫諸病在藏欲攻之，當隨其所得而攻之，如渴者，與豬苓湯。餘皆仿此。

【简释】

"随其所得而攻之"，主要解读有二：①赵良仁《金匮方论衍义》、李彣《金匮要略广注》、吴谦《医宗金鉴》等依照所患疾病选择适当治法进行治疗，"攻"作"治"解，"所得"即所患之病；②尤在泾《金匮要略心典》认为：治疗疾病应先攻逐体内与病邪痼结不解的有形之邪，使无形之邪失去依附，"所得"即病邪与有形之邪如痰、血、水、食等相合。归根结底，两种解读体现的均为审因论治的治疗原则。另有以沈明宗《金匮要略编注》"邪在心当泻小肠，在肺泻大肠，在脾夺其胃，在肾泻膀胱"释"随其所得而攻之"者，意在使表里相通。曹颖甫《金匮发微》认为"诸病在藏"之"藏"当作藏匿解，指病藏匿在里，而非指五脏。

二、疑难探析

（一）厥阳释义

"师曰：经云'厥阳独行'，何谓也？师曰：此为有阳无阴，故称厥阳。（第10条）"《内经》《难经》均无"厥阳"，"经云"所指何经不可考。厥阳之解读，历代注家素有争议：或以"厥，极也"释其为阳盛极而阴不足，亦即孤阳；或释其为气逆、厥证一类，但最终只能落在"有阳无阴"。如此，有阴无阳则当为厥阴，却与仲景厥阴之意不同。吴考槃《金匮要略五十家注》中考证了徐忠可、李彣、魏念庭等七家关于此条的注疏后，得出"厥阳独行之说，惟见于此，今《灵》《素》无此语，必别有所本"的结论。

然《脉经·卷六》："肝乘肺，必作虚。脉软而弱，弱反在关，软反在巅。浮反在上，弱反在下。浮则为阳，弱则血不足，必弱为虚。浮弱自别，浮则自出，弱则为入。浮则为出不入，此为有表无里；弱则为入不出，此为无表有里。阳出极汗，齐腰而还，此为无表有里，故名曰厥阳。在当汗出不汗出。"或对本条理解有提示作用。但本条相关记载有限，或以不强解为妥，要以"阙疑为贵"，免误后人。

（二）卒厥释义

卒厥一条在《脉经》及《诸病源候论》中载有异文。《脉经》中篇名为"平卒尸厥脉证第一"，且篇中仅有此一条，巢元方则将之载入"尸厥候"，卒厥尸厥似为同病异名。这在《金匮要略·杂疗方第二十三》中有进一步提示：邓珍本该篇中记载"尸厥，脉动而无气，气闭不通，故静而若死"之治方时，小字注道"脉证见上卷"，吴迁本中则直言"脉证见上卷第一篇中"，再结合《三因极一病证方论·卷七》"纳鼻散，治尸厥，脉动而无气，气闭不通，静而若死，亦名卒厥。"可知，尸厥即卒厥。治疗则可参考杂疗方中菖蒲纳鼻法。而探究何以出现同病异名，或可从"卒"与"尸"的字义或强调的不同方面入手。但细究尸厥文本，其见证更似本条所言"唇口青，身冷，为入脏即死"之入脏。即，卒厥包含入脏与入腑两种情况，入脏即尸厥。

三、临证思维

（一）治未病

开篇即言"上工治未病"，文中虽仅举"见肝之病，知肝传脾，当先实脾"之例进行说明，但仲景"治未病"的内涵绝不限于未病先防、既病防变，而是贯彻于其"病脉证并治"临床诊疗过程中辨病→平脉→析证→定治的各个环节，包括诊疗决策、剂量配比、剂型选择、护理善后各个方面：

①以诊疗决策为例：痉病"太阳病，无汗而小便反少，气上冲胸，口噤不得语，欲作刚痉，葛根汤主之"一条，刚痉虽有太阳伤寒表实证的表现，但由于津液不足，故解表的同时必须照顾津液，所以此处用桂枝汤加麻黄、葛根，而不用麻黄汤加葛根，恐麻黄汤峻汗伤津也。②以剂量配比为例：如甘草干姜汤治肺痿吐涎沫，本应温摄为主，但本方甘草干姜用量比为2∶1，倍用甘草既可补益肺气，又可防温燥太过；又如桔梗汤治疗肺痈"久久吐脓如米粥"，方中桔梗甘草用量比为1∶2，倍用甘草既可补益久病之虚损，又可减轻桔梗之不良反应。③以剂型为

例：薯蓣丸治疗"虚劳诸不足，风气百疾"，虚劳与风气并见，若服以汤剂，则风气易去而虚损难以骤补，欲速则不达，故选用丸剂而非汤剂；又如治疗胸痹之薏苡附子散、乌头赤石脂丸，不作汤剂而作丸散，即仓卒之际随时取用。④以善后调护为例：欲作刚痉者以葛根汤治之，方后注强调药后调护应"覆取微似汗，不须啜粥"，恐啜粥过汗，故只用温覆辅助发汗；又如百合病变渴者，用百合洗方后嘱"勿以盐豉"。

（二）五脏元真通畅，人即安和

第 2 条："若五脏元真通畅，人即安和。""若五脏元真通畅，人即安和"是一个重要的命题。元真是最基本的概念，是言人之真气。只要元真通畅，人体则健康；若元真不畅，人体则得病。"通"不仅是人体的正常状态，也是治病的关键。治病就是运用各种治疗方法以达到身体之和。从这个基本命题出发可以构建《金匮要略》的理论体系，此理论体系"以通为和"，"通"是该理论体系的逻辑起点。它由以下命题构成：①健康—若元真通畅，则人体安和；②疾病—若元真不畅，则人体患病；③治法—治疗疾病，使不通为通；④方剂—组方用药，以通为总则。

《金匮要略》中处处蕴含"以通为和"的思想。经方中病反应多为"汗愈""吐愈""下愈""小便利愈"，皆为开启邪气外出之通道，畅通元真之升降出入，其病则愈。如黄疸之硝石矾石散"病随大小便去"，不一而足。

（三）色脉合参，四时相应

"师曰：寸口脉动者，因其王时而动，假令肝王色青，四时各随其色。肝色青而反色白，非其时色脉，皆当病（第 7 条）"，论述脉象与四时五色相参合的诊病方法。四时季节改变，脉象和色泽也随之发生变动。但有正常与异常之不同。如春时肝旺，脉弦、色青是为正常。假如此时色反白、脉反毛（秋脉），是为非其时而有其色脉，即属异常。所以色脉皆当与四时相应，若不应，则当病，故云："非其时色脉，皆当病"。

本条从天人相应的整体观角度，论述四时气候的变化可以影响人体的生理功能，表现于色脉，当慎察细辨，学者须领会其精神而不可拘泥。凡是不符合四时变化的色脉，都是疾病的外在表现，当谨守病机，求其根本。本条色脉并举，是根据《素问·五脏生成》曰"能合脉色，可以万全"，提示医生在临床时应做到色脉相参。四时色脉及其所当病可参阅《素问·平人气象论》等篇。

（四）复杂疾病治略

1. 分步治疗

①表里同病时，应分别证情的轻重缓急，急者先治，缓者后治，如第 14 条"问曰：病有急当救里、救表者，何谓也？师曰：病，医下之，续得下利清谷不止，身体疼痛者，急当救里；后身体疼痛，清便自调者，急当救表也。"②新旧同病时，当先治其卒病，后治其痼疾，如第 15 条"夫病痼疾，加以卒病，当先治其卒病，后乃治其痼疾也"。但也需根据实际情况进行决策，如"虚劳诸不足，风气百疾"，即处以薯蓣丸，新旧病同时处理。

2. 随其所得而攻之

病邪在里痼结不解，往往与体内病理产物如痰湿、水饮、瘀血、宿食等相结合，医者当随其所得予以恰当的治疗。如渴而小便不利的病人，审其原因，若为热与水结而伤阴者，当与猪苓汤利水育阴，水去则热除，渴亦随之而解。其他病证依此类推，如热与食结用大、小承气汤，热与血结用桃核承气汤等。

3. 善后近其所喜，远其所恶

治病用药固然要适合病情的需要，而病人的食服居处等护理工作也是十分重要的。如果不注意饮食禁忌和衣着的寒温，以及病人的饮食生活习惯和疾病的特点等，进行针对性的护理，纵然用药适宜，也难收到应有疗效。这点在杂病的治疗中尤为重要，因为杂病病程较长而呈慢性者多。故临床上在药物治疗的同时，一定要重视护理工作。

四、现代研究

（一）"见肝之病，知肝传脾，当先实脾"实证研究

（1）"见肝之病，知肝传脾，当先实脾"之客观证据 研究发现：代表健脾、疏肝健脾及"当先实脾"治法的治疗组均有效改善两种肝病模型大鼠的肝功能及胃肠动力，其中"当先实脾"治法组的疗效显著优于其他各给药组，即"见肝之病，知肝传脾，当先实脾"具有客观性。

（2）"见肝之病，知肝传脾，当先实脾"生物学机制研究 研究发现：①通过下丘脑-垂体-肾上腺轴及Ghrelin/SP/VIP脑肠肽信号通路，提高胃肠动力、保护胃黏膜同时参与情绪、心理的调节，正向调节下丘脑的功能及末梢神经系统的神经传递，继而使情志条畅肝气条达而使肝病得到缓解，可能是"知肝传脾，当先实脾"的生物学机制之一；②直接调控凋亡基因/蛋白 Bax、Bcl-2 的表达，直接改善肝细胞凋亡情况，从而使肝损伤得到纠正，是其潜在的另一生物学机制。

（二）基于C5a-C5aR轴及多组学联合分析的"湿流关节"实证研究

（1）"湿流关节"之客观证据及发生条件探究 外湿干预胶原诱导CIA大鼠模型，同时，以正常大鼠作为CIA大鼠的对照，观察外湿对各组大鼠关节肿胀、软骨损伤、炎症因子、尿量等的影响，探寻"湿流关节"之客观证据及发生条件。

研究发现：外湿直接诱发或加重关节软骨损伤及使外周血炎症因子表达量的增加，致关节畸变，即"湿流关节"客观存在，湿邪可直接诱发关节损伤。

（2）基于C5a-C5aR轴及组学的"湿流关节"生物学机制研究 通过免疫学、GC-MS非靶向代谢组学、16S rRNA高通量测序等实验方法，从C5a-C5aR驱使炎性细胞定向关节趋化、粪便代谢物和肠道微生物三个角度探索"湿流关节"之生物学机制。

研究发现：①C5a-C5aR轴驱使炎性细胞定向关节趋化是"湿流关节"的生物学机制之一。②湿邪通过影响氨基酸合成、脂代谢、核酸代谢、谷胱甘肽代谢，引发关节损伤，是"湿流关节"的生物学机制之一。③湿邪可以显著增加炎症相关微生物的物种及丰度，破坏普雷沃氏菌的物种丰度，从而诱发免疫性炎症反应。湿邪使炎症相关微生物的种类与数量增加，引起炎症反应从而诱发关节损伤是"湿流关节"的生物学机制之一。

五、问题与展望

（一）本篇是否为仲景所作？如何看待本篇之地位？

现今多认为本篇为《金匮要略》之总论，是对临床各个环节的原则性论述，有提纲挈领之意义，但转引保存仲景原文的古代医籍如《脉经》《备急千金要方》《外台秘要》等书中载本篇条文极少，故亦有医家学者认为本篇非仲景所作。仲景原书经散佚重辑，或可从其他医籍中查找异文，或可从字词用语角度判断其成书年代。

（二）九十病、一百八病与六微，古代疾病的分类方式如何？

本篇提到"五脏病各有十八，合为九十病；人又有六微，微有十八病，合为一百八病"，今多分别释为五脏及六腑（六微多作六腑解）受风、寒、暑、湿、燥、火六淫之邪而为病，脏腑之病又有气分、血分、气血兼病三者之别，六淫与之相乘则为十八。五脏病各有十八，合为九十病，六腑病各有十八，则合一百零八病。但十八是否应从六淫及气、血、气血兼病中求，尚待商榷。

而欲解六微之一百八病，亦需先明确六微为何。医家多释其为六腑之病，如沈明宗、周扬俊、黄元御、陈修园等，以腑受邪较脏为浅，为病较轻，故曰微。然仲景何不直言腑而以微代之？《后汉书·方术列传》记载东汉中期医家郭玉从程高处"学方诊六微之技，阴阳隐侧之术"，彼时六微是否有特殊含义？能否结合秦汉医籍及非医典籍进行考释？能否据此考察古代疾病的分类方式？"十八病"是否如曹颖甫所言"在多数而不在定数"？

考证本篇所涉脏病九十、腑病一百零八等中医古代疾病分类，梳理古代中医疾病学发展脉络，对厘清中医学理论范式与临床范式的嬗变具有重大意义。

（三）腠理释义及其内涵的演变？

本篇提到"腠者，是三焦通会元真之处，为血气所注；理者，是皮肤脏腑之文理也"，可见"腠""理"含义有区别，且并非笼统指皮肤的纹理和皮下肌肉之间的空隙，亦不可与"皮肤""玄府"等概念混淆。是否存在通假用法，可以从"奏""腠""凑"等字义中理解"三焦通会元真"之意，进而明确"腠"的概念？"腠""理"常常连用，二者又有何联系？《内经》成书早于仲景，却也多"腠理"并提，若本篇非仲景所作，或本句为后世注文，则二者的区别是否为后世强行将二字分训所致？

如何以历史视角梳理腠理概念及其内涵之演变？进而阐释腠理之临床意义。

（四）依据仲景原文，如何阐释仲景的三焦理论/三焦观？

本篇提到"腠者，是三焦通会元真之处""吸而微数，其病在中焦，实也，当下之即愈，虚者不治。在上焦者，其吸促；在下焦者，其吸远"，提示了仲景有关三焦的认识。《灵枢·本脏》"肾应骨，密理厚皮者，三焦膀胱厚"将三焦与膀胱并举，仲景"下焦竭，即遗溺失便""热在下焦者，则尿血，亦令淋秘不通"的论述中，下焦所指似亦仅为膀胱，这对三焦所指有无提示？对仲景"三焦"的认识，应结合《伤寒论》230条"上焦得通，津液得下，胃气因和，身濈然汗出而解"、历节病"三焦无所御"、《金匮要略·五脏风寒积聚病脉证并治》篇三焦病证等相关论述来综合分析。

阐释仲景三焦理论，梳理三焦概念及内涵之演变，是中医学重大的理论问题，有助于寒温之争的理解与融合。

（五）"湿流关节"之科学内涵诠释

"湿流关节"是外湿致病特性之一，关节对湿邪有易感性。临床观察证实外湿是导致关节疾病发作或症状加重的重要危险因素。外湿侵袭关节（湿流关节），诱导关节炎症发生，促进组织病理改变。"湿流关节"，是否是局部免疫在基因、转录组、蛋白表达、代谢物、肠道菌群等多组学方面的改变，进而导致组织损伤等一类病理变化过程的描述？随着"湿流关节"之严重程度增加，发病关节与正常关节的相似性越来越差，是否可以通过多个指标的"分形维数"

的计算来进行量化分析?

主要参考文献

[1] 朱建平总主编. 中医名词考证与规范 第1卷总论、中医基础理论[M]. 上海：上海科学技术出版社，2020：614-616.
[2] 梁永宣.《金匮玉函经·证治总例》当出自仲景[J]. 中医文献杂志，2007，(2)：25-27.
[3] 钱超尘著. 校勘元本影印明本《金匮要略》集[M]. 北京：学苑出版社，2015：1.
[4] 梁永宣.《金匮要略方》最古本、最善本的发现与流传[J]. 中华医史杂志，2011，(3)：183-188.
[5] 尚启东.《金匮要略》中的几个问题[J]. 浙江中医学院学报，1980，(4)：36-38.
[6] 卢军，陈燕芬，林昌松，等.《金匮要略》妇人三十六病探析[J]. 辽宁中医药大学学报，2016，18(1)：111-113.
[7] 秦建明. 三十六与七十二[J]. 文博，2005，(6)：94-96.
[8] 贾春华. 知道金匮[M]. 北京：中国中医药出版社，2019：29-30.
[9] 徐成贺.《金匮要略》"五劳、七伤、六极"考[J]. 中医杂志，2007，(4)：381.
[10] 张苏颖.《金匮要略》"脉脱"新解[J]. 山东中医学院学报，1995，(4)：274.
[11] 张家骥.《金匮要略》管见一则[J]. 四川中医，1984，(1)：8.
[12] 钟相根，李宇航. 金匮要略教学探索——回归"病脉证并治"逐级分类循证推理之临床诊疗模式[J]. 中医教育，2021，40(1)：43-45.
[13] 郑智礼. 基于HPA轴及细胞凋亡的"见肝之病，知肝传脾，当先实脾"机制研究[D]. 北京：北京中医药大学，2020.
[14] 史兴华. "见肝之病，知肝传脾，当先实脾"之脑-肠对话生物学机制研究[D]. 北京：北京中医药大学，2020.
[15] 王町囡.《金匮要略》湿病"病脉证并治"阐释及"湿流关节"的实证研究[D]. 北京：北京中医药大学，2020.

痉湿暍病脉证治第二

第一节 痉 病

一、病证源流

《内经》认为痉病与感受风寒湿热等邪气相关。《灵枢·热病》言"风痉身反折",《灵枢·经筋》言"经筋之病,寒则反折筋急",《素问·至真要大论》言"诸痉项强,皆属于湿",《灵枢·热病》言"热而痉者死"。痉主要指筋急抽搐、项背强急的症状。

《金匮要略》痉病以"项背强急、口噤不开、角弓反张"等为辨病依据,认为外邪与津液是痉病发病两大因素。"有汗为柔无汗刚",将痉病分为柔痉与刚痉,并提出了误治致痉。

《诸病源候论》详细论述了风痉与伤寒痉,如"风痉者,口噤不开,背强而直,如发痫之状。其重者,耳中策策痛;卒然身体痉直者,死也。由风邪伤于太阳经,复遇寒湿,则发痉也。诊其脉,策策如弦,直上下者,风痉脉也"。唐代医书则以记载治疗痉病方剂为主,如《外台秘要·寒疝腹痛方》收录了治痉方剂《古今录验》楚王瓜子丸。《备急千金要方》收录了仓公当归汤、防风汤等治痉方剂,治疗肩背寒痉的穴位(膈俞、京门、尺泽),认为感受风寒湿邪易致痉病,提出"肺移热于肾,传而为痉"。

二、原文校释

【原文】
太陽病,發熱汗出而不惡寒,名曰柔痓。

【文献汇编】
1 發熱汗出而惡寒,為柔痓。

(《諸病源候論·卷之七·傷寒痓候》)

2 太陽病,發熱汗出,而不惡寒者,名柔痓一云惡寒。

(《脈經·卷第八·平痓濕暍脈證》)

【简释】
"而不恶寒",《诸病源候论》言"而恶寒",《脉经》记载"一云恶寒"。柔痉是否恶寒,解读有二:①柔痉不恶寒,大多医家承袭邓珍本记载,认同柔痉不恶寒。②柔痉恶寒,陆渊雷《金匮要略今释》持此观点,陆氏云"《金匮要略》言柔痉不恶寒,不字乃衍文也"。

本条《诸病源候论》本为"而恶寒",《脉经》本亦记载"一云恶寒",考虑两书时代较邓珍本为早,当从"恶寒"之记载。同时,从医理分析,刚痉柔痉均为风寒在表之证,当有"恶寒"症状。因此,本条应以"恶寒"更为合理。

【原文】

病者身热足寒，颈项强急，恶寒，时头热，面赤目赤，独头动摇，卒口噤，背反张者，痉病也。若发其汗者，寒湿相得，其表益虚，即恶寒甚。发其汗已，其脉如蛇。一云其脉浛。

【文献汇编】

1 病者身热足寒，颈项强急，恶寒，时头热，面赤，目脉赤，独头动摇者，为痉。论云：独头面摇，卒口噤，背反张者，痉病也。

（《脉经·卷第八·平痉湿暍脉证》）

2 痉之为病，身热足寒，项颈强，恶寒，时头热，面目热，摇头，卒口噤，背直身体反张是也。此由肺移热于肾，传而为痉。

（《诸病源候论·卷之七·伤寒痉候》）

3 病身热足寒，颈项强急，恶寒，时头热，面赤，目脉赤，独头面摇，卒口噤，背反张者，痉病也。

（《注解伤寒论·卷二·辨痉湿暍脉证》）

【简释】

"若发其汗者，寒湿相得，其表益虚，即恶寒甚。发其汗已，其脉如蛇"是本条疑点：①为仲景原文，属于误汗后的脉证，如曹颖甫"此条见《伤寒论》本篇而佚其后半节"。②为衍文，如丹波元简《金匮玉函要略辑义·痉湿暍病脉证》认为："今考此六句，其意不明晰，疑是他篇错简，伤寒论亦无之，宜删"，赵以德《金匮方论衍义·痉湿暍病脉证治》认为："其衍文者，无发其汗已后二十五字"。

联系上下文，第二种看法值得考虑。既然本证是外感风寒入里化热成痉之证，表明素有阳气偏盛或津伤不足的内因。但是误用辛温发汗以后，为何未加重化燥伤津的病理变化，却导致汗出伤阳的后果？此外，原文"其表益虚"，亦提示发汗之前已存在"表虚"，否则"益虚"就不好解释了，可是这种情况又与前述证候的病机不太吻合。

三、疑难探析

"其脉如蛇"的含义

第7条云："发其汗已，其脉如蛇。"关于"其脉如蛇"的含义，历代医家解读不同：①指脉象伏而坚直，如高学山《高注金匮要略·痉湿暍病脉证治》认为："其脉如蛇，谓伏而坚直之脉"。②指脉象伏而弯曲，如尤在泾《金匮要略心典·痉湿暍病脉证治》认为："其脉如蛇者，脉伏而曲，如蛇行也。痉脉本直，汗之则风去而湿存，故脉不直而曲也"。③指脉象坚劲挣扭，如沈明宗《金匮要略编注·痉》认为："阳伤湿盛则脉坚劲，动犹如蛇，乃臂挣扭奔迫之状也"。④指脉象枯槁、无缓和之象，如黄元御《金匮悬解·外感杂病·痉湿暍》认为："发其汗已，经脉枯槁，动如蛇行，全失缓和从容之象矣"，曹颖甫《金匮发微·痉湿暍病脉证治》认为："发其汗，其脉如蛇，乃肝之真脏脉见……重发汗，经脉益燥，直上下行之弦脉，一变而成屈曲难伸之状"。⑤指脉象弦紧，如李彣《金匮要略广注·痉渴暍病脉证》认为："脉如蛇者，即弦紧之意。"

以上争议，主要集中于脉位、脉势等方面。关于脉位，本条后有小字"其脉浛"，杨雄《方言》记载"浛，沉也"。因此，如蛇的脉位当为"沉伏"。关于脉势，发汗之后，"寒湿相得，其表益虚"，邪愈盛而正愈衰，且表气虚较里气虚更重，故其脉势当是浮取不得而沉取坚急而细弱。综上，"其脉如蛇"以脉象沉伏，脉势浮取不得而沉取坚急细弱较为合理。

四、临证思维

（一）辨津亏、邪热程度与痉病诊疗决策

本篇所论痉病为外邪所致，邪在筋脉，经气不利，以项背强急、口噤不开甚至角弓反张为主症的疾病。痉病的二级分类为"有汗为柔无汗刚"，痉病的诊疗决策主要在于辨津亏与邪热程度。

"太阳病，其证备……脉反沉迟，此为痉，栝楼桂枝汤主之"，仅言太阳病，未言汗出与否。太阳病有汗出与无汗之别。太阳病汗出恶风，治当以桂枝汤疏散外邪，调和营卫。太阳病无汗，治当以麻黄汤发其汗，但其脉沉迟，提示津液不足，为发汗太过而致痉更重，着眼于治未病，只能选用桂枝汤发汗以解外邪，栝楼根清热生津，柔润筋脉。若服药后，汗不出，可"啜热粥"养胃滋液助其发汗。

"太阳病，无汗而小便反少……欲作刚痉，葛根汤主之"，此条太阳病无汗当用麻黄汤以发汗解表，但此已"欲作刚痉"，为防止发汗太过而致痉病更重，着眼于治未病，故在解表的同时必须照顾津液，所以不用麻黄汤而用桂枝汤加麻黄、葛根，既能祛散风寒，又能柔筋解痉。

若邪热炽盛，耗伤津液，出现"口噤、卧不着席、脚挛急、龂齿"等危急重症，"反张离席一掌亡"，虽未见阳明腑实证，治当急泄里热以救其阴，选用取效迅速之大承气汤釜底抽薪、急下存阴、留人治病。

（二）据脉辨病及推断预后

正确推断疾病的发展趋势，对于把握疾病全过程，选择适宜的治法都具有重要作用。第3条是据脉推断预后，第8条是据脉推论疾病发展趋势。一般而言，凡正胜邪退，由里出表，预后较好，反之，邪盛正衰，由表入里，预后较差。

五、现代研究

本篇相关的临床研究，有大承气汤治疗流行性乙型脑炎及栝楼桂枝汤治疗小儿抽搐症的疗效观察与评价。

陈杰将60例流行性乙型脑炎病人随机分为治疗组（中西医结合组）和对照组（单纯西药组），治疗组以大承气汤合白虎汤结合西医疗法治疗，对照组仅以西医疗法治疗，两组均采取相同的西医疗法。结果显示：治疗组临床治愈27例，死亡1例，病残2例。对照组临床治愈20例，死亡3例，病残7例。治疗组治愈率高于对照组、病残率低于对照组，差异有显著性（$P<0.05$）。邵桂珍以栝楼桂枝汤治疗小儿抽搐症60例，其中40例在用药15天内治愈，18例在用药1个月内治愈，2例无效，总有效率达到96%。

六、问题与展望

栝楼桂枝汤、葛根汤、大承气汤三方治痉病疗效如何？如何开展痉病的现代诠释？

徐大椿曾谓"痉为伤寒坏病，仲景诸方，未尝一效"，张仲景所谓之痉病与徐大椿所言之痉是同一种疾病吗？本篇所论之痉与现今诊断为痉病的流脑、乙脑、脑膜炎、高热惊厥以及脑血管意外、脑肿瘤、流行性肌张力障碍综合征等是否相关？

学界对于痓病之现代疾病诠释尚无统一共识，目前关于痓病的临床研究及实验研究均非常有限，研究质量总体不高，亟须更多、更高质量的临床研究及实验研究。从现代医学的角度，对痓病进行诠释，对于提升本篇的现代临床应用指导价值意义重大，否则易落入"未尝一效"之境。

第二节 湿 病

一、病证源流

《内经》主要论述了湿邪致病途径、湿邪为病特性、感湿所见症状以及湿病治则。如《素问·阴阳应象大论》"地之湿气，感则害皮肉筋脉"，《素问·生气通天论》"因于湿，首如裹"，《素问·至真要大论》"湿淫于内，治以苦热，佐以酸淡，以苦燥之，以淡泄之"。但《黄帝内经》并未将湿病作为单独的病种，对湿病的论述尚不系统。《难经·四十九难》提出了"中湿"的病名，将其作为"五邪"之一，并描述其症状为"为汗出不可止也，其病身热，而小腹痛，足胫寒而逆，其脉沉濡而大"。

《金匮要略》将湿病与痓病、暍病同篇，提出"湿流关节"、"湿伤于下"等论述，并认为湿病常挟风挟寒，可以表现为"湿痹"、"风湿"等不同类型，并强调"身疼"、"发热"等湿邪犯表的症状。

隋代医家注重湿由内生，阐释湿病病理。如《诸病源候论》在"湿候""风湿痹候""风湿候"等章节对不同湿病进行了论述，强调脾胃虚弱与湿病、腠理开与感受风湿的密切关系。如《诸病源候论·卷一·风湿候》"人腠理虚者，则由风湿气伤之"。《备急千金要方》《外台秘要》等提出了多种治疗湿病的方法及治疗湿病的方剂。

二、原文校释

【原文】

太陽病關節疼痛而煩，脈沉而細一作缓者，此名濕痹《玉函》云：中湿。濕痹之候，小便不利，大便反快，但當利其小便。

【文献汇编】

1 太陽病，關節疼痛，脈沉而緩者，為中濕。

（《脈經·卷第八·平痓湿暍脉证》）

2 太陽病，而關節疼煩，其脈沉緩，為中濕。

（《千金翼方·卷第九·伤寒上》）

【简释】

"脉沉而细"，《脉经》作"脉沉而缓"，《千金翼方》作"其脉沉缓"。究竟是"细"还是"缓"？①缓脉，以朱肱为代表；②细脉，大多数医家持此观点。湿为阴邪，其性濡滞重浊，影响营卫气血的运行，故脉象为细，甚至"涩"，如桂枝附子汤之"脉浮虚而涩"、历节之"盛人脉涩小"。

结合《伤寒论》及《金匮要略》原文，湿病"脉沉而细"或"脉沉而缓"均可找到证据。

【原文】

病者一身盡疼，發熱，日晡所劇者，名風濕。此病傷於汗出當風，或久傷取冷所致也，可與麻黃杏仁薏苡甘草湯。

麻黃杏仁薏苡甘草湯方：

麻黃去節，半兩，湯泡　甘草一兩，炙　薏苡仁半兩　杏仁十個，去皮尖，炒

上剉麻豆大，每服四錢匕，水盞半，煮八分，去滓，溫服。有微汗，避風。

【文献汇编】

1 病者一身盡疼，發熱，日晡所劇者，此名風濕。此病傷於汗出當風，或久傷取冷所致也，可與麻黃杏人薏苡人甘草湯。

麻黃貳兩，去節　杏人叁十個，去皮尖　薏苡人壹兩　甘草壹兩，炙

上四味，㕮咀，以水四升，先煮麻黃一二沸，去上沫，內諸藥，煮取二升，去滓，分溫再服。

（《明洪武鈔本金匱要略方·痙湿暍病脉证并治》）

2 又療濕家，始得病時，可與薏苡麻黃湯。

薏苡半升　麻黃四兩，去節　甘草二兩，炙　杏人二兩

上四味，㕮咀，以水四升，煮取二升，分再服，汗出即愈。

（《外臺秘要·卷第十九·风湿方》）

【简释】

邓珍本、吴迁本、《外台秘要》对麻杏薏甘汤的剂量记载差别甚大，引发历代医家讨论：①仲景原方。如高学山《高注金匮要略》认为："其湿尚浅，故不必用大剂，以过伤其气"，陈修园《金匮要略浅注·痉湿暍病脉证》认为："此方为小剂，亦随其证之微甚而择用之"。②非仲景原方。如丹波元简《金匮玉函要略辑义·痉湿暍病脉证》认为："此方剂小，而煎法与诸方异，盖后人所改定，外台脚气门所载却是原方"，陆渊雷《金匮要略今释·痉湿暍病脉证》认为："此方分量煮服法，当是后人改易。外台第十九卷风湿门所载，却是《金匮》原方"。

考诸《伤寒论》及《金匮要略》全书，该方煎服法与一般汤剂差别甚大，剂量亦与仲景诸方相差甚远，却与宋代煮散法一致。因此，邓珍本对本方剂量及煎服法的记载，当非仲景原貌，更似宋人所为。煎服法中，吴迁本写为"右四味，㕮咀，以水四升，先煮麻黄一二沸，去上沫，内诸药，煮取二升，去滓，分温再服"，《外台秘要》记作"右四味，㕮咀，以水四升，煮取二升，分再服，汗出即愈"，与仲景诸汤剂的煎服法一致。

另外，杏仁和薏苡仁在吴迁本作"杏人"、"薏苡人"，也说明吴迁本更接近古本原貌。正如段玉裁《说文解字注》的分析："果人之字，自宋元以前本草、方书、诗歌记载无不作人字，自明成化重刊本草尽改为仁字，于理不通，学者所当知也。"唐以前，种仁之"仁"皆写作"人"，如《五十二病方》"久伤者，童杏核中人，以曦膏弁，封宥，虫即出"。唐宋时期，"人""仁"混用，如敦煌医药文献 P2378《五藏论》："石英[研之似粉]，杏仁别捣如膏……"此条中的"杏仁"在 P2115、P2755 中即作"杏人"。南宋以后至今，则基本写作"仁"。因此，"人"与"仁"的区别亦可作为麻黄杏仁薏苡甘草汤当从吴迁本记载的一个旁证。

【原文】

風濕，脉浮，身重，汗出，惡風者，防己黄耆湯主之。

防己黄耆湯方：

防己一兩　甘草半兩，炒　白朮七錢半　黄耆一兩一分，去蘆

上剉麻豆大，每抄五錢匕，生薑四片，大棗一枚，水盞半，煎八分，去滓，溫服，良久再服。喘者，加麻黄半兩；胃中不和者，加芍藥三分；氣上衝者，加桂枝三分；下有陳寒者，加細辛三分。服後當如蟲行皮中，從腰下如冰，後坐被上，又以一被繞腰以下，溫，令微汗，差。

【文献汇编】

1 治風濕，脈浮身重，汗出惡風方：

漢防己四兩　甘草二兩　黄耆五兩　生薑、白朮各三兩　大棗十二枚

上六味，㕮咀，以水六升，煮取三升，分三服，服了坐被中，欲解如蟲行皮中，臥取汗。

（《備急千金要方·卷八治諸風方·风痹》）

2 深師療風濕，脈浮身重，汗出惡風方：

漢防己四兩　白朮三兩　蜀黄耆五分　甘草二兩，炙　大棗十二枚擘　生薑三兩

上六味，㕮咀，以水六升，煮取二升，分為三服。服湯當坐被中，欲解汗出，如蟲行皮中。忌桃李、雀肉、海藻、菘菜。《千金》同。此本仲景《傷寒論》方。

（《外臺秘要·卷第十九·风湿方》）

【简释】

邓珍本与《备急千金要方》《外台秘要》对防己黄芪汤的剂量记载差别甚大，引发历代医家讨论：①仲景原方。大多数医家持此观点，并未对此方的剂量产生质疑。②非仲景原方。如丹波元简《金匮玉函要略辑义·痉湿暍病脉证》认为："此方分两煎法，亦系于后人改定，千金却是原方"，陆渊雷《金匮要略今释·痉湿暍病脉证》认为："此方分量煮服法，亦经后人改篡。《千金·风痹门》所载，当是《金匮》原方。"

首先，唐以前，尚无以钱作为计量单位的证据，本方白术以钱为计量单位，颇为可疑。其次，本方的煎服法，与一般汤剂不同，剂量亦与仲景诸方相差甚远。最后，煎服法中的"水盏半"，为宋代煮散兴盛后煎煮药物用水的量词，这种用法具有判断文献时代的标志性意义。因此，邓珍本对本方剂量及煎服法的记载，当为宋人之记载。相较而言，《备急千金要方》所载之剂量，更加符合仲景的用药习惯，更可能为仲景原貌。

三、疑难探析

（一）"久伤取冷"考释

第 21 条云："病者一身尽疼，发热，日晡所剧者，名风湿。此病伤于汗出当风，或久伤取冷所致也，可与麻黄杏仁薏苡甘草汤。"指出"久伤取冷"是风湿病的主要病因。

关于"久伤取冷"的含义，历代医家多从贪凉饮冷解释，如朱光被《金匮要略正义·痉湿暍病脉证》言"形寒饮冷，肺气壅遏，故一身尽疼也"。然而，"此病伤于汗出当风，或久伤取冷所致也"，语句语法比较奇怪，尤其"久伤取冷"不合语法。考证"取冷"不应是注家及有些教材中解释为"贪凉"之意。首先，从字义上看，遍查古籍，"取"没有表示"贪"意的相关书证，恐属望文生义。其次，从语法上看，如本句意为"患者被贪凉这种动作/习惯所长期伤害"，则取冷为主语，伤为动词，患者为省略的宾语，那么按照一般的语法习惯应写为"久伤于取冷"。另说，取冷应与取暖一样，为"获得、招致"之意，如与"取乐"、"自取灭亡"同义，但如此与"久伤"连用仍然费解。

事实上，在上古汉语文献中，"取"与"聚"相通。例如，《左传·昭公二十年》"郑国多盗，取人于萑苻之泽"，翻译为"郑国出现很多盗贼，聚集在萑苻泽中"，又如《晏子春秋·外篇重而异者》"而利取分寡"。如以此理解本条，以"取"通"聚"，为聚集、汇聚之意，则"久伤"与"取冷"呈并列结构，可译为"长期受（外邪）伤害，（体内）聚集寒凉"。

（二）"纳药鼻中"之"药"考证

第 19 条谓："湿家病，身疼发热，面黄而喘，头痛，鼻塞而烦，其脉大，自能饮食，腹中和无病，病在头中寒湿，故鼻塞，内药鼻中则愈。"由于本条文下并未出方，且《伤寒论》及《金匮要略》其他条文亦无对"药"的记载，使得"药"指何物含糊不清，引发历代医家的不同理解与争议：

① "药"指具有某些特性的药物：如陈修园《金匮要略浅注·痉湿暍病脉证》曰"其病在头中寒湿，故鼻塞，病浅不必深求，止内辛香之药于鼻中宣泄头中之寒湿则愈"。曹颖甫《金匮发微》言"头痛鼻塞，风湿入脑之明证也，惟纳药鼻中则愈，仲师未出方治，予每用煎药薰脑之法，倾药于盆，以布幕首薰之，汗出则愈"。

② "药"指瓜蒂散或其类方：如李彣《金匮要略广注·痉湿暍病脉证》引王肯堂文言"宜瓜蒂散。其方用瓜蒂二十枚，赤小豆、秫米各十四粒为细末，如大豆许一粒，纳鼻中，缩入，当出黄水。慎不可吹入"。魏荔彤《金匮要略方论本义·痉湿暍病脉证治》更于此条下加瓜蒂散方"瓜蒂，上一味为末，吹鼻中"。尤怡、吴谦亦以"药"为瓜蒂散之属。现代医家刘渡舟先生和何任先生亦认为此处的"药"指瓜蒂散一类的药物。以瓜蒂为末纳入鼻中治疗鼻塞者，仲景书中虽未记载，但后世方书有传，如《备急千金要方·卷第六上·鼻病》治鼻窒，以"瓜蒂末少许吹鼻中，亦可绵裹塞鼻中"，其余以瓜蒂为主药外治鼻病者不乏其例。

通过文字学考证，在楚方言中有以"药"特指"白芷"的用法，后世文献中亦有相关记载。从古代行政区划上看，仲景所生活区域隶属楚地，其著作不可避免地会带有一定方言特点，在具体情境中若以"药"代指"白芷"亦属合理。值得注意的是，本草文献记载白芷味辛性温、芳香走窜，有祛风除湿之功效。以白芷纳入鼻孔之中，借此祛除头面风寒湿邪的用法，亦符《金匮要略》此条"病在头中寒湿"之正治。综上，"纳瓜蒂于鼻中"与"纳白芷于鼻中"两种观点都具有一定证据支持，但从文献学角度和仲景书体例而言，"纳药鼻中"原意应为"纳白芷于鼻中"。

（三）"微微似欲出汗"考释

第 18 条谓："风湿相搏，一身尽疼痛，法当汗出而解，值天阴雨不止，医云此可发汗。汗之病不愈者，何也？盖发其汗，汗大出者，但风气去，湿气在，是故不愈也。若治风湿者，发其汗，但微微似欲出汗者，风湿俱去也。"指出"微微似欲出汗"为风湿病取效的外证。由于仲景并未详言"微汗法"的具体操作，使得"微微似欲出汗"含义不清，引发历代医家的不同理解与争议：

① "微微似欲出汗"应解释为"使周身感觉微微湿润，似要汗出的样子"，国内大多数注家认可此观点。如沈明宗《金匮要略编注·风湿》言"欲治风湿者，但贵微微似汗"。

② "微微似欲出汗"应解释为"微微的持续地出汗"，日本医家山田正珍持此观点。

通过文字学考证，微微似欲出汗之"似"，即嗣续之"嗣"，与上文"微似汗"同；"欲"则宜训作"续"，"似欲"宜训为"嗣续"，乃"持续"之义，于文中证情相合，字义可通。"微微似欲出汗"者，即"微微的持续地出汗"。这不仅交代了出汗的量要保持"微汗"，不可"大汗"，而且强调了出汗的持续性。

（四）"日晡所剧"考释

1. "日晡所"指何时？

历版教材一般注释"日晡所"为"申时，指下午 3～5 时，也有认为是傍晚左右的"，《汉语大词典》亦记载"日晡"通"日餔",指申时,即"日交申时而食";其依据是《说文解字》:"餔,为日如申时也。"故"日晡"所指应相当于现代的下午 3 点到 5 点。但此处存在的问题是,仲景书中如"六经病欲解时"明确有十二地支计时法的描述,既然此处意指申时,为何不明言"申时加剧"呢?

事实上,除了十二地支计时法以外,另有一种将一天划分为 16 个时间段的计时方法,发端自先秦,至两汉时期仍在部分地区流行使用十六时分别为"夜半、鸡鸣、晨时、平旦、日出、蚤食、食时、东中、日中、西中、晡时、下晡、日入、黄昏、夜食、入定",每个时间段即相当于现在的 1.5 个小时。其中下午两个连续时段出现了"晡"字,即"下晡"和"晡时",结合起来相当于现代的下午 2 点 15 分至 5 点 15 分。其中"下晡"在《内经》中也有提及,"所"用在数量词后面,表示大概的数目,意为:大约、左右。如以"日晡"对应晡时、下晡两个时间段,则"日晡所"很可能表达的是下午 2 点至 5 点半左右,基本囊括了全天最热的时段,即午后至黄昏。这就比下午 3 点至 5 点发热加重更符合临床所见。

2. "日晡所剧"包括哪些症状?

本条"日晡所剧"的症状为何,需要讨论。不少医家认为"日晡所剧"的症状为发热,如黄竹斋《金匮要略方论集注·痉湿暍病脉证治》认为:"且日晡所剧,纵非如太阳之阳浮者热自发,赖有阳明之反动力,与发潮热等",魏荔彤《金匮要略方论本义·痉湿暍病脉证治》认为:"发热、日晡所剧者,内热甚而阴虚也。"

然而是否仅仅为发热?《金匮玉函经·辨痉湿暍》云"病者一身尽疼烦,日晡即剧,此为风湿,汗出所致也"。《千金翼方·卷九·伤寒上》同,如此则并未论及发热,而亦有日晡即剧的描述,可见,"日晡所剧"包括"一身尽疼,发热"症状。

3. "日晡所剧"之病理基础解读

对于本条日晡加剧的解释,有注家认为病邪为肺主之,如徐忠可认为"日晡为申酉时,金之气,肺主之,肺之合皮毛,明是风湿从肺之合,而浸淫内著,至肺金旺时,助邪为虐而加甚,与湿从下受者不同,故曰此为风湿"。也有认为是阳明主之,如赵以德提出"日西气门内闭,属阳明,是故阳明之气,主乎申西,所以日晡所剧也"。李彣论述更加详细,指出阳明王时正邪相争,"阳明者,土也,主肌肉而恶湿,肌肉受伤,皆属阳明经症,故当其王时,则邪正相争,而亦病剧也"。又如曹颖甫"日晡所为地中蒸气上升之时,属太阴湿土,故阳明病欲解时,从申至戌上。所以解于申至戌上者,为热盛之证,当遇阳衰阴盛而差也。明乎此,可知申至戌上为太阴主气,湿与湿相感,故风湿之证,当日晡所剧"。

根据前文考证,"日晡所"应是下午 2~5 点前后,基本囊括了全天最热的时段,即午后至黄昏。因此,抛开"申时"背后蕴藏的医理含义,仅从这一时间段来看,似乎曹颖甫论述的"日晡所为地中蒸气上升之时……湿与湿相感,故风湿之证,当日晡所剧",即可朴素而直接地解释日晡加剧的临床意义,即说明病由湿邪而致。

综上所述,"日晡所剧"应以午后地中蒸气上升、湿与湿相感导致为最恰。

四、临证思维

(一)湿病"但当利其小便"

第 14 条"太阳病,关节疼痛而烦,脉沉而细者,此名湿痹。湿痹之候,小便不利,大便反快,但当利其小便",提出了治疗外湿亦当重视"利小便"的思维。

尤在泾《金匮要略心典·痉湿暍病脉证治》言"中湿者,亦必先有内湿而后感外湿,故其人平日土德不及而湿动于中，由是气化不速而湿侵于外，外内合邪，为关节疼烦，为小便不利，大便反快。治之者必先逐内湿，而后可以除外湿，故曰当利其小便。东垣亦云：治湿不利小便，非其治也"。若内湿不去则阳气难以外达，外湿也难以祛除，故其治法，但当利其小便，小便得利则内湿去，阳气通，外湿方得以尽除。

"但当利其小便"含义深刻，一是应用利尿药物以开水道沟渠；二是恢复膀胱气化以使小便通利，故健脾、温肾诸法皆寓于其中。如王履《伤寒溯洄集·温病风温痓湿暍》就有"五苓散及甘草附子汤之类，当意在言表"。三是湿兼表里，当以恢复里阳之气为先。

（二）湿病"微微似欲出汗"

第18条谓"但微微似欲出汗"，麻黄加术汤方后注谓"覆取微似汗"，麻杏薏甘汤方后注谓"有微汗"，防己黄芪汤方后注谓"温令微汗"。由此可见，仲景临证时，特别重视微汗法。故仲景治疗湿病之时，非常重视运用白术、薏苡仁等药以达到微汗之效，如喻嘉言所言"用麻黄汤必加白术，或加薏苡仁以去其湿。……其取汗又贵徐不贵骤，骤则风去湿存，徐则风湿俱去也"。然而，关于微汗法的具体操作，仲景并未详细记载。通过文字学考证，并结合客观医理进行讨论，仲景的微汗法应当至少包含以下要素。

①汗出的量要微。汗出量微，才能使精不伤，邪尽去。且要注意服药及饮食将息，注意汗法禁忌，不犯伤阳耗阴之弊。

②汗出部位需遍周身。《伤寒论·辨可发汗脉证并治》篇言"凡发汗，欲令手足俱周，时出似漐漐然"其中"令手足俱周"，说明发汗不仅强调躯干部位，四肢手足亦须汗出。

③汗出时间要持续约2小时。《伤寒论·辨可发汗脉证并治》言"凡发汗，欲令手足俱周，时出似漐漐然，一时间许益佳"。"一时间许"即现在的两小时左右。

④汗出态势为持续缓和而非乍汗乍休。"微微似欲出汗"意在强调微汗法重在持续与缓和，如桂枝汤方后注言"遍身漐漐微似有汗者益佳""漐漐"原为形容小雨不辍，仲景用以形容微汗之貌，表明微汗之势当似小雨般连绵不辍。

（三）湿病禁下

第16条"湿家，其人但头汗出，背强，欲得被覆向火。若下之早则哕，或胸满，小便不利，舌上如胎者，以丹田有热，胸上有寒，渴欲得饮而不能饮，则口燥烦也"。第17条"湿家下之，额上汗出，微喘，小便利者死；若下利不止者，亦死"。仲景不胜其烦地论述湿病"误下"，盖有深意。

湿病"但头汗出"，乃因湿邪在表，阻遏阳气，阳气被郁，不能外达遂逆而上越，故但头汗出。但湿热内蕴亦可见"但头汗出"，阳明里热及阳明里实者更是以"汗出"为典型症状。因此，湿病与以上病证容易混淆，临证需仔细鉴别，以防误治，故强调湿病禁下。

五、现代研究

（一）临床研究

本篇相关的临床研究，主要集中在麻黄加术汤、桂枝附子汤治疗风湿病的疗效观察与评价。

付培莉将140例风湿病患者随机分为观察组和对照组，每组70例，其中对照组实施阿司匹林治疗，观察组实施麻黄加术汤加减治疗。结果显示观察组临床治疗总疗效95.71%、各项生活质量评分明显高于对照组，观察组并发症发生率5.71%及疾病复发率2.86%明显低于对照组，观察组住院时间明显短于对照组，差异具有统计学意义（$P<0.05$）。

罗晓光将寒湿痹阻型急性痛风性关节炎患者43例随机分为2组，治疗组23例，口服甘草附子汤；对照组20例，口服通滞苏润江胶囊。结果治疗组较对照组在改善关节疼痛、C反应蛋白及临床疗效方面均有统计学差异（$P<0.05$）。牛立新将80例慢性痛风性关节炎患者随机分为中药治疗组和西药对照组，每组40例。中药治疗组用甘草附子汤和姜苓半夏汤合方治疗，西药对照组用西药常规治疗1至2月。结果：中药治疗组与西药对照组血尿酸、血沉指数与本组治疗前比较明显下降（$P<0.05$），差异有统计学意义。

（二）实验研究

1. 麻黄加术汤作用机制研究

网络药理学研究表明，麻黄加术汤可能是通过槲皮素、木犀草素、山奈酚等关键成分调节AKT1、IL-6、TNF等靶点以及AGE-RAGE信号通路、IL-17信号通路、TNF信号通路、Toll样受体信号通路进而抑制机体炎症反应，发挥治疗RA的作用。

动物实验研究显示，麻黄加术汤能降低TNF-α的水平，从而阻断炎症反应，延缓RA的进展，同时降低IL-1β的含量，以遏制炎症的始动因素，减轻RA的破坏作用。麻黄加术汤在CIA大鼠滑膜组织炎症的病理改变过程中有明显的抑制作用，对RA的滑膜炎症有较好的治疗作用。本实验表明麻黄加术汤治疗类风湿性关节炎的机制可能与降低炎性因子IL-1β、TNF-α的水平，抑制炎性细胞浸润、纤维组织增生和巨噬样A型细胞增生有关。

2. 防己黄芪汤作用机制研究

动物实验研究显示，防己黄芪汤在类风湿性关节炎、心肌纤维化等方面有显著作用。

防己黄芪汤有效治疗类风湿性关节炎，改善关节炎症状，其机制可能与抑制Notch2/DLL1信号通路，调节自身免疫功能，降低血清促炎细胞因子表达水平有关。

同时，防己黄芪汤对心肌纤维化有保护作用，其机制可能是通过降低血浆中AngⅡ的含量后使p38MAPK磷酸化水平降低进而减少了TGF-β1的表达，最终表现为ColⅠ、ColⅢ合成减少。

六、问题与展望

（一）如何解读湿病之"病脉证治"，并基于现代疾病视角进行诠释？

湿病作为独立疾病，必然有其发生发展演变的动态规律，因此本篇麻黄加术汤、麻杏苡甘汤、防己黄芪汤、桂枝附子汤、白术附子汤、甘草附子汤之临床应用是否存在病程进展之内在动态联系，即湿病诸方是如何体现仲景湿病脉证治？

此外，湿病与历节均存在类似病理基础及类似临床症状，临床如何鉴别诊断？基于现代疾病视角，如何开展湿病与历节的现代诠释？考证湿病与历节之原意，对于现代风湿性疾病的诊治有何借鉴及指导价值？

（二）湿病诸方治疗湿痹，是否能取得更高级别的临床证据？

麻黄加术汤、麻杏苡甘汤、防己黄芪汤、桂枝附子汤、白术附子汤、甘草附子汤等六方，是《金匮要略》治疗湿病核心方剂。部分方药已取得中低级别的循证医学证据，但总体而言仍缺乏大规模、多中心、随机双盲的对照试验。能否取得更高级别的临证疗效证据，是中医治疗湿病相关疾病能否取得更广泛的国际和行业认可的关键，也是能否开发更多具有自主知识产权的创新中药的核心所在。

（三）湿病"微汗法"的科学内涵是什么？如何开展现代诠释？

微汗法是仲景治疗湿病的重要法则之一。本第 18 条"……盖发其汗，汗大出者，但风气去，湿气在，是故不愈也。若治风湿者，发其汗，但微微似欲出汗者，风湿俱去也"。历代医家皆从风邪、湿邪致病特性的角度，对仲景大汗、微汗法治疗外感风湿的预后差异之医理进行解读，以尤在泾"故欲湿之去者，但使阳气内蒸而不骤泄，肌肉关节之间充满流行，而湿邪自无地可容矣"的解读更为医家所认可。但是，历代医家仅仅从理论上进行解读，并以此指导临床实践。大汗与微汗干预外感风湿差异性的客观证据及其生物学机制，从未见探讨与证实。

第三节　暍　病

一、病证源流

《内经》论述"伤暑"，如《素问·生气通天论》"因于暑，汗，烦则喘喝，静则多言，体若燔炭，汗出而散"，《素问·刺志论》"气虚身热，得之伤暑"，强调发热、汗出、心烦、喘喝、气虚等为暍病的主要症状，并于多篇反复强调"夏伤于暑"者，至秋天可变化为疟病。《难经》认为伤暑是五邪之一的正邪，伤暑易引起心病，同时心病伤暑以"身热而烦""心痛""脉浮大而散"为主症。

《金匮要略》将暍病与痉病、湿病同篇，强调"发热""恶寒""身重""疼痛"等暑邪外犯的症状。同时，《金匮要略》将伤暑分为热盛与湿盛两种类型，分别以"身热口渴"与"身热疼重"为主症。

至宋代，严用和于《济生方·暑》中指出："夫中暑所以脉虚者，盖热伤气而不伤形也。且暑者，在天为热，在地为火，在人脏为心。是以暑伤心，令人身热头痛，状类伤寒，但背寒面垢，此为异耳。甚则昏不知人，手足微冷，烦渴口燥，或吐或泻，或喘或满，此皆暑气之所为也。"该书简要分析了中暑脉虚的病机，且对中暑的临床证候，进行了详细的观察与补充。《圣济总录·中暍门》记载："盛夏炎热，人多冒涉路途，热毒易伤，微者客于阳经，令人呕逆头眩，心神懊闷，汗出恶寒，身热发渴，实时不治，乃至热气伏留经络，岁久不除，遇热即发，俗号暑气。"该书认为暍病为暑邪外中、客于阳经所致，并提出暍病可以热邪为诱因而发作，同时，该书还将暍病的不同类型分别称为"暑气""伤暑""伏暑""暑中""暑毒"，并记载了多首治疗暍病的方剂。自宋代以后，医家多以"中暑""伤暑""暑气""阳暑"作为暍病的病名，并对暍病的症状、机理、分类等做了更丰富的补充。

二、原文校释

【原文】

太陽中熱者，暍是也。汗出惡寒，身熱而渴，白虎加人參湯主之。

白虎人參湯方

知母六兩　石膏一斤，碎　甘草二兩　粳米六合　人參三兩

上五味，以水一斗，煮米熟湯成，去滓，溫服一升，日三服。

【文献汇编】

太陽中熱，暍是也。其人汗出惡寒，身熱而渴也，白虎湯主之。

（《脈經·卷第八·平痙濕暍脈證》）

【简释】

本条之病症,《脉经》记载为白虎汤,其余诸本皆作白虎加人参汤。对于应当用白虎加人参汤还是白虎汤的问题,历代医家的记载及观点比较一致,均认为本条应当为白虎加人参汤。如尤在泾《金匮要略心典·痉湿暍病脉证治》认为:"发热汗出而渴,表里热炽,胃阴待涸,求救于水,故与白虎加人参以清热生阴",黄元御《金匮悬解·外感杂病痉湿暍》认为:"暑伤肺气,津液枯燥,是以身热而渴。白虎加人参汤,白虎清金而补土,人参益气而生津也。"

另外,《伤寒杂病论》以白虎汤治疗以发热、汗出为主的阳明热盛证,若再进一步伤及津气,出现渴欲饮水、口干舌燥的症状,则必白虎加人参汤,此为本条当用白虎加人参汤最直接、最重要的佐证。综上,本条的主治方当为白虎加人参汤。

三、疑难探析

(一)"夏月伤冷水"的含义

第 27 条"太阳中暍,身热疼重而脉微弱,此以夏月伤冷水,水行皮中所致也,一物瓜蒂汤主之"。指出"夏月伤冷水"是湿盛暍病之病因。

关于"伤冷水"的含义及途径,历代医家对其解读有异:①指贪凉饮冷,冷水经口而入,如高学山《高注金匮要略·痉湿暍病脉证治》云"便于渴饮凉水中,送为汗解矣,岂有身热疼重之症乎";②指汗出浴水,冷水从皮毛腠理而入,如赵以德《金匮方论衍义·痉湿暍病脉证治》云"身体疼痛者,水也,夏得暑热,以水灌洗而得之";③认为两种含义均有,如吴谦《医宗金鉴·订正金匮要略注·痉湿暍》云"暴贪风凉,过饮冷水,水气虽输行于皮中,不得汗泄所致也"。现代一般并存两种说法,"伤冷水"可以理解为贪凉饮冷及汗出浴水两种含义,冷水可经口而入、亦可由腠理而入。

夏月伤冷水,提示伤暑之人易于贪凉浴冷,导致阳气受阻、冷水不化而逆行皮中,从而形成暑湿交阻的复杂病机,后世"暑多夹湿""暑必夹湿"的观点盖源于此。现代也一般暑湿并称,强调暍病容易夹湿的特性,故伤暑之人一方面应当避免过度取冷,一方面治疗暑病时应当注重辨别是否夹有湿邪。

(二)一物瓜蒂汤能否治疗伤暑的问题?

关于一物瓜蒂汤是否能治疗伤暑的问题,历代医家争论不一,观点有二:

①方药不对证,不能治疗伤暑。如陆渊雷《金匮要略今释·痉湿暍痛脉证》认为:"主一物瓜蒂汤,药不对症",程林《金匮要略直解·痉湿暍痛脉证》认为:"此方与证不对,恐是错出"。②本方药证相合,能治疗伤暑。如尤在泾《金匮要略心典·痉湿暍病脉证治》认为:"暑病恒以湿为病,而治湿即所以治暑,瓜蒂苦寒,能吐能下,去身面四肢水气,水去而暑无所根据,将不治而自解矣。"

上述争议,主要是基于对瓜蒂主治功效解读不同导致。如陆渊雷《金匮要略今释·痉湿暍病脉证》认为:"《伤寒》《金匮》用瓜蒂之证……皆是上焦实证,于水湿无与",然《神农本草经》明确记载"味苦寒。主大水身面四肢浮肿,下水",可见瓜蒂能治水湿之病无疑。再者,程林"此方与证不对,恐是错出。《伤寒论》《金匮玉函经》《脉经》并不载,可以为佐证矣",陆渊雷亦从之。考《伤寒论·辨痉湿暍脉证》篇,不仅未载此方,其余方剂一应未载,而《脉经》明确记载"太阳中暍……瓜蒂汤主之",故程氏此论有误,不足以支持其论点。

根据本条以身疼重为特点,"夏月伤冷水"为病因,"水行皮中"为病机,显然属于暑病夹湿,湿遏暑伏。此用瓜蒂宣泄湿邪,湿邪去则暑无所依,自然而解,实为暑热夹湿之证立一治法。因此，一物瓜蒂汤当能治疗伤暑，且有为后世开启治疗伤暑夹邪门径之功，不宜轻易否定。

四、临证思维

热邪水湿偏盛之辨

第26条"太阳中热者，暍是也。汗出恶寒，身热而渴，白虎加人参汤主之。"第27条"太阳中暍，身热疼重而脉微弱，此以夏月伤冷水，水行皮中所致也，一物瓜蒂汤主之。"此处两条均为太阳中暍之病，然以病邪偏重的不同，选用不同的方剂，提示暍病临证中，应当注重对热邪水湿的偏胜进行辨别。

白虎加人参汤证以伤暑热盛，气津两伤为主，故见汗出恶寒、身热而渴，用白虎加人参汤清暑解热，益气生津为法；若伤暑湿盛，水湿之邪充斥皮腠、阻碍阳气，则可出现身体沉重、疼痛、脉微弱等症状，此时则需重点祛湿下水，故当选一物瓜蒂汤，药专力宏，专祛水湿，水湿去则暑热易除。

五、现代研究

本篇相关的研究，主要集中在白虎加人参汤预防及治疗中暑的疗效观察。

如唐春杰将白虎加人参汤加减制成的消暑口服液进行预防中暑的临床研究。结果在抗晕船、呕吐及体温、血钠、血钾、白细胞总数及分类方面，观察组与对照组均有非常显著性的差异（$P<0.01$）。说明白虎加人参汤具有很好的防暑止汗、抗晕船、呕吐、调节电解质平衡、防止体液丢失、调节人体体温的作用。

白虎加人参汤治疗伤暑相关疾病的临床研究中，由于研究质量总体不高，虽然取得了一定的证据支撑，但还需要更高质量的临床研究。

此外，现代临床研究中，还有一物瓜蒂汤治疗毒物中毒、膈肌痉挛、戒断综合征、癫狂、鼻炎、鼻息肉等多系统疾病的相关报道，说明瓜蒂汤对于消化系统、呼吸系统、精神系统疾病存在较好疗效。

六、问题与展望

一物瓜蒂汤治疗暍病的临床与科学依据是什么？如何梳理仲景暍病脉证治与温病学家暑温辨治之学术脉络？基于瓜蒂祛湿散水之功效，如何拓展其临床应用及产品开发？

一物瓜蒂汤是《金匮要略》治疗伤暑湿盛的方剂，但后世医家很少以此方治疗暍病，且有医家质疑本方治疗暍病的疗效。因此，一物瓜蒂汤治疗暍病亟需循证医学证据支持，其治疗暍病之科学内涵亟需诠释。

此外，如何解读或梳理仲景暍病脉证治与温病学家暑温辨治之学术脉络？

基于瓜蒂祛湿散水之功效，是否可以开发新剂型，拓展用于治疗其他属湿病范畴现代疾病，如过敏性鼻炎或偏头痛等。

主要参考文献

[1] 李克光，张家礼主编. 金匮要略译释[M]. 上海：上海科学技术出版社，2010：47.
[2] 邵桂珍，王延周. 栝蒌桂枝汤治疗小儿抽搐症60例[J]. 陕西中医，1985，(7)：304.
[3] 沈澍农. 古方书量词"盏"的用法变化——兼论《金匮要略》煮散方与版本问题[J]. 中华医史杂志，2022，52（1）：3-11.

[4] 窦豆. 基于"下气祛湿, 解痹消痈"的仲景薏苡仁运用理论研究[D]. 北京: 北京中医药大学, 2021: 39.
[5] 邱旭东, 李志鸣, 钟相根. 《金匮要略》"纳药鼻中"之"药"考释[J]. 浙江中医药大学学报, 2022, 46 (5): 571-573, 578.
[6] 王新佩主编. 金匮要略[M]. 北京: 中国中医药出版社, 2011.
[7] 黄裕成. 麻黄加术汤治疗类风湿性关节炎的临床观察[J]. 光明中医, 2018, 33 (5): 676-678.
[8] 付培莉. 应用麻黄加术汤随证加减方案对风湿病患者进行治疗的临床效果[J]. 世界最新医学信息文摘, 2017, 17 (33): 111, 113.
[9] 陈桂香. 防己黄芪汤合独活寄生汤加减治疗类风湿性关节炎32例疗效观察[J]. 中医药导报, 2012, 18 (4): 58-59.
[10] 陈月. 防己黄芪汤合雷公藤片治疗类风湿性关节炎的疗效观察[J]. 四川中医, 2008, (1): 72-73.
[11] 罗晓光, 曾萍萍, 闫兵, 等. 甘草附子汤治疗寒湿痹阻型急性痛风性关节炎的临床观察[J]. 光明中医, 2018, 33 (4): 528-530.
[12] 牛立新, 何丽清. 甘草附子汤和姜苓半夏汤合方治疗慢性痛风性关节炎40例临床观察[J]. 山西中医学院学报, 2016, 17 (4): 31-32.
[13] 张六通, 梅家俊, 黄志红, 等. 外湿致病机理的实验研究[J]. 中医杂志, 1999, (8): 496-498.
[14] 镇兰芳, 张六通. 外湿对胶原诱导关节炎大鼠血清和滑膜Fas系统表达的影响[J]. 长春中医药大学学报, 2013, 29 (4): 574-575, 714.
[15] 赵丽. 外湿对造模脾虚小鼠过氧化与抗氧化影响的实验研究[D]. 沈阳: 辽宁中医学院, 2002: 3.
[16] 李晓丽, 应天昊, 唐一迪, 等. 基于网络药理学和分子对接探究麻黄加术汤治疗类风湿关节炎的潜在作用机制[J]. 山东科学, 2022, 35 (3): 17-26.
[17] 徐琦, 尹抗抗, 谭达全, 等. 麻黄加术汤对大鼠类风湿性关节炎模型作用机制的研究[J]. 湖南中医药大学学报, 2011, 31 (5): 13-15.
[18] 高玉亭, 李振, 赵雨薇, 等. 防己黄芪汤对胶原诱导性关节炎模型大鼠关节组织Notch2/DLL1通路的影响[J]. 中医杂志, 2021, 62 (20): 1820-1826.
[19] 唐春杰. 消暑口服液的研究[J]. 中成药, 1995, 17 (6): 33.

百合狐惑阴阳毒病脉证治第三

第一节 百 合 病

一、病证源流

百合病是由于伤寒热病之后，余热伤阴；或情志不遂，郁火伤阴，而以神志恍惚不定，口苦、小便赤、脉微数为特征的疾病。历代医家对百合病均有论述。隋唐至明代医家认为本病属于热病、伤寒，属热病晚期。应从"百脉一宗，悉致其病"的病机认识百合病，如东晋陈延之《小品方》中将百合病列入热病门；巢元方《诸病源候论·伤寒病诸候下·伤寒百合病》认为："百合病者……伤寒虚劳大病之后不平复变成斯病矣"；孙思邈《备急千金要方》、王怀隐《太平圣惠方》、朱肱《类证活人书》、陶华《伤寒六书》、王肯堂《证治准绳》等皆遵循此论点。

二、原文校释

【原文】

論曰：百合病者，百脉一宗，悉治其病也。意欲食復不能，常默默，欲卧不能卧欲行不能行，飲食或有美時，或有不用聞食臭時，如寒無寒，如熱無熱，口苦，小便赤，諸藥不能治，得藥則劇吐利，如有神靈者，身形如和，其脉微數。

每溺時頭痛者，六十日乃愈；若溺時頭不痛，淅然者，四十日愈；若溺快然，但頭眩者，二十日愈。其證或未病而預見，或病四、五日而出，或病二十日，或一月微見者，各隨證治之。

【文献汇编】

1 百合病者，謂無經絡，百脉一宗，悉致病也。多因傷寒、虛勞、大病之後不平復，變成斯病也。其狀意欲食復不能食，常默默，欲得卧復不得卧，欲出行復不能行，飲食或有美時，或有不用飲時。如強健人，而卧不能行。如有寒，復如無寒。如有熱，復如無熱。若小便赤黃。……

體證或未病而預見，或病四五日而出，或病二十日、一月微見。其狀惡寒而嘔者，病在上焦也，二十三日當愈。其狀腹滿微喘，大便，三四日一大便，時復小溏者，病在中焦也，六十三日當愈。其狀小便淋瀝難者，病在下焦也，四十三日當愈，各隨其證以治之耳。

（《諸病源候論·卷之八·傷寒病諸候下》）

2 仲景《傷寒論》療百合之病，諸藥不能療。若得藥則劇而吐痢，如有神靈所加也，身體仍和，脉微數，每尿時輒頭痛，六十日乃愈。尿時頭不痛，淅淅然者，四十日愈。尿快然，但頭眩者，二十日愈。其證或未病而預見，或病四五日而出，或病二十日、一月復見者，悉療之。

《外臺秘要·卷第二·傷寒百合病方》

【简释】

本条为百合病的提纲，论述百合病的病位、脉证特点、预后和治则。原文提出百合病的临床表现主要有两个方面：一是神志恍惚，如常常沉默寡言，欲卧不能卧，欲行不能行，有时食欲好，有时又厌恶饮食，似寒非寒，似热非热。用多种药物无效，反而出现呕吐、下利，而患者在外观上似无显著的病态，这些精神恍惚不定，语言、行动、饮食和感觉失调的表现，如辨证不确，虽用多种药物也难以取效，甚至引起吐、利等不良反应。二是阴虚内热，即口苦，小便赤，脉微数。根据以上两方面的症状，可做出百合病的诊断。口苦，小便赤，脉微数虽是百合病常见可凭之症，但并非该病独有。因此，在辨证中，亦须重视与类似病证的鉴别，如脏躁、郁证、不寐、癫证、病后虚弱等与百合病的鉴别都是十分重要的。

百合病的预后与虚热、津伤的轻重有关，虚热和津伤的变化主要体现在小便的变化及其伴随症状。虚热内盛，津伤液耗，导致小便头痛，预后不良；小便时无头痛，仅有畏风寒战者，预后较好。

【原文】

百合病，不經吐、下、發汗，病形如初者，百合地黃湯主之。

百合地黃湯方

百合七枚擘　生地黃汁一升.

上以水洗百合，漬一宿，當白沫出，去其水，更以泉水二升，煎取一升，去滓，内地黃汁，煎取一升五合，分温再服。中病勿更服，大便當如漆。

【文献汇编】

1 百合地黃湯

治百合病始不經發汗、吐、下其病如初者。

方以百合七枚擘浸一宿，去汁，以泉水二升，煮取一升，内生地黃汁一升，復煎取一升半，分再服，大便當去惡沫為候也。

（《備急千金要方·傷寒方下·百合》）

2 百合，味甘，平，無毒。主邪氣腹脹，心痛，利大小便，補中益氣，除浮腫臚脹，痞滿，寒熱，通身疼痛，及乳難，喉痺，止涕淚。

（《證類本草·第八卷·百合》）

【简释】

本条论述百合病的正治法，本条明确提出未经"吐、下、发汗"，临床见证如第1条所描述的典型百合病的治疗方药。如前所述，百合病的病机主要是心肺阴虚内热，治疗总以清养、滋润为原则。百合地黄汤具润养心肺，凉血清热，益气安神之功，是典型百合病的正治之方。与首条合参，可明本病之脉因证治。

方中用百合润养心肺，清气分之虚热；生地黄滋养心阴，清血分之虚热；取泉水煎药，以清热助阴，引热从小便下行。二药合用，心肺得养，气血同治，阴复热清，百脉和调，诸症自除。

【原文】

百合病見於陰者，以陽法救之；見於陽者，以陰法救之。見陽攻陰，復發其汗，此爲逆；見陰攻陽，乃復下之，此亦爲逆。

【文献汇编】

百合病，見在於陰而攻其陽，則陰不得解也，復發其為逆也。見在於陽而攻其陰，則陽不能解也，後下之，其病不愈。《要畧》云：見於陰者，以陽法救之；見於陽者，以陰法解之。見陽攻陰，復發其汗，此為逆，其病難治。見陰攻陽，乃復下之，此亦為逆，其病難治。

（《普濟方·卷一百四十二·傷寒門》）

【简释】

本条论述百合病的治疗原则。前文指出百合病的主要病机为阴虚内热。治当补其阴之不足以调整阳之偏胜，即所谓"见于阳者，以阴法救之"。关于"见于阳""见于阴"，可从患者症状的角度进行探讨，例如本病阴虚之甚者，阴中之阳亦受损害，往往兼见畏风、神疲等症，在治疗上又当酌用养阳之法，即所谓"见于阴者，以阳法救之"。若病见于阳，误以为实热，而攻其阴（指用攻下法），见其下之不愈，复发其汗，这是以虚为实，且汗下逆施，导致患者病情加重，变为逆证；病见于阴，以为外感寒邪，而攻其阳（指用发汗法），见其汗之不愈，乃复下之，这是以内伤之病误作外感，妄行汗、下，亦会导致逆证。故本篇提出百合病不能妄用汗、吐、下法。

三、疑难探析

（一）如何理解百合病的病名和病机

百合病病名历代医家认识各异，一是认为本病为百脉俱病，如徐彬《金匮要略论注·百合狐惑阴阳毒病脉证并治》谓："伤寒虚劳之人，都有正气不能御邪，致浸淫经脉，现证杂乱，不能复分经络，曰百合病，为周身百脉俱病"。二是认为本病命名为由君药"百合"而来，魏荔彤曰："百合病用百合，盖古有百合病之名，即因百合一味而瘳此疾，因得名也"。清代吴谦《医宗金鉴·订正金匮要略注·百合狐惑阴阳毒》云："百合，百瓣一蒂，如人百脉宗，命名取治，皆此意也。"又如《金匮要略论注·百合狐惑阴阳毒病脉证并治》论述："百合者色白，补肺药也，观其用之为主，而即以百合名病。"

百合病的病机与情志不遂有关，如赵以德《金匮方论衍义·百合狐惑阴阳毒病脉证治》指出：本病多因"情志不遂，或因离绝菀结，或忧惶煎迫。"《医宗金鉴·订正金匮要略注·百合狐惑阴阳毒》亦认为："平素多思不解，情志不遂，或偶触惊疑，猝临异遇，因而形神俱病。"

总之，后世医家一般认为百合病或由外感热病后期余邪未尽，余热内扰，复由阴血不足，心肺失养所致；或由七情内伤，五志化火，灼伤心阴，神不守舍等引起。以上二者皆以心肺病变为核心，而或邪在胸中，或走于胃，或客于胆，或留肝肾，或在膀胱，且游走不定，致使全身俱病，故临床症状变幻无定。

（二）如何理解"百脉一宗，悉致其病"

"百脉一宗，悉致其病"是对百合病病机的高度概括。人身之血脉，分之为百脉，合之为一宗，由于心主血脉，肺主治节、朝百脉，故心肺为人体百脉之主管和统辖，"一宗"实际上就是指心肺。若心肺功能正常，则气血通畅，百脉调和；若心肺阴虚内热，则气血失调而百脉受累，症状百出，形成百合病。

（三）如何理解"百合病见于阴者，以阳法救之；见于阳者，以阴法救之"

百合病第九条原文有"见于阴"证与"见于阳"证之别；"见于阳证"者即指阴虚内热阳热之证，如口苦，小便赤、脉微数等，治以养阴清热为法。"见于阴证"者，因阴虚之甚可阴损及阳，阳气不足，会使神失所养、神不守舍，也可引起百合病，症见神疲、畏寒、口淡、尿清、脉迟等阴证，宜用温柔养阳之法。

（四）百合病和脏躁均由情志异常的表现，为何证治不同

百合病与脏躁均可因情志因素所引起，但二者病机不同，故所见证候及治疗亦有区别。百

合病多因外感热病后，余热未尽；或情志不遂，气郁化火，心肺阴虚内热所致，故除见意欲食复不能食，常默默等精神恍惚症状外，还可见到口苦，小便赤，脉微数之阴虚内热证，故以百合地黄汤养阴清热为主。

脏躁是因思虑过度或情志抑郁，肝郁化火，以致阴液不足，以喜悲伤欲哭，象如神灵所作等血燥肝急为主证，所以用甘麦大枣汤养心安神，和中缓急为主。

四、临证思维

以养阴清热安神为主法，随证治之

百合病的基础病机为心肺阴虚内热。养心润肺、益阴清热是治疗百合病的主要疗法，但由于病因及体质不同，百合病证候表现有所差别，因此应因人制宜，随证治之。故本篇第9条有言："百合病见于阴者以阳法救之，见于阳者以阴法救之，见阳攻阴，复发其汗，此为逆，见阴攻阳，乃复下之此亦为逆。"专门论述了百合病的治疗原则。

百合病的治疗方剂有七首，根据原文论述病情分为：一是未经过误治，病情如初者，用正治法，百合地黄汤为其代表方。方中百合甘寒，润肺清心，益气安神；生地黄汁甘润，养心营，清血分之热；泉水凉润，有清热、利小便的功效以煎汤，共成润养心肺凉血清热之剂。二是百合病失治后产生不同变证者，用变治法。阴虚津伤变成渴者，合百合洗方内外并治；阴虚内热，津伤较重渴不瘥者，用栝楼牡蛎散益阴清养，引热下行；内热增盛，外达肌肤使发热明显者，用百合滑石散养阴润肺，利水清热。三是误治出现种种变证者的救治法。误发汗后用百合知母汤养阴清热，润燥除烦；误下后用滑石代赭汤养阴清热，利尿降逆；误吐后用百合鸡子汤滋养肺胃，安脏除烦。所有误治的变证处理方法和方药，都没有超出其基本治则，只是治疗重心有所调整。

因此，仲景论治百合病有四个特点：一是重视基本病机。百合病的治疗应以养阴清热为主，但因百合病变证多端，医者于临证时宜"随证治之"。二是慎防失治、误治。三是内外合治，运用外洗法治疗百合病经久不愈，开创了药浴疗法之先河。四是知常达变。强调患者病后虽未曾经过误治，但病情亦有可能发生变化，此时的治疗应当随证而转。

五、现代研究

（一）临床研究

本篇相关的临床研究，集中在将治疗百合病诸方拓展到外感热病、重病后以及精神神经类疾病的治疗与康复等方面。

百合病属于情志病，临床中神经官能症、狂躁症等精神疾病病机相合者，均可用本篇诸方治疗。百合地黄汤及其加减方被运用治疗多种病证，仝小林以百合地黄汤与百合知母汤合方治疗更年期出现的多种疾病，如更年期失眠、口疮、血糖升高、狂躁症等取得很好效果。曲丽芳从神志学说的角度来辨别分析百合病，认为神志病则需按神志病来论治，而且正治方百合地黄汤及系列方，主要功用滋阴清热安神定魄，即通过调和百脉，进而达到调畅神志、调和形神的目的，临床上再辅以相应的心理疏导治疗，则可用以治疗多种精神情感性的心理障碍疾病。如陈克正用治夜游症；李卫、全世建等用治抑郁症；景晓琪用治精神病；王鹭霞用治经前失眠；闫福庆用治广泛性焦虑；白国生用治更年期忧郁症；杨钟发用治癔症；陈桂敏临床常用百合地黄汤、百合知母汤治疗绝经期综合征不寐、抑郁症、焦虑症等均取得很好的疗效。

针对失眠患者心肺阴虚内热证，王振宇通过运用百合地黄汤加味，治疗老年慢性失眠症65例，采用匹兹堡睡眠质量指数、临床疗效和治疗药物副作用量表评定疗效和副作用，结果表明百合地黄汤加味治疗老年慢性失眠症疗效满意，安全性与依从性好，具有广阔的应用前景和开发价值。李丽娟等通过运用加味百合地黄汤联合耳针治疗2型糖尿病伴睡眠障碍，将56例入选者随机分为加味百合地黄汤联合耳针治疗观察组和佐匹克隆片联合耳针治疗对照组，进行为期28d的治疗和观察，结果表明加味百合地黄汤联合耳针治疗T2DM伴睡眠障碍疗效肯定。

（二）实验研究

实验研究围绕百合地黄汤、百合知母汤开展，取得了一定的研究成果。治百合病诸方俱有抗抑郁、治疗失眠、调控海马等作用。网络药理学研究表明，百合地黄汤、百合知母汤对单胺神经递质系统有影响，可以抑制单胺氧化酶活性，影响到5-HT，DA，NE的分解，达到抗抑郁作用。

许惠琴等开展了本方治疗围绝经期综合征肾阴虚证的方证相应关系的基础研究，百合知母汤可有效调节围绝经期肾阴虚大鼠中枢神经递质水平，从而改善下丘脑的功能，缓解肾阴虚症状；百合知母汤含药血清对大鼠卵巢颗粒细胞具保护作用。郑水庆对方中有效成分进行研究，结果提示百合知母总皂苷是百合知母汤抗抑郁作用的活性成分之一。秦昆明等利用高效液相色谱指纹图谱开展了百合知母汤质量控制方法和药效物质基础研究，通过组方相关药味的分析研究，初步建立百合知母汤的质量控制方法，明确了百合知母汤的体内药效物质基础。

六、问题与展望

（一）与百合病相关的现代医学疾病有哪些？

百合病的病因与临床表现较为复杂，在现代医学中与何病密切相关还不完全明确。如有观点认为百合病与西医学的感染性疾病后机体功能失调综合征、部分热病后遗症、神经衰弱、癔症、精神分裂症等有相似之处，与慢性疲劳综合征相关；也有观点认为，西医学所称的"肝炎后综合征""感冒后综合征"等，似皆可归类于百合病范畴；还有观点提出，百合病相当于西医学的散发性脑炎等。厘清这些关系，有助于利用百合病相关方药提高相应疾病的临床疗效。

（二）百合病的精神护理与辨证治疗方法有哪些？

百合病症状表现既有躯体症状，又有精神症状，因此百合病患者的精神护理与治疗将是一个极为重要的课题。中药和针灸对于百合病的短期治疗非常有效，尤其是中医辨证论治对于"本"的治疗是肯定的。

对于百合病的辨证分型，从古到今有各种学说，然大多缺乏论据严谨的理论依据，和恰当的验案支撑。部分验案对于患者精神状态的描述较为模糊，治疗的有效程度也不明确。从治疗的方法来看，除中药、针灸外，亦有目前研究较少的催眠疗法及气功疗法、食疗、按摩等。如气功、太极拳等中国传统养生保健功法，在治疗精神类疾病方面有一定潜力，如果能以良好的方法进行辨证施功，是否能作为治疗百合病的一种长期有效的辅助疗法？

第二节 狐惑病

一、病证源流

原文"惑",《公羊传》谓"惑之犹言盛也"。《金匮要略浅注补正·百合狐惑阴阳毒病证治》曰:"狐惑二字对举,狐字着实,惑字托空……虫蚀咽喉,何惑之有?盖是惑字之误耳。"

何为狐惑,古今医家论述不一,集中于"惑"的诠释上,代表性观点有二:其一,"狐惑"即狐疑惑乱,是指患者因本病症状错综复杂、缠绵难愈而迷惑不解,心神不安。如《诸病源候论》《备急千金要方》《外台秘要》等皆提出本病为"湿毒气所为",并未谈及虫毒,清代徐彬亦从其说。丹波元简《金匮玉函要略辑义·百合狐惑阴阳毒病证治》考证精审细致,一反虫论,认为"但至言虫不得安,上下求食,岂有此理。蚀是蚀烂之意,湿热郁蒸所致,非虫食喉及肛之谓也"。其二,"狐惑"之"惑"乃"蜮"之误。即本病为虫毒所致,宋代医家朱肱、陈无择认为狐惑病为虫病,部分明清医家如赵以德、尤在泾、魏念庭、李中梓等皆从其说。

二、原文校释

【原文】

狐惑之为病,状如伤寒,默默欲眠,目不得闭,卧起不安,蚀於喉为惑,蚀於阴为狐,不欲饮食,恶闻食臭,其面目乍赤、乍黑、乍白。

蚀於上部则声喝一作嗄。,甘草泻心汤主之。

甘草泻心汤方

甘草四两　黄芩　人参　乾薑各三两　黄连一两　大棗十二枚　半夏半升

上七味,水一斗,煮取六升,去滓,再煎,温服一升,日三服。

【文献汇编】

1 夫狐惑二病者,是喉、阴之为病也。初得状如伤寒,或因伤寒而变成斯病,其状默默,目瞑不得卧,卧起不安。蟲食於喉咽为惑,食於阴肛为狐。恶饮食,不欲闻食臭,其人面目翕赤、翕黑、翕白。食於上部,其声嗄,食於下部其咽乾,此皆由濕毒氣所为也。

(《諸病源候論·卷之八·伤寒病諸候下》)

2 論曰:狐惑之病,其氣如傷寒,默默欲眠,目不得闭,起卧不安,其毒在喉咽为惑,病在陰肛者为狐病。狐惑之病,並恶饮食,不欲食闻食臭,其面目翕赤、翕白、翕黑,毒食於上者,则声喝(喝一作嗄)也。毒食下部者则乾咽也。此由温毒氣所为,食於上者,泻心汤主之。食於下者,苦参汤淹洗之。食於肛外者,熏之,并用雄黄三片,稍置瓦铫中,炭火燒,向肛熏之,并服湯也。……

泻心汤

其病形不可攻、不可灸,因火为邪,血散脉中,伤脉尚可,伤臟则劇,并输益腫,黄汁出,經合外爛,肉腐为癰膿,此为火疽,醫所伤也。夫脉数者,不可灸,因火为邪即为煩,因虚逐實,血走脉中,火氣雖微,内攻有力,焦骨伤筋,血难复也,應在泻心。泻心汤兼治下痢不止,腹中幅堅而呕吐腸鳴者方:

半夏半升　黄芩　人参　乾薑　甘草各三两　黄连一两　大枣十二枚

上七味㕮咀,以水一斗,煮取六升,分服一升,日三。(仲景名半夏泻心,要略名甘草

瀉心）

（《備急千金要方·傷寒方下》）

3 傷寒中風，醫反下之，其人下利日數十行，穀不化，腹中雷鳴，心下痞鞕而滿，乾嘔心煩不得安，醫見心下痞，謂病不盡，復下之，其痞益甚，此非結熱，但以胃中虛，客氣上逆，故使鞕也，甘草瀉心湯主之。

甘草瀉心湯方

甘草四兩（炙）　黃芩三兩　乾薑三兩　半夏半升（洗）　大棗十二枚（擘）　黃連一兩.

上六味，以水一斗，煮取六升，去滓，再煎取三升。溫服一升，日三服。

（《傷寒論·辨太陽病脉證并治下》）

【简释】

本条论述狐惑病的证治与成因。关于本病成因，历代医家认识存在分歧，除前文所述对"惑"的理解之外，对本病是否因虫蚀而溃烂则有分歧。一是持肯定态度，如赵以德云《金匮玉函经二注·百合狐惑阴阳毒病脉证治》："狐惑病，谓虫蚀上下也。"一是持否定态度，如高学山《高注金匮要略·百合狐惑阴阳毒病证治》指出："蚀者，非真有虫食之义，谓阴热败物，有湿朽霉烂之象，如虫之蚀物者然也。"结合本病用清热利湿、解毒扶正的甘草泻心汤内服为主，似以后说较妥。

本病湿热蕴蒸，邪正相争，故初起可见发热恶寒，颇似伤寒，但实非伤寒。湿热内郁，扰及心神，故想睡而不能入睡，起卧不宁。湿热循经上蒸，则咽喉溃烂，声音嘶哑或喑塞，湿热循经下注，则二阴腐蚀。喉及二阴是本病的主要病变部位。湿热扰胃，胃失和降，故"不欲饮食，恶闻食臭"。"其面目乍赤、乍黑、乍白"，提示本病患者的面目之色常有变化。对此，赵以德《金匮玉函经二注·百合狐惑阴阳毒病脉证治》解释为"由五脏不足，更为衰旺，迭见其色也"，魏荔彤《金匮要略方论本义·百合狐惑阴阳毒病证治》则认为由"虫之浮游不常，起伏无时"所致。

根据本病病机，概由湿热蕴蒸，营卫阻滞，正邪交争，气血逆乱，而引起面目之色变幻无定。文中"蚀于喉为惑，蚀于阴为狐"，有人提出不应分开理解，而当看作互文，即狐惑病的特征是喉及二阴溃烂，可参。对于狐惑病以咽喉溃烂以致声音嘶哑为主要表现者，宜清热除湿，扶正解毒，用甘草泻心汤治之。甘草泻心汤是狐惑病的内服主方，不独适用于咽部病变，即前后阴蚀烂亦能服用。

【原文】

蝕於下部則咽乾，苦參湯洗之。

苦參湯方

苦參一升

以水一斗，煎取七升，去滓，薰洗，日三服。

蝕於肛者，雄黃熏之。

雄黃熏方

雄黃

上一味為末，筒瓦二枚合之，燒，向肛熏之。

【文献汇编】

1《聖惠方》治傷寒狐惑，毒蝕下部，肛外如䘌，痛痒不止。雄黃半兩，先用瓶子一箇口大者，內入灰上，如裝香火，將雄黃燒之，候煙出，當病處熏之。

（《肘後備急方·卷二·治伤寒时气温病方》）

2 苦參，味苦，寒，無毒。主心腹結氣，癥瘕積聚，黃疸，溺有餘瀝，逐水，除癰腫，補中，明目止淚，養肝膽氣，安五藏，定志，益精，利九竅，除伏熱，腸澼，止渴，醒酒，小便黃赤，療惡瘡、下部䘌，平胃氣，令人嗜食、輕身。

(《證類本草·第八卷·苦參》)

3 雄黃，味苦、甘、平，寒，大溫，有毒。主寒熱，鼠瘻，惡瘡，疽，痔，死肌，療疥蟲䘌瘡、目痛，鼻中息肉及絕筋，破骨百節，中大風，積聚，癖氣，中惡，腹痛，鬼疰，殺精物，惡鬼、邪氣，百蟲毒，勝五兵，殺諸蛇虺毒，解藜蘆毒。

(《證類本草·第四卷·雄黃》)

【简释】

本条原文论述狐惑病前后二阴的治法。苦参汤用于外洗，治狐惑病之蚀于前阴者。仲景称"蚀于下者为狐"，其病因湿热下注，湿热生虫，久则浸淫溃烂。用苦参煎汤外洗，取其苦寒清热燥湿而杀虫，一药而三功具备。《本草纲目·草部·苦参》言苦参功效为"盖取其苦燥湿，寒除热也，热生风，湿生虫，故又能治风杀虫"。《名医别录·中品·苦参》亦谓苦参能疗"恶疮下部䘌"。

雄黄熏方用于烧烟熏肛，治狐惑病之蚀于肛门者。肛为魄门，乃大肠之门户，糟粕之出路，其湿热下注而蚀于此者，多兼淤浊毒邪为患。故本方用雄黄，取其燥湿解毒杀虫，《神农本草经·中经·雄黄》言雄黄"主寒热，鼠瘻，恶疮，疽痔，死肌，杀百虫毒"。《本草正·金石部·雄黄》亦谓其"治痈疽腐肉，并鼠瘻，广疮疽、痔等毒"。《太平圣惠方》亦用此法治伤寒狐惑，毒蚀下部，肛门如䘌蜃，痛痒不止。雄黄有毒，易于侵蚀皮肤，一般不宜单独直接撒敷于溃破之处，故本方以其烧烟熏之。此方与前苦参汤相比，二者皆可燥湿杀虫，但此方解毒之力大于彼，而苦参汤则清热之力胜于此。

【原文】

病者脉數，無熱，微煩，默默但欲臥，汗出，初得之三、四日，目赤如鳩眼，七、八日目四眥—本此有黃字。黑，若能食者，膿已成也，赤小豆當歸散主之。

赤小豆當歸散方

赤小豆三升浸，令芽出，曝乾　當歸三兩

上二味，杵為散，漿水服方寸匕，日三服。

【文献汇编】

1 其人脈數，無熱，微煩，默默欲臥，汗出，初得三、四日，目赤如鳩眼，得之七、八日，目四眥黃黑，若能食者，膿已成也，赤小豆當歸散主之。

病人或從呼吸上蝕其咽，或從下焦蝕其肛陰。蝕上為惑，蝕下為狐。狐惑病者，豬苓散主之。

(《脈經·卷第八·平阳毒阴毒百合狐惑脉证》)

2 赤小豆當歸散

其人脉數無熱，微煩，默默但欲臥，汗出，初得之三四日，眼赤如鳩眼，得之七八日，其四眥黃黑，能食者，膿已成也，治之之方

以赤小豆三升，漬之令生芽足，乃復乾之，加當歸三兩，為末。漿水服方寸匕，日三即愈。

(《備急千金要方·傷寒方下》)

【简释】

赤小豆当归散主治狐惑病之蚀于眼目者。此病多系湿热蕴积，迁延时日，内入血分，循经上注于目，则病目赤眦黑，畏光肿痛，视物不清，以至化脓、目盲。或湿热下注于肛，则发肛门赤烂，便下鲜血。治当渗湿清热，化瘀排脓。方中重用赤小豆利湿清热，解毒排脓，佐以当归化瘀止血，消肿定痛。更以浆水服之，以助利湿清热，化瘀排脓之效。先血后便之便血，属

于湿热者，亦可用本方并治之。本方药性平和，对于久病正虚，湿热血瘀之目赤肿痛，大便下血，病情轻缓者，用之为宜。

三、疑难探析

（一）"惑"字含义

本病命名若以"狐蜮"命名，则"惑"即"蜮"之误。《说文解字》《诗经》皆言"蜮"为能于暗中含沙射人，使人生病的短狐。"蜮"字从虫，提示本病起病隐匿，发病部位幽隐，局部蚀烂，病因与感染虫毒有关，此与赵以德、尤在泾、魏念庭、李中梓等注家所主本病为虫病的观点相一致。

本病命名若以"狐惑"命名"惑"字从心，《离骚》谓"心狐疑而犹豫"，本病患者多伴有精神症状，临床应加以注意。

（二）《伤寒论》《金匮要略》甘草泻心汤同名方的异同

《金匮要略》与《伤寒论》甘草泻心汤同名方药味组成、用量基本相同，不同之处在于《伤寒论》甘草泻心汤明确标明"甘草四两（炙）"，而《金匮要略》甘草泻心汤虽甘草亦用四两，未标明炙，说明此处是用生甘草。《伤寒论》甘草泻心汤用炙甘草补中益气，用治太阳病误下后脾胃气虚所致心下痞、下利；《金匮要略》甘草泻心汤用生甘草以清热解毒，用治狐惑病咽喉、外阴黏膜蚀烂。《金匮要略》与《伤寒论》甘草泻心汤同名方药虽然仅一味甘草有炮制的差别，但方之作用及适应证却有明显差异。

四、临证思维

（一）根据病位进行论治

狐惑病在病变部位上，有上、中、下之别，因此诊断上根据其病位采用不同的方法进行治疗。若"蚀于下部则咽干"，用苦参汤熏洗前阴局部，以清热燥湿解毒；若"蚀于肛者"，则以雄黄烧之熏肛门，解毒燥湿杀虫；若湿热内蕴中焦脾胃，故甘草泻心汤辛开苦降，调理气机，清热利湿，"上下交病，独治其中，使中气运而热自化"。原文"初得三、四日，目赤如鸠眼，七、八日，目四眦黑"，提示狐惑病诊治中，要注意眼部病变，更应早期治疗。

（二）内外合治，标本兼顾

狐惑病是症现于外而病变于里的疾病，故治疗上，一方面针对病机的虚实寒热错杂，而采用寒热并用补泻兼施之法，以甘草泻心汤，辛开苦降，清热除湿，扶正解毒，此乃治本之法。另一方面，针对狐惑病口咽、二阴蚀烂的不同程度进行治疗。若前阴溃烂，则外用苦参熏洗；若肛门溃烂，则外用雄黄熏肛以治标，即治外亦可通内，有助局部之湿热尽早消除，减轻痛苦，加快病情康复。至于眼部病变，仅提到内服赤小豆当归散，以清热渗湿、活血排脓，仲景书中未见外用之法，临证可酌情选方用药。

（三）根据食欲判断狐惑病脓成与否

仲景对狐惑病的脓成与否，主要以病人食欲方面来进一步地分析判断。如果病人不欲饮食或恶闻食臭，说明湿热之邪内蕴，胃纳受到影响，所以有厌食现象，这是湿热散漫于脏腑，而未成脓所致。假使狐惑病者，食欲转好，胃纳增加，说明病邪已不散漫，而是集中于局部，对脾胃的运化功能则影响不大，所以说："若能食者，脓已成也"。总之，脓成则毒聚，毒聚则胃纳不受影响，这是病势发展的自然之理，也是临床上外疡病常有的一种现象。

五、现代研究

（一）临床研究

现代多数学者以白塞病作为狐惑病进行临床辨证分型研究，白塞病以复发性生殖器溃疡、葡萄膜炎、皮肤血管炎、滑膜炎为特点，病变可累及口、眼、皮肤、心脏、关节、肺、肾、脑及全身。朱良春将狐惑病分为湿热型、肝肾阴虚型和脾虚久虚，虚火上炎型；路志正治疗狐惑病，多从祛湿热解毒邪入手，临床辨证用药视患者体质、症状轻重、时令节气调整方药。病久耗气伤阴者，需兼顾益气养阴，扶正与祛邪酌情侧重。周仲瑛认为湿邪转化是白塞病症状复杂的缘由，在《格致余论》"血受湿热，久必凝浊"的理论启发下，通过临床实践，指出瘀热致病不容小觑，诸多因素又可耗伤气阴，总之湿热内蕴、肝肾阴虚、络热血瘀是白塞病的主要病机。范永升指出本病不离肝脾，湿性黏腻，日久变生湿热、痰血、瘀热等，病及诸脏。刘勇将本病分为肝经湿热兼心火炽盛型和气血两虚，湿热内蕴型。叶腾辉则采用分期辨证，将本病分为脾虚湿蕴兼有阴伤型、脾肾阴虚兼有湿热型和湿热下注，脾胃虚弱型。高凤云则从络病角度论治，将本病分为急性期和缓解期，急性期主要为湿热蕴结，热毒滞络型；缓解期分为气血亏虚，络脉失荣型和络阴亏虚，络脉失荣型以及络阳亏虚，寒凝络瘀型等。

研究发现甘草泻心汤对白塞病、复发性口腔溃疡、口腔扁平苔藓、复发性阿弗他溃疡、球菌性口炎、幽门螺杆菌相关性消化性溃疡、溃疡性结肠炎等涉及黏膜红肿、溃烂灼热、疼痛等病证属湿热蕴结成毒者皆有确切疗效。赤小豆当归散加清热解毒利尿之品如生地、玄参、连翘、升麻、竹叶、木通等，治疗白塞病确有效验，配合苦参汤外用熏洗疗效更佳。有学者用甘草泻心汤合赤小豆当归散治疗复发性口腔溃疡，亦取得很好疗效。另外，现代临床治疗本病常用方剂还有龙胆泻肝汤、当归龙荟丸、三妙丸、导赤散、补中益气汤、归脾汤、普济消毒饮、黄连阿胶汤、青蒿鳖甲汤等。

（二）实验研究

实验研究主要围绕甘草泻心汤展开。甘草泻心汤主要应用于治疗消化系统疾病，主要为口腔溃疡、消化性溃疡为主，尚有应用于外科、妇科、神经系统疾病等。如张守峰等发现甘草泻心汤能显著提高小鼠的体液免疫、细胞免疫和非特异性免疫功能。胡渝芳等经研究证实甘草泻心汤可降低复发性阿弗他溃疡患者血清 NO 及 NOS 的影响，并可改善患该病大鼠 T 淋巴细胞亚群失衡，治疗阿弗他溃疡作用明显。赵江宁发现甘草泻心汤对实验性肝损伤有改善作用。宋小莉等从胃分泌指标角度研究，发现半夏药效学作用与甘草泻心汤全方作用更为接近，推测半夏可能为本方君药。

六、问题与展望

（一）狐惑病与白塞病及其他免疫性疾病有何相关性？

狐惑病的主症是咽喉、前后二阴和目损害，有学者认为狐惑病与白塞病相关。从临床表现来看，白塞病确可参考狐惑病进行施治。但从狐惑病的角度来说，"蚀于上部则声喝"，更多的是咽喉、声带受损，故其部位与口腔溃疡有一定区别，因此二者是否能完全等同，还需进一步探讨。此外，其他免疫相关疾病，也有类似表现者，如克罗恩病是一种累及全消化道的疾病，也可以出现口腔、食道上部（近咽喉处）、直肠（近肛周处）的溃疡，而其临床表现常见腹痛、腹泻，也是甘草泻心汤的临床使用指征。故狐惑病似乎难以完全与某一种现在疾病对等，但可以明确其与免疫因素的密切关系。从狐惑病的病因病机及辨证方法入手，是否可以为免疫性疾病的中医诊治提供新的思路？

（二）狐惑病治疗中，扶正与祛邪的侧重点如何权衡？

狐惑病常反复发作，经久不愈，在病机上正气不足与邪气内盛并见，但在不同的证候阶段，二者的侧重点不同。如甘草泻心汤不仅用芩、连清热燥湿解毒，还用参、草、枣扶正益气，可扶正与祛邪并重。而赤小豆当归散，赤小豆虽能除清热，但亦可健胃气，当归、酸浆水皆为养血补虚为主者，故更偏于扶正。此外，后世医家对此病也有发挥，证属阴虚内热者，一贯煎加减；肾阴虚者，知柏地黄丸合二至丸加减；脾（肝）肾阳虚，暖肝煎加减；肝经湿热者，龙胆泻肝汤化裁；肝郁脾虚者，逍遥丸化裁等。值得强调的是，本病缓解期治本之脏首应重视固护中气，清利中焦，中焦无湿，一则热、瘀、虫毒诸邪易去，二则无湿邪下注之虑，三则断绝湿热生虫之源，当属治本之大法。凡湿热下注之患，皆可宗此大法。正由于病机复杂，故治疗方药也有较多选择，如何权衡扶正以固本、祛邪以治标，是本病治疗策略的重要问题。

第三节　阴　阳　毒

一、病证源流

阴阳毒包括阴毒和阳毒，实属一病两证，皆感受疫毒发病。本病的临床特征是面部发斑、咽痛。总以清热解毒透邪，养阴行血散瘀为法。《诸病源候论》将本名称为"伤寒阴阳毒候"，归为《伤寒病诸候》之中；《备急千金要方》将其归入《卷九伤寒上·发汗汤》中。可见本篇虽为《金匮要略》所记载，但病因上也未脱离外感热病之范畴。

二、原文校释

陽毒之為病，面赤斑斑如錦文，咽喉痛，唾膿血。五日可治，七日不可治，升麻鱉甲湯主之。

陰毒之為病，面目青，身痛如被杖，咽喉痛。五日可治，七日不可治。升麻鱉甲湯去雄黃、蜀椒主之。

升麻鱉甲湯方
升麻二兩　當歸一兩　蜀椒（炒去汗）一兩　甘草二兩　鱉甲手指大一片（炙）　雄黃半兩（研）

上六味，以水四升，煮取一升，頓服之，老少再服取汗。

【文献汇编】

1 陽毒為病，身重，腰背痛，煩悶不安，狂言，或走，或見鬼，或吐血下痢，其脉浮大數，面赤斑斑如錦文，喉咽痛，唾膿血。五日可治，至七日不可治也。有傷寒一、二日便成陽毒。或服藥吐、下後變成陽毒，升麻湯主之。

陰毒為病，身重背強，腹中絞痛，咽喉不利，毒氣攻心，心下堅強，短氣不得息，嘔逆，唇青面黑，四肢厥冷，其脉沉细紧数，身如被打，五、六日可治，至七日不可治也。或傷寒初病一、二日，便結成陰毒；或服藥六、七日以上至十日，變成陰毒。甘草湯主之。

（《脈經·卷第八·平陽毒陰毒百合狐惑脉証》）

2 夫欲辯陰陽毒病者，始得病時，可看手足指，冷者是陰，不冷者是陽。若冷至一二三寸者病微，若至肘膝為病極，過此難治。陰陽毒病無常也。或初得病便有毒，或服湯藥，經五六日以上，或十餘日後不瘥，變成毒者。其候身重背強，咽喉痛，糜粥不下，毒氣攻心，心腹煩痛，短氣，四支厥逆，嘔吐，體如被打，發斑，此皆其候。重過三日則難治。陽毒者，面目赤，或便膿血，陰毒者，面目青，而體冷。若發赤斑，十生一死；若發黑斑，十死一生。陽毒為病，面目斑斑如錦紋，喉咽痛，清便膿血，七日不治，五日可治，九日死，十一日亦死。

（《諸病源候論·卷之八·伤寒病諸候下》）

3 時氣陰陽毒候，此謂陰陽二氣偏虛，則受於毒。若病身重、腰脊痛、煩悶、面赤斑出、咽喉痛、或下利、狂走、此為陽毒。若身重、背強、短氣、嘔逆、唇青面黑、四支逆冷，為陰毒。或得病數日變成毒者，或初得病便有毒者，皆宜依證急治，失候則殺人。

（《諸病源候論·卷之九·时气病诸候》）

4《古今錄驗》陽毒湯，療傷寒一二日，便成陽毒，或服藥吐下之後，變成陽毒，身重，腰背痛，煩悶不安，狂言，或走，或見神鬼，或吐血下利，其脉浮大數，面赤斑斑如錦文，喉咽痛，唾膿血，五日可療，至七日不可療也。宜服升麻湯方。

升麻二分　當歸二分　蜀椒（汗）一分　雄黃（研）梔子　桂心各一分　甘草二分（炙）鼈甲大如手一片（炙）

上八味，切，以水五升，煮取二升半，分三服。如人行五里，久再服，溫覆，手足毒出則汗，汗出則解，不解重作服，亦取得吐佳。陰毒去雄黃，忌海藻、菘菜、生葱、莧菜（《張仲景方》無梔子、桂心，陰毒去雄黃、蜀椒）。

又陰毒湯，療傷寒初病一、二日，便結成陰毒，或服湯藥六、七日以上，至十日變成陰毒。身重，背強，腹中絞痛，喉咽不利，毒氣攻心，心下堅強，短氣不得息，嘔逆，唇青面黑，四肢厥冷，其脉沈細緊數（一本無數字），仲景云：此陰毒之候，身如被打，五六日可療，至七日不可療，宜服甘草湯方。

甘草（炙）　升麻　當歸各二分　蜀椒一分（出汗）　鼈甲大如手一片（炙）

上五味，切，以水五升，煮取二升半，分再服，如人行五里，頃復服，溫覆當出汗，汗出則愈，若不得汗則不解，當重服，令汗出。忌海藻、菘菜、莧菜（《千金》《集驗》《備急》《文仲》《小品》《肘後》同，並出第二卷中）

（《外臺秘要·卷第一·古今录验方》）

【简释】

升麻鳖甲汤所治疗的阳毒、阴毒，通常认为是感受疫疠之气，导致热毒瘀血为病，并非热极、寒极之谓也。其所谓阳毒者，乃热毒偏重，而见面赤斑斑如锦纹，唾脓血；阴毒乃血瘀偏重，而见面目青，身如被杖，瘀作痛。以色鲜者为阳毒，色黯者为阴毒。故均以升麻为君药，取其解肌肉间风热，"辟瘟疫瘴气……时气毒疠"（《本草经集注·草目上品·升麻》），"疗咽痛口疮"（《名医别录·上品·升麻》）。臣药以当归，化瘀活血，治痈疽，排脓止痛（《本草纲目·草部·当归》）。升麻与当归配合，则外能发散风热与疫疠之气，内能祛血中热毒而化瘀活血。佐以生甘草泻火解毒，消肿止痛，与升麻相伍并止咽喉痛。加入鳖甲以咸能软坚走血，与当归合用，以助化瘀定痛消肿之功。其用雄黄者，取其辟秽化腐，伍于清热药中则有清热辟秽解毒之效。因其不能活血，故阴毒者去之。蜀椒一药，气味辛热，本方似不宜用，以其治热毒吐脓血者，尤非所宜。

三、疑难探析

（一）阴阳毒之"毒"的病因病机内涵是什么？

阴阳毒的发病与感受疫毒、伤寒不治邪毒内发有关，历代医家对本病认识不一，分歧较多，主要存在有如下几种：

一是疫疠说。本病为疫疠邪气所致，此说占据主要地位，如明代赵献可《医贯·绛雪丹书》曰："是感天地疫疠非常之气，沿家传染，所谓时疫证也。"强调疫毒外侵导致阴阳毒发生。宋代庞安常《伤寒总病论·叙论》曰："凡人禀气各有盛衰，宿病各有寒热，因伤寒蒸起宿疾，更不在感异气而变者，假令素有寒者，多变阳虚阴盛之疾，或变阴毒也，素有热者，多变阳盛阴虚之疾，或变阳毒也。"强调阴阳毒为疫毒入里化为阴阳毒。清代吴谦《医宗金鉴·订正金匮要略注·百合狐惑阴阳毒》云："此阴阳二毒，是感天地疫疠非常之气，沿家传染，所谓时疫证也。"

二是毒邪说。本病为毒邪所致，根据病位分为阴毒、阳毒，如尤怡《金匮要略心典·百合狐惑阴阳毒病证治》云："毒者，邪气蕴蓄不解之谓。阳毒非必极热，阴毒非必极寒，邪在阳者为阳毒，邪在阴者为阴毒也。而此所谓阴阳者，亦非脏腑气血之谓，但以面赤斑斑如锦纹，咽喉痛，唾脓血，其邪著而在表者谓之阳；面目青，身痛如被杖，咽喉痛，不唾脓血，其邪隐而在表之里者，谓之阴耳。"

三是热毒说。认为阳毒、阴毒均属于热毒，如明代赵良仁《金匮方论衍义·百合狐惑阴阳毒病脉证治》云："病形虽由阴阳发证，论邪则一，属热毒与血病也。"周扬俊《金匮玉函经二注·百合狐惑阴阳毒病脉证治》亦谓："阳毒、阴毒同是一种热毒。"

从《金匮要略》原文本义分析，阴阳毒病，乃阴毒证与阳毒证之合称，皆与感受时邪疫毒有关，以发斑、发热、咽喉痛为临床特征，故确定此病具有传染性，属急性热病范畴。但因体质不同，部位有别，病情有异，而表现为一病二证，才有阴毒、阳毒之别称。

（二）升麻鳖甲汤中雄黄、蜀椒的取舍

对于升麻鳖甲汤中雄黄、蜀椒的取舍，后世看法不尽相同。尤在泾谓："其蜀椒、雄黄二物，阳毒用之者，以阳从阳，欲其速散也。阴毒去之者，恐阴邪不可劫，而阴气反受损也"（《金匮要略心典·百合狐惑阴阳毒病证治》）。有学者认为，阳毒当用升麻鳖甲汤去雄黄、蜀椒；阴毒当用升麻鳖甲汤，供参考。多数认为宜遵循"辨证论治"和"随证治之"的原则，临证时灵活化裁。

从阴阳的内涵来讨论，本书在《脏腑经络先后病》篇中有"阳病十八、阴病十八"之说，即阴阳的内涵首先指表里。从上述《外台秘要》引《古今录验》阳毒汤的版本中有桂枝可见，升麻鳖甲汤所治之阳毒，首先有表寒困束、脉血凝滞之病机，随后出现热毒内蕴。故阳毒配蜀椒、雄黄的机理，尤在泾的"以阳从阳、欲其速散"的观点较为合理，即散寒解表、解毒散邪之意。

四、临证思维

（一）解毒散瘀的基本治法

对阴阳毒的治疗，紧扣毒、热、瘀主要病机，同时兼顾肝肾之虚。急性发作期，重在治标，宜以清热解毒、凉血祛瘀为主；慢性缓解期，重在治本，宜滋养肝肾为主。

升麻鳖甲汤方中用升麻、甘草清热解毒；鳖甲、当归滋阴散瘀；雄黄、蜀椒解毒，以阳从阳欲其速散；阴毒不用蜀椒，雄黄，是因为阴毒病位较深，阴分已伤，用之往往有劫阴之弊。此为遵循"辨证论治""随证治之""因势利导"原则灵活化裁的具体体现。

（二）强调早期治疗

原文曰："五日可治，七日不可治。"强调在临床上对阴阳毒病当及早发现，及时治疗，则病情易于控制，有助于延长生命或痊愈；反之，则邪盛正虚，病趋难治，预后不良。

五、现代研究

（一）临床研究

阴阳毒的临床研究主要集中在对升麻鳖甲汤的运用上。范永升提出本病的发生与内外环境均密切相关，因此治疗上根据内外因，可以采用升麻鳖甲汤进行治疗。内因是本病的根本原因，而外因往往是诱发本病的因素；本虚标实是本病的特点，多以肝肾阴虚为本，以毒、热、瘀为标；在急性（或亚急性）发作期常见高热、咽痛、口腔溃疡、面部或肢体红斑、关节疼痛等，多以热毒证为主。在慢性缓解期则多见低热、口干咽痛、面色灰滞、腰膝酸软等，以阴虚、血瘀证为主。因此，临床上只要遇到以发斑或疹块为主症，中医辨证以热毒、血瘀证为主的，如系统性红斑狼疮、过敏性紫癜、银屑病、荨麻疹等，均可选用本方加减疗之。

杨志一认为从六经来看升麻鳖甲汤，应属于厥阴的范畴，方中升麻味甘辛微苦，性凉，入肺脾胃肝经，功能解毒、透疹、升提、散风热；鳖甲味咸性平、入肝脾肾经，功能滋阴潜阳、软坚散结；当归味甘辛、性温，入心肝脾经，功能养血活血；蜀椒味辛，性温，入脾胃肾经，功能温中散寒、止痛、燥湿、杀虫；雄黄味辛性温，入心肝经，功能燥湿、解毒、杀虫；甘草味甘性平，入脾肺经，功能和中解毒。可见方中多药均能入肝经，而且面赤斑斑、唾脓血显属血分。全方应能从肝经血分中升散热毒、破结凉血、行血解毒，可为厥阴血分热毒内伏证的治疗提供由里达表内治法与方药之范例。

现代医家将升麻鳖甲汤拓展用于治疗血液病、免疫系统疾病，肝病、妇科病等。

1. 治疗白血病

周仲瑛、张丽等用其治疗先天已有"伏毒"，复感瘟毒而发病的白血病；张丽等研究认为急性白血病在不同的病变阶段分别具有"阳毒"和"阴毒"的病机和临床特点提出从阴阳毒论治，采用升麻鳖甲汤治疗，并在临床上得到了验证；陈信义等提出急性白血病的主要病位在骨髓，髓海不足，感受毒邪引起骨髓毒瘤细胞恶性增殖，从而导致一系列临床症状。在治法上由于毒陷邪深，非攻不克，常用一些有毒之品，性峻力猛即所谓的以毒攻毒法；牛巧红等认为应用雄黄制剂治疗急性早幼粒细胞和慢性髓细胞性白血病具有缓解率高、生存期长和毒副作用轻的良好疗效；张立明认为加用与不加用砷剂在急性早幼粒细胞白血病患者缓解后治疗中远期疗效有明显差异；陆道培认为用雄黄治疗急性早幼粒细胞白血病（M3型）对初治、耐药，病情复发患者和维持病情缓解都有确切疗效；周仲瑛常在辨证的基础上加用青黄散治疗白血病，取效良好。由此可知雄黄的解毒作用是升麻鳖甲汤治疗白血病的主要原因之一。

2. 治疗慢性肝炎

庄著英以升麻鳖甲汤加减治疗慢性肝炎；张书生运用本方加减治疗毒瘀互结、血分热盛的原发性肝癌引起的高热取得良好效果。

3. 治疗免疫系统疾病

包祖晓用升麻鳖甲汤加减治疗系统性红斑狼疮、荨麻疹、特发性震颤都有验案可循；王雪华应用升麻鳖甲汤为基础方的清热解毒,活血化瘀法治疗过敏性紫癜、皮肌炎、硬皮病、混合性结缔组织病、血小板减少性紫癜、系统性红斑狼疮(SLE)及免疫系统疾病确有一定的疗效。

4. 治疗妇科病

谢新阳用升麻鳖甲汤治疗瘀毒凝结胞络的子宫肌瘤取效。

(二)实验研究

对阴阳毒的实验研究内容较少,报道所见只围绕升麻鳖甲汤及单味药内容。王雪华针对复方及单味药毒理学研究结果证实:单纯给予雄黄可出现毒性反应。蜀椒对雄黄并无解毒作用。升麻鳖甲汤按临床给药剂量及10倍于临床给药剂量,小鼠均无死亡现象,提示升麻鳖甲汤的毒副作用较小。钱康研究表明升麻鳖甲汤对系统性红斑狼疮的治疗作用能与其能调节Th1/Th2细胞因子之间的失衡、改善肾组织炎性病理改变有关。

六、问题与展望

(一)阴阳毒与发斑性传染病的关系有哪些?

阴阳毒病由汉末张仲景提出,经历代医家的不断补充,虽在临床上没有形成固定的病名,但大体可以看出古代医家在继承仲景阴阳毒病认识的基础上,不断地加深对发斑性传染病的认识。如《三因极一病证方论》书中记载阳毒多因肠胃燥热,阳气暴盛,阴气暴绝,妄服燥药,热食所致;阴毒多因脾肾虚寒伏阴,重感于寒所致。阳毒用升麻汤,用药如升麻、犀角、射干、黄芩、人参、甘草;或用栀子仁汤,用药如栀子、赤芍、大青叶、知母、升麻、黄芩、石膏、杏仁、柴胡、甘草;阴毒用附子散,用药如附子、桂心、当归、白术、半夏、干姜;或用返阴丹,药如硫黄、硝石、太阴玄精、干姜、桂心、附子。

清代温病名家杨栗山《伤寒瘟疫条辨》直言阴阳毒为温疫,指出阴阳提示受毒的浅深、轻重,并提出用增损双解散治疗,用药如白僵蚕、全蝉蜕、防风、薄荷、荆芥、当归、白芍、黄连、连翘、栀子、黄芩、桔梗、石膏、滑石、甘草、大黄、芒硝,其中所本基础方为升降散,组方思路源于仲景升麻鳖甲汤,用药又大有发展。以上二例均说明阴阳毒与发斑性传染病关系密切,基于张仲景学术思想,进一步分析本篇中升麻鳖甲汤的组方原则,对于应用中医药治疗发斑性传染病的临床实践具有重要的指导意义。

(二)阴阳毒对系统性红斑狼疮的研究有何指导意义?

阴阳毒的"面赤斑斑如锦纹",与系统性红斑狼疮的蝶形红斑较为类似。现代研究中,也证实了升麻鳖甲汤对系统性红斑狼疮的疗效与作用。除了清热解毒、滋阴养血等治法外,雄黄作为一种独特的矿物药,对免疫性疾病是否有特殊的治疗作用?

主要参考文献

[1] 汤怡婷,倪青,陈玉鹏,等.应用《金匮要略》百合类方论治糖尿病[J].北京中医药大学学报,2024,47(4):466-471.
[2] 張雪丹,張如青.馬王堆《五十二病方》類方試析[J].医疗社会史研究,2016,1(2):277-300.
[3] 童黄锦,白发平,王华富,等.百合知母汤对肾阴虚型围绝经期综合征大鼠治疗作用研究[J].中华中医药杂志,2015,30(11):4064-4067.
[4] 周强,赵锡艳,逄冰,等.仝小林教授应用百合地黄汤、百合知母汤验案分析[J].中国中医急症,2013,22(4):581-582.
[5] 钱莉亚,许惠琴,严然,等.百合知母汤治疗围绝经期综合征的实验研究[J].南京中医药大学学报,2010,26(3):202-204,246.
[6] 唐伟,张文东,王仕汉,等.地黄在《金匮要略》中的应用浅析[J].中医文献杂志,2010,28(2):32-34.
[7] 秦昆明.百合知母汤质量控制及药效物质基础研究[D].南京:南京中医药大学,2010.

[8] 许惠琴, 王华富, 高钦, 等. 百合知母汤含药血清对大鼠卵巢颗粒细胞的保护作用[J]. 广州中医药大学学报, 2009, 26(6): 535-538.
[9] 曲丽芳. 以中医神志学说辨析百合病[J]. 上海中医药大学学报, 2004, (2): 8-9.
[10] 张维平, 刘蔼韵. 《金匮》百合病及其方证研究之解析[J]. 上海中医药大学学报, 1999, (4): 15-17.
[11] 宋小莉, 牛欣, 韩涛. 基于神经网络的甘草泻心汤君药确立的实验研究[J]. 辽宁中医药大学学报, 2011, 13(8): 88-89.
[12] 沈俊晔, 谢志军, 范永升. 范永升辨治白塞氏病经验[J]. 中国中医药信息杂志, 2009, 16(9): 83-84.
[13] 宋小莉, 牛欣. 基于胃分泌指标的甘草泻心汤君药问题探讨[J]. 中华中医药杂志, 2007, (8): 563-565.
[14] 赵江宁, 龚传美, 宋忆菊, 等. 甘草泻心汤对实验性肝损伤的保护作用[J]. 中药药理与临床, 1998, (5): 14-15.
[15] 蔡斯琦, 钱苏海, 吴蕾, 等. 虫证与阴阳毒相关性浅析[J]. 中华中医药杂志, 2021, 36(7): 3871-3873.
[16] 钱康. 升麻鳖甲汤对MRL/lpr小鼠Th1/Th2细胞因子失衡的影响[J]. 中国中医药科技, 2013, 20(5): 456-458, 440.
[17] 刘维, 吴晶金. 从《金匮要略》阴阳毒辨治系统性红斑狼疮[J]. 中华中医药杂志, 2013, 28(1): 185-187.
[18] 陈健一, 周仲瑛. 周仲瑛辨治白血病经验[J]. 上海中医药杂志, 2010, 44(7): 14-15.
[19] 王雪华, 王俊志, 周泉宇, 等. 升麻鳖甲汤与系统性红斑狼疮的理论研究[J]. 中医药学报, 2010, 38(3): 3-5.
[20] 范永升, 温成平. 阴阳毒证治探讨[J]. 中国医药学报, 1997, (4): 55-56.

疟病脉证并治第四

一、病证源流

"疟",《说文解字》云"寒热休作",《释名》谓:"疟,虐也。凡疾或寒或热耳,而此疾先寒后热,两疾,似酷虐者也"。由此可见,疟病是以寒战壮热、休作有时为证候特点。因其发作时,寒战壮热,头身疼痛,令人十分痛苦,病势酷虐,故称为疟病。本篇所论疟病,包括了现代医学中疟疾的部分内容,但又不局限于此。

《内经》对疟病的病因、症状、治疗均有论述。在病因方面《内经》有伤于暑、伤于火、生于风等之说,例如,《素问·生气通天论》云:"夏伤于暑,秋必痎疟";《素问·疟论》云:"夫痎疟,皆生于风"等,更重要出"疟气"之说,《素问·疟论》云:"夫疟气者,并于阳则阳胜,并于阴则阴盛,阴胜则寒,阳胜则热"。此"疟气"即后世之"疟邪"。

分类方面,《内经》将疟分为寒疟、热疟、瘅疟。如《素问·疟论》云:"先伤于寒而后伤于风,故先寒而后热也,病以时作,名曰寒疟",又云:"先伤于风,而后伤于寒,故先热而后寒也,亦以时作,故名温疟","其但热不寒者,阴气先绝,阳气独发,则少气烦冤,手足热而欲呕,名曰瘅疟"。

在症状方面《素问·疟论》云:"疟之始发也,先起于毫毛,伸欠乃作,寒栗鼓颔,腰脊俱痛;寒去则内外皆热,头痛如破,渴欲冷饮。"在治疗方面《素问·刺疟》云:"凡治疟,先发如食顷乃可以治,过之则失时也。"并提出了针药并治疟疾。

隋代杨上善《黄帝内经太素·三疟》,对疟病的病机病位已作论述:"疟之作也,必内阴外阳相入相并相移乃作,四肢为阳,脏腑为阴。疟之将作,阳从四肢而入,阴从脏腑而出,二气交争,阴胜为寒,阳胜为热"。巢元方《诸病源候论·疟病诸候》在依《素问·疟论》论及脏腑疟、六经疟的同时,还根据疟发特点,提及痎疟,间日疟、风疟、瘅疟、山瘴疟、痰实疟、劳疟、久病疟等分类称谓。针对疟病的病因病机,提出"夫疟,皆生于风。风者,阳气也。阳主热,故卫气每至于风府,则腠理开,开则邪入,邪入则病作,先伤于风,故先发热而后寒栗",又说"疟之发以时者,此时邪客于风府,循膂而下,卫气一日一夜,常大会于风府,其明日下一节,故其作则腠理开,腠理开则邪气入,邪气入则病……其间日发者,由邪气内薄五脏,横连募原,其道远,其气深,其行迟,不能日作,故间日蓄积乃发",巢氏所谓疟生于风,会于风府,横连募原,蓄积乃发的观点具有一定价值。

二、原文校释

【原文】

师曰:瘧脉自弦,弦數者多热,弦遲者多寒,弦小緊者下之差,弦遲者可溫之,弦緊者可發汗,針灸也,浮大者可吐之,弦數者風發也,以飲食消息止之。

【文献汇编】

1 夫瘧脉自弦也，弦數者多熱，弦遲者多寒。弦小緊者可下之，弦遲者可溫藥，若脉緊數者，可發汗，針灸之。浮大者，吐之。脉弦數者，風發也，以飲食消息止之。

(《脉經·卷八·平黃疸寒热疟脉证》)

2 虛實表裏浮沉清濁宜以察之逐以治之，夫瘧脉者自弦，弦數多熱，弦遲多寒，弦小緊者可下之，弦遲者溫藥已，脉數而緊者，可發其汗，宜針灸之。脉浮大者，不可針灸，可吐之。凡瘧先發，如食頃乃可以治之，過之則失時。

(《諸病源候論·卷十一·疟病诸候》)

3 又辨瘧脉夫瘧脉自絃，絃數者多熱絃遲者多寒，絃小緊者，下之差。絃遲者溫藥愈，弦緊者可發汗針灸也，浮大者吐之差，脉絃數者風疾也，以飲食消息之。

(《外臺秘要·卷五·疗疟方》)

【简释】

本条原文论述疟病的脉象，疟病的脉象以弦脉为主，因疟邪中人，伏于半表半里，正属少阳枢机之所在，故疟邪为少阳之邪，疟病亦必有少阳之主脉——弦脉。如尤在泾所云"有是邪则有是脉也"。虽主脉为弦，因病者体质有强弱之分，病性有偏寒偏热之异，病位有上下表里之别，病程又有寒热发作的不同阶段，故尚应参照兼脉审因辨证、指导治疗。如兼数多热宜清之，兼迟多寒可温之，兼小紧者偏里实可下之，兼紧偏表可汗之，兼浮大者病偏上可吐之。感受风邪，风从阳化而发热者（风发），亦可见弦数之脉。

关于"风发"二字注家有两种见解，一者认为感受风邪者发热，如吴谦《医宗金鉴》云"兼数者，风发也，即风热之谓也，可清之"；二者认为是热盛生风者，如周扬俊《金匮玉函经二注·疟病脉证并治》云："弦数风发者，非前多热之所云，乃更论其热之变，而木从火则风生，风得火则旺"。此处以前说为妥，因原文指出治疗应以清热和饮食调理之法，《素问·至真要大论》云："风淫于内，治以辛凉，佐以苦，以甘缓之，以辛散之"。若热盛生风者治当清热平肝息风法。又临床所见，疟病热盛动风而发痉者实为少见，此处亦未有痉证，故非热盛生风。

【原文】

病瘧，以月一日發，當以十五日愈；設不差，當月盡解，如其不差，當如何？

師曰：此結爲癥瘕，名曰瘧母，急治之，宜鱉甲煎丸。

鱉甲煎丸方

鱉甲十二分（炙） 烏扇三分（燒） 黃芩三分 柴胡六分 鼠婦三分（熬） 乾薑三分 大黃三分 芍藥五分 桂枝三分 葶藶一分（熬） 石韋三分（去毛） 厚朴三分 牡丹五分（去心） 瞿麥二分 紫葳三分 半夏一分 人參一分 䗪蟲五分（熬） 阿膠三分（炙） 蜂窠四分（炙） 赤消十二分 蜣蜋六分（熬）桃仁二分.

上二十三味爲末，取鍛竈下灰一斗，清酒一斛五斗，浸灰，候酒盡一半，著鱉甲於中，煮令泛爛如膠漆，絞取汁。內諸藥，煎爲丸，如梧子大，空心服七丸，日三服。

【文献汇编】

瘧歲歲發，至三歲，或連月發不解者，以脇下有痞也。治之不得攻其痞，但得虛其津液，先其時發其汗，服湯已，先小寒者，引衣自覆，汗出，小便利即愈。瘧者，病人形瘦，皮上必粟起也。病瘧一日發，當以十五日愈，設不瘥，當月盡解也，令不愈，當云何？師曰：此病結爲癥瘕，名曰瘧母，急當治之，鼈甲煎圓主之。方：

成死鼈十二斤治如食法（《要略》作鼈甲三兩） 半夏 人參 大戟各六銖 瞿麥 阿膠 紫葳（一作紫菀） 牡丹皮 石韋 乾薑 大黃 厚朴 桂心 海藻（《要略》作赤消） 葶藶 蜣蜋各十二銖 蜂窠 桃仁 芍藥各一兩 柴胡一兩半 烏羽（燒，一作烏扇） 黃芩各

十八銖　蠦蟲　䗪蟲（各三十銖，《要略》作鼠婦）

上二十四味為末，取鍛竈下灰一斗，清酒一斛五斗，以酒漬灰，取酒，著鱉盡爛，泯泯如漆，絞去滓，下諸藥煎為丸如梧子大。未食服七丸，日三。（仲景方無大戟海藻）

（《備急千金要方·傷寒方下·溫瘧》）

【简释】

本方治疟母结于胁下，今临床用于治疗腹中癥瘕。疟母之成，每因疟邪久踞少阳，正气日衰，气血运行不畅，邪正相搏，聚而成形，留于胁下所致。癥瘕者，亦为气滞血凝之患，巢元方《诸病源候论·癥瘕候》曾说："癥瘕皆由寒温不调，饮食不化，与脏气相搏结所生也"。二者成因颇近，故均可以本方治之。方中鳖甲煎（即灶下灰，以清酒浸，入鳖甲煮令烂如胶漆，绞取汁）为君药，取鳖甲入肝软坚化癥，灶下灰消癥化积，清酒以通血脉，共为活血化瘀，软坚消癥之用。柴胡、白芍和少阳而条达肝气；厚朴、葶苈、乌扇（即射干）、半夏行气开郁；赤硝、大黄、蠦虫、蜣蜋、鼠妇、紫葳、蜂窠、牡丹、桃仁破血逐淤；干姜、桂枝、黄芩调解寒热；人参、阿胶补养气血；更以瞿麦、石苇利水祛湿者，盖因少阳枢机不利，三焦水道失调，癥积阻遏，水道欠通耳。综合诸药，乃成寒热并用，攻补兼施，行气逐瘀，祛水消腹之剂。对疟母内结，癥瘕积聚，实有攻邪不伤正，气行血活，淤积自消之功。

【原文】

師曰：陰氣孤絕，陽氣獨發，則熱而少氣煩冤，手足熱而欲嘔，名曰癉瘧，若但熱不寒者，邪氣內藏於心，外舍分肉之間，令人消鑠脫肉。

【文献汇编】

1 其但熱而不寒者，陰氣先絕，陽氣獨發，則少氣，煩冤，手足熱而欲嘔，名曰癉瘧……帝曰：癉瘧何如？岐伯曰：癉瘧者，肺素有熱，氣盛於身，厥逆上衝，中氣實而不外泄，因有所用力，腠理開，風寒舍於皮膚之內，分肉之間而發，發則陽氣盛，陽氣盛而不衰，則病矣。其氣不及於陰故，但熱而不寒，氣內藏於心，而外舍於分肉之間，令人消爍脫肉，故命曰癉瘧。帝曰：善。

（《素問·瘧論》）

2 夫癉瘧者，肺系有熱，氣盛於身，厥逆上下，中氣實而不外泄，因有所用力，腠理開，風寒舍於皮膚之內，分肉之間而發，發則陽氣盛，陽氣盛而不衰則病矣。其氣不及之陰，故但熱而不寒，寒氣內藏於心，而外舍分肉之間，令人消爍肌肉，故命曰癉瘧。其狀但熱不寒，陰氣先絕，陽氣獨發，則少氣煩愋，手足熱而嘔也。

（《諸病源候論·卷十一·瘧病諸候》）

3 有癉瘧者，陰氣孤絕，陽氣獨發，而脉微其候，必少氣煩滿，手足熱欲嘔，但熱而不寒，邪氣內藏于心，外舍于分肉之間，令人消鑠脫肉也。

（《備急千金要方·傷寒方下·溫瘧》）

4 張仲景《傷寒論》辨瘧病。師曰：夫陰氣孤絕，陽氣獨發而脉微者，其候必少氣，煩滿，手足熱而欲嘔也，名曰癉瘧。若但熱不寒者，邪氣在心藏，外舍分肉之間，令人消爍脫肉。

（《外臺秘要·卷五·療瘧方》）

【简释】

本条论述瘅疟的病机和症状。一般疟病为邪正交争，出于阳，阳胜则热，入于阴，阴盛则寒，故表现为寒热往来。瘅疟患者素体阳胜，阴液亏损，疟邪并于阳，阳胜则热，热邪充斥内外，故但热不寒；壮火食气，故少气；邪热侵扰内脏，心神不安故烦冤；热扰于胃，胃气上逆则欲呕；四肢为诸阳之本，邪热侵扰肌表，故手足发热。邪气内藏于心，外舍分肉之间，心指内脏，分肉指肌表，意为邪热侵扰内外，内外俱热，耗伤机体阴液，故令人消铄脱肉，形体消瘦。

本条原文是根据《素问·疟论》所言"其但热不寒者，阴气先绝，阳气独发，则热而少气烦冤，手足热而欲呕，名曰瘅疟"作进一步阐述。阴虚之体，阳气亢盛，阳盛则热，故热邪可充斥内外，进一步又可伤气伤阴，注家多从此说。但原文未出治方，后世医家有主张用白虎汤或白虎加人参汤者，亦有独用竹叶石膏汤者。竹叶石膏汤中不但有人参益气生津，尚有麦冬养阴清热；竹叶、石膏同用可增强清热之力；半夏降逆止呕。诸药合用与原文所述之症状及病机相切合，临床可灵活运用之。

【原文】
温疟者，其脉如平，身无寒但热，骨節疼煩，時嘔，白虎加桂枝湯主之。

白虎加桂枝湯方
知母六兩　甘草二兩（炙）　石膏一斤　粳米二合　桂枝（去皮）三兩
上剉，每五錢，水一盞半，煎至八分，去滓，溫服，汗出愈。

【文献汇编】
1 帝曰：先熱而後寒者，何也？岐伯曰：此先傷於風，而後傷於寒，故先熱而後寒也，亦以時作名曰溫瘧。……溫瘧得之冬，中於風寒，氣藏於骨髓之中，至春則陽氣大發，邪氣不能自出，因遇大暑，腦髓爍，肌肉消，腠理發泄，或有所用力，邪氣與汗皆出，此病藏於腎，其氣先從內出之於外也。如是者，陰虛而陽盛，陽盛則熱矣，衰則氣復反入，入則陽虛，陽虛則寒矣。故先熱而後寒，名曰溫瘧。

（《素問·瘧論》）

2 夫溫瘧與寒瘧安舍？溫瘧者，得之冬，中於風寒，寒氣藏於骨髓之中，至春則陽氣大發，邪氣不能出，因遇大暑，腦髓爍，脉肉消釋，腠理發泄，因有所用力，邪氣與汗偕出此。病藏於腎，其氣先從內出之於外，如此則陰虛而陽盛則病，衰則氣復反入，入則陽虛，陽虛則寒矣，故先熱而後寒，名曰溫瘧。瘧先寒而後熱，此由夏傷於暑，汗大出，腠理開發，因遇夏氣淒滄之水寒，寒之藏於腠理皮膚之中，秋氣傷於風則病盛矣。夫寒者，陰氣也。風者，陽氣也。先傷於寒而後傷於風，故先寒而後熱，先傷於風而後傷於寒，故先熱而後寒，亦以時作名，曰溫瘧。夫病瘧六七日，但見熱者溫瘧矣。

（《諸病源候論·卷十一·瘧病諸候》）

3 有溫瘧者，其脉平，無寒，時病六七日，但見熱也。其候骨節疼煩，時嘔，朝發暮解，暮發朝解，名溫瘧。白虎加桂湯治之，方：
石膏一斤　知母六兩　甘草二兩　粳米六合
上四味，㕮咀，以水一斗二升，煮米爛，去滓，加桂心三兩，煎取三升，分三服，覆令汗，先寒發熱，汗出者愈。

（《備急千金要方·傷寒方下·溫瘧》）

4 又曰有溫瘧者，其脉如平人，無寒時熱，其候骨節疼煩，時嘔，朝發暮解，暮發朝解，皆白虎加桂心湯主之。方：
知母六兩　甘草二兩（炙）　石膏（碎，一斤）　粳米六合
上四味，切，以水一斗二升，煮取米爛，去滓，加桂心三兩，煎取三升，分溫三服，覆令汗，先寒發熱汗出者愈。忌海藻、菘菜、生葱，《傷寒論》云：用秕粳米，不熟稻米是也。

（《外臺秘要·卷五·溫瘧方》）

【简释】
本条论述温疟的脉证及治疗。从文献可以明显看出，本条拓展了《内经》中有关温疟的诊断和治疗方法，《素问·疟论》云："温疟者，得之冬中于风，寒气藏于骨髓之中，至春阳气

大发……，邪气与汗皆出，此病藏于肾，其气行从内出之于外也。"

温疟即热疟，《备急千金要方》《外台秘要》均提出本病有呕吐症状，朝发暮吐，暮发朝吐，因此温疟症状以身无寒但热，骨节疼烦，时呕为主。其用白虎汤者，当是气分大热，或为暑热所中，即《内经》"至春则阳气大发，邪气不能自出，因遇大暑……或有所用力，邪气与汗皆出"之谓是也。因里热壅盛，故但热不寒。其用桂枝者，是为骨节疼烦而设，殆因复感外邪，风寒犯表，故为身疼。表邪阻滞，肺气不利，胃气不和，则时而作呕，犹如桂枝汤证之身疼而呕。方后云："汗出愈"，亦为之凭。总之，此乃里热外寒之证，里热重于外寒，表证极其轻微。故其证以无寒但热为主，兼有骨节疼烦，时呕。此外，尚应见自汗口渴等。

温疟与瘅疟都是无寒但热，同属热疟，二者的鉴别在于瘅疟有气阴两虚内外皆热，温疟则无，而有表证，故有认为可有轻微恶寒或恶风，因程度轻微，时间短暂，而不易觉察，如魏荔彤在《金匮要略方论本义·疟病脉证并治》中说："惟其外感之风寒郁于表分"，此说亦可取，否则何以要加桂枝耶？

【原文】

疟多寒者，名曰牝疟，蜀漆散主之。

蜀漆散方

蜀漆（烧去腥） 云母（烧二日夜） 龙骨等分

上三味，杵为散，未发前，以浆水服半钱。温疟加蜀漆半分，临发时，服一钱匕。

【文献汇编】

1 蜀漆散。多寒者，牝疟也，治之方：

蜀漆 云母 龙骨各等分

上三味，治下筛，先未发一炊顷，以酢浆服半钱。临发，服一钱。温疟者，加蜀漆半分，云母取火烧之三日三夜，《要略》不用云母，用云实。

（《备急千金要方·伤寒方下·温疟》）

2 仲景《伤寒论》牝疟，多寒者，名牝疟，牡蛎汤主之。

牡蛎四两（熬） 麻黄四两（去节） 甘草三两（炙） 蜀漆三两（若无用常山伐之）

上四味，切，以水先洗蜀漆三遍，去腥，以水八升，煮蜀漆及麻黄，去沫，取六升，内二味，更煎取二升，去滓温服一升，即吐，勿更服则愈，忌海藻、菘菜。

又疗牝疟，蜀漆散方。

蜀漆（洗去腥） 云母 龙骨

上三味，等分，擣筛为散，先未发前，一炊以清酢浆水和半钱服，临发时更服一钱，温疟者，加蜀漆半分，云母炭火烧之三日三夜用。（云母一作云实竝出第十五卷中）

（《外台秘要·卷五·牝疟方》）

3 病者寒多不热，但惨戚振慄，病以时作，此以阳虚阴盛，多感阴湿，阳不能制阴，名曰牝疟。

（《普济方·卷一百九十七·诸疟门》）

4 蜀漆，味辛，平，微温有毒。主疟及欬逆，寒热，腹中癥坚，痞结，积聚，邪气，蛊毒鬼疰，疗胷中邪结气，吐出之。

（《证类本草·卷十·蜀漆》）

【简释】

本条论述牝疟的证治，牝疟以寒多热少为主证，原文作"牡"依据《外台秘要》引《伤寒论》原文，改为"牝"，因《医方考》云"牝，阴也。无阳之名，故多寒名牝疟"。其病缘于素质阳虚，痰饮内蕴，复感暑湿之邪，阳气为之所遏，不得升发，阴阳乖戾，故为寒多热少。

方用蜀漆（常山苗）祛痰截疟为主，《本草纲目》谓本品"有劫痰截疟之功……生用则上行必吐，酒蒸炒熟用则气稍缓"。又加云母之升发阳气，龙骨之收敛浮阳，阳气盛则邪无所伏，痰饮消则阴阳媾和。凡截疟之剂，均应服于未发之前，取其于邪正交争，阴阳相搏之先，以药气攻伐邪气，令邪气将起而顿伏，正气方兴而大振，则正盛邪衰，寒热休止。故王冰在《素问·刺疟》中注曰："先其发时，真邪异居，波陇不起，故可治。过时则真邪相结，攻之则反伤真气，故曰失时。"这一点也是很重要的。

三、疑难探析

（一）如何理解"疟脉自弦"

原文首条言："疟脉自弦"，并连续用"弦数""弦迟""弦紧""弦小紧"以论述疟病的种种病情，故《金匮要略心典·疟病脉证并治》中云："疟者少阳之邪，弦者少阳之脉，有是邪则有是脉也"。"疟病自弦"提示疟病脉象多见弦脉，再加上疟病发作多见往来寒热，故后世医家多以为疟病病位在少阳。但要注意的是疟病可见弦脉，却并非只见弦脉。因疟邪多在少阳，则疟多弦脉，但也有疟邪不在少阳的，如《素问·刺疟》篇中就提到了"五脏疟""六经疟"等。所以"疟脉自弦"只是说明弦脉是疟病的主脉，而不是唯一，因此我们应当灵活看待，不应拘泥。

（二）如何理解"急治之"

所谓疟母是疟病迁延不愈，正气虚衰而成的，根据"急则治其标，缓则治其本"的原则，本当以丸药缓图之，故仲景制方鳖甲煎丸以治之。但原文中提出了"急治之"。与证治原则不符，如何进行理解？历代注家认为本病表现为虚证、痼疾，实则为实证，如《高注金匮要略·疟病脉证并治》中所述："治之或缓，则死血老而坚不可破，疟将与死俱休矣，故宜急治之"。《金匮要略心典·疟病脉证并治》则道："设更不愈。其邪必假血依痰，结为癥瘕，僻处胁下，将成负固不服之势，故宜急治。鳖甲煎丸，行气逐血之药颇多，而不嫌其峻，一日三服，不嫌其急，所谓乘其未集而击之也。"张仲景以此案例，提示临证应具体问题具体分析，方能做到辨证论治。

（三）如何理解"其脉如平"

"其脉如平"见于疟病篇温疟条。《金匮要略》有关书籍对它的认识主要有以下几种：一是从脉象认识，温疟的脉象与平时常见疟病偏热的脉象一样，多见微数；二是温疟的脉象也可如平常之人，如魏荔彤《金匮要略方论本义·疟病脉证并治》因"疟脉自弦"乃言其常，"其脉如平"则言其变，意指临证时脉疟应互参，不能以为脉不见弦即非疟病；三是存疑不释，丹波元简《金匮玉函要略述义·疟病脉证并治》云："但其脉如平，诸注未莹，愚也未曾遇此病，未由知其理，存而阙疑已"。

四、临证思维

（一）辨寒热表里上下，随证论治

疟病病机复杂多变，因此治疗上应观其脉证，随证治之。原文中提出"疟"有寒、热、表、里、上、下之别，若"弦数"为热证，选用清法；若"弦迟者"是为寒证，当用温法；若"弦小紧者"病位在里又兼有积滞，则选用下法；"弦紧者"即表有寒，则使用发汗或针灸的方法；

若"浮大者"是病位偏上，可选择吐法。对具体方药的选择，则需要在结合患者的具体情况，辨证后方可施治。

如本篇中，仲景根据疟之寒热多少，治用温清两法。针对热多寒少的热疟，采用清法治疗，方用白虎加桂枝汤，临床表现以"身无寒但热"为主。该方为白虎汤加桂枝而成，其中白虎汤清里热，桂枝解在表之寒邪，表里同治，重在清解里热。针对寒多热少的牡疟，采用温法治疗，方用蜀漆散。方中蜀漆具有祛痰截疟的功效，为疟病的专病专药，《神农本草经》云："蜀漆，味辛平。主疟及咳逆，寒热，腹中症坚，痞结，积聚邪气，蛊毒。"云母、龙骨助阳扶正，镇惊安神。

（二）痼疾、久病兼有瘀血，以攻为主，攻补兼施

若疟病病程迁延日久，邪气不去，化津为痰，凝血为瘀，疟邪与痰瘀结于胁下，称为疟母。病程缠绵，病机复杂，依据《素问·至真要大论》"坚者削之"，及前文"遂其所得而攻之"的宗旨，攻补兼施，以攻为主"急治之"，处以鳖甲煎丸。全方根据疟母的病机，方中以酒制鳖甲为君，软坚散结，并除寒热。针对瘀血，以桃仁、丹皮、芍药、大黄、硝石、紫薇、鼠妇、䗪虫、蜣螂、蜂巢破血除瘀。针对痰气相结，以乌扇（即射干）、葶苈、半夏、厚朴、柴胡化痰理气。痰气郁滞则水液停聚，以石韦、瞿麦等通利水道，干姜、桂枝、黄芩解寒热，人参阿胶补益气血。寒热并用，攻补兼施，以攻为主，体现了仲景用治疗既针对邪实，又通过丸药剂型的选择，注意扶正，对后世医家立法处方多有启迪。

（三）和解少阳，平调阴阳

疟病的治法一般以和解少阳，调阴阳祛疟邪为主。但也不是一成不变的，故治疗也不能死守一方，而必须看具体情况分别给予治疗。脉弦小而紧者，病偏于里且多兼有食滞，因紧脉主宿食，治疗可考虑用通下法；脉弦迟者可用温法治疗；脉弦而浮紧，为兼外感风寒证，治疗可用发汗或针灸法；脉浮大为兼痰饮或食滞在上，可用吐法或调理饮食的方法。临床上根据发冷发热的多少，分瘅疟、温疟、牡疟等。治疗上必须根据其不同类型立法用药。

（四）重视预防调护

疟病反复发作、病程缠绵，对此，仲景在篇中特别提示要注意"治未病"，如在蜀漆散的方后注中特别讲明"右三味，杵为散，未发前以浆水服半钱匕。温疟加蜀漆半分，临发时服一钱匕"。要求在未发前服药，这对疟病的治疗有着重要的实用价值。据现代研究，一般于疟病发作前2小时左右服药，效果较好。这也是仲景践行《内经》治未病思想的具体体现之一。

此外，针对首条"弦数者风发也"，仲景遵《内经》"饮食消息止之"之旨，即以适当饮食调理的方法来参与治疗。仲景在《金匮要略·禽兽鱼虫禁忌并治》篇中道："凡饮食滋味，以养于生……所食之味，有与病相宜，有与身为害，若得宜则益体，害则成疾，以此致危，例皆难疗。"可见其一贯重视饮食调护之法在疾病治疗过程中所起的积极作用。

五、现代研究

（一）临床研究

对于疟病的治疗，除西医学对疟疾有系统治疗外，中医也传承下了丰富的治法。在后世医家的诸多论著中，均单列有疟病门，记载了很多治疗疟病的方药。值得一提的，后世医家所总结的"截疟"一法，要求在未发作前治疗，给予药物以控制发作，颇有临床意义，如李中梓在

《医宗必读》中专论有截法。清代吴鞠通将疟病论治立于三焦辨证之中，对久疟认为是"气虚留邪"，以升阳益气立法，对疟病的论治贡献较大。

仲景用于治疗温疟的白虎加桂枝汤，在后世临床研究中拓展用于治疗风湿热痹，王挺挺等观察白虎加桂枝汤合四妙丸治疗急性痛风性关节炎的临床疗效，将急性痛风性关节炎患者64例随机分为2组各32例，治疗组采用白虎加桂枝汤合四妙丸治疗，对照组采用西药治疗，疗程均为10天。结果显示，治疗前后血尿酸、血沉、血白细胞及CRP均有改善，治疗组无明显不良反应。表明白虎加桂枝汤合四妙丸加味治疗急性痛风疗效显著，副作用小值得临床推广应用。彭倩等运用Meta分析评价白虎加桂枝汤治疗痛风急性发作期的疗效及安全性，纳入13项研究，研究对象为痛风急性发作期患者，对照组以西药常规治疗，治疗组以白虎加桂枝汤加减为主，配合西药常规治疗。Meta分析结果显示在临床疗效方面，治疗组优于对照组，在改善患者关节疼痛、肿胀、VAS评分及降低尿酸、血沉、CRP方面治疗组要优于对照组，而在改善患者关节活动受限、皮色、发热、皮温、安全性评价方面两组无明显差异。上述研究显示，白虎加桂枝汤在治疗痛风急性发作期具有一定疗效，联合用药可加强临床疗效。此外，吕枫提到用白虎加桂枝汤治疗系统性红斑狼疮；胡爽杨用其治疗小儿咳嗽；黄东平用其治疗慢性鼻窦炎等。

本篇中的蜀漆散、鳖甲煎丸对后世医家多有启发。关于蜀漆散进行的延伸拓展，如《近效方》的蜀漆丸，治疗疟证不愈；《朱氏集验方》的蜀漆汤，可治一切疟疾，《圣济总录》中蜀漆鳖甲丸，主治伤寒后肝疟，都是该方的延伸与拓展。关于鳖甲煎丸，如孙思邈在《备急千金要方》冲制鳖甲丸、《太平圣惠方》中鳖甲散，《圣济总录》鳖甲大黄丸、《金匮翼》中鳖甲丸，药物与仲景鳖甲煎丸大体相同，也多用来治疗疟久不愈、劳疟，疟母，或虚劳、腹中积聚、不孕等病证。据报道该方在治疗肝癌，肝纤维化、肾纤维化、子宫肌瘤等方面有显著的疗效，并且形成了《鳖甲煎丸治疗肝纤维化临床应用专家共识》，提出鳖甲煎丸能有效治疗肝纤维化，具有改善肝纤维化临床症状、肝功能、血清肝纤维化指标及肝脏、脾脏形态的作用，与核苷（酸）类药物（如恩替卡韦等）联合使用能取得更好疗效。如彭涛研究肝癌术后使用鳖甲煎丸的疗效，并加减运用商陆、猫人参、壁虎、龙葵等抗癌中药。结果显示患者肿瘤缩小且临床症状大为改善，证明鳖甲煎丸治疗效果明显。付萍用鳖甲煎丸与少腹逐瘀汤合方治疗子宫肌瘤；徐剑平用其治疗面部黄褐斑；赵勇军等用其治疗血管性痴呆。因此，对该方的多维度研究都有待加强。

对于疟病的治疗，除了辨证施治外，还有专门截疟的药物。张仲景首用蜀漆治疟，葛洪提及青蒿治疟，孙思邈在前人认识基础上治疗又加用马鞭草。以屠呦呦为代表的现代学者在对疟疾治疗的研究过程中，发现了青蒿素这一有效药物。青蒿素是研究者受葛洪所著《肘后备急方》的相关记载所启发，历经多次实验从植物黄花蒿中提取的，是目前市场上抗疟疗效较好的药物之一。它的发现者之一中国药学家屠呦呦2015年荣获诺贝尔生理学或医学奖，这是中医药走向世界的里程碑。

（二）实验研究

疟病相关的实验研究，主要是关于白虎加桂枝汤和鳖甲煎丸的实验研究。

现代药理研究发现，白虎加桂枝汤具有解热镇痛、提高免疫力、抑制骨破坏、促进尿酸排泄等作用，对痛风急性发作期具有良好疗效。实验研究发现，该方通过抑制发热家兔的TNF-α、IL-1β、IL-6、CD4$^+$、CD8$^+$等炎性因子水平表达，达到退热镇痛作用。白虎加桂枝汤也具有免疫调节作用，能够对大鼠外周血T细胞亚群紊乱具有显著调节作用，提高T细胞、降低CD4$^+$及CD8$^+$作用，达到提高机体免疫力作用。张慧敏等经过对大鼠进行被动皮肤过敏反应的实验发现，其具有抑制I型变态反应的作用；而金红兰等，通过实验发现复方白虎加桂枝汤可抑制

5-HT 的合成和释，使炎症组织中的 5-HT 含量下降，改善痛风大鼠的炎症症状。

对于鳖甲煎丸，现代药理学研究已经证实了其具有活血化瘀、软坚散结的作用。陈达理等通过实验证明鳖甲煎丸有抑制肿瘤血管生成的作用；谢世平等通过实验研究证明鳖甲煎丸有明显的抗纤维化作用，可以抑制肝脏纤维化的病理改变；王贵娟等通过实验发现其具有抗动脉粥样硬化的功效。

六、问题与展望

（一）疟病与少阳病的关系是什么？

弦脉是少阳本脉，本篇首先提出"疟脉自弦"。从其兼脉中分别寒热，就明弦是疟病的主脉，也说明疟病不离少阳。

疟虽不离少阳，但和少阳亦难以完全等同的。从临床表现为说，少阳伤寒的寒热往来，一天可发二三次，而疟病的寒热往来则一日一次，或间日一次，或三日一次，且有固定的时间，二者相似，但也不完全等同。进一步探究疟病的寒热往来和少阳病的寒热往来，以此为切入点，可以探讨张仲景对寒热的深刻认识，分析寒热与阴阳、表里的关系，进一步提高疟病的临床疗效。从治法上来说，少阳伤寒禁汗下，疟病则可汗、可吐、可下，如牡蛎汤中有麻黄，鳖甲煎丸中有大黄，是否可以说明少阳病只是疟病中较为常见的一个阶段，其发病过程中，还应有太阳、阳明等阶段？

（二）疟病的分类有哪些？

本篇提出了偏热的温疟、瘅疟，偏寒的牝疟，结为癥瘕的疟母，其治疗上有偏于清热者，有偏于散寒者，以及二者兼具者。同时，从牝疟可以认识到疟病可以挟痰，又可能挟食挟饮；从温疟认识到疟病既能兼温，又可能兼风兼寒。故后世在基础上，又提出痰疟、食疟、风疟、寒疟、暑疟、湿疟、疫疟、瘴疟等，种类繁多，对临证辨治提出了较高的挑战。如何参考本篇以寒热为纲的分类方法，执简驭繁，同时又结合后世不同种类的病证概念，以进一步提高本病的辨治效果？

主要参考文献

[1] 彭倩，钟琴，于浩潼，等. 白虎加桂枝汤治疗痛风急性发作期疗效 Meta 分析[J]. 贵州中医药大学学报，2022，44（1）：54-61.
[2] 彭涛. 鳖甲煎丸在肝癌治疗中的临床应用[J]. 中西医结合肝病杂志，2020，30（6）：481-483.
[3] 周建华，黄豪杰，李沛兴. 白虎加桂枝汤对急性痛风性关节炎大鼠血清炎症因子的影响[J]. 现代医学与健康研究电子杂志，2020，4（8）：82-84.
[4] 刘伟伟，刘秋玉，周子正，等. 白虎加桂枝汤对高尿酸血症并急性痛风性关节炎大鼠抗炎作用机制探究[J]. 中华中医药杂志，2019，34（5）：2254-2259.
[5] 黄豪杰，周建华，杨鸿川. 白虎加桂枝汤治疗急性痛风性关节炎患者的疗效观察[J]. 广州中医药大学学报，2019，36（4）：495-499.
[6] 房凌云. 白虎加桂枝汤化裁辨治湿热痹阻证类风湿性关节炎的临床效果及对 RF、IL-22、IL-35、GPI 表达的影响[J]. 环球中医药，2018，11（6）：964-967.
[7] 王挺挺，朱红，张茂华. 白虎加桂枝汤合四妙丸治疗急性痛风性关节炎疗效分析[J]. 新中医，2016，48（1）：63-64.
[8] 赵勇军，薛秀荣. 鳖甲煎丸治疗血管性痴呆 50 例[J]. 中国中医急症，2010，19（10）：1782-1783.
[9] 程传浩，谢世平，王勇，等. 鳖甲煎丸对肝纤维化大鼠 MMP-1、TIMP-1 的影响[J]. 中医研究，2010，23（3）：22-24.
[10] 张慧敏，A M Bhutto，前田启介，等. 白虎加桂枝汤抑制皮肤过敏反应效果的观察[C]//中国中西医结合学会皮肤性病专业委员会. 2009 全国中西医结合皮肤性病学术会议论文汇编. 上海中医药大学附属曙光医院皮肤科；日本长崎大学附属医院皮肤科，2009：1.

[11] 王贵娟，司秋菊，张艳慧，等. 鳖甲煎丸抗动脉粥样硬化作用研究[J]. 中药药理与临床，2009，25（1）：7-8.
[12] 谢世平，李志毅. 鳖甲煎丸影响免疫性肝纤维化大鼠 TNF-α 表达的研究[J]. 河南中医，2007，（3）：32-34.
[13] 黄东平. 白虎加桂枝汤治疗慢性鼻窦炎 16 例临床分析[J]. 辽宁中医学院学报，2005，（5）：473.
[14] 金红兰，郭瑞新. 复方白虎加桂枝汤防治大鼠痛风模型的实验观察[J]. 深圳中西医结合杂志，2005，（4）：199-201.
[15] 陈达理，张绪慧. 鳖甲煎丸抗肿瘤血管生成的实验研究[J]. 浙江中医杂志，2004，（12）：32-34.
[16] 张绪慧，陈达理. 鳖甲煎丸活血化瘀抗肿瘤作用的实验研究[J]. 血栓与止血学，2004，（1）：24-25.
[17] 徐剑平. 鳖甲煎丸治疗面部黄褐斑[J]. 中成药，1999，（7）：56.
[18] 付萍. 少腹逐瘀汤合鳖甲煎丸加减治疗子宫肌瘤[J]. 浙江中医学院学报，1995，（4）：42
[19] 吕枫，沈誓红. 白虎加桂枝汤的临床运用[J]. 浙江中医学院学报，1995，（1）：27-28.

中风历节病脉证并治第五

第一节 中 风

一、病证源流

中风之名，可理解为"中于风"或"伤于风"。《素问·风论》："风之伤人也，或为寒热，或为热中，或为寒中，或为疠风，或为偏枯，或为风也，其病各异，其名不同"，指出中风病变化多端，病症名称庞杂。《金匮要略》首立中风病名，其与历节同篇，因中风和历节皆与正虚邪中，外风进犯有关。至晋代，葛洪在《肘后备急方·卷三》中记载中风诸急方，有"闷乱欲死""不识人""不能语""发狂""卒中风瘫，身体不自收，不能语，迷昧不知人者"等《金匮要略》中风病类症；有"身体角弓反张，四肢不随，烦乱欲死""手足不随""口噤不开""身直，不得屈伸反复"等《金匮要略》痉病类症；亦有"身中有掣痛不仁，不随处""四肢逆冷""骨节疼烦，不得屈伸，近之则痛，短气得汗出，或欲肿"等《金匮要略》历节病类症。可见魏晋时期多以广义中风立论。《诸病源候论·诸风候上》谓："中风者，风气中于人也。……其为病者，藏于皮肤之间，内不得通，外不得泄。其入经脉，行于五脏者，各随脏腑而生病焉。"此与《金匮要略》中"客气邪风，中人多死……一者，经络受邪，入藏府，为内所因也；二者四肢九窍，血脉相传，壅塞不通，为外皮肤所中也……"之意相通，表明外风入侵人体，有风中皮肤、血脉、经络、脏腑等多种致病途径。唐代《备急千金要方》论中风，有风毒所致的脚气，杂风之状的偏枯、风痱、风懿、风痹，以及心与小肠所主的风眩、风癫、风虚等病。《外台秘要》论风病，主要分为两大类，一者以四肢不遂，而精神如常为主症，一者以神智失常或风袭头面肌表引发头眩或瘙痒为主症，对中风病的分类方法各异。

至宋代《圣济总录》开始分述中风身体不遂和瘫痪的具体病机，提出中风身体不遂仍为风邪伤脾胃，而瘫痪"皆由气血内耗，肝肾经虚，阴阳偏废而得之。"此论或为最早的内风观点。至金元，刘完素、李东垣、朱丹溪先后立内风之论。后世在此基础上，又提出了一些不同名称，如"真中风""类中风""闭证""脱证"等。

二、原文校释

【原文】
夫風之為病，當半身不遂；或但臂不遂者，此為痹。脉微而數，中風使然。

【文献汇编】
夫風之為病，當半身不遂，或但臂不遂者，此為痹。脉微而數，中風使然。頭痛脉滑者，中風；風脉，虚弱也。

(《脉經·卷八·平中風歷節脉證》)

【简释】

历代注家对"或但臂不遂者,此为痹"有两种认识:①指明中风与痹病的区别。痹病即《素问·痹论》提出的"风、寒、湿三气杂至,合而为痹也"。赵以德《金匮方论衍义·中风历节病脉证并治》:"此证半身不遂者,偏风所中也。但臂不遂者,风邪上受也。"②中风轻证。中风和痹证均感受风邪而发病,中风病及偏身,而痹证病及局部。如尤在泾《金匮要略心典·中风历节病脉证并治》:"风彻于上下,故半身不遂。痹闭于一处,故但臂不遂。以此见风重而痹轻,风动而痹着也。""此为痹"提示中风病存在经脉痹阻的病机。由"脉微而数"可知,中风病存在气血不足,荣卫虚弱的病机,此与太阳中风不同。《脉经》中又有"头痛脉滑者,中风;风脉,虚弱也",以脉象鉴别外感头风和内伤中风的虚实。

【原文】

寸口脉浮而紧,紧则為寒,浮則為虛,寒虛相搏,邪在皮膚。浮者血虛,絡脈空虛,賊邪不瀉,或左或右,邪氣反緩,正氣即急,正氣引邪,喎僻不遂。邪在於絡,肌膚不仁;邪在於經,即重不勝;邪入於府,即不識人;邪入於藏,舌即難言,口吐涎。

【简释】

本条原文可分为两个层次。自"寸口脉浮而紧"至"喎僻不遂"止,为第一层。以脉象推断中风病的基本病机是正虚邪遏,以及中风口眼喎斜的病机和辨健侧与患侧的方法。自"邪在於絡"至"口吐涎"止,为第二层。论述中风由浅入深的传变规律,以及在络、在经、入府、入藏的主证。后世以此将中风分为中经络与中脏腑。不同注家对于"邪入于府"有不同观点:①认为邪入于府即邪入于胃,如喻昌《医门法律·中风门》:"府邪必归于胃者,胃为六腑之总司也。……风入胃中,胃热必盛,蒸其津液,结为痰涎,壅塞隧道。胃之支脉络心者,才有壅塞,即堵其神气出入之窍,故不识人也。"②认为邪入于府即邪堵塞于胸间,如沈明宗《金匮要略编注》:"邪入于腑,堵塞胸间,神机不能出入鉴照,则不识人。"③认为邪入于府即神不能通府,如尤在泾《金匮要略心典·中风历节病脉证并治》:"盖神藏于脏而通于腑,腑病则神窒于内,故不识人"。各注家对"邪入于藏"的认识比较统一,均认为藏指心脏,以心为五脏六腑之大主,神明之府也。

【原文】

侯氏黑散:治大風,四肢煩重,心中惡寒不足者。(《外臺》治風癲)。

菊花四十分　白术十分　细辛三分　茯苓三分　牡蠣三分　桔梗八分　防風十分　人參三分　礬石三分　黃芩五分　當歸三分　乾薑三分　芎藭三分　桂枝三分

上十四味,杵为散,酒服方寸匕,日一服,初服二十日,温酒调服,禁一切鱼肉大蒜,常宜冷食,六十日止,即药积在腹中不下也。热食即下矣,冷食自能助药力。

【文献汇编】

1 大風,四肢煩重,心中惡寒不足者,侯氏黑散主之。方:《外臺》治風癲。

菊花肆拾分　白术拾分　细辛叁分　茯苓叁分　牡蠣叁分,熬　桔梗捌分　防風拾分　人參叁分　礬石叁分,熬　黃芩伍分　當歸叁分　乾薑叁分　芎藭叁分　桂枝叁分,去皮

上十四味,杵爲散,酒服方寸匕,日一服,初服二十日,温酒下之,禁一切鱼肉大蒜,常宜冷食,六十日止,即药积在腹中不下也。热食即下矣,冷食自能助药力。《外臺》有钟乳、礬石各叁分,無桔梗。

(《明洪武钞本金匱要略方·中风历节病脉证并治》)

2《古今録驗》療風癲……又侯氏黑散療風癲方。

菊花四十分　防風　白术各十分　茯苓　细辛　牡蠣,熬　钟乳研　礬石　泥裹,烧半日,研　人參　乾薑　桂心　芎藭　當歸　礬石,如马齿者,烧令汁,尽研各三分　黃芩五分

上十五味捣合下筛，以酒服方寸匕，日三，忌桃李雀肉胡荽青鱼鲊酢物生葱生菜。并出第十卷中。张仲景此方更有桔梗八分，无钟乳、礜石，以温酒下之，禁一切鱼肉大蒜，常宜冷食，六十日上即藥積在腹中不下也。熱食即下矣，冷食自能助藥力。

(《外臺秘要·卷第十五·風癲方》)

【简释】

本条方名在前，所治在后，其体例与前后诸条文不同，而与后世经方体例一致。所以尤在泾等认为此方是林亿等附。《诸病源候论·寒食散发候》有"仲景经有侯氏黑散"。由此，可以推断本方实为仲景方。《外台秘要》风癫门收载本方，引自《古今录验》，方中无桔梗，有钟乳石和礜石。方后云："张仲景此方更有桔梗八分，无钟乳、礜石。"

历代注家对"大风"有不同认识，①中风重证。《灵枢·刺节真邪》："岐伯曰：大风在身，血脉偏虚，虚者不足，实者有余，轻重不得，倾侧宛伏，不知东西，不知南北，乍上乍下，乍反乍覆，颠倒无常，甚于迷惑。"此病证类似人失去平衡与协调的小脑共济失调。徐忠可谓："谓风从外入，挟寒作势，此为大风，大风概指涎潮卒倒之后也。"此与浅田宗伯在《杂病论识》的观点类似，均指卒中痰厥后昏仆之证。②今之麻风病。《素问·长刺节论》载："病大风，骨节重，须眉堕，名曰大风。"《素问·风论》曰："疠者有荣气热胕，其气不清，故使其鼻柱坏而色败，皮肤疡溃。风寒客于脉而不去，名曰疠风，或名曰寒热。"《灵枢·四时气》："疠风者，刺其肿上。……常食方食，无食他食。"其饮食禁忌法类侯氏黑散服法禁忌。但本方症状与麻风相去甚远，此论难以成立。然疠风与厉风同音。《备急千金要方·卷第十五》肉极门有："脾风之状，多汗阴动伤寒，寒则虚，虚则体重怠堕，四肢不欲举，不嗜饮食，食则咳，咳则右胁下痛隐隐引肩背不可以动转，名曰厉风，里虚外实。"其有伤寒汗出，可以推断有恶寒之症，与本方症心中恶寒不足相同；又有四肢不欲举，与本方四肢烦重相类。由此推断大风可能是厉风，即脾风伤寒。

《备急千金要方·卷第十四》风眩门引徐嗣伯："夫风眩之病，起于心气不定，胸上蓄实，故有高风面热之所为也。痰热相感而动风，风心相乱则闷瞀，故谓之风眩。大人曰癫，小儿则为痫，其实是一。"可见，隋唐时期风眩与风癫、风痫多有混用。《外台秘要》谓侯氏黑散除风癫，实际可能是风眩。

【原文】

寸口脈遲而緩，遲則為寒，緩則為虛；榮緩則為亡血，衛緩則為中風。邪氣中經，則身癢而癮疹；心氣不足，邪氣入中，則胸滿而短氣。

【简释】

本条论述中风与瘾疹的病机。关于"邪气中经"与"心气不足"之间的关系，有两种认识：①二者为相互独立的病证，中风瘾疹与中风胸满短气者，以营卫气血不足的人，感受风邪后的不同病证。《金匮要略·水气病》有："风强则为瘾疹，身体为痒，痒为泄风。"心气不足即《金匮要略·五脏风寒积聚》所言："心伤者，其人劳倦之谓也。入中则胸满而短气。"二者与《内经》所言："风之伤人也……其病各异，其名不同"之意相符。②二者为中风后同一病证的不同临床表现。因人体感受外邪，引发过敏性反应，出现皮肤瘙痒和胸满短气的症状。此胸满短气非单指心气不足之短气。

【原文】

風引湯除熱癱癇。

大黃　乾薑　龍骨各四兩　桂枝三兩　甘草　牡蠣各二兩　寒水石　滑石　赤石脂　白石脂　紫石英　石膏各六兩

上十二味，杵，粗篩，以韋囊盛之，取三指撮，井花水三升，煮三沸，溫服一升。（治大人風引，少小驚癇瘈瘲，日數十後，醫所不療，除熱方。巢氏云：腳氣宜風引湯。）

【文献汇编】

1 風引除熱，主癱癇湯方。

大黃 乾薑 龍骨各肆兩 桂枝叁兩，去皮 甘草炙 牡蠣熬，各貳兩 凝水石 滑石 赤石脂 白石脂 石膏 紫石英各陸兩。

上十二味，杵，粗篩，以韋囊盛之，取三指撮，井華水三升，煮三沸，溫服一升。《深師》云：治大人風引，少小驚癇瘈瘲，日數十發，醫所不療，除熱方。《巢源》：腳氣宜風引湯。

（《明洪武鈔本金匱要略方·中風历节病脉证并治》）

2 紫石散治大人風引，小兒驚癇瘈瘲，日數十發，醫所不藥者方。

紫石英 滑石 白石脂 凝水石 石膏 赤石脂各六兩 大黃 龍骨 乾薑各四兩 甘草 桂心 牡蠣各三兩

上十二味，治下篩，為粗散，盛以韋囊，懸於處高涼處，欲用取三指撮，以新汲井水三升，煑取一升二合，大人頓服，未百日兒服一合，未能者綿沾著口中，熱多者日四五服，以意消息之。《深師方》只龍骨乾姜牡蠣滑石白石脂五味。

（《備急千金要方·卷第十四、小肠腑方·風癇第五》）

3 《崔氏》療暴得驚癇立驗方……又療大人風引，少小驚癇瘈瘲，日數十發，醫所不療，除熱鎮心紫石英湯方。

紫石英 滑石 白石脂 凝水石 石膏 赤石脂各八兩 大黃 龍骨 乾薑各四兩 甘草炙 桂心 牡蠣熬，各三兩

上十二味，搗篩，盛以韋囊，置於高涼處，大人欲服，乃取水二升，先煮兩沸，便內藥方寸匕，又煮取一升二合，濾去滓，頓服之，少小未滿百日服一合，熱多者日二三服，每以意消息之。紫石湯本無紫石英，紫石英貴者可除之。永嘉二年大人小兒頻行風癇之病，得發例不能言，或發熱，半身掣缩，或五六日，或七八日死。張思惟合此散，所療皆愈。忌海藻、菘菜、生葱。《古今錄驗》《范汪》同，并出第六卷中，此本仲景傷寒論方。

（《外臺秘要·卷第十五·風癇及驚癇方五首》）

4 張仲景治風熱瘈瘲及驚癇瘈瘲，風引湯：紫石英、白石英、寒水石、石膏、乾薑、大黃、龍齒、牡蠣、甘草、滑石等分，咬咀，以水一升煎去三分，食後量多少，溫呷不用滓，服之無無效者。

（《本草衍義·卷第四·紫石英》）

【简释】

《外台秘要》中明确指出"此本仲景方"，而《古今录验》《范汪方》皆载。《诸病源候论·寒食散发候》中亦有《仲景经》有侯氏黑散、风引汤之论，可以佐证。《外台秘要》有本方疗大人风引，小儿惊痫瘈疭，又在煎服法后并载治风痫案例，由此推断风引汤主治风痫掣引之症。所谓"大人风引，小儿惊痫瘈疭"，亦如上条"大人曰癫，小儿则为痫"之行文，都指同一种证候。

除热瘫痫中，瘫痫的具体所指有三种观点：①癫痫，《金匮要略今释·中风历节病脉证并治》："但除热瘫痫四字，义未充。刘氏《幼幼新书》作除热主癫痫，《楼氏纲目》作除癫痫，其改瘫作癫，于理为得矣。"②瘫痪，吴锡璜《中风论》中言"风引汤，除热瘫痪"。③癫痫和瘫痪并见，赵锡武医案记载一瘫痪病人出现肢体剧烈抽动，阵作后尤瘫，赵氏认为此即仲景所谓"瘫痫"。

《金匮要略》之风引汤，乃《备急千金要方》之紫石煮散与《外台秘要》之紫石汤。此外，《千金翼方·补益·大补养》中载有张仲景紫石寒食散，方中组成与风引汤类似。北宋时期《本

草衍义》中风引汤无白石脂、桂心，而有白石英，且只记载了"等分"的药量比例，未载具体剂量。不同版本中煎服方法各有不同。《金匮要略》与《备急千金要方》以新汲井水煮散，药量为三指撮。《外台秘要》以沸水煮散，药量为方寸匕。小徐本《说文解字》："撮，四圭也。一曰二撮也。"《汉书·律历志上》"量多少者不失圭撮"下颜师古注引应劭说"四圭曰撮，三指撮之也"。《名医别录·合药分剂法则》："丸散云刀圭者，十分方寸匕之一。"《备急千金要方·序例·合和》曰："方寸匕者，作匕正方一寸，抄散，取不落为度。"以实物多方测量，认为一方寸匕约为 $4.3cm^3$，植物药末重量为 4~5g，矿石药末重量为 6~7g，混合药末重量为 5~6g。可见《外台秘要》用量为《金匮要略》《备急千金要方》用量的一倍以上。

【原文】

防己地黄汤：治病如狂犬，妄行，独语不休，无寒热，其脉浮。

防己一分　桂枝三分　防风三分　甘草二分

上四味，以酒一杯，渍之一宿，绞取汁，生地黄二斤，㕮咀，蒸之如斗米饭，久以铜器盛其汁，更绞地黄汁，和分再服。

【文献汇编】

1 病如狂状，妄行，独语不休，无寒热，其脉浮，防己地黄汤主之。

防己壹分　桂枝叁分　防风叁分　甘草贰分　炙

上四味，㕮咀，以酒一杯，渍之一宿，绞取汁，取生地黄二斤，㕮咀，蒸之如斗米饭久，以铜器盛其汁，更绞地黄等汁，和分再服。

（《明洪武钞本金匮要略方·中风历节病脉证并治》）

2 治语狂错，眼目霍霍，或言见鬼，精神昏乱，防己地黄汤方。

防己二两　生地黄五斤，别切，勿合药渍，疾小轻用二斤　甘草二两　桂心　防风各三两

上五味，㕮咀，以水一升渍一宿，绞汁著一面，取其滓著竹簟上，以地黄著药滓上，于三斗米下蒸之，以铜器承取汁，饭熟，以向前药汁合绞取之，分再服。

（《备急千金要方·卷第十四·风眩》）

【简释】

邓珍本《新编金匮要略方论》与《备急千金要方》对防己地黄汤所治有不同描述：其一，邓珍本《新编金匮要略方论》谓独语不休，《备急千金要方》谓言语狂错，或言见鬼。《伤寒论·辨阳明病脉证并治》中有言："其人日晡所发潮热，不恶寒，独语如见鬼神之状，若剧者，发则不识人，寻衣妄撮，怵惕不安。"可见，"言见鬼"与"独语，如见鬼状"症状表现是相同的。其二，邓珍本《新编金匮要略方论》有妄行，无寒热，其脉浮的症状，以此与阳明发狂相区别，阳明发狂有狂走、谵语、发热、脉长等症。《备急千金要方》中发狂为"语狂错"，无与阳明发狂的阴性鉴别症状，但有眼目闪动、精神昏乱的症状。

此方地黄用量独重，用法亦有别于肾气丸与薯蓣丸之干地黄，亦有别于炙甘草汤之生地黄，而与百合地黄汤之生地黄有相似之处，或可推断，大剂量的生地黄汁对神智狂乱失常有特殊功效，临床上可以参考。

【原文】

头风摩散方。

大附子一枚（炮）盐等分

上二味为散，沐了，以方寸匕，已摩疢上，令药力行。

【文献汇编】

1 头风摩散方。

大附子壹枚炮去皮　盐等分

上二味爲散，沐了，以方寸匕，已摩疾上，令藥力行。

(《明洪武鈔本金匱要略方·中风历节病脉证并治》)

2 頭風散方

附子一枚中形者　鹽如附子大

上二味，治下篩，沐頭竟，以方寸匕摩頂上，日三。

(《備急千金要方·卷第十三·頭面風》)

3 附子摩頭散：治因沐頭中風，多汗惡風，當先風一日而病甚，頭痛不可以出，至日則少愈，名曰首風。

大附子一個炮去皮臍　鹽等分

上二味爲散，沐了，以方寸匕，摩疾上，令藥力行。

(《三因極一病證方論·卷之二·不內外因中風凡例》)

【简释】

本条论述头风外治法。在《金匱要略》《备急千金要方》《外台秘要》中只有方而无症。而宋陈言《三因极一病证方论》补充了治疗病症。《金匱要略》中为大附子一枚，而《备急千金要方》方中附子为中等大小，然此于本方应用无碍。

三、疑难探析

(一)"中风"的含义

本篇第1条云："夫风之为病，当半身不遂，或但臂不遂者，此为痹。脉微而数，中风使然。"指出"半身不遂"是中风的主症。不遂者，言肢体不随意志而动，蕴含着神志清醒的意味。中风病"脉微而数"指明其核心病机是本虚邪中。

然本篇所载的方证有治大风者、瘫痪者、狂者、头风者，附方证有风痹者、中风手足拘急者、风虚头眩者、疠风者，可见篇名之中风乃是包含"半身不遂"的广义中风。广义中风病内包含各种病症，本篇中风所致不遂之症即有三种，一者偏身不遂，二者但臂不遂，三者喝僻不遂。分而述之，提示病症之间的鉴别对理解中风病有重要意义。《金匱要略》中言"但臂不遂者，此为痹"，明确中风病需要与痹病鉴别。临床上有一类不以肢体疼痛为主症的痹病，其表现为身体不仁亦如中风。如《金匱要略》血痹病，"外证身体不仁，如风痹状"。仲景提出中风与痹病相鉴别，提示可以参照痹证来认识中风。从症状上看，中风肢体不遂，偏于半身或左或右，而痹证肢体不遂，或单个肢体或双臂双腿，无偏身特点；此外，中风的脉象是微而数，而痹证则是微而涩，亦可与之相鉴别。

《金匱要略》对经络脏腑中风的病症特点也有总结，其言"邪在于络，肌肤不仁；邪在于经，即重不胜；邪入于府，即不识人；邪入于藏，舌即难言，口吐涎。"明确了经络中风和脏腑中风的神志病症特点。这与《灵枢·热病》中偏枯和风痱的论述有相似之处，"偏枯，身偏不用而痛，言不变，志不乱，治在分腠之间……痱之为病也，身无痛者，四肢不收，智乱不甚，其言微知，可治；甚则不能言，不可治也。"偏枯和风痱的病症以肢体疼痛与否、症状范围、神志乱否、言语正常与否为鉴别要点。《备急千金要方·治诸风方》："中风大法有四，一曰偏枯，二曰风痱，三曰风懿，四曰风痹。"其中偏枯与风痱，遵《灵枢·热病》之意。并扩展了风痱中"甚者不能言，不可治"的阶段，称其为"风懿"，谓"风懿者，奄忽不知人，咽中塞窒窒然。舌强不能言，病在脏腑，不可治。"其风痹与风懿的临床特点符合《金匱要略》邪入腑与入脏的"不识人"、"不能言"的病症特点。可见，广义中风是以风邪入侵人体经络脏腑，从而引发各种症状的一类病证的总称。

从现代临床医学来看，《金匮要略》中风病包括神经系统疾病、血管性疾病、运动系统疾病、风湿免疫系统疾病等。如王永炎提出中西医结合的类中风之说，将脑卒中的临床表现如忽然昏倒、半身感觉运动功能丧失、口眼㖞斜、语言謇涩或失语，称为中风；将急性脑血管病（无肢体偏瘫型脑卒中，无症状型脑梗死），其临床表现为头痛、眩晕、共济失调、目偏视、精神障碍等，归为类中风。在保持中医特色的同时，又参考了现代医学的研究成果，有利于中西医相互交流。通过辅助诊察手段，亦比较容易地区别多种中风类证，如明确肢体不遂者是神经系统疾病还是风湿免疫系统疾病；若为神经系统疾患，亦可从病变部位判断有无言语、神智改变等。临证时务宜参详。

（二）侯氏黑散之主治

本篇收载的侯氏黑散治"大风四肢烦重，心中恶寒不足"。对此方所治之证，有不同认识：

1. 寒食散类方

《诸病源候论·解散病诸候·寒食散发候》："皇甫云：然寒食药者，世莫知焉，或言华佗，或曰仲景。考之于实：佗之精微，方类单省，而仲景经有侯氏黑散、紫石英方，皆数种相出入，节度略同；然则寒食草、石二方，出自仲景，非佗也。"可见，晋隋时期，部分医家认为寒食药出自张仲景，代表方剂是侯氏黑散和紫石英方（即风引汤），侯氏黑散服药后的寒食禁忌亦体现了寒食方的服药禁忌特点。《诸病源候论》称服寒食散后人得药力发动之候，但又言"患冷癖之人不敢寒食，而大服石，石数弥多，其冷癖尤剧，皆石性不发而积也"。当时人服石后可能出现"冷癖"之症，癖者，痰饮停聚，遇冷积聚成癖。所以，有以草易石的寒食散组方方法。由此，可推测侯氏黑散所治的"大风四肢烦重、心中恶寒不足者"，则可能是冷癖之证，即寒痰水饮内停之候。

2. 治中风悉法具备之方

尤在泾谓本方为去风除热补虚下痰之法，中风病的病因病机悉数涵括。徐忠可、喻嘉言、陈修园、唐容川皆认为本条在"邪在于络，肌肤不仁；邪在于经，即重不胜；邪入于府，即不识人；邪入于藏，舌即难言，口吐涎"之下，疑为此证之方。其治中风家夹寒而未变热者，邪在四肢渐欲凌心。方以参、苓、归、芎补气血为君，菊花、白术、牡蛎养肝脾肾为臣，防风、桂枝行痹着之气，细辛、干姜祛内伏之寒，黄芩、桔梗开提肺热，矾石祛湿解毒，收涩心气，合《内经》塞其空窍，是为良工之理。

3. 此乃治风湿痹阻之方

赵以德谓："菊花为君，治风兼湿，佐以防风治风，佐以白术治湿，桔梗亦能治风痹，通膈气，舟楫诸药。细辛、桂枝助防风，矾石、茯苓助白术，黄芩、干姜、牡蛎除寒热痹气，参、归与干姜、牡蛎治心中恶寒物不足。温酒行药势，以开其痹着"（《金匮玉函经二注·中风历节病脉证并治》）。曹颖甫谓："此治风湿痹于外，气血伤于里。桂枝为《伤寒论》中风主药，防风祛风、菊花清血分热，黄芩清肺热，白术、茯苓祛湿，桔梗、细辛、干姜、牡蛎运化痰湿，参、归、芎和血"（《金匮发微·中风历节病脉证并治》）。对于矾石，曹氏取张锡纯考证矾石为皂矾之观点，谓皂矾主疏通，非主固涩；又言常宜冷食以助药者，是指不用温酒，取缓下之意。此论驳喻嘉言等谓"矾石"合《内经》"渐塞其空窍"之言。矾石，《神农本草经》称涅石，《尔雅》谓羽涅。《说文解字》云："涅者，黑土在水中也。"黑矾石是一种黑色染料。侯氏黑散或以黑矾石染色名之，此与黑虎散，黑锡丹相类也。《金匮要略·黄疸病》亦有服硝石矾石汤后大便黑的记载，可佐证。

（三）风引汤之配伍

风引汤中风引当为引风而出之意。关于风引汤的整体配伍后世注家有不同方解：

1. 大黄为君，六石为佐

赵以德谓首用大黄，逐热行滞，通荣卫，利关节，复用干姜，治血、祛风湿痹、去风毒，二者一阴一阳取寒热相继、行止相须之意。干姜、桂枝佐大黄达四肢脏腑。大黄、干姜、桂枝为除热瘫痫之主药。石膏、滑石泻阳明胃热，制约干姜之热。寒水石益阴水，紫石英、白石脂、赤石脂、牡蛎、龙骨敛精神、定魂魄、固根本。《张氏医通》谓风引汤治中风，"客邪混郁于胸中，害其宗气之布息，故胸满而短气，治以风引汤，引之从内而泄。故用大黄引领甘寒诸药镇摄虚风，即以石脂、牡蛎填塞复入之路。"沈明宗亦谓："大黄泻心脾之热，其与龙骨、牡蛎、寒水石、石膏、滑石等诸寒药配伍为君，赤白二脂、紫石英养心脾之正，桂枝、甘草和营卫，祛风外出，干姜温中佐治大黄等寒凉之性。"

2. 桂枝甘草龙骨牡蛎汤为君

大黄为臣，干姜反佐大黄，滑石、石膏、寒水石、赤石脂、紫石英为使。《活人书·卷十一·九十问发狂》谓："凡灸及烧针后证似火劫者，并用劫法治之，金匮风引汤尤良，柴胡加桂枝龙骨牡蛎汤更捷。"将风引汤归类桂枝甘草龙骨牡蛎汤之属，治火迫亡阳惊狂之证。徐忠可《金匮要略论注·中风历节病脉证并治》谓："桂甘龙牡通阳气，安心肾为君，以大黄荡涤风火湿热之邪，为臣，干姜反佐大黄。六石为使。"

3. 诸寒药为主，热药为反佐

尤在泾谓："此下热清热之猛剂，大黄、寒水石、石膏、滑石，清泄热邪，姜桂石脂龙蛎者，以涩驭泻，以热监寒"，未逐一分析各药物性味功效。

4. 风引汤中石类药

有紫石英、白石脂、赤石脂、寒水石、石膏、滑石、牡蛎、龙骨等。《备急千金要方·卷一·处方》云："重热腻滑咸醋药石饮食等，于风病为治，余病非对。"此指出中风病药石的性味特点。风引汤中等石药性味除了上述"重热腻滑咸醋"外还有寒凉。后世医家用药石组方多取重镇、收涩、滑利之性。《医学衷中参西录》中言："若《金匮》侯氏黑散、风引汤诸方，既治外感，又治内伤，……而余复有熄风汤与前搜风汤之拟者。"搜风汤中有石膏，熄风汤中有赭石、龙骨、牡蛎，喻昌云赤石脂可代赭石。可知，张锡纯对石类药的组方经验来源于风引汤。其认为龙骨、牡蛎非收涩之品，而是通血脉、助经络、利关节之药。

四、临证思维

（一）中风辨证要点

中风病的典型症状是半身不遂，其或有肢体不遂或㖞僻不遂的轻症阶段。此三不遂，虽病位不同，或左或右，但都表现为左右偏侧性，并且，㖞僻不遂的特点是"邪气反缓，正气即急，正气引邪"，即患侧弛缓不用，而健侧经络气血运行正常，健侧牵引患侧向健侧偏斜。

原文指出，本证随病情逐步发展，又有肌肤不仁、肢体重、昏不知人、舌难言、口吐涎等逐步加重症候。其以神志清醒与否区别在经在络，入脏入腑。病在经络，病情轻浅，神智不乱，仅表现为肌肤不仁或肢体困重；病入脏腑，病情深重，清窍被蒙，神智昏乱，轻者尚能言语，仅表现为不识人，或为记忆减退，重者表现为舌强不能语，甚至神昏意识丧失。

结合现代神经病学来看，中风半身不遂的辨证，应当分清大脑中枢病变和脊髓病变，二者可以神智是否有变化为鉴别要点。大脑中枢病变可根据病情进展推测是出血性的还是缺血性的，出血性脑卒中往往病情较急，进展迅速，而缺血性脑梗死往往病情较缓，中医辨证不能仅以知觉障碍、运动障碍、神智障碍和语言障碍来判断病情轻重。还可根据症状推测病变部位：如延髓、脑桥、中脑梗死可能出现舌肌瘫痪，不能言语；内囊梗死可能造成对侧偏瘫，对侧感觉障碍和对侧偏盲；丘脑梗死可能造成对侧偏身疼痛或感觉障碍等。临证时结合现代神经病学内容，可加深对中风病机特点、疾病预后等的认识。

（二）风引汤临证应用要点

风引汤可用于阳热炽盛，气血上升之中风、瘫痪、癫痫、惊风等证，可清热泻火，重镇安魂，熄风定惊，常用于治疗神经系统疾病，包括癫痫大发作、小儿癫痫、神经官能症、狂证等。其主证多有四肢频繁抽动、胸中烦热、面赤气粗、大便秘结、小便短赤、头痛、脉弦数有力、舌红苔黄。若烦躁不安、言语错乱、或狂躁怒骂者，可在本方基础上加胆南星、天竺黄、鲜竹沥、礞石等。若神志不清、头胀痛不休，可加石菖蒲、远志、水牛角、川芎等。需要注意的是，大黄为本方主药，不可虑其攻下而减去不用。

五、现代研究

（一）临床研究

本节相关的临床研究，主要集中在风引汤治疗癫痫以及手足口病的疗效观察与评价。如刘玉珍以风引汤加减治疗小儿癫痫50例，显效率36%，总有效率74%。白炳森以风引汤加减治疗癫痫100例，显效率为61%，总有效率86%。曹晓英观察风引汤联合西药治疗84例手足口病毒热动风证患儿的临床疗效，发现其在改善体温、疱疹、皮疹、口腔症状、动脉血氧分压和血氧饱和度以及白介素-6和肿瘤坏死因子-α水平等方面均优于对照组。王光玉对128例手足口病合并中枢神经系统感染患儿的中西医疗效临床观察还发现中西医治疗组体温复常和病程均显著短于西医治疗组，地塞米松用量小于西医治疗组。此外，也有风引汤治疗基底动脉供血不足之眩晕、高血压、小儿多发性抽动、焦虑症、癔症等现代临床研究相关报道。

（二）实验研究

1. 风引汤作用机制研究

网络药理学研究表明，风引汤抗癫痫潜在的关键靶点主要包括半胱氨酸天冬氨酸蛋白酶3（CASP3）、转录因子AP-1（JUN）、Myc原癌基因蛋白（MYC）、前列腺素G/H合成酶2（PTGS2）和过氧化氢酶（CAT）等，涉及信号通路有AGE-RAGE信号通路、p53信号通路、神经退行性信号通路等。实时荧光定量PCR实验证明风引汤能降低癫痫大鼠海马中CASP3、JUN mRNA表达（$P<0.05$），升高CAT mRNA表达（$P<0.05$）。

2. 侯氏黑散作用机制研究

一项侯氏黑散治疗永久性脑缺血模型大鼠的实验研究，评估各组模型大鼠的神经功能缺损程度，并且采用磁共振成像技术测量脑缺血大鼠脑梗死体积和脑组织损伤程度。结果显示大剂量侯氏黑散能改善脑缺血神经功能评分、缩小脑梗死体积、减轻脑白质和灰质损伤，增加脑血流量和血管强度。研究表明侯氏黑散可以减轻脑缺血大鼠脑损伤和改善颅内血流动力学，起到对神经血管功能的保护和恢复作用。

网络药理学研究表明，侯氏黑散治疗缺血性脑卒中的主要活性成分有前列腺素内过氧化物合酶2、槲皮素、山奈酚、前列腺素内过氧化物合酶1、热休克蛋白90，其主要通过调节白细胞介素6（IL-6）、血清对氧磷酶1（PON1）、前列腺素内过氧化物合酶2（PTGS2）、白细胞介素 2（IL-2）、趋化因子（CCL2）等靶点，调控 NOD 样受体信号通路、胰岛素信号通路等达到治疗缺血性脑卒中的目的。此外，也有研究报道侯氏黑散抗脑缺血的核心组分有 β-谷甾醇、隐品碱、原阿片碱、豆甾醇、山姜素，作用于雌激素受体 1（estrogen receptor，ESR1）、雄激素受体（androgen receptor，AR）、前列腺素 G/H 合酶 2（prostaglandin G/H synthase 2，PTGS2）、凝血酶原 2（prothrombin，F2）、内皮型一氧化氮合酶（nitric oxide synthase，endothelial，NOS3）等 22 个药效靶点。侯氏黑散抗脑缺血的靶点显著富集于流体剪切应力通路、晚期糖基化终产物-晚期糖基化终产物受体（advanced glycation end products/receptor for advanced glycation end products，AGE-RAGE）通路、缺氧诱导因子1-α/血管内皮生长因子（hypoxia inducible factor1-α/vascular endothelial growth factor，HIF1-α/VEGF）通路等。侯氏黑散主要通过影响炎性反应、血管新生、氧化应激等方面抵抗脑缺血损伤，与多条信号通路存在直接或间接关系，具有多成分、多靶点、多途径作用的特点。

六、问题与展望

（一）中风病的病症分类有哪些，依据是什么？

本篇提出了"夫风之为病，当半身不遂，或但臂不遂者，此为痹"，提示中风与痹病的鉴别要点。《素问·风论》谓："风之伤人也，或为寒热，或为热中，或为寒中，或为疠风，或为偏枯，或为风也，其病各异，其名不同"，结合《诸病源候论》《备急千金要方》《外台秘要》等对风病的分类，以及宋以后演化的内风说、类中风等可推知，病因是否在中风病症的分类中扮演重要角色？外风和内风的发病认识如何影响晋唐与金元以后的中风治疗原则，发汗解表法应用规律是什么？进一步明确其病因病机与用药规律，对指导临床辨证论治具有重要意义。

（二）侯氏黑散、风引汤、防己地黄汤对中医治疗神经或精神类疾病有何启示？

中风病中出现的侯氏黑散、风引汤、防己地黄汤等三方，都不是《金匮要略》治疗中风病半身不遂的核心方剂，但其均对神经或精神类疾病有显著疗效，且部分方药已取得中低级别的循证医学证据。总体而言，《金匮要略》中风诸方在神经或精神类疾病中的临床辨治规律以及方药作用机制仍有待进一步挖掘。

第二节 历 节

一、病证源流

历节之名，可理解为"风历关节"，是一种以中风日久，关节疼痛为主要表现的证候。《内经》无此病名记载，《神农本草经》有"薇衔……治风湿痹，历节痛，惊痫……""天雄……治大风，寒湿痹，历节痛，拘挛缓急……"。仲景提出历节病名，并对其症状和病因病机进行了系统论述，建立了本病辨证论治的基本体系。《诸病源候论》有历节风候，称之为"历节风"。《备急千金要方》和《外台秘要》亦均有论及，《备急千金要方》有："古之经方言多雅奥……以白虎为历节"，《外台秘要》以其疼痛剧烈，称历节风为"白虎病"，至宋元明清时期，称之为白虎历节、历节风、痛风等，后世并有鹤膝风、顽痹，尪痹等名。日本医家丹波元简《金匮玉函要略辑义·中风历节病脉证并治》总结："历节，即《痹论》所谓行痹、痛痹之类，后世呼为痛风，《三因》《直指》称为白虎历节是也。"

在病因病机方面，后世在继承的基础上，亦多有补充发挥。《诸病源候论·风病诸候下·历节风候》载"历节风之状，短气，白汗出，历节疼痛不可忍，屈伸不得是也。由饮酒腠理开，汗出当风所致也。亦有血气虚，受风邪而得之者。风历关节，与血气相搏交攻，故疼痛。血气虚，则汗也。风冷搏于筋，则不可屈伸，为历节风也。"此与《金匮要略·中风历节病脉证并治》"少阴脉浮而弱，弱则血不足，浮则为风，风血相搏，即疼痛如掣"，"盛人脉涩小，短气，自汗出，历节疼，不可屈伸，此皆饮酒汗出当风所致"。病因病机十分相似。《备急千金要方·治诸风方·贼风》提出历节病的病因为"热毒流入四肢，历节肿痛"，且有转为癫病的可能，"论曰：夫历节风著人久不治者，令人骨节蹉跌，变成癫病，不可不知"。所言癫病或为骨癫疾，以肉满骨倨为病症特点。《圣济总录·历节风》云："历节风，由血气衰弱，为风寒所侵，血气凝涩，不得流通关节，诸筋无以滋养，真邪相搏，所历之节，悉皆疼痛。"指出阴血亏虚是历节病的重要原因。《丹溪心法·痛风》则谓"白虎历节风证，大率有痰、风热、风湿、血虚。"

在治疗上，桂枝芍药知母汤与乌头汤均是《金匮要略》历节病主方。《外台秘要》收载的《古今录验》防风汤为此方减去麻黄，治身体四肢解堕，浮肿，头眩短气，闷乱欲吐。《备急千金要方》中防风汤治历节病，症如《外台秘要》，由《金匮要略》桂枝芍药知母汤减附子、麻黄，加杏仁、半夏、川芎而成。

二、原文校释

【原文】

寸口脉沉而弱，沉即主骨，弱即主筋，沉即为肾，弱即为肝。汗出入水中，如水伤心。厤節黃汗出，故曰厤節。

【文献汇编】

趺陽脈浮而滑，滑則穀氣實，浮則汗自出。

少陰脈浮而弱，弱則血不足，浮則為風，風血相搏，則疼痛如掣。

盛人脈濇小，短氣，自汗出，厤節疼，不可屈伸，此皆飲酒汗出當風所致。

寸口脈沉而弱，沉則主骨，弱則主筋，沉則為腎，弱則為肝。汗出入水中，如水傷心。厤節黃汗出，故曰厤節。味酸則傷筋，筋傷則緩，名曰泄；鹹則傷骨，骨傷則痿，名曰枯。枯泄相搏，名曰斷泄。榮氣不通，衛不獨行，榮衛俱微，三焦無所御，四屬斷絕，身體羸瘦，獨足腫大，黃汗出，脛冷。假令發熱，便為厤節也。

(《脈經·卷八·平中风历节脉证》)

【简释】

一般注家认为"黄汗"，即汗出色黄。而日本医家饭田鼎《金匮要略考证》认为黄汗，是大汗之意，黄与皇通用，意为厚也，大也。《金匮要略·水气病》有黄汗，色正黄如柏汁的描述，可知黄汗指前者。

历代注家均认为本条论述历节病肝肾不足，伤于风湿的核心病因病机。但本条中没有历节痛的直接描述，似不合历节病的题旨。《脉经》载条文顺序不同于邓珍本《新编金匮要略方论》，于此条下承接"味酸则伤筋，筋伤则缓，名曰泄；咸则伤骨，骨伤则痿，名曰枯。枯泄相搏，名曰断泄。荣气不通，卫不独行，荣气俱微，三焦无所御，四属断绝，身体羸瘦，独足肿大，黄汗出，胫冷。假令发热，便为历节也。"如此，方完整阐述了历节病的病机、病症，并与黄汗病进行鉴别。历节与黄汗的鉴别详见疑难探析。

【原文】

趺陽脈浮而滑，滑則穀氣實，浮則汗自出。

【简释】

《脉经》中本条在历节病篇之首，内容简略，且未直接阐述其脉症与历节的关系，可能文有错简。历代注家对本条有两种观点：①以谷气实为胃热盛，汗自出系表虚招外邪，风热相搏而成实热夹风之历节病。②以谷气实为里不虚，风邪随汗而出不能留恋，故不成历节也。趺阳脉候胃，谷气实和汗自出应由胃风所致。《素问·风论》："胃风之状，颈多汗，恶风，食饮不下，膈塞不通，腹善满，失衣则䐜胀，诊形瘦而腹大。"由此推断"谷气实"可能指胃气不下，䐜胀腹大的症状。

【原文】

少陰脉浮而弱，弱則血不足，浮則為風，風血相搏，即疼痛如掣。

【简释】

关于少阴脉，历代注家有不同认识：①肾脉，诊在太溪（《金匮要略直解》）；②手少阴神门脉（《医宗金鉴》）；③左手尺脉，主肾主阴（《金匮要略论注》）；④少阴神门脉与足少阴太溪脉（李克光《金匮要略讲义》）。

《诸病源候论》风病诸候门载："亦有血气虚，受风邪而得之者。风历关节，与血气相搏交攻，故疼痛。血气虚，则汗也。风冷搏于筋，则不可屈伸，为历节风也。"与本条血不足，风血相搏之论相同。尤在泾认为此条应与上条合参，前者言阳明谷气盛，风随汗而出，不形成历节病，而少阴血虚，风入遂着而成历节病。此论亦合理。

【原文】

盛人脉濇小，短氣自汗出，曆節疼不可屈伸，此皆飲酒汗出當風所致。

【简释】

《诸病源候论·风病诸候下·历节风候》有："历节风之状，短气，白汗出，历节疼痛不可忍，屈伸不得是也。由饮酒腠理开，汗出当风所致也。"与本条所述大致相同，但没有特指体型充盛之人与此类中风症状相关。《素问·风论》中有："其人肥，则风气不得外泄，则为热中而目黄，其人瘦则外泄而寒，则为寒中而泣出。"指出人肌肤腠理肥瘦程度与中风后的寒热病机及症状有密切关系。肥人中风多为热中。关于"此皆饮酒汗出当风所致"有不同解释：①此皆包括上条少阴脉症与本条盛人脉症，②此皆只涉及本条盛人脉症。《素问·风论》"饮酒中风，为漏风"，"漏风之状，或多汗，常不可单衣，食则汗出，甚则身汗，喘息，恶风，衣常濡，口干，善渴，不能劳事"。可见饮酒汗出当风，可能还有恶风、口渴、体弱之症。"此皆"意饮酒汗出当风引发诸多症状，不限于本条所述。

【原文】

味酸則傷筋，筋傷則緩，名曰泄；鹹則傷骨，骨傷則痿，名曰枯。枯泄相搏，名曰斷泄。榮氣不通，衛不獨行，榮衛俱微，三焦無所御，四屬斷絕，身體羸瘦，獨足腫大，黃汗出，脛冷。假令發熱，便為曆節也。

【文献汇编】

《明洪武钞本金匮要略方》无此条。

【简释】

对四属的解释有两种：①四肢，②皮肉脂髓。《伤寒论·平脉法》："趺阳脉浮而芤，浮者胃气虚，芤者荣气伤，其身体瘦，肌肉甲错，浮芤相搏，宗气衰微，四属断绝也。"成注曰："宗气者，三焦归气也，四属者，皮肉脂髓也"。对发热的解释亦有两种：①身发热；②胫发热。

本条论述可以分两个层次，第一，论述过食酸咸，内伤筋骨的历节病病机。凡筋者以伸缩得宜为用，若筋伤伸而缓弱，名为泄，缓纵不收之意。骨者以滋润为用，若骨伤痿弱，名为枯，枯槁脆弱之意；第二，论述荣卫俱微，所致身体羸瘦，足肿大，胫冷。对于"假令发热，便为历节也"，有两种解释，①认为此与黄汗、胫冷的鉴别，呼应上文"历节黄汗出，故曰历节"；②认为肝肾虽虚而出现身体羸瘦、足肿大、黄汗出、胫冷不一定导致历节，若与发热并见，则称为历节。

【原文】

諸肢節疼痛，身體魁瘰，腳腫如脫，頭眩短氣，溫溫欲吐，桂枝芍藥知母湯主之。

桂枝芍藥知母湯方

桂枝四兩　芍藥三兩　甘草二兩　麻黃二兩　生薑五兩　白术五兩　知母四兩　防風四兩　附子二兩，炮

上九味，以水七升，煮取二升，溫服七合，日三服。

【文献汇编】

1 諸肢節疼痛，身體魁瘰，腳腫如脫，頭眩短氣，溫溫欲吐，桂枝芍藥知母湯主之。

桂枝芍藥知母湯方

桂枝肆兩，去皮　芍藥叄兩　甘草貳兩，炙　麻黃貳兩，去節　生薑伍兩　白术伍兩　知母肆兩　防風肆兩　附子二兩，炮，去皮，破

上九味，以水七升，煮取二升，溫服七合，日三服。

（《明洪武鈔本金匱要略方·中风历节病脉证并治》）

2 諸肢節疼痛，身體尪羸，腳腫如脫，頭眩短氣，溫溫欲吐，桂枝芍藥知母湯主之。

桂枝芍藥知母湯方

桂枝四兩，去皮　芍藥三兩　甘草二兩，炙　麻黃二兩，去節　生薑五兩，切　白术五兩　知母四兩　防風四兩　附子二枚，炮，去皮，破

上九味，以水七升，煮取二升，溫服七合，日三服。

（赵开美本《金匱要略·中风历节病脉证并治》）

3 防風湯　治身體四肢節解如墮脫，腫按之皮隱，頭眩短氣，溫溫悶亂，欲吐者方。

防風　白术　知母各四兩　生薑　半夏各五兩　芍藥　杏人　甘草　芎藭各三兩　桂心四兩

上十味㕮咀，以水一斗煮取三升，分四服，日三夜一。《古今錄驗》無半夏、杏人、芎藭，用附子二枚，為八味。

（《備急千金要方·治諸風方·賊風》）

4 《古今錄驗》防風湯主身體四肢節解如墮脫，腫按之皮急（一作陷），頭眩短氣，溫溫悶亂，如欲吐方。

防風　桂心　知母各四兩　白术　生薑各五兩　芍藥　甘草各三兩　附子二枚炮

上八味切，以水一斗煮取三升，分為三服。忌生葱、豬肉、海藻、菘菜、桃李、雀肉等。出第四卷中。《千金》有半夏、杏人、芎藭為十味，無附子。

（《外臺秘要·卷第十四·历节风方》）

【简释】

《金匱要略校注》考证本条中的魁瘰，赵开美本作"尪羸"，医统本、俞桥本均作"尪羸"，《脉经·卷八·平中风历节脉证》作"魁瘰"。魁者，《广雅·释诂》谓大也。"身体魁瘰，脚肿如脱"意为身体消瘦极甚，独膝踝关节肿大。《备急千金要方》《外台秘要》对此描述为"身体四肢节解如堕脱，肿按之皮急"，意指多个肢节沉重欲脱状，而无肢节疼痛、身体消瘦。本条中还有头眩短气、溫温欲吐之症。温温欲吐在《外台秘要》中为"温温闷乱，如欲吐"，与《备急千金要方》中"温温闷乱，欲吐者"意思接近，指胸闷欲吐。对本条证候的病机，历

代注家有不同观点：①风寒湿痹其荣卫、三焦。头眩短气，是上焦痹；温温欲吐，是中焦痹；诸肢节疼痛，脚肿如脱，是下焦痹。②风湿外邪而兼脾肾俱虚。诸肢节疼痛，身体尪羸，脚肿如脱，是湿流关节，痹阻身体，肾虚夹风，故头眩，胃与湿相搏，短气、温温欲吐。③历节，形气不足，湿热为患。其伤于下，则身体尪羸，脚肿如脱，其头眩短气、温温欲吐，是湿热从下上冲也。

《外台秘要》引《古今录验》防风汤，即《金匮要略》桂枝芍药知母汤去麻黄。《备急千金要方》防风汤，即《古今录验》防风汤去附子，加杏仁、半夏、川芎。《孙真人千金方衍义》认为《备急千金要方》防风汤去附子、麻黄，而加杏仁、半夏、川芎药性更加平和。《备急千金要方》中无肢节疼痛之症，而只有四肢关节肿重的症状，因去附子，《金匮要略·痰饮病》中有其人血虚手足痹，当入麻黄而以杏仁代之的记载。恐麻黄发其阳，入乃厥也。而川芎，半夏治本条中头眩、欲吐之症。《备急千金要方》防风汤的药物加减有合理之处。

【原文】
病歷節，不可屈伸，疼痛，烏頭湯主之。
烏頭湯方　治脚氣疼痛，不可屈伸。
麻黃　芍藥　黃耆各三兩　甘草三兩（炙）　川烏五枚㕮咀，以蜜二升，煎取一升，即出烏頭
上五味，㕮咀四味，以水三升，煮取一升，去滓，內蜜煎中，更煎之，服七合。不知，盡服之。

【文献汇编】
1 病歷節，疼痛，不可屈伸，烏頭湯主之。
麻黃去節　芍藥　黃耆　甘草，炙各三兩　烏頭五枚，㕮咀，以蜜二升，煎取一升，即出烏頭
上五味，㕮咀四味，以水三升，煮取一升，去滓，內蜜煎中，更煎之，服七合。不知，盡服之。

（《明洪武鈔本金匱要略方·中风历节病脉证并治》）

2 病歷節疼痛不可屈伸，烏頭湯主之。

（《脈經·卷第八·平中风历节脉证》）

【简释】
"治脚气疼痛，不可屈伸"疑为后人所附，非仲景意。脚气，病证名。《说文》云："脚，胫也"。《备急千金要方》考证脚气病最早见于深师方，又言"此病先从脚起，因即胫肿，时人号为脚气"。《肘后备急方》多谓脚弱。《外台秘要》苏长史云，晋宋以前名为缓风。《活人书·脚气》："脚气之病始得不觉，因他病乃知，毒气入心则小腹完痹不仁，令人呕吐，死在朝夕矣。"底本无甘草的剂量，《金匮要略论注》《金匮要略编注》《金匮要略心典》补充为三两。

凡仲景用乌头者，皆以蜂蜜另煎乌头，乌头煎煮时间宜长，这两种方法能有效降低乌头毒性。服药方法上也需十分谨慎，应从小剂量开始，一剂药服七合，不知，尽服之。服乌头后出现头晕、呼吸心率加快、唇麻为中毒反应，应及时就医。

【原文】
礬石湯治脚氣沖心。
礬石二兩
上一味，以漿水一斗五升，煎三五沸，浸脚良。

【文献汇编】
治脚氣沖心方。

矾石二两

上一味，以浆水一斗五升，煎三五沸，浸脚良。

【简释】

本条论述脚气冲心的外治法。历代注家根据脚气病名的考证，对本方来历有不同看法。清代程云来认为本方为宋人所附，《金匮发微》认为本方为仲景书，日本医家多纪元简《金匮玉函要略辑义》认为本方应该是宋以前人所附，而非仲景方。此外，历代注家对本方治法亦有不同观点：①赵以德、徐忠可、尤在泾等认为矾石能祛湿解毒，可治脚气冲心。②陈修园以为，脚气冲心是重症，治以乌头汤内服，再加矾石汤外治。《备急千金要方》中亦有脚气外治法，治脚气初发，以蓖麻叶或蒴藋根，蒸热敷于肿上，能消肿。此方应当不是治脚气冲心的危重症，而是脚气初发之肿疼者。

三、疑难探析

（一）"历节"与"黄汗"的鉴别

历节与黄汗的症状鉴别要点主要有三：一者辨发热与胫冷，二者辨汗，三者辨肢节疼痛与肢节肿重。然上述鉴别症状，在《金匮要略》历节与黄汗两篇原文中均表现，如黄汗病亦有发热，历节病亦有黄汗，黄汗病亦有骨节疼痛。因此，后世注家补充了黄汗与历节鉴别要点的特征：①黄汗病，胫冷，或有身发热；历节病，则必发热。②历节病，汗出，大多不黄，若出黄汗则是在关节处；黄汗病，汗出，汗粘衣色黄如柏汁，或上半身汗出而下半身无汗。③历节病关节疼痛不可屈伸，并有脚肿；黄汗病，关节疼痛不甚，无活动障碍，而有四肢头面肿。

病机上，徐忠可、尤在泾、唐容川皆认为，历节、黄汗属同源异流。徐忠可言历节、黄汗皆是湿郁成热，逡巡不已，但历节之湿，即流关节，黄汗之湿，邪聚膈间，所以黄汗无肢节痛，而历节无上焦证也。上焦证，即《金匮要略·水气病》"不恶风者，小便通利，上焦有寒，其口多涎，此为黄汗"。依徐氏观点，历节与黄汗是同一病机下的两病变部位的证候，二者为并列关系。尤在泾认为瘀郁上焦者，则为黄汗，其并筋骨者，则为历节。历节总以肝肾先虚，若得水气则黄汗出，水伤筋骨，发热，便为历节。依照此论，历节是黄汗进一步的传变。唐容川认为，黄汗之于历节，其分别处在于气分、血分之不同也，历节总属于水伤血分，必作历节痛，而黄汗出者，乃水伤气分，绝不作痛。此亦从黄汗传变历节之论。以同源异流来看历节和黄汗，二者有并列与传变两种关系。

然而，历代注家多从遇水伤湿立论其病机，而忽视汗出，理有不备。汗出是中风腠理开泄的典型症状。汗为心液，汗出遇水，水从汗孔入，汗液不得泄，即有伤心之虞。汗出日久，致机体筋泄骨枯、荣卫俱微，则有历节、黄汗之忧。《素问·风论》中五藏风、漏风、泄风等，皆有多汗恶风之症。尤其漏风（饮酒汗出当风）、泄风（久中风汗出），汗出甚多，衣常濡，口渴，不能劳事，甚则身体尽痛而寒。此表明中风病汗出日久是普遍存在的。一方面津液耗伤，出现阴虚发热、口渴。另一方面阳气随津液而泄，出现身体疼痛与恶寒。这是历节筋骨断泄，荣卫俱微的病机以及身体消瘦、发热、汗出、历节痛等症状的前提。《金匮要略·水气病》言黄汗、历节、劳气、恶疮、胸中痛等亦都是汗出后形成的种种变证。历节病与黄汗病本有汗出日久、津液耗伤、阳气虚弱的基础病机，又有汗出遇水，伤于风湿的直接外因。《金匮要略·水气病》："风气相击，身体洪肿……不恶风者，小便通利，上焦有寒，其口多涎，此为黄汗。"即明言黄汗亦受风邪。风湿相合，即有风偏盛者为历节病，湿偏盛者为黄汗病。风伤于上则腠理开泄，其表益虚而发热、汗出、短气，关节失于濡养则疼痛不可屈伸，表现为历节病，历节汗出日久或伴有口渴。若汗出腠理开泄而遇水湿,其汗则黄,湿伤于下致气血凝滞而胫冷,湿与血搏则身疼重,此即黄汗。

(二)乌头与附子的治历节应用

本篇中桂枝芍药知母汤与乌头汤分别用附子与乌头来治疗历节疼痛。乌头和附子皆系毛茛科植物乌头之子根,性味相同,其居中大者为乌头,旁出小者为附子。《神农本草经》:"附子,味辛,温,有大毒。治风寒,咳逆,邪气,温中,金创,破癥坚,积聚,血瘕,寒湿痿躄,拘挛,膝痛,不能行走","乌头,味辛,温,有大毒。治中风,恶风洒洒,出汗,除寒湿痹,咳逆上气,破积聚,寒热"。对比来看,乌头有治汗出的记载,用治冷汗淋漓,疼痛如掣的历节、或绕脐痛,发则白汗出的寒疝病等。而附子无此病症,但附子又可回阳救逆,可治金创导致的血脱亡阳之证。《金匮要略》之中,出现乌头和附子(不含附方)的方剂,共22首。其中乌头主要用于沉寒痼冷病证,如治历节的乌头汤,治寒疝的大乌头煎、乌头桂枝汤,治寒饮厥逆的赤丸,总体以散寒止痛为主。附子主治病症更广,总体来说,有治亡阳欲脱的四逆类方、有治风寒湿痹的桂枝加附子汤、白术加附子汤、甘草附子汤、有治阳虚胸痹的薏苡附子散、有治阳虚水泛的真武汤、有治产后中风阳虚的竹叶汤、有治腰痛、痰饮、脚气、转胞等的肾气丸等等。总体有回阳救逆,温经散寒止痛等功效。也有附子和乌头同用的乌头赤石脂丸,取其温中散寒而迅速止痛之效。可以推断乌头辛热之性更甚于附子,止痛效果可能优于附子。乌头汤所治历节疼痛更甚于桂枝芍药知母汤证历节痛。且乌头汤证很可能有因剧烈疼痛而导致的冷汗淋漓,桂枝芍药知母汤证有因水湿停聚而导致的下肢水肿。

附子和乌头二者都有毒,临床应用中需正确掌握服用剂量和煎服方法。附子回阳救逆者宜生用,温经散寒止痛者,宜炮用。乌头应用时,尤其要斟酌用量,以蜜煎制其毒性,佐以甘草。服药后有口唇、舌、肢体麻木之感,甚至昏眩吐泻,但脉搏、呼吸、神智等方面均无较大改变,临床上认为这是乌头起效的特征表现,称为瞑眩。而乌头中毒则会出现呼吸、心跳加快、脉搏间歇,神智昏迷等现象,当及时抢救。

四、临证思维

(一)历节病辨证要点

1. 辨主症

历节病以关节疼痛、肿胀、变形为特征。其发病初期即涉及多个关节,原文有"诸肢节疼痛"。其疼痛之状,较为剧烈,有牵拉筋急欲断之状,原文有"风血相搏,即疼痛入掣"的描述。且关节活动受限,其或因关节疼痛致不愿屈伸、或关节难以屈伸肿胀致,或因历节日久,关节变形而不可屈伸。总而言之,以多个关节疼痛、肿胀、变形、活动受限为主症特点。

2. 辨兼症寒热

历节为本虚标实之病,其有肝肾不足、荣卫俱微之本虚,又有汗出、饮酒、伤风、伤湿等标实。除关节疼痛外,兼见消瘦、发热、汗出、气短、头晕欲吐、黄汗、胫冷、下肢浮肿等症,可归为风湿历节和寒湿历节两类。偏于阳者为风湿历节,兼见下肢肿甚欲脱、头晕、短气、欲吐,有化热倾向;偏于阴者为寒湿历节,症见关节痛甚兼凉感、喜温畏寒、若有汗出,则冷汗淋漓,脉沉迟。

(二)历节病论治要点

历节病论治要点有二:辨寒热,而定寒温之治,别虚实,以明祛邪扶正之法。

1. 寒温并治、正邪兼顾

桂枝芍药知母汤为治感受风湿日久，伤阴欲化热之历节痛证的代表方剂。方以桂枝、麻黄、防风祛风散寒宣痹，白术助防风祛风寒湿痹，附子助麻桂散寒宣痹，芍药、甘草、知母酸甘寒以益营滋阴，止阴液耗伤，风欲化热之势。本方祛风散寒除湿止痛，兼养阴清热，体现寒温并用、虚实兼顾、驱邪扶正的治疗原则。临床上适用于治疗风湿历节，寒热虚实错杂者，或风湿日久，正虚邪痹，伤阴欲热者。

2. 散寒除痹、佐以扶正

乌头汤方温经散寒止痛，主治寒湿历节。方用大辛大热大毒的川乌驱寒燥湿止痹痛，配伍麻黄通阳散寒除痹，同时应用黄芪、芍药、甘草、白蜜，补气益阴和营，扶正以祛邪。白蜜润燥，兼制乌头之毒。本方治历节疼痛不可屈伸，其疼痛甚于风湿历节，且多有表阳虚，症见冷汗淋漓者。

五、现代研究

（一）临床研究

本节相关的临床研究，主要集中在桂枝芍药知母汤治疗类风湿性关节炎的疗效观察与评价。Feng Chenxi 等对甲氨蝶呤治疗类风湿性关节炎中添加桂枝芍药知母汤的有效性和安全性进行 Meta 分析。研究共纳入 14 个随机对照试验和 1224 例患者（桂枝芍药知母汤联合甲氨蝶呤组 623 例，甲氨蝶呤组 601 例）。结果发现，桂枝芍药知母汤联合甲氨蝶呤可提高有效率。桂枝芍药知母汤可降低关节肿胀、压痛次数、晨僵时间、C 反应蛋白、类风湿因子水平及血沉，其辅助治疗效果与甲氨蝶呤剂量或两组其他药物联合使用无关。在安全性方面，桂枝芍药知母汤联合甲氨蝶呤治疗类风湿性关节炎的总不良事件发生率和胃肠道不良事件发生率均低于单用甲氨蝶呤。

（二）实验研究

桂枝芍药知母汤作用机制研究

基于网络药理的桂枝芍药知母汤治疗骨性关节炎的作用及分子机制研究，发现桂枝芍药知母汤通过多靶点、多途径、相互协调、相互影响来治疗骨性关节炎，主要体现在促进关节软骨生长、修复和代谢、参与细胞增殖、分化、凋亡和抵抗氧化应激、抗炎和调节全身其他免疫系统来干预关节软骨-骨的动态平衡，体现了中药复方治疗疾病的整体性和系统性特点。桂枝芍药知母汤的网络药理学研究，为后期实验研究提供依据，也为研究中药复方治病注重配伍、多层次、多靶点等特点提供新思路，值得进一步深入探讨。

芍药知母汤治疗类风湿关节炎的主要活性成分和作用靶点研究。张青等结合中医方解配伍理论对桂枝芍药知母汤多成分-多靶点-多通路的作用进行分析，分子对接结果显示该方中存在 316 个潜在的抗关节炎活性成分，作用于 26 个靶点，其中 MAPK1、ZADH2、P38、AKR1C2、DHODH、CA2、MMP3、MMP9、RANKL 等蛋白是主要作用靶点。生物功能和通路分析提示，桂枝芍药知母汤的作用机制主要涉及骨吸收、组蛋白激酶活性、肽基酪氨酸磷酸化、前列腺素代谢过程等生物过程。作用通路主要是破骨细胞的分化。进一步表明：IL-1β、IL-6、MAPK8、JAK2、CXCL8、CASP3 是桂枝芍药知母汤的主要靶点，桂枝芍药知母汤的整体药理机制谱可能与抗炎、促凋亡有关。桂枝芍药知母汤可促进 MH7A 细胞线粒体膜电位的丢失，诱导细胞凋亡。此外，体外实验表明，桂枝芍药知母汤不仅能下调 IL-1β、IL-6、MMPs 和 CCL5 的 mRNA 表达，还能抑制 NF-κB 的核转录。本方还降低 Bcl-2、JAK2、STAT-3 的表达，增加 Bax、Caspase-3、

Caspase-9 的表达。

桂枝芍药知母汤治疗胶原诱导性关节炎（CIA）小鼠软骨破坏的动物实验研究结果表明：桂枝芍药知母汤能减轻 CIA 小鼠的关节肿胀程度，抑制 MMP-1、MMP-3、MMP-9 和 MMP-13 的表达，改善关节软骨破坏，其作用机制与 JAK2/STAT3 信号通路有关。

六、问题与展望

（一）历节病与哪些病症相似，如何鉴别？

本篇有"历节黄汗出，故曰历节"，提示历节与黄汗病有诸多相似之处。然以症状和病机来看，历节病还与湿病、少阴身痛证、太阳发汗致体痛证等有相似之处，诸多证候之间的病机和症状各自有什么特点？如何鉴别诊断？各自用药规律是什么？进一步明确《金匮要略》中身体疼痛的病因病机与用药规律，对指导临床痛证的辨证论治具有重要意义。

（二）桂枝芍药知母汤和乌头汤治疗历节病的机制有什么异同点？

本篇桂枝芍药知母汤主治风湿历节，乌头汤主治寒湿历节。二者皆有麻黄配附子/乌头以温阳除湿，但前者配知母，兼能清热，后者配黄芪，兼能益气。温阳除湿，是否通过某些共性的上流机制以发挥作用？知母和黄芪，是否意味着其有不同的下游机制，以针对不同的历节类型？进一步明确方剂药效靶点和作用路径，对揭示方剂作用规律具有重要意义。

第三节 附 方

编者按：由于本篇的正方较少，而附方内容丰富，因此本教材将其独立一节进行整理讨论。

一、原文校释

【原文】

《古今録驗》續續命湯湯　治中風風痱，身體不能自收，口不能言，冒昧不知痛處，或拘急不得轉側。姚云：与與大续命同，兼治婦人產後去血者及老人小兒。

麻黃　桂枝　人參　甘草　乾薑　石膏　當歸各三兩　芎藭一兩　杏仁四十枚

上九味。以水一斗，煮取四升，溫服一升，當小汗，薄覆脊，凭凭几坐，汗出則愈，不汗更服，无無所禁，勿當風。并治但伏不得卧，欬逆上氣，面目浮腫。

【文献汇编】

1 西州續命湯　治中風痱（一作入藏），身躰不知自收，口不能言語，冒昧不識人，拘急背痛，不得轉側方。

麻黃六兩　石膏四兩　桂心二兩　甘草　芎藭　乾薑　黃芩　當歸各一兩　杏人三十枚。

上九味，㕮咀，以水一斗二升煑麻黃再沸，掠去上沫，後下諸藥，煮取四升。初服一升，猶能自覺者勿熟眠也，可卧，厚覆，小小汗出矣，漸減衣，勿復大覆，可眠矣。前服不汗者，後服一升，出汗後稍稍五合一服，安穩乃服，勿頓服也，汗出則愈，勿復服。飲食如常，無禁忌，勿見風。并治上氣欬逆，若面目大腫，但得卧，服之大善。凡服此湯不下者，人口噓其背，湯則下過矣。病人先患冷汗者，不可服此湯。若虛羸人，但當稍與五合為佳。有輒行此湯與產婦及羸人，喜有死者，皆爲頓服三升，傷多且湯濁不清故也。但清澄而稍稍服，微取汗者，皆無害也。《胡洽方》《古今錄驗》名大續命湯。

(《備急千金要方·卷第八·諸風》)

2 大續命湯　治與前大續命湯同，宜產婦及老小等方。

麻黃　芎藭各三兩　乾薑　石膏　人參　當歸　桂心　甘草各一兩　杏人　四十枚

上九味㕮咀，以水一斗，煮取三升，分三服。《外臺》名續命湯；範汪同，云是張仲景方，本欠兩味。

(《備急千金要方·卷第八·諸風》)

3 又續命湯治中風痱，身體不知自收，口不能言語，冒昧不知人，不知痛處，拘急背痛，不得轉側。姚雲：與大續命同，兼療產婦大去血者及老人小兒方。

甘草，炙　桂心　當歸　人參　石膏，碎，綿裹　幹薑各二兩　麻黃三兩，去節　芎藭一兩　杏人四十枚，去皮尖，兩人

上九味㕮咀，以水一鬥，煮取四升，服一升當小汗，薄覆脊，憑几坐，汗出則愈，不汗更服，無所禁，勿當風。并療但伏不得臥，欬逆上氣，面目洪（浮）腫，忌海藻、菘菜、生蔥。《範汪方》主病，及用水升數，煮取多少，並同。汪云：是仲景方。本欠兩味。

(《外臺秘要·卷第十四·風痱方》)

【简释】

《太平御览》引《三十六国春秋》云："卢循遗刘裕益智粽，裕乃答以续命汤。"东晋时期续命类方多传于世。续有两种含义，一者接也，续命即续接命屡之意，欧阳修有"细为续命丝"之句；二者添也，续命即延年之意。《备急千金要方》服法中提到"有辄行此汤与产妇及羸人，喜有死者"，且方中麻黄、杏仁、甘草是《金匮要略》还魂汤组成，可见续命汤之续命非延年养生，乃续命救急之意。

《外台秘要》第十四卷风痱门中载此方为续命汤。煮服法后云："范汪方，主病，及用水升数，煮取多少，并同。汪云：是仲景方。本欠两味。"据此可知，本方是仲景旧方，而《金匮要略》疑佚，所以宋代林亿等将其附在篇末。范汪，东晋人，曾为东阳太守，又称范东阳，著有《范汪方》，又名《范东阳方》《范东阳杂药方》。

【原文】

《千金》三黃湯治中風，手足拘急，百節疼痛，煩熱心亂，惡寒，經日不欲飲食。

麻黃五分　獨活四分　細辛二分　黃耆二分　黃芩三分

上五味，以水六升，煮取二升，分溫三服，一服小汗，二服大汗。心熱加大黃二分，腹滿加枳實一枚，氣逆加人參三分，悸加牡蠣三分，渴加栝蔞根三分，先有寒加附子一枚。

【文献汇编】

1 治中風，手足拘攣，百節疼痛，煩熱心亂，惡寒，經日不欲飲食，仲景三黃湯方。

麻黃三十銖　黃耆十二銖　黃芩十八銖　獨活一兩　細辛十二銖

上五味，㕮咀，以水五升煮取二升，分二服，一服小汗，兩服大汗。心中熱，加大黃半兩；脹滿，加枳實六銖；氣逆，加人參十八銖；心悸，加牡蠣十八銖；渴，加栝樓十八銖；先有寒，加八角附子一枚。此方秘不傳。

(《備急千金要方·卷第八·偏風》)

2《千金》療中風，手足拘攣，百節疼痛，煩熱心亂，惡寒經日，不欲飲食，張仲景三黃湯方。

麻黃五分去節　獨活四分　細辛二分　黃耆二分　黃芩三分

上五味切。以水五升，煮取二升，分二服，一服小汗，兩服大汗。心中熱加大黃二分，腹滿加枳實一分炙，氣逆加人參三分，悸加牡蠣三分，熱渴加栝樓根三分，先有寒加八角附子一

枚炮。

《外臺秘要·卷第十九·风四肢拘挛不得屈伸方》

【简释】

《备急千金要方》中称仲景三黄汤，在《千金翼方》中此方名三黄汤，其后又有"此仲景方，神秘不传"的记载。《金匮要略》中此方主治手足拘急，而《备急千金要方》《外台秘要》作拘挛，挛急同义，均指手足筋缩，痉挛抽搐之意。《金匮要略》《外台秘要》中药物分量以分计，而《备急千金要方》中则以铢两计。《中国科学技术史·度量衡卷》载，秦汉衡制中有"铢""两"，约在南朝时期出现"分"，二者换算制度为 6铢=1分，4分=1两，16两=1斤。

【原文】

《近效方》术附子汤　治风虚头重眩，苦极，不知食味，暖肌补中，益精气。

白术二两　附子一枚半，炮去皮　甘草一两，炙

上三味，剉，每五钱匕，薑五片，枣一枚，水盏半，煎七分，去滓，温服。

【文献汇编】

《近效》白术附子汤疗风虚头重眩，苦极，不知食味，暖肌补中，益精气，小便不利，恶风，不欲去衣，身体微肿者方。

白术三两　附子三枚，炮，去皮　甘草二两，炙　桂心四两

上四味，切，以水六升，煮取三升，分为三服，日三，初服得微汗即解，能食复烦者，将服五合以上愈，忌海藻、菘菜、猪肉、生葱、桃李、雀肉等。此张仲景《伤寒论》方。

（《外臺秘要·卷第十五·风头眩方》）

【简释】

此方即《金匮要略·痉湿暍病》中的白术附子汤。在《外台秘要·第十五卷》风头眩门中名为《近效》白术附子汤，方中有桂心，无姜枣，即《金匮要略·痉湿暍病》中的甘草附子汤，亦即《外台秘要·卷一·伤寒日数病源并方》中的附子白术汤。《外台秘要·卷第十五·风头眩方》近效白术附子汤服法禁忌后有"此张仲景《伤寒论》方"的记载。日本医家森立宽《金匮要略考注》言，此方出自张仲景，但此证可能是后世根据治疗经验总结而来。其考证"近效"二字应与古经之意相对，为近日用之有此效用之谓。此说或可参考。

【原文】

崔氏八味丸　治脚气上入，少腹不仁。

乾地黄八两　山茱萸　薯蓣各四两　泽泻　茯苓　牡丹皮各三两　桂枝　附子，炮，各一两

上八味，末之，炼蜜和丸，梧子大，酒下十五丸。日再服。

【文献汇编】

又若脚气上入少腹，少腹不仁，即服张仲景八味丸方。

乾地黄八两　泽泻四两　附子二两，炮　薯蓣四两　茯苓三两　桂心三两　牡丹三两，去心　山茱萸五两

上八味，捣筛，蜜和为丸，如梧子，酒服二十丸，渐加至三十丸。仍灸三里、绝骨；若脚数转筋，灸承山；若脚腔内稍不仁，灸三阴交。忌猪肉、冷水、生葱、醋物、蕪荑。

《外臺秘要·卷第十八·脚气不随方》

【简释】

崔氏八味丸，即《金匮要略》肾气丸，原载于《妇人杂病》篇。因前有矾石汤，所以后人收此方于附方中。《外台秘要·卷第十八》脚气不随门，载崔氏方凡五条中第四条中有"即服张仲景八味丸"，方中泽泻四两、附子二两、桂枝三两、山茱萸五两，其余药物与本方相同。

《旧唐书·经籍志》："崔氏纂要方十卷"，崔氏即崔知悌。此处以崔氏名之，原因可能有二：①崔氏八味丸中泽泻、附子、桂枝量大于《金匮要略》肾气丸，温经利水之功更甚于金匮肾气丸。谓崔氏八味丸以区别于《金匮要略》肾气丸，此与上文中《近效方》术附汤的命名原则相似，皆为后人校正《金匮要略》时补录后人之发挥。②时人或不知此方出于仲景，误以为此崔氏所作，仲景引之。

丹波元坚认为本方治病邪由下而上，至瘀着于少腹，从缓治。若属脚气冲心者，则不宜。尤在泾云："肾之脉，起于足而入于腹，肾气不治，寒湿之气随经上入，聚于少腹，为之不仁。是非驱湿散寒之剂所可治者，须以肾气丸补肾中之气，以为生阳化湿之用也。"《济生方》有加味肾气丸治肾虚腰重脚肿，小便不利，即本方加车前子、川牛膝，加强了活血利水的作用。此亦后世对《金匮要略》肾气丸的证治发挥。

【原文】

《千金方》越婢加术汤　治肉极热，则身體津脫，腠理開，汗大泄，厲風氣，下焦腳弱。

麻黃六兩　石膏半斤　生薑三兩　甘草二兩　白术四兩　大棗十五枚

上六味，以水六升，先煮麻黃，去上沫，內諸藥，煮取三升，分溫三服。惡風加附子一枚，炮。

【文献汇编】

1 治肉極熱則身體津脫，腠理開，汗大泄，曆風氣，下焦腳弱，越婢湯。方出第七卷中。

（《備急千金要方·卷第十五·肉極》）

2 越婢湯　療風痹腳弱方

麻黃　六兩去節　石膏半升碎　白术四兩　大附子一枚　生薑三兩　甘草二兩　炙　大棗十五枚擘

上七味㕮咀，以水七升先煮麻黃，再沸，掠去沫，入諸藥煮取三升，分三服，覆取汗。（《胡洽方》只五味。若惡風者，加附子一枚，多痰水者，加白术四兩。）

（《備急千金要方·卷七·湯液第二》）

3 《千金》療肉極熱，則身體津液脫，腠理開，汗大泄，曆風氣，下焦腳弱。

越婢湯方

麻黃　六兩去節　石膏八兩碎　生薑二兩　甘草二兩炙　大附子一枚炮　大棗擘十五枚

上六味切，以水七升煮取二升五合，去滓，分為三服，一名越脾湯。忌豬肉、海藻、菘菜。《刪繁》同，出第七卷中。本方無附子。

（《外臺秘要·卷第十六·肉極熱方》）

4 又越婢湯療風痹腳弱方

麻黃　六兩去節　石膏半斤碎　白术四兩　大附子一枚炮　生薑二兩　大棗十五枚擘　甘草二兩炙

上七味切，以水七升先煮麻黃，再沸，去上沫，內諸藥煮取二升，分三服，覆取汗。一方用附子二枚。忌海藻、菘菜、豬肉、冷水、桃李、雀肉等，並出第十卷中。此仲景方，本云越婢加朮湯，又無附子。胡洽雲：若惡風者，加附子一枚；多冷痰者，加白朮。

（《外臺秘要·卷第十八·風毒腳弱痹方》）

【简释】

《备急千金要方》卷第十五，有症而无方，方出于第七卷风毒脚气汤液门，名为越婢汤，有白术和附子等七味药。可见《备急千金要方》中只有越婢汤，无越婢加术汤方名，《备急千金要方》越婢汤，即《金匮要略》越婢汤加白术、附子。《外台秘要·第十六卷·肉极热方》引《千金》越婢汤，有附子而无白术，一名起脾汤。第十八卷风毒脚弱痹方，也引《千金》越婢汤，有白术和附子。其后注云：此仲景方，本云越婢加术汤，又无附子。胡洽云：若恶风者，加附子一枚，多冷痰者加白术。《金匮要略》越婢加术汤无附子，与《备急千金要方》《外台秘要》小有出入，可能为林亿等考证《胡洽方》而来。

二、疑难探析

（一）《古今录验》续命汤的主治

本方治中风痱，《灵枢·热病》中载："痱之为病也，身无痛者，四肢不收，智乱不甚，其言微知，可治；甚则不能言，不可治也。"《说文解字》谓："痱，风病也。"中风痱者，中风而痱也。历代医家对于"痱"有不同认识：①痱，废也，即身体无痛，四肢不收，身体废而不用的症状。《诸病源候论》又有"一臂不随者，风痱也，时能言可治，不能言者不可治。"《楼氏纲目》则以风痱的身体废是偏枯之邪气深者。然《灵枢·热病》未明言偏枯与风痱是否存在传变，此说存疑。②瘖痱，即中风失音。《素问·脉解》："所谓入中为瘖者，阳气已衰，故为瘖，内夺而厥，则为瘖痱，此肾虚也。"注云："瘖痱，风病不能言，心无所知，甚者死，轻者可疗。"③痱之别名，荣卫素虚，风入而痱之。此说源于徐忠可、喻嘉言等。然实则误矣。

根据现代临床医学对脑卒中的认识，本病实际涉及多个大脑功能区域，若语言中枢受损则不能言；若感觉中枢受损则身无痛；若运动中枢受损，则肢体不遂，不能自转侧，不同病例或出现肌肉强直，即手足拘挛，或出现肌肉松弛，即四肢不收而垂曳；若记忆中枢受损则有不知人等症。但不同症状之间无明显的传变关系，此不合风痱乃偏枯之邪深入者。周围神经系统病变亦有偏枯之症，且病变位于患侧，其症或半身不遂，或伴有疼痛、麻木或感觉减退，但无神智之乱，亦无言语之失。这与中风篇中，出现症状的一侧为健侧，而未有症状的一侧为患侧的症状特点不符。

《备急千金要方》中记载的续命汤方证分为两条，证在西州续命汤中，方在大续命汤中。大续命汤证未直接明言所治证候，言"治与前大续命汤同"，所以其症候很可能是西州续命汤证或之前的大续命汤证，即"治大风经脏，奄忽不能言，四肢垂曳，皮肉痛痒不自知"。此处，未言中风痱，而言"大风经脏"，与《金匮要略》中的"风中于脏，舌即难言，口吐涎"呼应。此外，西州续命汤的症候仍有痛觉，而大续命汤则无痛觉。《金匮要略》中续命汤证有"冒昧不知痛处"，应当与大续命汤证同。据《备急千金要方》中载"兼治妇人产后去血者及老人小儿"。后世注家推测此方或为气血虚弱之人中风所立，为虚实同治之方。《类聚方广义》提出此方可治妇人产后中风，发热恶寒，身体疼痛者，即妇人产后失血中风。尤在泾认为此方散邪扶正，攻补兼施。丹波元坚认为此方是大青龙汤变方，治气血虚弱甚，而中风邪气轻，内虚之症掩盖了表候，使人难以辨认。唐宋以前中风多以外风立论，《备急千金要方》《外台秘要》中记载了多种续命汤，亦均是麻桂之剂，所以推测麻桂剂疗中风是当时基于外风说所确立的治法共识。

《备急千金要方》大续命汤、《外台秘要》续命汤与《金匮要略》中《古今录验》续命汤的方药组成相同，但剂量均不同。《备急千金要方》大续命汤中麻黄、芎䓖三两，余药各一两，杏仁四十枚，而《外台秘要》中麻黄三两，余药二两，芎䓖一两，杏仁四十枚，《金匮要略》中麻黄三两、余药三两、川芎一两，杏仁四十枚。又《备急千金要方》西州续命汤中有麻黄六两、石膏四两、桂心二两、川芎一两，余药一两，无人参，而有黄芩一两，此方剂量类似于大青龙汤，发汗力强，恐于妇人产后中风及老小不宜。

（二）越婢加术汤之主治

越婢加术汤治肉极热，下焦脚弱。此有两种解释：①越婢汤并治肉极热与下焦脚弱。②越婢汤治肉极热而有下焦脚弱者。《备急千金要方》云："论曰，凡肉极者，主脾也。脾应肉，肉与脾合，若脾病则肉变色。"又曰："至阴遇病为肌痹，肌痹不已，复感于邪，内舍于脾，体痒淫淫如鼠走，其人身上津液脱，腠理开，汗大泄，鼻端色黄是其相也。"又曰："脾风之状……若阳动伤热，热则实，实则人身上如鼠走，唇口坏，皮肤色变，身体津液脱，腠理开，汗大泄，名曰恶风。"肉极即肌痹、脾风是也。本方治肉极热，即脾风化热者。其言厉风气，应当是上述恶风候。又《备急千金要方·卷第七》风毒脚气论服汤药色目中言："风毒之气入人体中，脉有三品……若风盛宜作越婢汤，加白术四两。"《诸病源候论》妇人脚气痛弱门亦有："若风盛者，宜作越婢汤，加术四两。"可见越婢加术汤亦治脚气病。

此外越婢加术汤亦出现在《金匮要略》水气病篇中，其言"里水者，一身面目黄肿，其脉沉，小便不利，故令病水。假如小便自利，此亡津液，故令渴也，越婢加术汤主之"。越婢加术汤治面目肿，小便自利，口渴。而此方证中又有津液脱、腠理开、汗大泄的症状，此亦应有口渴。《金匮要略》中还有越婢加术汤的类方，如越婢汤、麻杏石甘汤。《金匮要略·水气病》："风水恶风，一身悉肿，脉浮不渴，续自汗出，无大热，越婢汤主之。"又《伤寒论》："发汗后，不可更行桂枝汤，汗出而喘，无大热者，可与麻黄杏仁甘草石膏汤。"可见，麻黄与石膏配伍可治汗出。《备急千金要方·卷第十五·肉极》中亦有"麻黄止汗通肉解风痹汤方"，谓麻黄有止汗通肉之效。越婢汤和麻杏石甘汤都有"无大热"的表述，此或指代无大热汗出多而口渴之症。本篇越婢加术汤证则是有大热，《水气病篇》中又有口渴。《水气病篇》越婢汤与越婢加术汤都治身体浮肿；本篇有下焦脚弱，此或是下肢肿，《备急千金要方》言脚气多有胫肿，或不肿，但因大热汗出，腿胫困重无力；《伤寒论》中麻杏石甘汤则治喘。越婢加术汤为发汗利水之剂，亦可解风止汗。麻黄与石膏配伍的方剂还有越婢加半夏汤、大青龙汤、小青龙加石膏汤，其所治者皆无汗。可见与不同药物组合，则所治亦不同，不可单纯以有汗或无汗来指导麻黄配伍石膏的临床应用。

三、临证思维

《古今录验》续命汤适用于素体阴阳气血虚弱，又兼风寒袭表的脑卒中。此方可用于脑卒中初期，缩短急性期病程，并且在恢复期能促进肢体偏瘫、言语不利等康复。小续命汤也可用于产后失血、老人儿童等体质较弱，正气不足经络空虚者的风寒外感之证。此外，锻炼、饮酒等大汗后腠理空虚，易感风寒者也可用小续命汤。除脑卒中的身体偏瘫、语言不利等症外，其或兼有四肢头面肿，口渴而饮水不多，小便不利，肢体困重、乏力、鼻塞气喘、头身痛、肌肉酸痛等症。若病情进展，由寒郁而化热，其症有发热、口渴，欲冷饮则可酌加柴胡、黄芩等。但若患者素体阴虚火旺，肝阳化风，出现面红目赤，头晕头痛，急躁易怒，口干口苦，口渴欲冷饮，小便黄赤，大便干结不通，舌质红，苔黄，或舌红少苔、剥苔，脉弦数或弦劲等则不适宜使用本方，应仔细辨别。

四、现代研究

（一）临床研究

一项《古今录验》续命汤联合硫辛酸治疗糖尿病周围神经病变的临床疗效观察研究，采用随机分组方法将 57 例糖尿病周围神经病变患者，分为试验组和对照组，试验组给予《古今录验》续命汤联合硫辛酸治疗；对照组给予硫辛酸联合甲钴胺治疗。治疗 6 周后，相较于对照组，试验组患者中医证候积分和震动感觉阈值测定结果均有明显改善（$P<0.05$）。硫辛酸联合续命汤能够有效缓解糖尿病周围神经病变的临床症状，改善患者震动感觉敏感性，且相对硫辛酸与甲钴胺的联合具有优效性。

（二）实验研究

基于网络药理学和生物信息学方法的《古今录验》续命汤治疗急性脑梗死的作用机制研究，表明《古今录验》续命汤可能通过调控 IL-17 信号通路、PI3K-Akt 信号通路、HIF-1 信号通路等，靶向调控急性脑梗死的自噬、氧化应激、炎症反应、凋亡等病理过程。

五、问题与展望

（一）脚气为何病证？

本篇正文与附方中均有脚气病，然《金匮要略》虽有脚气之附方，确无脚气病专论。考证此病名实后世才有，根据孙思邈《千金方》记载，在永嘉南渡以后，中原士族南迁，医生们方才注意到脚气一病。从临床特点分析，其与水气、痰饮等病较为相关，故用方中也参考了《金匮》对相关病证的证治。但本病仍缺乏系统的病因病机、证候发展规律、方药应用等论述。参考《诸病源候论》《千金方》《外台秘要》等相关论述，结合仲景对水气、痰饮等病证的证治，或可系统梳理出经方治疗脚气的系统理论，并有能指导现代临床相关疾病的治疗。

（二）外感表证的祛风散邪对脑卒中中医治疗的临床价值以及科学内涵是什么？

本篇中风历节以及附方中风痹、风虚等证均以外风论治，方亦多辛温发散之剂。此种治疗方法在现今脑卒中的中医治疗中有何意义？其应用的原则与机制是什么？有何注意事项及使用禁忌？厘清上述问题，对提高脑卒中的临床疗效、减少后遗症的发生率，有重要意义。

（三）《金匮要略》附方的理论价值与临床意义有哪些？

《金匮要略》年代久远，成书历史较为悠久，中间历经多人传抄，其条文存在诸多错简。根据《金匮要略》的序言记载，附方为北宋医书校正局整理本书时，根据书中记载不全之处，参考诸家方书汇集而成的，且根据原始出处记载，部分附方有标明为仲景原方的字样，但是历代未能引起足够的重视。系统整理附方的来源出处、收录标准，并参考其方法进一步扩大整理范围，挖掘其理论价值与临床意义，开展相关的临床研究，或有助于《金匮要略》各病证治体系的完善。

主要参考文献

[1] 傅延龄，陈传蓉，倪胜楼，等. 论方寸匕、钱匕及其量值[J]. 中医杂志，2014，55（7）：624-625.

[2] 刘玉珍，魏小维. 风引汤治疗小儿癫痫 50 例[J]. 陕西中医，2007，（7）：778-779.

[3] 白炳森，白海亮，杨增文. 风引汤治疗癫痫 100 例临床小结[J]. 河北中医，1986，（4）：24-25.

[4] 曹晓英. 风引汤治疗重症手足口病（毒热动风证）的临床观察[J]. 中国中医急症，2017，26（4）：695-697.

[5] 王玉光，刘清泉，倪量，等. 128 例手足口病合并中枢神经系统感染的中医证治研究[J]. 北京中医药，2009，28（4）：243-246.

[6] 邱璐琦，丁舒飞，蒋东晓，等. 基于网络药理学与分子对接探讨风引汤治疗癫痫作用机制[J]. 新中医，2022，54（15）：6-14.

[7] 程宏发，王璁，张雅文，等. 基于磁共振成像研究侯氏黑散对脑缺血大鼠神经血管功能恢复的作用[J]. 北京中医药大学学报，2020，43（8）：680-688.

[8] 乌凯迪，蒋希成，宋莹，等. 基于网络药理学探讨侯氏黑散治疗缺血性脑卒中的作用机制[J]. 中西医结合心脑血管病杂志，2022，20（4）：601-608.

[9] 王璇, 马重阳, 张雅文, 等. 基于网络药理学的侯氏黑散抗缺血性脑卒中机制研究[J]. 首都医科大学学报, 2021, 42（1）: 43-52.
[10] Feng Chenxi, Rongrong Chen, Keer Wang, et al. Chinese traditional medicine（GuiZhi-ShaoYao-ZhiMu decoction）as an add-on medication to methotrexate for rheumatoid arthritis: a meta-analysis of randomized clinical trials.[J]. Therapeutic advances in chronic disease, 2021, 12: 2040622321993438.
[11] 夏聪敏, 许波, 李刚, 李嘉程, 阎博昭, 梁学振, 骆帝. 基于网络药理学探讨桂枝芍药知母汤治疗骨性关节炎的分子机制[J]. 中华中医药学刊, 2018, 36（11）: 2681-2684.
[12] 张青, 徐月, 彭伟, 等. 分子对接结合网络药理学研究桂枝芍药知母汤治疗类风湿关节炎的分子作用机制[J]. 中草药, 2020, 51（18）: 4673-4684.
[13] Zhang Qing, Hu-Xinyue Duan, Ruo-Lan Li, et al. Inducing Apoptosis and Suppressing Inflammatory Reactions in Synovial Fibroblasts are Two Important Ways for Guizhi-Shaoyao-Zhimu Decoction Against Rheumatoid Arthritis.[J]. Journal of inflammation research, 2021, 14: 217-236.
[14] 李楠, 杨海芯, 曾珊, 等. 桂枝芍药知母汤对胶原诱导性关节炎小鼠软骨破坏及JAK2/STAT3信号通路的影响[J/OL]. 中国实验方剂学杂志: 1-8[2022-08-19].
[15] 刘臻华, 刘光炜, 杨维杰, 等. 《古今录验》续命汤联合硫辛酸治疗糖尿病周围神经病变的临床观察[J]. 时珍国医国药, 2015, 26（9）: 2189-2191.
[16] 蔡昱哲, 彭珣, 李钰佳, 等. 基于网络药理学与生物信息学探讨《古今录验》续命汤对急性脑梗死的作用机制[J]. 中国中医药信息杂志, 2022, 29（4）: 13-20.

血痹虚劳病脉证并治第六

第一节 血 痹

一、病证源流

血痹之名，见于《灵枢·九针》"邪入于阴，则为血痹"，指邪气侵入营阴，血分痹阻不通的病机。另《素问·五脏生成》中亦云："卧出而风吹之，血凝于肤者为痹"，指出血痹的成因，为感受风邪，血行痹阻。东汉郑玄所注《易纬·通卦验》中言："足太阳脉虚，多病血痹"，亦是血痹之名早期的记载之一。《金匮要略》将血痹作为独立的病种，强调"外证身体不仁，如风痹状"等肢体局部肌肤麻木为主，严重者可见如风痹状肢体轻微疼痛的症状。并提出了"尊荣人"的体质概念，在于阐述血痹的成因是由于体虚受邪所致。《诸病源候论·风病诸候·血痹候》云："血痹者，由体虚，邪入于阴经故也。血为阴，邪入于血而痹，故为血痹也。其状，形体如被微风所吹。此由忧乐之人，骨弱肌肤盛，因疲劳汗出，卧不时动摇，肤腠开，为风邪所侵也。"阐明了血痹病位在血，病机在体虚而邪入于阴。

古人对于血痹之名亦有混用者，如《中藏经·论痹》中提出"入于心，则名血痹"的说法，将血痹与脉痹混同。其论血痹之状，云："故使人血不能荣于外，气不能养于内。内外已失，渐渐消削。左先枯则右不能举，右先枯则左不能伸，上先枯则上不能制于下，下先枯则下不能克于上，中先枯则不能通疏"。就具体症状而言，其所论更加类同于中风偏枯一类的疾病，因此，其所讨论的血痹与仲景之论迥异。宋代王怀隐在《太平圣惠方·治风血痹诸方》中将血痹称为风血痹，曰："夫风血痹者，由体虚之人，阴邪入于血经故也。若阴邪入于血经而为痹，故为风血痹也。"风血痹一名更加突出外邪所致的病机，因此在治疗上，其所用诸方，如治疗皮肤不仁的防风汤，治疗身体不仁的侧子散等均尤为注重疏解外邪。宋代《圣济总录》将因气血亏虚，感受风邪所致的肢体肌肤麻木为主症的"血痹"与"脉痹"，两证析出，并区别分列，基本继承《内经》《金匮要略》的论述。

二、原文校释

【原文】

問曰：血痹病從何得之？師曰：夫尊榮人，骨弱肌膚盛，重因疲勞汗出，臥不時動搖，加被微風，遂得之。但以脈自微濇，在寸口、關上小緊，宜針引陽氣，令脈和緊去則愈。

【文献汇编】

1 此由憂樂之人，骨弱肌膚盛，因疲勞汗出，臥不時動搖，膚腠開，為風邪所侵也。診其脈自微濇，在寸口而關上小緊，血痹也。宜可針引陽氣，令脈和緊去則愈。

（《诸病源候论·風病諸候·血痹候》）。

2 論曰：血痹病從何而得之？師曰：夫尊榮人骨弱、肌膚盛，因疲勞汗出，臥不時動搖，加被微風遂得之，形如風狀，《巢源》云其狀如被微風所吹。但以脈自微澀，澀在寸口，關上緊，宜針引陽氣，令脈和，緊去則愈。

(《備急千金要方·治諸風方·風痹第八》)。

【简释】

对本条脉象的认识主要有两种，一种认为微涩脉在寸口，而小紧脉在关上，微为阳气不足，涩主血行不畅，所以寸口见微涩之脉，多卫阳不足，外受风寒之邪，血行痹阻所致。如巢氏《诸病源候论》云："诊其脉自微涩在寸口，而关上小紧。"《备急千金要方》中亦云："脉自微涩，涩在寸口，关上紧。"另一种认为脉自微涩，而寸口关上小紧。微涩之脉见于六部，而寸关部另有小紧之象，说明气血不足，感受风寒之邪形成血痹。如吴谦《医宗金鉴》云："第二条承上条互详脉证，以明其治也。上条言六脉微，寸口关上小紧，此条言阴阳，寸口关上俱微，尺中小紧。"究其分歧之因，乃因句读不同所致。原文"脉自微涩，在寸口、关上小紧"标点为后人所加，断句不同，所得结论则略有不同。前者重在卫阳虚，后者重在血气虚。

"脉自微涩"说明本来如此，突显出其体质本有不足。故微涩之脉当六脉并见，而小紧之脉见于寸关两部，为外邪所致，故条文后治法云"脉和紧去则愈"。体质不足，所见微涩之脉，难以一时扭转，而外邪所致的血行痹阻，则待阳气宣通，自然好转，故言"紧去则愈"。综上，当以后一种认识更为贴切，因血痹系气血不足，感受外邪，阳气受阻，血行不畅所致。所以微为阳微，涩为血滞。寸关两部见小紧之象，为受邪轻浅的表现，实为六脉微涩，寸关部带小紧之脉。

【原文】

血痹陰陽俱微，寸口關上微，尺中小緊，外證身體不仁，如風痹狀，黃耆桂枝五物湯主之。

黃耆桂枝五物湯方：

黃耆三兩　芍藥三兩　桂枝三兩　生薑六兩　大棗十二枚

上五味，以水六升，煮取二升，溫服七合，日三服一方有人參。

【文献汇编】

1 黃耆湯　治血痹，陰陽俱微，寸口關上微，尺中小緊，外證身體不仁，如風狀方。

蜀黃耆　人參　芍藥　桂心各二兩　大棗十二枚　生薑六兩

上六味，㕮咀，以水六升，煮取二升。服七合，日三服盡。

(《備急千金要方·治諸風方·風痹第八》)：

2 治風血痹　陰陽俱微，寸口關上微。或尺中小緊。其狀身體不仁，如賊風所中。黃耆湯方：

黃耆（剉）　芍藥各一兩　桂（去粗皮）三分

上三味，粗搗篩。每服五錢匕。以水一盞半，棗二枚劈破。生薑一棗大拍碎。同煎至八分，去滓溫服。早晨午間近晚各一服。

(《聖濟總錄·諸痹門·血痹》)

【简释】

黄芪桂枝五物汤由黄芪、芍药、桂枝、生姜、大枣组成，方后小字注云："一方有人参。"仲景原方名五物汤，当为五味药物所组成，如《金匮要略》中还有厚朴三物汤、厚朴七物汤等均是此命名法。故此小字注解当为宋人遍考古书之后所加。如《备急千金要方》中治疗血痹有黄芪汤，其药物组成就较《金匮要略》多人参一味，所治病证与《金匮要略》雷同。此方以人参佐黄芪，增强益气通阳的功效，黄芪、芍药、桂心均减量至二两，为后世灵活变通之法，可资借鉴。

至宋时,《圣济总录》亦载黄芪汤治疗血痹,其主治病症,及所用药物亦与《金匮要略》同。然从药物剂量来看,均较《金匮要略》原方有所减少。但相对而言,方中重用黄芪、芍药,轻用桂枝、大枣、生姜,服法以煮散温服。此种变化当与宋代以来煮散风行有关,故减其剂量,变其服法。《备急千金要方》与《圣济总录》中二方主治病症与《金匮要略》相似,但是药物或剂量均有改易,故未名黄芪桂枝五物汤,而称黄芪汤,可谓是对仲景之法的继承与变通。

三、疑难探析

(一)血痹之内因

血痹的内因在于本虚,外因在于邪侵。而内因之本虚究竟是何者亏虚,尚有不同的认识。一者认为系阳气虚,外卫不固,致风邪得以侵入血分,使得血行涩滞。如尤在泾《金匮要略心典·血痹虚劳病脉证并治》云:"阳气者,卫外而为固也。乃因疲劳汗出,而阳气一伤,卧不时动摇,而阳气再伤,于是风邪虽微,得以直入血中为痹……血中之邪,始以阳气伤而得入,终必因阳气通而后出。"二者认为系气血不足,感受外邪,阳气受阻,血行不畅所致。如杨百茀《金匮集释·血痹虚劳病脉证并治》云:"血痹本气血不足,感受外邪,阳气受阻,血行不畅所致。"

当以后者为是。原因如下:第一,从原文"骨弱肌肤盛"句中可知,骨为肾所主,肾主藏精,骨弱当指筋骨脆弱,实指精血不足者而言。从"疲劳汗出"句中可知,尊荣人,缺乏锻炼,卫气虚弱,外卫不固,一遇疲劳,极易出汗,阳气一伤再伤,腠理极虚,故易为风邪入侵而致阳气痹阻,血行不畅。第二,符合临床实践,血痹患者,每益气通阳与养血行血之品同用,效果更佳。第三,血痹重证用黄芪桂枝五物汤,方中用芪桂温通阳气;芍药行血通痹;姜枣调营卫,皆气血两治之明证。血痹轻证以针刺导引阳气,若是阳气虚,则艾灸更胜针刺。故综合而言,血痹之内因当以气血不足,感受外邪致阳气受阻,血行不畅更加贴合病机。

(二)"阴阳俱微"的含义

张仲景常将"阴阳"作为诊脉部位或脉象的代称。如《伤寒论》第3条云:"脉阴阳俱紧者,名为伤寒。"此阴阳为诊脉之浮沉部位而言,即浮沉均为紧象。如柯韵伯《伤寒来苏集》中言:"寒则令脉紧,阴阳指浮沉而言。"亦有解释为寸尺而言者,如刘渡舟《伤寒论讲稿》中言:"脉阴阳俱紧,阴阳代表寸关尺,寸为阳,尺为阴,关就概括在内了,也就是说整部脉,包括寸、关、尺都浮而紧。"正如《伤寒论·辨脉法》中所云"其脉浮而数……名曰阳结也;其脉沉而迟……名曰阴结也""假令寸口脉微,名曰阳不足……尺脉弱,名曰阴不足",表明沉取与浮取、尺脉与寸脉均有阴阳的意蕴。在《伤寒论》中"阴阳"明确指脉而言之外,还有如《伤寒论》的第6条"脉阴阳俱浮",94条"脉阴阳俱停",283条"病人脉阴阳俱紧"。鉴于此,有医家也认为《金匮要略》此处血痹重证之"阴阳俱微"指脉而言。如黄元御《金匮悬解·内伤·血痹虚劳》云:"血痹寸阳尺阴俱微,其寸口、关上则微,其尺中则微而复兼小紧。"尤在泾《金匮要略心典·血痹虚劳病脉证并治》中言:"阴阳俱微,该人迎,趺阳,太溪而言。"吴谦《医宗金鉴·订正金匮要略注·血痹虚劳》云:"上条言六脉微涩,寸口关上小紧,此条言阴阳寸口关上俱微,尺中亦小紧。合而观之,可知血痹之脉浮沉、寸口、关上、尺中俱微、俱涩、俱小紧也。"以上医家尽管观点略有不同,但是均认同此"阴阳俱微"指诊脉而言。此说有一定的道理,但若如黄元御所言以寸尺而论,则后面"寸口、关上微"之语,则属多余。若依尤在泾以人迎、趺阳、太溪而论,则仲景无此论例,且仲景脉法,就条文而言,并未见人迎之诊法,故尤氏之说恐出于臆测。吴谦以阴阳作浮沉而言,其综合血痹轻证与重证的脉象，以六部脉浮沉皆微，若是如此，则阳衰已极，用黄芪桂枝五物汤即非对证之方。故将"阴阳俱微"释为诊脉而言，尚有龃龉不合之处。

张仲景也有将"阴阳"作周身表里之营卫气血而言者，如《伤寒论》23条"此阴阳俱虚，不可更发汗、更下、更吐也"，58条"阴阳自和者，必自愈"，111条"阴阳俱虚竭，身体则枯燥"等均属此例，故对《金匮要略》"阴阳俱微"的理解亦可从营卫气血的角度，如李克光主编的《金匮要略》教学参考丛书就认为"阴阳俱微是指患者素体营卫气血不足"。何任《金匮要略校注》也注解阴阳俱微为"阴血阳气皆虚"。当前统编教材基本继承了这一观点。这也符合血痹正虚邪侵的病机。

四、临证思维

（一）体质辨析

体质是人在先天禀赋与后天获得的基础上形成的在形态结构、生理功能、精神心理状态和对疾病的抵抗能力等各方面综合的、相对稳定的固有特质。《素问·经脉别论》言："诊病之道，观人勇怯、骨肉、皮肤。能知其情，以为诊法也。"说明治病当先辨明病人的体质特点。体质对于疾病的发生有巨大影响，如《素问·经脉别论》言："勇者气行则已，怯者则着而为病也。"体质状态表明患者对某些疾病的易感性，且体质辨析也有助于预测疾病的发展方向。由于体质状态代表着机体阴阳气血的偏盛偏衰，受邪之后受体质状态的影响，病邪有化寒、化热、化燥等的区别。如虚寒体质的人受邪，更易于化寒，日久甚至有陈寒痼冷凝结，痰湿体质的人患病，更易成为仲景所谓"湿家"，气血亏虚体质发疮痈，则易形成仲景所谓"疮家"。故而辨证的同时要注意体质的辨别。

张仲景在本篇提出尊荣人的体质类型，实际是作为示例，强调了体质辨析在辨证中的重要性。尊荣人指养尊处优、好逸恶劳之人，这样的患者有"骨弱肌肤盛"的特点，身材虽然偏于丰满，但是实则筋骨柔弱，不耐劳作，动则汗出，腠理不固，因此抵御病邪的能力薄弱。除此之外，张仲景还提出"平人""强人""盛人""瘦人""羸人""湿家""饮家""黄家""中寒家"等病理体质类型，以此作为某些致病因素易感性、群体性的标志，为后世体质学说奠定了基础。重视体质的辨析对于辨证的准确性和处方遣药的法度，尤其是对于慢性复杂性疾病的辨治有重要意义。

（二）受邪轻重之辨

血痹病两条条文分别论述了轻证与重证的辨治差异。血痹是由于正气不足，外感风寒，使阳气痹阻，血行不畅，肌肤失于荣养而发病。初期病情轻浅，治疗可用针刺引动阳气，阳气行，则邪气去，则脉自和，紧自去。穴位可选用肩井、风池、风府、合谷、曲池、阳陵泉等。这也符合《金匮要略》首篇"四肢才觉重滞，即导引，吐纳，针灸，膏摩，勿令九窍闭塞"的治疗思想，在疾病早期提倡使用一些导引，针灸等运动、外治的方法以流通气血。此血分凝滞之病，不可独治血分，首先在通引阳气，亦气行则血行之意，气为血之帅也。

而对于血痹重证，单纯选用针刺导引阳气，则未免病重药轻。故张仲景用温阳行痹之黄芪桂枝五物汤治疗，其治疗思路与"针引阳气"相同，只是治疗方法上的差异。方中用黄芪益气，合桂枝汤去甘草之甘缓，倍生姜以协助桂枝散邪。诸药合用，共奏温阳行痹之功。方中冠黄芪于方名，旨在强调气行则血行，实为后世补阳还五汤之嚆矢。正如尤在泾《金匮要略心典》中云："寸口关上微，尺中小紧，即阳不足而阴为痹之象。不仁者，肢体顽麻、痛痒不觉，如风痹，而实非风也，黄芪桂枝五物汤和营之滞，助卫之行，亦针引阳气之意。"

五、现代研究

(一) 临床研究

本篇相关的临床研究,主要集中在黄芪桂枝五物汤临床使用的疗效观察和评价。

如黄芪桂枝五物汤治疗糖尿病周围神经病变(diabetic peripheral neuropathy, DPN)。如 Pang Bing 等对黄芪桂枝五物汤治疗糖尿病周围神经病变进行 Meta 分析,纳入 16 项临床试验,共 1173 名患者,分析表明黄芪桂枝五物汤的疗效明显优于对照组,与对照组相比,运动神经正中传导速度和中位感觉神经传导速度增加,腓神经运动神经传导速度增加。表明黄芪桂枝五物汤治疗糖尿病周围神经病变具有明显的优势,但是当前临床研究质量低,尚需要多中心大样本的临床研究来支撑此观点。

黄芪桂枝五物汤治疗类风湿性关节炎(rheumatoid arthritis, RA)也有较多临床报道,如田敏等人对黄芪桂枝五物汤联合化学药物治疗 RA 进行 Meta 分析,纳入 8 项 RCT 研究,表明联合方案能显著提高临床总有效率,有效缩短晨僵时间,减少关节肿胀数,且 RF、ESR 和 CRP 等指标显著降低,提示联用可有效改善 RA 临床症状,提高生活能力。但是当前 RCT 研究质量较低,纳入文献样本量少,故可能存在偏倚。Liang Long 等人对黄芪桂枝五物汤治疗神经根型颈椎病的有效性和安全性进行了系统评价,纳入 8 个临床试验,共 783 名患者,分析显示中药组疗效显著优于对照组,且 8 项试验均未提及不良反应,表明黄芪桂枝五物汤对神经根型颈椎病具有良好的效果。

黄芪桂枝五物汤还用于脑卒中的治疗,如刘彦在常规西药治疗的基础上加用黄芪桂枝五物汤治疗脑卒中后感觉障碍 40 例,加用黄芪桂枝五物汤能够改善脑卒中后产生的感觉障碍,促进患者康复,提高生活质量。陈童在常规治疗基础上加用黄芪桂枝五物汤加减治疗气虚血瘀型中风先兆患者,发现加用黄芪桂枝五物汤加减具有较好的临床疗效,且能改善超敏 C 反应蛋白、D-二聚体水平。

(二) 实验研究

实验研究主要围绕黄芪桂枝五物汤的作用机制,如细胞学实验表明黄芪桂枝五物汤可以显著降低 TNF-α 诱导的人类风湿关节炎成纤维样滑膜细胞中的 CASP3、TNF、RELA 和 IKBKB 蛋白表达。其治疗类风湿关节炎的机制可能是通过调控 TNF 信号通路的关键蛋白,从而发挥抑制炎症反应,调节免疫功能及调控细胞凋亡。此外,动物实验表明黄芪桂枝五物汤能明显减轻 CIA 大鼠关节炎症、滑膜增生、血管翳形成及软骨破坏,其机制可能与调控 JAK-STST 信号通路中 IL-2、JAK3、STAT3、SOCS1、SOCS3 的表达相关。还有研究表明黄芪桂枝五物汤可通过负性调控 NF-κB 信号通路,从而缓解 CIA 大鼠体内炎症反应,显著缓解关节炎症状。研究表明,黄芪桂枝五物汤可能通过减轻骨关节炎大鼠血管新生相关细胞因子 PGE2 和 TGF-β$_1$ 等的表达而作用于 VEGF,从而抑制膝骨关节处血管新生,减轻软骨损伤。

黄芪桂枝五物汤治疗周围神经病变也是研究的热点,有动物实验表明黄芪桂枝五物汤可通过 TLR4/NF-κB 和 PI3K/Akt/Nrf2 通路的参与,抑制紫杉醇引起的外周神经系统炎症和氧化反应。另一项动物实验黄芪桂枝五物汤可下调奥沙利铂诱导的慢性神经性疼痛大鼠血清中 TNF-α、IL-1β 和 IL-6 的水平。同时抑制 MAPK 通路相关蛋白 ERK1/2、p38 和 JNK 的表达。这导致下游必需蛋白 c-Fos、CREB 和 NF-κB 的表达降低,表明其可通过 TNFα/IL-1β/IL-6/MAPK/NF-κB 通路对抗奥沙利铂诱导的慢性神经性疼痛模型大鼠神经细胞损伤,减轻疼痛致敏作用,预防和修复神经细胞损伤。

六、问题与展望

（一）如何结合古代文献和现代临床实际，系统总结血痹的辨治规律？

本篇中血痹条文仅两条，对于血痹病的辨证与治疗尚未完全阐明。如其以肢体局部肌肤麻木为主症，在诊断上并不具有特异性，因麻木之证亦并非都是血痹。若是以阳气受阻，血行不畅之麻木不仁为血痹，则血痹之证只有一端。而后世治疗血痹或重于祛风，用防风、独活、麻黄等药；或重于温阳，用附子、天雄、乌头；或重于行血，用干漆、蛴螬、生地等，如《太平圣惠方》中防风散、侧子散、麻黄散、茵芋散、地黄丸，《备急千金要方》的血痹大易方等。可见《金匮要略》对血痹的论述并不全面。故而在古代医学文献的基础上，尚需结合现代临床实际，观察探讨血痹的发生、发展、传变规律，系统地阐明血痹的辨治策略，阐释其与痹证、中风等疾病的区别与联系，这对于本病的诊断与治疗具有重要意义。

（二）黄芪桂枝五物汤治疗周围神经性病变、硬皮病等疾病，是否能取得更高级别的临床证据？其药效物质基础和作用机制是什么？

黄芪桂枝五物汤是张仲景治疗血痹的经典方剂。在临床中治疗以局部麻木为主症的一系列疾病如糖尿病周围神经性病变、雷诺病、硬皮病、类风湿关节炎、肩关节周围炎等疾病具有良好效果。已有部分临床研究发表，但是多属于存在偏倚的临床疗效证据，故而仍需要大量多中心、大样本的随机双盲对照试验，以取得更高级别的临床证据作为支撑。

中药复方发挥药效的物质基础不清晰一直是制约中药国际化重要的一个瓶颈。目前黄芪桂枝五物汤治疗周围神经性病变、硬皮病等的物质基础尚不清楚，采用高效液相色谱—质谱联用技术，以及中药谱效关系整合分子对接、网络药理学、一测多评等方法，是研究中药复方药效物质基础的方向之一。从而建立能够从"整体观"角度阐述中药发挥药效的物质基础，使之更加符合中医药理论，同时也为后期的中药质量控制和评价的制定提供参考。在此基础上，深入研究黄芪桂枝五物汤治疗相关疾病的作用机制，明确作用靶点，加快中医药现代化的进程。

（三）针刺治疗血痹，是否能够深入挖掘并推广？

针刺作为一项简便的治疗技术，立竿见影，疗效显著，一直以来受到广大人民群众的欢迎。本篇中提到"宜针引阳气，令脉和紧去则愈"，说明张仲景也重视针刺法在血痹中的应用。但是张仲景并未明确针刺的方法及穴位。故而系统总结针刺在血痹病中的应用，根据不同的病情采取不同的针刺手法，选择不同的穴位，以提高针刺的疗效，并进一步阐释针刺治疗血痹的机理，这对于血痹病的治疗有重大的意义。

第二节 虚 劳

一、病证源流

虚、劳始见于《内经》。《素问·通评虚实论》中给"虚"下了一个明确的定义："精气夺则虚"。对于"劳"虽没有正面阐释，但在《素问·宣明五气论》中提出"劳伤"之说，"五劳所伤，久视伤血，久卧伤气，久坐伤肉，久立伤骨，久行伤筋，是谓五劳所伤"。《素问·至真要大论》中还提出了"劳者温之""损者温之"的治疗原则。《难经·十四难》提出五损，即虚损之谓，"一损损于皮毛，皮聚而毛落；二损损于血脉，血脉虚少，不能荣于脏腑；三损损于肌肉，肌肉消瘦，饮食不能荣于肌肤；四损损于筋，筋缓不能收持；五损损于骨，骨痿不能起于床"，还有损于五脏的治法"损其肺者，益其气；损其心者，调其荣卫；损其脾者，调其饮食，适其寒温；损其肝者，缓其中；损其肾者，益其精"。"虚劳"病名首见于《金匮要略》，张仲景将虚损劳伤类疾病统称"虚劳"，是过度劳伤所致慢性衰弱性疾患的总称。治疗上针对虚弱的一面，重视脾肾的调补，且提出虚中夹实之证，或因虚致实，或因实致虚，治疗上往往补虚泻实同用。可知仲景之虚劳并非纯属虚证，此种认识已较《内经》《难经》有所发展。后世巢氏《诸病源候论·虚劳疾诸候》云："夫虚劳者，五劳、六极、七伤是也。"知虚劳是后世对于五劳、六极、七伤等病症的总称。但如《诸病源候论》《备急千金要方》等著作皆在祖述《内经》《难经》的关于五脏虚损论述的基础上，取法仲景，进一步扩大虚劳的范围。如《诸病源候论》所载"虚劳诸候"把许多慢性病后期阶段都划为虚劳，其后大量文献均以此为宗。

至宋代，《圣济总录·虚劳门》云："虚劳之病，感五脏则为五劳，因七情则为七伤，劳伤之甚，身体疲极，则为六极"，基本继承《内经》《难经》之说，沿袭《诸病源候论》的分类论述，并强调"凡五劳六极七伤之外，变证不一，治法皆以补养为宜，形不足者温之以气，精不足者补之以味，气味相得，合而服之，以补精益气，此其要也"。可见后世认为虚劳病范畴甚广，五劳六极七伤之外，尚有大量变证，但是总的治法均以补益为原则。《严氏济生方》将虚劳与痨瘵区分开来，提出"医经载五劳六极之证，非传尸骨蒸之比，多由不能卫生，始于过用"，且痨瘵"传变不一，积年染疰，甚至灭门"。

二、原文校释

【原文】

夫失精家，少腹弦急，阴头寒，目眩一作目眶痛髮落，脉极虚芤迟，为清谷，亡血、失精。脉得诸芤动微紧，男子失精，女子梦交，桂枝加龙骨牡蛎汤主之。

桂枝加龙骨牡蛎汤方：《小品方》云虚弱浮热汗出者，除桂，加白薇、附子各二分，故曰二加龙骨汤。

桂枝二两　芍药三两　生姜三两　甘草二两　大枣十二枚　龙骨　牡蛎各三两

上七味，以水七升，煮取三升，分温三服。

天雄散方：

天雄三两（炮）　白术八两　桂枝六两　龙骨三两

上四味，杵为散，酒服半钱匕，日三服，不知，稍增之。

【文献汇编】

1 夫失精家，少腹弦急，阴头寒，目眩一作目眶痛。髮落，脉极虚芤迟，为清谷，亡血失精。脉得诸芤动微紧，男子失精，女子梦交，桂枝加龙骨牡蛎汤主之。方：

桂枝去皮　芍药　生姜切，各三两　甘草二两，炙　大枣十二枚，擘　龙骨　牡蛎熬，各二两

上七味，㕮咀，以水七升，煮取三升，去滓，分温三服。《小品方》云：虚羸浮热汗出者，除桂，加白薇、附子各三分，故曰二加龙骨汤。

天雄散亦主之。方：

天雄三两，炮，去皮　白术八两　桂枝六两　龙骨三两

上四味，杵为散，酒服半钱匕，不知，稍增之。

（《明洪武钞本金匮要略方·血痹虚劳病脉证并治》）

2《小品方》龍骨湯：療夢失精，諸脈浮動，心悸少急，隱處寒，目眶疼，頭髮脫者，常七日許一劑，至良方。

龍骨　甘草炙，各二分　牡蠣三分，熬　桂心　芍藥各四分　大棗四枚擘　生薑五分

上七味，切，以水四升，煮取一升半，分再服。虛羸浮熱汗出者，除桂，加白薇三分，附子三分炮，故曰二加龍骨湯。忌海藻、菘菜、生蔥、豬肉、冷水。

（《外臺秘要·卷第十六·虛勞夢泄精方》）

3《深師》桂心湯：療虛，喜夢與女邪交接，精為自出方。一名喜湯。

桂心　牡蠣熬　芍藥　龍骨　甘草各三兩，炙　大棗三十枚一方十枚　生薑五兩

上七味，㕮咀，以水八升，煎取三升，去滓，溫分三服。忌海藻、菘菜、生蔥。

（《外臺秘要·卷第十六·虛勞夢泄精方》）

4 范汪療男子虛失精，三物天雄散方

天雄三兩，炮　白朮八分　桂心六分

上藥搗下篩，服半錢匕，日三，稍稍增之。忌豬肉、冷水、桃李、雀肉、生蔥。張仲景方有龍骨。

（《外臺秘要·卷第十六·虛勞失精方》）

5《葛氏方》云：治男女夢與人交接，精便洩出，此內虛積滯，邪氣感髮，治之方：

龍骨二分　朮四分　桂枝二分　天雄一分

搗末，酒服五分匕，日三。

（《醫心方·卷第十三·治虛勞夢泄精方》）

【简释】

邓珍本《新编金匮方论》中天雄散一方独立成文，未载明其所主治病证，与本书它方体例不合，故历来注家有"原方""附方"之争。甚者如《医宗金鉴》竟疑而删之。据《外台秘要·虚劳失精方》中三物天雄散方后云"张仲景方有龙骨"，则可证此方并非宋人所附加。

至于天雄散主治症候。当前学者认为以本条文前半段为天雄散主治，即从"失精家"至"亡血，失精"止。因梦遗与滑精不同，本条文前半段以"失精家"即论滑精为主，后半段论"男子失精，女子梦交"即以梦遗为主。而《小品方》龙骨汤、《深师方》桂心汤与桂枝加龙牡汤组成相同，所治病证均以梦遗为主。且本条在其他文献，如《脉经》中正作两条，即前半段为一条，后半段为一条。故认为天雄散当治前半段失精之候。如莫枚士《研经言》云："古者失精与梦失精分而为二：梦因于风，梦失精者，虚而挟风，故仲景以桂枝汤中加龙骨、牡蛎治之，桂枝汤中风方也；不梦而但失精者，虚而挟寒，故又以天雄散治之，天雄祛寒壮阳之药也。其治失精，于何征之？《诸病源候论》引'失精家少腹弦急，阴头寒，目眶痛，发落'一段经文于失精候，而《外台》即以范汪天雄散隶之，范汪方较仲景只少龙骨一味，而注中引张文仲有龙骨，与仲景一味不差。此天雄散治失精之证也。"此种认识可作参考。

但是考《明洪武钞本金匮要略方》，确实分作两条，但云"天雄散亦主之"。可见天雄散主治症候应与桂枝加龙骨牡蛎汤相同。且从滑精与梦遗的症候凿分二方主治，确有不妥。如《医心方·治虚劳梦泄精方》引《葛氏方》治疗"男女梦与人交接，精便泄出"之方亦与天雄散雷同。可见《明洪武钞本金匮要略方》所载更贴合天雄散之主治，依此则争论可休。

【原文】

虛勞裏急，悸，衄，腹中痛，夢失精，四肢痠疼，手足煩熱，咽乾口燥，小建中湯主之。

小建中湯方：

桂枝三兩，去皮　甘草三兩，炙　大棗十二枚　芍藥六兩　生薑三兩　膠飴一升

上六味，以水七升，煮取三升，去滓，內膠飴，更上微火消解，溫服一升，日三服。嘔家

不可用建中湯，以甜故也。

《千金》療男女因積冷氣滯，或大病後不復常，苦四肢沉重，骨肉痠疼，吸吸少氣，行動喘乏，胸悶氣急，腰背強痛，心中虛悸，咽乾唇燥，面體少色，或飲食無味，脅肋腹脹，頭重不舉，多臥少起，甚者積年，輕者百日，漸至瘦弱，五藏氣竭，則難可復常，六脈俱不足，虛寒乏氣，少腹拘急，羸瘠百病，名曰黃耆建中湯，又有人參二兩。

【文献汇编】

1 凡男女因積勞虛損，或大病後不復常，若四體沉滯，骨肉疼酸，吸吸少氣，行動喘惙，或小腹拘急，腰背強痛，心中虛悸，咽乾唇燥，面體少色，或飲食無味，陰陽廢弱，悲憂慘戚，多臥少起，久者積年，輕者才百日，漸至瘦削，五臟氣竭，則難可復振，治之湯方。

　　甘草二兩　桂三兩　芍藥四兩　生薑五兩，無者亦可用乾薑　大棗二七枚

　　以水九升，煮取三升，去滓，納飴八兩，分三服，間日復作。一劑復可，將諸丸散耳，黃耆加二兩，人參二兩，為佳。若患痰滿，及溏洩，可除飴耳，姚同。

（《肘後備急方·卷四·治虛損羸瘦不堪勞動方》）

2《古今錄驗》療虛勞，腹中痛，夢失精，四肢痠疼，手足煩熱，咽乾口燥，並婦人少腹痛，芍藥湯方。

　　芍藥六兩　桂心三兩　甘草三兩，炙　生薑四兩　大棗十二枚，擘　飴糖一斤

　　上六味，切，以水九升，煮取三升，去滓，下糖，分溫七合，日三夜一。忌海藻、菘菜、生蔥。

（《外臺秘要·卷第十七·虛勞心腹痛方》）

3 治肺與大腸俱不足，虛寒乏氣，小腹拘急，腰痛，羸瘠百病，小建中湯方。

　　大棗十二枚　生薑三兩　桂心三兩　甘草二兩　芍藥六兩

　　上五味，㕮咀，以水八升，煮取三升，去滓，內飴糖八兩，煮三沸，分三服。《肘後》用黃芪、人參各二兩，名黃芪建中湯。

（《備急千金要方·肺藏方·肺虛實第二》）

4 凡男女因積勞虛損，或大病後不復常，苦四肢沉滯，骨肉疼痠，吸吸少氣，行動喘惙，或少腹拘急，腰背強痛，心中虛悸，咽乾唇燥，面體少色，或飲食無味，陰陽廢弱，悲憂慘戚，多臥少起，久者積年，輕者百日，漸至瘦削，五臟氣竭，則難可復振，治之以小建中湯方。

　　甘草一兩　桂心三兩　生薑三兩　芍藥六兩　膠飴一升　大棗十二枚

　　上六味，㕮咀，以水九升，煮取三升，去滓，內膠飴，一服一升，日三，間三日，復作一劑，后可將諸丸散。

（《備急千金要方·腎藏方·補腎第八》）

【简释】

虛勞的發生，有陰虛、陽虛的不同。其發展變化，往往陰虛及陽，或陽虛及陰。小建中湯以陰陽兩虛為主，表現出寒熱錯雜之證，《外台秘要》《千金》所論諸證，可資參考。方後所附《千金》之文較現存《備急千金要方》中所云，略有差異，其中緣由有待考證。其論較為詳明地描述虛勞的成因及臨床表現，《肘后備急方》中也有類似的記載，足以補《金匱要略》之論的不足。

【原文】

虛勞里急，諸不足，黃耆建中湯主之。於小建中湯內，加黃耆一兩半，餘依上法。氣短胸滿者加生薑；腹滿者，去棗加茯苓一兩半；及療肺虛損不足，補氣加半夏三兩。

【文献汇编】

1 虛勞里急，諸不足，黃耆建中湯主之。方：

　　黃耆　桂枝去皮　生薑切，各三兩　芍藥六兩　甘草二兩，炙　大棗十二枚，擘　膠飴

一升

上七味，哎咀，以水七升，先煮六味，取三升，去滓，內膠飴，令消。溫服一升，日三服。

《集驗》：嘔者加生薑，腹滿去棗，加茯苓一兩半。及療肺虛損不足，補氣，加半夏三兩。

（《明洪武鈔本金匱要略方·血痹虛勞病脉証并治》）

2《集驗》療虛勞里急諸不足，黃耆建中湯方：

黃耆三兩　桂心三兩　甘草三兩，炙　芍藥二兩　生薑四兩　大棗十二枚，擘　飴糖一斤

上七味，切，以水一斗二升，煮取六升，去滓，納飴糖令消，適寒溫，服一升，間日可作。嘔者，倍生薑；腹滿者，去棗加茯苓四兩；忌生蔥、海藻、菘菜。

（《外臺秘要·卷十七·虛勞里急方》）

3《刪繁》又建中湯，療肺虛損不足，補氣方：

黃耆　芍藥各三兩　甘草炙，二兩　桂心三兩　生薑六兩　半夏五兩，洗　大棗十二枚，擘　飴糖十兩

上八味，切，以水八升，煮取三升，分為三服，服忌羊肉、餳、海藻、菘菜、生蔥。

（《外臺秘要·卷十六·肺虛勞損方》）

【简释】

邓本《金匮要略》方后云"气短胸满者加生姜；腹满者，去枣加茯苓一两半；及疗肺虚损不足，补气加半夏三两"。洪武本《金匮要略》云："《集验》：呕者加生姜，腹满去枣，加茯苓一两半。及疗肺虚损不足，补气，加半夏三两。"邓本后注不知出于何处，但考张仲景用生姜的法度，多以和胃止呕，散水气为主。如小半夏汤、生姜半夏汤等，且仲景加用生姜也多用之止呕，如《伤寒论》真武汤后云"若呕者，去附子，加生姜，足前为半斤"，通脉四逆汤后云"呕者加生姜二两"，理中丸后云"吐多者，去术，加生姜三两"，都是对呕吐之症加用生姜。邓本"气短胸满者加生姜"，则颇不合仲景理法。而洪武本明言此注出于《集验》，为后世所附加。而考《集验》已经失传，部分内容散见于《外台秘要》《医心方》等书中。《外台秘要》中载《集验》黄芪建中汤是"呕者倍生姜"。此与洪武本亦略有差异，一者言"加生姜"，一者言"倍生姜"，以原方中本有生姜，不必加用，当以"倍生姜"为是，可见其中亦有传抄错误。但是在"呕者"用生姜这一点上是相同的。

至于方后"补气加半夏"这一争议，查考《外台秘要》中所载《删繁方》之内容，则疑窦可涣然冰释（详见本章"三、疑难探析"）。

【原文】

虛勞腰痛，少腹拘急，小便不利者，八味腎氣丸主之。方見腳氣中。

【文献汇编】

1又有建中腎瀝湯法諸丸方：

乾地黃四兩　茯苓　薯蕷　桂　牡丹　山茱萸各二兩　附子　澤瀉一兩

搗蜜丸，如梧子，服七丸，日三，加至十丸。此是張仲景八味腎氣丸方，療虛勞不足，大傷飲水，腰痛，小腹急，小便不利，又云長服，即去附子，加五味子，治大風冷。

（《肘後備急方·卷四·治虛損羸瘦不堪勞動方》）

2八味腎氣丸：治虛勞不足，大渴欲飲水，腰痛，小腹拘急，小便不利方。

干地黃八兩　山茱萸　薯蕷各四兩　牡丹皮　茯苓　澤瀉各三兩　桂心　附子各二兩

上八味為末，蜜丸如梧子大，酒服十五丸，日三。加至二十五丸。仲景云，常服去附子，加五味子。姚公云，加五味子三兩，蓯蓉四兩。張文仲云：五味子、蓯蓉各四兩。《肘後方》云：地黃四兩，澤瀉、附子各一兩，餘各二兩。

（《備急千金要方·腎藏方·補腎第八》）

3 治虛勞腰痛，少腹拘急，小便不利，八味腎氣丸方
熟乾地黃焙，八兩　山芋　山茱萸各四兩　澤瀉　赤茯苓去黑皮　牡丹皮各三兩　桂去粗皮　附子炮裂去皮臍，各二兩
上八味，搗羅為末，煉蜜和丸，如梧桐子大。每服二十丸，溫熟水下。不拘時。

（《聖濟總錄·卷第九十二·虛勞小便難》）

4 八味圓，治腎氣虛乏，下元冷憊，臍腹疼痛，夜多漩溺，肢體倦怠，面色黧黑，不思飲食，又治腳氣上衝，少腹不仁，及虛勞不足，渴欲飲水，腰重疼痛，少腹拘急，小便不利，或男子消渴，小便反多，婦人轉胞，小便不通，並宜服之。
牡丹皮　白茯苓　澤瀉各三兩　熟乾地黃八兩　山茱萸　山藥各四兩　附子炮，去皮臍　肉桂去粗皮，各二兩
上為末，煉蜜圓，如梧桐子大。每服十五圓至二十五圓，溫酒下，空心，食前，日二服。久服壯元陽，益精髓，活血駐顏，強志輕身。

（《太平惠民和劑局方·卷之五》）

【简释】
　　八味肾气丸是张仲景常用的补肾方剂。后世大量经典名方亦脱胎于此，如刘河间的地黄饮子，张景岳的右归丸，严用和的济生肾气丸等。其所主治病证大都以虚劳、消渴等虚弱性疾患为主。以上文献汇编可以看出，八味肾气丸自仲景以后，其药味、药量就在不断变化，如其中桂、附的剂量由张仲景原文中的一两逐渐增加为二两，桂枝改易为肉桂。这样的变化使得本方温肾的作用进一步增强。同时将生地变为熟地，也增强本方补肾填精的作用。可见，肾气丸在后世从补肾气之方演变为温补肾阳的方剂。此与对肾气丸功效之争有莫大的关系（详见本章"三、疑难探析"）。

【原文】
　　虛勞諸不足，風氣百疾，薯蕷丸主之。
薯蕷丸方：
薯蕷三十分　當歸　桂枝　麯　乾地黃　豆黃卷各十分　甘草二十八分　人參七分　芎藭　芍藥　白朮　麥門冬　杏仁各六分　柴胡　桔梗　茯苓各五分　阿膠七分　乾薑三分　白蘞二分　防風六分　大棗百枚為膏
上二十一味，末之，煉蜜和丸，如彈子大，空腹酒服一丸，一百丸為劑。

【文献汇编】
1 治頭目眩暈，心中煩郁，驚悸狂癲，薯蕷丸方。
薯蕷二十八分　桂心　大豆黃卷　鹿角膠各七分　當歸　神曲　人參　乾地黃各十分　防風　黃芩　麥門冬　芍藥　白朮各六分　甘草二十分　柴胡　桔梗　茯苓　杏仁　芎藭各五分　白蘞　乾薑各三分　大棗一百枚取膏
上二十二味，末之，合白蜜，棗膏丸如彈丸，先食服一丸，日三服。

（《備急千金要方·小腸腑方·風眩第四》）

2《古今錄驗》大薯蕷丸，療男子五勞七傷，晨夜氣喘急，內冷身重，骨節煩疼，腰背強痛引腹內，羸瘦不得飲食，婦人絕孕，疝瘕諸病，服此藥令人肥白，補虛益氣方。
薯蕷五分　大黃六分　前胡三分　茯苓二分　人參二分　杏仁三分熬去皮尖　當歸十分　桔梗二分　防風二分　黃芩八分　麥門冬八分　甘草五分，炙加二分　五味子四分　乾地黃十分　棗一百顆　芍藥四分　石膏四分，研　澤瀉八分　阿膠四分，炙　白朮二分　乾薑四分　桂心四分　乾漆三分　黃耆五分
上二十四味，搗篩，蜜和丸如梧子大，空腹以酒下三十丸，日再。忌豬肉、冷水、桃李、

雀肉、海藻、菘菜、生蔥、蕪荑。

(《外臺秘要·卷第十七·雜疗五勞七傷方》)

3 大薯蕷丸。主男子女人虛損傷絕，頭目眩，骨節煩疼，飲食微少，羸瘦百病方。

薯蕷　人參　澤瀉　附子各八分　黃芩　天門冬　當歸各十分　桔梗　乾薑　桂心各四分　乾地黃十分　白朮　芍藥　白薟　石膏　前胡各三分　乾漆　杏仁　阿膠各二分　五味子十六分　大豆卷五分　甘草二十分　大棗一百枚　大黃六分

上二十四味，末之，蜜和棗膏，搗三千杵，丸如梧子，酒服五丸，日三，漸增至十丸。

《備急千金要方·腎臟方·補腎第八》

【简释】

薯蕷丸是仲景諸方中藥味較多的方劑之一，其適宜於易感受外邪而誘發多種複雜症候的慢性虛弱證。其病本在於人體氣血陰陽不足，故易於招致外邪而誘發諸疾。原文言其治療"虛勞諸不足，風氣百疾"，說明症狀多樣而不定。後世《備急千金要方》中的薯蕷丸與之相較僅多一味黃芩，而治療"頭目眩暈，心中煩鬱，驚悸狂癲"，可作為薯蕷丸主治症候的參考。還有如《古今錄驗》的大薯蕷丸、《備急千金要方》中的大薯蕷丸等皆從薯蕷丸化裁而來，治療男女虛損諸疾。後世《備急千金要方》《千金翼方》中還有諸鎮心丸方，其組成亦與薯蕷丸相似，可以補充仲景論述薯蕷丸加減法及適應病證的不足。

【原文】

虛勞虛煩不得眠，酸棗湯主之。

酸棗湯方：

酸棗仁二升　甘草一兩　知母二兩　茯苓二兩　芎藭二兩　《深師》有生薑二兩

上五味，以水八升，煮酸棗仁，得六升，內諸藥，煮取三升，分溫三服。

【文獻匯編】

《深師方》小酸棗湯：療虛勞不得眠，煩不可寧者方。

酸棗仁二升　蜈母二兩　生薑二兩　甘草一兩，炙　茯苓二兩　芎藭二兩

上六味，切，以水一斗，煮酸棗仁，減三升，內藥，煮取三升，分三服。一方加桂二兩，忌海藻、菘菜、大醋。

(《外臺秘要·卷第十七·虛勞虛煩不得眠方》)

【简释】

邓本原名"酸枣汤"，洪武本亦同，后世习称酸枣仁汤，以其方中主药为酸枣仁。方后注云"《深师方》有生姜二两"。查考《外台秘要》中有《深师方》小酸枣汤，治疗"虚劳不得眠，烦不可宁者方"。其方中较仲景酸枣汤唯多"生姜二两"。加用生姜有和胃之功，《内经》云"胃不和则卧不安"，此加减法度值得效仿。

三、疑难探析

（一）对"脉大为劳，极虚亦为劳"的认识

首先，在脉象主病的认识上，虚劳之脉大，往往大而无力。此是真阴不足，虚阳外浮，气浮于外，故脉大。极虚亦为劳，轻按软弱，重按极无力，是精气内损之象。对于本条，有的医家尚有不同的认识。如《本经疏证·卷二·柴胡》云："夫脉大，阴虚也，极虚，阳虚也，劳有两途，阴虚阳虚尽之也。"认为以脉大与脉极虚分阴虚、阳虚，看似明白无误，实则难以与临床契合。再如邵新甫在《临证指南医案·卷一·虚劳》中指出："夫脉大为气分泄越，思虑

郁结，心脾营损于上中，而营分萎顿，是归脾、建中、养营、四君、五味、异功等汤之所宜也。脉极虚亦为劳，为精血内夺，肝肾阴不自立，是六味、八味、天真、大造、三才、固本、复脉等汤，以及平补足三阴，固摄诸法所宜。"同样，《沈绍九医话》中亦认为脉大为烦劳伤气，极虚乃内损精血。一重在益气扶脾；一重在补肾填精。这种认识对脉大与极虚之象所主病证的论述较明确，值得效法。但是在实际临床中，虚劳病的脉象是非常复杂的，因其有阴虚、阳虚、阴阳两虚的不同类型所以仅用大、虚两脉并不能概括无遗，还需参看兼脉，四诊合参。

其次，对两脉与脏腑病变的关系的认识。大体有三种看法：其一，认为与肾脏亏损有关，如南京中医学院主编《金匮学习参考资料》云："本条的主要精神，在于指出虚劳的脉象，不论大与极虚，都与肾脏亏损有关。"李克光主编教学参考丛书《金匮要略》亦持此论。其二，认为与脾肾相关。如陈修园《金匮要略浅注》云："此大虚二脉提出虚劳之大纲，意在色欲过度，肾精损，则真水不能配火，故脉大；饥饿劳役过度，脾气损则谷不能内充，故脉虚。"其三，认为是肺气肾精的虚弱。陶葆荪《金匮要略易解》中云："根据肺主气，肾主精的道理来推论，可见劳损的证候，无不都以肺气肾精的虚竭，互为先后因果，而其病理机转则总责任在脾胃气的消长。"以上各家所论，均有见地。然虚劳病的形成，或首先不一定病发于肾，也有先伤他脏者，如先伤肺者，先伤脾胃者，先伤心者等等。五劳六极七伤病因不同，伤及的脏腑亦异。再则虚劳病不独见于男子，妇人亦然，有饮食思虑伤脾者，有亡血漏下伤心脾者等等，故见是脉不可全责于肾，而需找寻病因，分析损及何脏何腑，才能有的放矢。

（二）黄芪建中汤"补气加半夏"析疑

历代对于半夏的认识未见补气之功，而《金匮要略》黄芪建中汤后明言"补气加半夏三两"，引得后世聚讼纷纷，如徐忠可《金匮要略论注》中云："气不顺加半夏，去逆即所以补正也。"高学山《高注金匮要略·血痹虚劳病脉证并治》言："加半夏，非以半夏功能补气之谓也。盖肺虚不足，下气必乘虚而上逆。不加降逆之半夏，则药气与所冲之客气，互争胸分，而胀喘促之候见矣。"曹颖甫《金匮发微·血痹虚劳病脉证并治》云："补气所以加半夏者，肺为主气之藏，水湿在膈上，则气虚而喘促，故纳半夏以去其水，水湿下降则肺气自调。"这些医家都认为半夏并非补气之药，至于这里"补气加半夏"之说，实际为"间接补气"，即通过半夏燥湿降逆的作用，使气机归于平顺。还有医家认为"及疗肺虚损不足，补气加半夏三两"非张仲景原文。如谭日强《金匮要略浅·血痹虚劳病脉证》云："乃后人据《删繁方》增入。"因此，认为不必深究。

陆渊雷《金匮要略今释·血痹虚劳病脉证并治》云："系后人据《删繁方》建中汤的主治补入。"《删繁方》现已失传，《备急千金要方》《外台秘要》中有其遗存，在《外台秘要·卷十六·肺虚劳损方》中云："《删繁方》……又建中汤，疗肺虚损不足，补气方。"其方药组成与黄芪建中汤相似，唯多一味半夏。故可知，本方以补气为主，疗肺虚损不足。故名"疗肺虚损不足，补气方"，而《金匮要略》黄芪建中汤后所附"疗肺虚损不足，补气加半夏三两"原来源于此，而附者未注明此为"补气方"，而遽言"补气加半夏"，至后世争议不绝。而陆渊雷氏已经发现，但未明言，学者若不细究，必致误解。故"补气加半夏"之说，至此无疑矣。

（三）肾气丸功效变迁之脉络分析

关于肾气丸的功效，学术界一直存在补肾气、补肾阳之争。肾气丸方中温阳药物药量小，药味少。且从《金匮要略》肾气丸的主治病证的症状来看，并无明显寒象。但是后世温补派赵献可、薛立斋、张景岳对本方推崇备至，力推为补阳之祖方。特别是张景岳提出"善补阳者，必于阴中求阳，则阳得阴助而生化无穷"，为该方补阳打下了理论基础。此言一出，举世宗之而不疑，如罗谦甫《卫生宝鉴》被称为"温补下元第一方"；费伯雄《医方论》也云"桂附八味为治肾命虚寒之正药"。这样的论述，至今都有很大的影响。八味肾气丸在《金匮要略》中凡五见，脚气、虚劳、痰饮、消渴、转胞，这五类疾病所列症状，基本无寒证可言。但在后世所用肾气丸中，不但以肉桂代替桂枝，且增大了桂附的用量，如《太平惠民和剂局方》中所载，其主治症候也发生了重大变化，出现了"下元冷急"等肾阳虚的症状。可知，八味肾气丸原非温肾阳之方，而在后世发展衍化中，变为了温补肾阳的方剂，其具体用药亦非仲景之旧。

本方当以补肾气为主。肾气由肾精所化，含有肾阴、肾阳。此方名"肾气"，实为阴阳双补之意。气为阳之始，阳为气之渐，肾气虚与肾阳虚是肾虚的不同阶段，故治疗上也不可混为一谈。正如《医宗金鉴·删补名医方论》中所云："肾气丸纳桂、附于滋阴剂中十倍之一，意不在补火，而在微微生火，即生肾气也。故不曰温肾，而名肾气。斯知肾以气为主，肾得气而土自生也。"

（四）"缓中补虚"之内涵

历代医家对于"缓中补虚"的认识存在较大差异，大体分为五种。其一，是指缓用补虚，即干血去后方用补虚。如王肯堂《证治准绳·杂病·诸伤门》中云："死血既去，病根以划，而后可从事乎滋补矣。"李中梓《病机沙篆·虚劳》亦云："以滋润之品治干枯，以啖血之物行死血，死血既去，病后可从事于滋补。"程门雪《金匮篇解》更是直言"缓用补虚"之理："虚劳而见干血者，当先去其实，实去方可补虚，故曰缓用。"其二，指以攻为补，即瘀血去，而新血生，正气复。如程林《金匮要略直解·血痹虚劳病脉证并治》云："与大黄䗪虫丸以下干血，干血去，则邪除正旺，是以谓之缓中补虚，非大黄䗪虫丸能缓中补虚也。"李彣《金匮要略广注·血痹虚劳病脉证治》云："干血不去，则新血不生，攻邪即所以养正也。"曹颖甫《金匮发微·血痹虚劳病脉证并治》亦云："统计全方，似攻邪者多而补正者少……是以攻瘀即所以缓中，缓中即所以补虚。"其三，缓急滋阴，即养血滋阴补虚以缓其急。如徐忠可《金匮要略论注·血痹虚劳病脉证并治》言："以甘芍地黄救其元阴，则中之因此而里急者可以渐缓，虚之因此而劳极者可以渐补，故名缓中补虚。"魏荔彤《金匮要略本义·血痹虚劳病脉证并治》也认为里急出现的机理是邪热内焚，症状是躁烦扰乱，进一步强调了"缓中"即为滋阴，生血滋阴即为"补虚"。沈明宗《金匮要略编注·虚劳》亦云："芍药、地黄收养阴血，俾正气实而瘀血得去，饮食自进，则气血自复，故为缓中补虚。"其四，为补养中脏，吴谦《医宗金鉴》认为缓中补虚为建中汤类方补中之外以治虚劳之效，非大黄䗪虫丸之功，"缓中补虚"四字为传写之讹，应在"不能饮食"之后。其五，指攻中寓补，治宜缓图。如尤在泾《金匮要略心典》中云："此方润以濡其干，虫以动其瘀，通以去其闭，而仍以地黄、芍药、甘草和养其虚，攻血而不专主于血。"

综合而言，"缓中补虚"的内涵可以从以下四个方面加以说明：第一，虚劳干血形成过程有脾胃虚损（食伤、饥伤、腹满不能饮食）这一重要因素，从治病求本的角度，可提"缓中补虚"。第二，强调扶正以祛邪的一面"损其肝者缓其中""肝苦急，急食甘以缓之"，故用甘药调脾胃之虚，此和脾胃调肝之义。既为"五劳虚极"，正气已亏则营卫不行，若仅祛瘀，瘀血未必能去，即或瘀血暂去，若肝木不得脾胃滋荣，亦可病情反复。故提缓中补虚，而不提祛瘀。第三，大黄䗪虫丸本身有缓中补虚的药物。内有干血当去瘀血，瘀血虽去，新血未必能速生，故原方重用干地黄、芍药养血补肝，蜂蜜、甘草缓中补虚，新血得生，营卫气血畅通，则瘀血易去，诸虚自然缓解。第四，治虚劳干血的目的是缓中补虚。大黄䗪虫丸是以功效（活血化瘀）作为治病手段（方法）之一，故程云来云："干血去则邪除正旺"，间接受到缓中补虚的作用。但缓中补虚不仅是手段，更是治虚劳干血的目的，病属虚劳，则当补虚。说明本方体现了祛邪必当扶正，扶正当须祛邪的攻补兼施的法则。

四、临证思维

（一）虚劳见症多端，临证须详察辨清

虚劳病为慢性虚弱性疾患的总称，故其临床表现多样，其中有偏于阳虚之症状，如手足寒、阴寒、精气清冷、少腹弦急、腹中痛等；有偏于阴虚之症状，如盗汗、虚烦不得眠、咽干口燥、手足心热、肌肤甲错、马刀侠瘿等；有阴阳两虚之症状，如四肢酸疼、衄血、面色薄、目眩等。气血不足可见面色白、头目昏眩。从脏腑来看，肾气虚可见腰痛、少腹拘急、小便不利、短气等；肾阳虚可见手足寒，精气清冷、阴头寒等；心脾气血不足可见心悸、衄血、四肢酸痛等；心肝阴血不足可见虚烦、不得眠等；心肾阴阳两虚可见失精、梦交、目眩、发落等；脾肾阳虚可见手足逆冷、疾行者气喘、腹满、肠鸣、溏泻、食不消化；脾胃阴阳两虚则可见里急、腹痛、手足烦热、咽干口燥等；内有干血则可见腹满、肌肤甲错、两目黯黑等。

从以上临床表现可以看出，虚劳病症候复杂多样，且病势缠绵，久虚难复，而又常虚实兼夹，混淆不清。因此，临证辨治时应该注意证候的主次。虚劳的形成并非一蹴而就的，而是经历了长时间的发展变化，疾病的临床表现也在不断的发展变化当中，如虚劳失精之桂枝加龙骨牡蛎汤证，失精本伤阴血，日久成"失精家"，必然损及于阳，形成阴阳两虚之证。而虚劳腹痛，本脾胃阳虚，日久至化源不足，阴血随之而亏乏，故临床表现以寒热错杂之症为主，治疗时补阴则损阳，养阴则碍阳，故以甘药缓肝和脾，建立中气，中气立则能化气调阴阳。再如虚劳干血之证，本为虚劳，但是因虚成实，形成干血，至新血不能生，而见肌肤甲错，两目黯黑，故治疗当以缓攻瘀血为主，补虚为次。

（二）五脏之虚损，以脾肾为要

本篇首提"虚劳"病名，所论虚劳证候包括五脏气血阴阳的亏损，如篇中第8条的心肾阴阳两虚，第13、14条的脾胃气血阴阳俱虚，第15条的肾气虚，第17条的心肝阴血虚，第4条的心肾阴血虚，第5条肝脾血虚、肾阳亏虚，第6条的肾阴虚阳浮，第9条的肾阴阳两虚，第10条的肾精虚，第11条的脾肾阳虚，第12条的肾精亏阳浮等，其中尤以脾肾虚损证候列举为多。此外，第3、4、5、7、9条原文句首皆以"男子"二字冠首，亦体现了张仲景论五脏虚损强调肾脏亏损的思想。肾为先天之本，为真阴真阳所寄之处，脾为后天之本，乃气血营卫化生之源，若脾肾不足，则虚损难复。所以，在五脏虚损之中，脾肾为关键，不仅决定着虚劳病情的进展，也与虚劳病预后有关。

治疗上也以调补脾肾为要。《金匮要略》中治疗虚劳之方凡8首，涉及脾肾方证的有6首。如小建中汤以建中气为主，使脾胃健运，气血生化有源，则阴阳两虚，寒热错杂之证可渐平。正如《金匮要略直解》中云："此五脏皆虚，而土为万物之母，故先建其脾土。"而肾气丸则体现了补益肾气的治疗法则。虚劳后期，五脏虚劳，穷必及肾，故张仲景治疗虚劳重视补肾，肾气丸在《金匮要略》中见于五处，可见其运用广泛，后世在此基础上化裁甚多，如六味地黄丸、麦味地黄丸、济生肾气丸、知柏地黄丸，以及左归、右归等，肾气丸遂成为中医补肾之祖方。张仲景对于虚劳之病机和治疗，重视脾肾，以小建中汤和肾气丸为培补脾肾的两个主方而开补法之两大法门。后世医家汪绮石在此基础上有所发展，于《理虚元鉴》中提出"治虚有三本，肺、脾、肾是也。肺为五脏之天，脾为百骸之母，肾为性命之根，治肺、治脾、治肾，治虚之道毕矣"，是为精辟之见。

(三)重视甘温扶阳

根据《内经》"劳者温之""损者益之""形不足者，温之以气；精不足者，补之以味"的原则，仲景治疗虚劳病擅从性味调补，突出甘温扶阳。治疗虚劳九首方剂中，甘温者居六，如肾气丸、桂枝加龙骨牡蛎汤、小建中汤、黄芪建中汤、炙甘草汤、薯蓣丸等。因此，临证之时，常用人参、黄芪、山药、白术、桂枝、熟地黄、大枣、甘草、饴糖等。

(四)调补莫忘祛邪

虚劳之人，久病体虚，御邪能力减弱，则易于招致邪风侵袭，故本篇薯蓣丸证提到"风气百疾"，方中除调补脾胃，益气血之外，还少佐风药以祛风散邪，体现了扶正以祛邪的治疗原则。再者，虚劳日久，气血不足，气虚血滞，血少不充，或脏腑功能失调，常引起营卫气血运行不畅，又可导致血瘀。如大黄䗪虫丸证，即属于因虚致瘀。瘀血不去，新血不生，故治法以祛瘀为主，缓中补虚。

此类虚实夹杂之证并非少见，《金匮要略》强调虚实兼顾，但在扶正与祛邪同施时，要区分主次。若以正虚为主，扶正兼以祛邪，使邪去正安，如薯蓣丸证。若邪实为主，则祛邪兼以扶正，如大黄䗪虫丸证。总之，临证当区分虚实孰轻孰重，重者治为主，轻者治为次。

五、现代研究

(一)临床研究

本篇相关临床研究主要以篇中经方的临床疗效观察与评价为主。

小建中汤与黄芪建中汤多用于消化道溃疡性疾病，如胡佳元等用小建中汤治疗脾胃虚寒型消化性溃疡，相较于常规治疗组，小建中汤组胃脘痛、全身疲乏、大便稀溏、舌苔薄白症候积分显著低于对照组。吴博文对小建中汤治疗消化性溃疡的有效性和安全性进行系统评价，纳入文献12篇，包含1162例患者，其中试验组606例，对照组556例。结果显示小建中汤治疗消化性溃疡在临床有效率、中医证候疗效，降低复发率方面均有较佳的有效性且更为安全。但是纳入文献质量较低，仍需要高质量的临床研究予以支持。

黄芪建中汤从小建中汤加黄芪而来，亦常用于胃肠道溃疡性疾病。如 Wei Yue 等对黄芪建中汤治疗慢性胃炎的临床疗效和安全性进行系统评价，共纳入9项随机对照试验，涉及979名参与者。分析显示中药加常规药物对改善慢性浅表性胃炎的整体胃镜检查结果优于单用西药，黄芪建中汤联合抗生素治疗慢性胃炎的总有效率高于单用抗生素。李博宽等对黄芪建中汤加减治疗脾胃虚寒型胃溃疡的有效性与安全性进行系统评价与 meta 分析，共纳入文献17篇，患者1692例，结果表明，黄芪建中汤加减组在胃溃疡的治愈率、总有效率、溃疡面愈合情况等方面疗效更显著，在胃溃疡的未好转率、不良反应发生率和复发率方面更低，但在 Hp 清除率方面，二者差异无统计学意义。但纳入文献质量不高，也对结论的可靠性有所影响。

肾气丸适用病症较多，如曹振文等治疗脊髓损伤后神经源性膀胱以常规清洁导尿、膀胱功能训练为对照组，在此基础上加用肾气丸为观察组。结果显示观察组总有效率高于对照组，治疗后排尿 24h 计量显著优于对照组，且观察组尿动力学和并发症发生率亦低于对照组。吴小翠等观察金匮肾气丸联合常规西药治疗糖尿病肾病（脾肾阳虚型）相较于单用西药的对照组，观察组血清视黄醇结合蛋白 4（RBP-4）、白细胞介素 6（IL-6）、糖原合酶激酶 3β（GSK-3β）水平显著低于对照组；治疗后观察组血清转化生长因子（TGF-β1）、尿 N-乙酰-β-D-葡萄糖苷酶（NAG）显著低于对照组，血清超氧化物歧化酶（SOD）显著高于对照组；治疗后观察组尿素氮（BUN）、

24h 尿蛋白、肌酐（Scr）显著低于对照组；观察组症状积分显著低于对照组；观察组总有效率显著高于对照组；观察组不良反应发生率显著高于对照组。

酸枣仁汤多用于失眠症的治疗，如 Zhou Qi-Hui 等人对酸枣仁汤治疗失眠进行系统评价，纳入 13 个临床试验，共 1454 名患者，分析显示，酸枣仁汤单药治疗优于安慰剂；酸枣仁汤加地西泮优于单独地西泮；酸枣仁汤与地西泮比较有混合结果。与地西泮相比，酸枣仁汤的副作用更小。

（二）实验研究

1. 黄芪建中汤作用机制研究

黄芪建中汤治疗脾胃虚寒型胃溃疡的机制可能与干预 JAK2/STAT3 通路激活所介导的胃黏膜免疫屏障功能障碍有关，或可能与有效下调 HIF-1α、COX-2、iNOS 蛋白表达水平和上调 eNOS 蛋白表达水平有关，进而促进溃疡病灶黏膜损伤的修复。或可能通过调节 TLR-2/MyD88 信号通路，影响炎性因子表达，下调黏膜攻击因子水平，从而加速胃黏膜溃疡修复。本方治疗脾胃虚寒型十二指肠溃疡可能与调控 PGE2、TNF-α、IL-10 等炎症介质水平，抑制 Raf/MEK/ERK 信号通路活化有关。

2. 肾气丸作用机制研究

肾气丸的药理学研究主要集中在抗骨质疏松、抗衰老、提高生殖功能等方面。研究显示，金匮肾气丸可有效抑制环磷酰胺造成的睾丸损伤，其机制可能与金匮肾气丸能调控 Nrf2 信号通路基因表达，增强抗氧化酶的活性有关。动物实验表明，各剂量金匮肾气丸可不同程度下调肾小球肾炎大鼠肾组织 p-JAK2、JAK2、p-STAT3、STAT3 蛋白的表达。金匮肾气丸对肾小球肾炎大鼠具有良好的保护作用，其机制可能与抑制 JAK2/STAT3 信号通路的活化、改善炎症因子过度释放有关。金匮肾气丸还能够改善 D-半乳糖诱导衰老大鼠的学习记忆能力，其作用机制是通过改善能量代谢、降低氧化损伤、增加神经细胞数目与形态等多方面来实现对神经的保护作用。

3. 酸枣仁汤作用机制研究

酸枣仁汤的作用机制研究主要集中在改善失眠方面。动物实验表明酸枣仁汤可使失眠大鼠下丘脑 5-HT1AR mRNA 表达上调、5-HT2AR mRNA 表达下调，提示酸枣仁汤可以调控大鼠下丘脑 5-HT 的含量及其受体表达。细胞实验显示，酸枣仁汤可影响 NG2 细胞分泌和表达 IL-1β、TNF-α 和 BDNF 活性物质及上调 cAMP/Epac 信号通路 mRNA 和蛋白的表达。酸枣仁汤老年慢性睡眠剥夺模型大鼠节律基因与钟控基因表达的影响的研究表明酸枣仁汤可以改善大鼠自主活动，其机制可能与上调节律基因 Clock、Bmal1、Per1、Cry1 与钟控基因 Rev-erbα、Rorα 的表达有关。另一项实验研究表明酸枣仁汤对失眠症小鼠有改善睡眠的作用。其机制可能是通过调节食欲素 a 的表达，影响失眠小鼠 HPA 轴的稳态及相关神经递质的释放。还有实验研究表明酸枣仁汤具有改善睡眠剥夺大鼠学习记忆的作用，其机制可能与其抑制海马中 TLR4/NF-κB 信号通路相关。

六、问题与展望

（一）虚劳的成因是什么？

虚劳病属于虚损类病证，症状复杂，病程缓慢，涉及多个系统。关于虚劳的成因，本篇第 18 条提出"五劳虚极羸瘦……食伤、忧伤、饮伤、房室伤、饥伤、劳伤、经络营卫气伤"等致病原因。巢氏《诸病源候论》云："夫虚劳者，五劳、六极、七伤是也。"《脏腑经络先后病》

篇中第13条亦有"五劳""七伤""六极"之谓。清代莫枚士见解卓群，于《研经言》中云："古有五劳、七伤、六极之目，皆言虚也，核之则劳、极二端而已。劳是过用其气，极则几乎无气，其浅深不同……若风寒暑湿及一切病之久而不去，甚虚其气者，皆极也。"亦说明了虚劳多由虚损劳伤所致，但致病因素多样。观仲景虚劳用药，除用补益脾肾、益气养血之外，亦重视活血、祛风、利湿等法，可见瘀血、水湿、风邪等致病因素在虚劳形成中亦发挥了重要作用。因此总结探讨虚劳的成因，进一步明确虚劳发病病因病机与传变规律，对于全面认识虚劳病具有重要意义。

（二）虚劳病重视脾肾、扶正祛邪等思想对现代医学相关疾病诊治有何启示？

虚劳病往往见于多种现代医学疾病的后期，多因虚致损，积损成劳。《金匮要略》辨治虚劳病尤其重视脾肾的调补，以扶助正气为主，若兼夹邪气，则尚需扶正祛邪，以达到恢复阴阳气血的目的。现代医学相关的一些疾病与古代"虚劳"有相关性，如肿瘤经过放化疗之后出现的一系列症状，或肿瘤恶病质，出现食欲下降、贫血乏力、机能衰退等临床表现，多属于虚劳病的范畴，临床中可取法虚劳的辨治，重视脾肾功能的调养，扶正祛邪，则尚有逆转恢复的可能。且虚劳病诸方，如小建中汤、肾气丸、薯蓣丸等均可相机应用。除此之外，尚有如慢性疲劳综合征、抑郁症、亚健康状态等属于虚劳范畴者，亦可循此而辨。故而结合现代医学，探讨仲景虚劳的辨治理法在当前众多疾病中的应用，亦是对仲景之学的阐发与弘扬。

（三）虚劳病诸方的作用机制是否阐明？

虚劳病涉及经方8首，大多为临床常用之方，如小建中汤、黄芪建中汤、桂枝加龙骨牡蛎汤、肾气丸、酸枣仁汤等，如方证相应，则效如桴鼓。当前临床研究与实验研究已部分阐明了其作用机制，但是仍需要深入研究。发展中医药，要注重用现代科学解读中医药学原理。经方的配伍原理、物质基础及效用机制研究仍然是未来中医药研究的重点。

主要参考文献

[1] 许晶晶, 邹萍, 方庆霞. 加味黄芪桂枝五物汤治疗2型糖尿病周围神经病变的临床研究[J]. 中国中医基础医学杂志, 2019, 25(7): 950-952.

[2] Pang B, Zhao TY, Zhao LH, et al. Huangqi Guizhi Wuwu Decoction for treating diabetic peripheral neuropathy: a meta-analysis of 16 randomized controlled trials[J]. Neural Regen Res, 2016, 11(8): 1347-1358.

[3] 田敏, 帅云飞, 李鑫. 黄芪桂枝五物汤联合化学药物治疗类风湿性关节炎临床疗效及安全性 Meta 分析[J]. 中国免疫学杂志, 2021, 37(16): 1964-1966.

[4] 卢雯雯, 裘一婧, 范小芬, 等. 基于UPLC-LTQ-Orbitrap-MS和网络药理学探索黄芪桂枝五物汤治疗类风湿关节炎的作用机制及实验验证[J]. 中国中药杂志, 2021, 46(24): 6454-6464.

[5] 赵乐, 李艳彦, 王永辉, 等. 黄芪桂枝五物汤对骨关节炎大鼠血管新生的作用[J]. 中国实验方剂学杂志, 2019, 25(3): 87-93.

[6] 张承坤, 赵雅琛, 沈澍农. 《金匮要略》"补气加半夏"考[J]. 中国中医基础医学杂志, 2020, 26(1): 99-100, 118.

[7] 黄洁春, 熊苗. 黄芪建中汤治疗脾胃虚寒型慢性浅表性胃炎临床疗效观察[J]. 中药材, 2022, 45(4): 999-1001.

[8] Wei Y, Ma LX, Yin SJ, An J, Wei Q, Yang JX. Huangqi Jianzhong Tang for Treatment of Chronic Gastritis: A Systematic Review of Randomized Clinical Trials[J]. Evid Based Complement Alternat Med, 2015, 2015: 878164.

[9] 李博宽, 李金田, 李娟, 等. 黄芪建中汤加减治疗脾胃虚寒型胃溃疡有效性与安全性的系统评价与 Meta 分析[J]. 中医杂志, 2020, 61(20): 1794-1802.

[10] 吴小翠, 程亚伟, 张永杰, 等. 加味金匮肾气丸对糖尿病肾病（脾肾阳虚型）患者RBP4、GSK-3β、TGF-β$_1$、NAG及肾功能的影响[J]. 中国老年学杂志, 2022, 42(7): 1676-1680.

[11] 白敏, 段永强, 杨晓轶, 等. 黄芪建中汤对脾胃虚寒型胃溃疡模型大鼠JAK2/STAT3信号通路的影响[J]. 中国实验方剂学杂志, 2020, 26(20): 32-38.

[12] Liu Y, Jin Z, Qin X, Zheng Q. Urinary metabolomics research for Huangqi Jianzhong Tang against chronic atrophic gastritis rats based

on 1 H NMR and UPLC-Q/TOF MS[J]. J Pharm Pharmacol,2020,72（5）：748-760.

[13] 张倩，杨旭，王媛，等. 金匮肾气丸对去势大鼠骨微结构及 ALP、OPG、IL-6 的影响[J]. 中国骨质疏松杂志，2020，26（10）：1475-1480.

[14] 蒋平，徐青洪，陈存武，等. 金匮肾气丸对环磷酰胺所致睾丸损伤小鼠睾丸组织 Nrf2 信号通路基因表达的影响[J]. 中华男科学杂志，2020，26（2）：160-166.

[15] 王艳娥，付晓幸，丰莉娟. 金匮肾气丸对肾小球肾炎大鼠的保护作用及机制研究[J]. 中药材，2019，42（5）：1173-1176.

[16] 刘鑫，王平，丁莉，等. 酸枣仁汤对老年慢性睡眠剥夺大鼠节律基因与钟控基因表达的影响[J]. 中华中医药杂志，2022，37（4）：1890-1894.

[17] 吴东南，丁瑞丛，纪可，等. 酸枣仁汤对慢性睡眠剥夺大鼠学习记忆及 TLR4/NF-κB 信号通路的影响[J]. 中国实验方剂学杂志，2020，26（6）：18-24.

肺痿肺痈咳嗽上气病脉证治第七

第一节 肺 痿

一、病证源流

  肺痿病名首见于《金匮要略》，仲景秉持《内经》理论，于《金匮要略》中首先提出"肺痿"一名，并将其与肺痈、咳嗽上气同篇而论。也有少数医家以"肺萎"为名。如隋代巢元方在《诸病源候论·肺萎候》曰："肺主气，为五脏上盖。气主皮毛，故易伤于风邪。风邪伤于腑脏而血气虚弱，又因劳役，大汗之后，或经大下，而亡津液，津液竭绝，肺气壅塞，不能宣通诸脏之气，因成肺萎也。其病咳唾而呕逆涎沫，小便数是也。咳唾咽燥，欲饮者，必愈。欲咳而不能咳，唾干沫而小便不利者，难治。"可见，巢氏所描述的肺萎与张仲景描述的肺痿一病实质内涵相同，"痿"与"萎"二字，实为古之通假，此后在历代医家医籍中，二者均有使用，仅有字面差异。

  本病多因上焦有热、久咳、误治损伤以致肺气痿弱不振而发，分虚热和虚寒两种证型。后世医家在此基础上多有发挥。如《诸病源候论·伤寒·肺萎候》云："虚邪中于肺，肺萎之病"，指出虚邪内中之因。《普济方·咳嗽门·总论》说："忧思喜怒，饮食饥饱，致脏气不平，积微至著，以致渐成肺痿"，指出忧思喜怒等情志因素是导致肺痿的重要病因。《孔氏谈苑》中载述："贾谷山采石人，石末伤肺，肺焦多死"，指出因吸入石末而导致肺焦，虽未言肺痿，其理相似。石末为有形之邪直中于肺，可使肺伤而成痿。孙思邈说："肺痿虽有寒热之分，从无实热之例"，"肺痿无论寒热，皆属虚损之证"，说明肺痿病应首先着眼于"虚"；此外，陶弘景认为肺痿以虚为主，肺为金脏，主持一身之气，肺虚则气血不行，故多兼气郁血结之证。而肺痿以吐涎沫为主症，此涎沫又可视为痰饮之作，故王焘在其《外台秘要》中强调痰湿之阻是肺痿缠绵难愈的一大病机。可见肺痿在虚损的基础上，又可见气滞痰凝血瘀等标实之证。

二、原文校释

【原文】
大逆上氣，咽喉不利，止逆下氣者，麥門冬湯主之。
麥門冬湯方
麥門冬七升　半夏一升　人參二兩　甘草二兩　粳米三合　大棗十二枚
上六味，以水一斗二升，煮取六升，溫服一升，日三夜一服。

【文献汇编】
1 大逆上氣，咽喉不利，止逆下氣，麥門冬湯主方
麥門冬汁三升　半夏一升　人參　甘草各三兩　粳米二合　大棗二十枚

上六味咬咀，以水一斗二升，煮取六升，去滓，服半升，日三夜一。

（《備急千金要方·卷十八·咳嗽》）

2 大逆上氣，咽喉不利，止逆下氣者，麥門冬湯主之。
麥門冬湯方
麥門冬七升　半夏一升　人參三兩　甘草二兩　粳米三合　大棗十二枚
上六味，以水一斗二升，煮取六升，溫服一升，日三夜一服。

（趙開美刊刻《金匱要略方論·肺痿肺癰咳嗽上氣病脈證治》）

3 大逆上氣，喉咽不利，止逆下氣者，麥門冬湯主之。方
麥門冬七升，去心　半夏一升，洗　人參二兩　甘草二兩，炙　粳米三合　大棗十二枚，擘
上六味，咬咀，以水一斗二升，煮取六升，去滓。溫服一升，日三夜一服。

（《明洪武鈔本金匱要略方·肺痿肺癰咳嗽上氣病脈證治》）

【簡釋】
邓珍本、《千金方》、赵开美本、明洪武本均有记载麦门冬汤在主治病证均相同，但在麦门冬的剂量、用法，大枣和人参的剂量上有显著区别。从目前已知的文献中，虽不能说明哪个版本为标准，但目前中国中医药出版社和人民卫生出版社所出版的规划教材均选择以邓珍本为蓝本。

【原文】
肺痿吐涎沫而不欬者，其人不渴，必遺尿，小便數，所以然者，以上虛不能制下故也。此為肺中冷，必眩，多涎唾，甘草乾薑湯以溫之。若服湯已渴者，屬消渴。
甘草乾薑湯方
甘草四兩（炙）　乾薑二兩（炮）
上咬咀，以水三升，煮取一升五合，去滓，分溫再服。

【文獻匯編】
1 肺痿，吐涎沫而不咳者，其人不渴，必遺溺，小便數，所以然者，以上虛不能制下也，此為肺中冷，必眩，多涎唾，甘草乾薑湯以溫其臟。

（《脈經·卷八·平肺痿肺癰咳逆上氣淡飲脈證》）

2 治肺痿，多涎唾，小便數，肺中冷，必眩，不渴，不咳，上虛，其下不能制溲，甘草乾薑湯以溫其藏，服湯已，小溫覆之，若渴者，屬消渴，法甘草乾薑湯方。
甘草四兩　乾薑二兩
上二味咬咀，以水三升，煮取一升半，去滓，分二服。

（《備急千金要方·卷十七·肺痿》）

3 肺痿吐涎沫，而不能咳者，其人不渴，必遺溺，小便數，所以然者，以上虛不能制下故也。此為肺中冷，必眩，甘草乾薑湯以溫其病。方：
甘草四兩，炙　乾薑二兩
上二味，咬咀，以水四升，煮取一升半，去滓，分溫再服。服湯已，小溫覆之。若渴者，屬消渴。

（《明洪武鈔本金匱要略方·肺痿肺癰咳嗽上氣病脈證治》）

【簡釋】
邓珍本《金匮要略》和《明洪武钞本金匮要略方》中有"若服汤已渴者，属消渴"九字，在《脉经》《备急千金要方》则无，存疑。历代医家对此九字认识不一，大致有两种观点：①服温药后出现口渴，当按消渴治疗。②服温药后出现口渴，表明病属消渴而非肺痿。意在指出不要把虚寒肺痿的小便频数误作消渴的小便频数。

附方：
【原文】

《外臺》炙甘草湯：治肺痿涎唾多，心中溫溫液液者方見虛勞中。

【文獻彙編】

1 炙甘草湯方：甘草四兩炙　生薑三兩去皮　人參二兩　地黃一斤　阿膠二兩炙　大麻子仁半升　大棗四十枚　麥門冬半斤去心　桂心二兩

上九味，切，以美酒七升，水八升，相和，先煮八味，取四升，絞去滓，納膠上，微火烊銷。溫服七合，日三夜一。

（《外臺秘要·卷第十·肺痿方》）

2 主虛勞不足，汗出而悶，脈結，心悸，行動如常，不出百日，危急者二十一日死方：

生地黃一斤，細切　生薑三兩，切　麥門冬去心　麻子仁各三兩　阿膠三兩，炙　大棗三十枚，擘　人參　桂心各二兩　甘草四兩，炙

上九味，㕮咀，以水一斗煮取六升，去滓，分六服，日三夜三。若脈未複，隔日又複一劑，力弱者三日一劑，乃至五劑十劑，以脈複為度，宜取汗，越公楊素患失脈，七日服五劑而複（仲景名炙甘草湯，一方以酒七升，水八升，先煮三升，見傷寒中）

（《千金翼方·補益·五臟氣虛》）

【簡釋】

鄧珍本《金匱要略》指出本方方見虛勞中，即血痹虛勞病篇附方《千金翼》炙甘草湯，與《外台秘要》卷十肺痿方炙甘草湯分量稍有出入，作桂心二兩，阿膠三兩，大棗四十枚，餘藥分量相同。

【原文】

《千金》甘草湯：

甘草

上一味，以水三升，煮減半，分溫三服。

【文獻彙編】

1 治肺痿，涎唾多，出血，心中溫溫液液，甘草湯方（《千金翼》名溫液湯）

甘草二兩㕮咀，以水三升，煮取一升半，去滓，分三服。

（《備急千金要方·卷第十七·肺痿》）

【簡釋】

鄧珍本《金匱要略》缺主治及藥量，可參考《千金翼》肺痿門，本方又名溫液湯，并明確本方的適應症與方藥劑量。

【原文】

《千金》生薑甘草湯：治肺痿咳唾涎沫不止，咽燥而渴。

生薑五兩　人參二兩　甘草四兩　大棗十五枚

上四味，以水七升，煮取三升，分溫三服。

【文獻彙編】

1 治肺痿，咳唾涎沫不止，咽燥而渴，生薑甘草湯方

生薑甘草湯方

生薑五兩　甘草四兩　人參三兩　大棗十二枚

上四味㕮咀，以水七升煮取三升，去滓，分三服。

（《備急千金要方·卷第十七·肺痿》）

2 治肺痿咳唾涎沫不止，咽燥而渴，生薑甘草湯方

生薑切五兩　人參三兩　甘草炙銼四兩　大棗十五枚

上四味，㕮咀如麻豆大，每服六錢匕，水二盞，煎至一盞，去滓溫服，日三。

(《聖濟總錄·卷第四十九·肺痿咽燥》)

【简释】

本方在邓珍本《金匮要略》《备急千金要方》《圣济总录》均描述了相同的主治病证，但与邓珍本《金匮要略》相比，其他两本著作中人参的剂量均为三两，《圣济总录》中还较为详细描述了本方甘草的炮制与药物的煎煮方法，恐更符合仲景原意。

三、疑难探析

（一）虚热肺痿为何可见浊唾涎沫？

本篇第1条原文中曰："寸口脉数，其人咳，口中反有浊唾涎沫者何？师曰：为肺痿之病。"此句表明了肺痿的主症是寸口脉数、咳、口中反有浊唾涎沫。寸口主上焦，脉数主有热，寸口脉数，反映了"上焦有热"的病理变化。通常情况热灼上焦应以干咳无痰或少痰为特征，"浊唾"指稠痰、"涎沫"指稀痰，为什么口中反有浊唾涎沫？

《胡庚辰评注金匮要略》解释为："肺受热灼则津液耗，津液耗则阴虚，热且阴虚，肺失所养，致肺叶枯萎，则应干咳无痰，口中不应有浊唾涎沫，今则见之，故仲景特问之曰：'口中反有浊唾涎沫者何？'不应见而见，是以谓'反'，究其主要原因，乃肺之气阴两伤所致，但气、阴之伤又各有偏重。若气伤重，阴伤轻，则气不化津，肺不能沛降雨露以养周身，通调不行，于是随咳吐出为涎沫；若阴伤重，气伤轻，则已损之津液复被虚热所灼炼，故成浊唾。"所以对于虚热肺痿的认识，除以阴虚内热病理变化外，必有肺气不振的因素。故仲景冠之曰"反"，既突出了肺痿的主症，又表明本病有别于单纯的阴虚内热。肺痿虽始于重亡津液，阴虚内热，其终必致肺气大伤，痿弱不用。肺主气，职司敷布津液。若肺气痿弱不用，则津液不布，积聚在肺。虚热熏灼，煎熬津液，故有稠痰；肺若虚冷，便为稀痰。

（二）虚寒肺痿为什么在上"必眩，多涎唾"，在下"必遗尿，小便数"？

虚寒肺痿乃因上焦阳虚，肺气虚寒，痿弱不振，不能摄纳和输布津液，清阳不升则头眩，气不布津则频吐涎沫。正如《金匮要略浅注》曰："肺为气主，气虚不能自持于上，则头必眩，气虚不能统摄于中，则口多涎唾。"又由于肺中虚冷不能约束下焦，津液偏渗膀胱则小便数或遗尿，正如张仲景自述："此上虚不能制下故也"。清代医家尤在泾在《金匮要略心典》中也论述："遗尿、小便数者，肺金不用而气化无权，斯膀胱无制而津液不藏也。"可见，人体脏腑之间、内外上下、局部与整体之间存在着密不可分的关系，因此，在辨证治疗上可从局部出发把握整体。

四、临证思维

（一）辨识思维

1. 辨肺痿之寒热

肺痿有虚热、虚寒两种证型。正如魏念庭《金匮要略方论本义》曰："肺叶如草木之花叶，有热之萎，如日炙之则枯；有冷之萎，如霜杀之则干矣，此肺冷之所以成萎也。"尤在泾《金匮要略心典》载："肺为娇脏，热则气烁，故不用而痿，冷则气沮，故也不用而痿也"。因此，虚热肺痿以咳吐浊唾涎沫，咽干而渴，脉虚数为主症；虚寒肺痿，症以咳吐稀薄涎沫，口不渴，小便频数或遗尿，脉迟弱为主。

2. 辨肺痿与肺痈

本篇第 1 条第 3 段指出："脉数虚者为肺痿，数实者为肺痈"，依据脉象鉴别病证，揭示肺痿与肺痈的不同病性，临床辨识中还当要脉症合参。肺痿以咳嗽吐浊唾涎沫，脉虚无力为主症；肺痈以胸中隐痛，口中干燥，咳唾脓痰腥臭，脉数实为主症。发病病因方面，肺痿多因久咳不止肺气大伤，或肺中虚冷气不布津，或上焦有热灼伤肺津以致肺叶失养焦枯，肺气萎弱不振而成。肺痈多由风热邪毒，内舍于肺，壅痰聚血，肉腐蕴毒成脓。病性上肺痿多属正虚，肺痈多属邪实；肺痈属热证，肺痿则有属于虚热证，也有属于虚寒证。

（二）治疗思路

1. 培土生金，肺胃同治 肺痿病虽见症于肺，但与脾相关。脾为肺之母，脾胃是气血生化之源，既为肺上输津液，又为宗气之源，虚则补其母，母能令子实，故仲景治疗从肺脾两脏入手，以培土生金法为治疗肺痿病之大法。无论虚寒证的甘草干姜汤，还是虚热证的麦门冬汤，皆从中焦入手，以达培土生金。

2. 气阴双补，补气为要 肺气损伤，痿弱不用，是肺痿病发病的关键，仲景在治疗上侧重补气为要。用甘草干姜汤温补肺气以治虚寒肺痿，方中炙甘草用量倍于干姜，取其甘温补虚，以温补肺气为主；虚热肺痿治用麦门冬汤，方中亦含补气之人参、大枣、甘草。

五、现代研究

（一）临床研究

本节相关的临床研究，主要集中在麦门冬汤和甘草干姜汤临床运用疗效观察与评价。

麦门冬汤常用于治疗各种肺系病证，如咳嗽、哮喘、咽炎、肺炎、支气管炎、肺心病、肺纤维化、肺结核等，现代研究表明它能缓解支气管平滑肌痉挛，提升肺功能，改善通气作用，从而减轻咳嗽、咳痰、呼吸困难等症状。其缓解胃肌痉挛、促进胃肠蠕动也常用于慢性胃炎、反流性食管炎等消化系统病证。甘草干姜汤治疗呼吸系统、消化系统、五官科、妇科、泌尿系统等各类疾病效果良好，所治之病证以寒性居多，以痰涕、涎唾、呕吐物、二便、带下等分泌物清稀量多为主要方证特点。

（二）实验研究

1. 麦门冬汤作用机制研究

现代药理发现高异类黄酮、麦冬总皂苷、麦冬多糖具有良好的炎症抑制效果，并且能有效调节免疫因子失衡而抑制细胞癌变，故还可用于肿瘤病症的治疗。

2. 甘草干姜汤作用机制研究

现代药理研究发现其主要成分具有①抗炎、抗肿瘤：抑制白介素（IL-1β）、干扰素（IFN-γ）、抑制核基因通路的促炎介质等；②保护胃肠黏膜：调控 BCL-2 和 Caspase-3 蛋白表达，抑制胃黏膜上皮细胞凋亡等；③保护心肌：抑制氧化应激反应、改善血液循环等。

六、问题与展望

（一）经方理论中对阴阳互根互用或消长转换是如何认识的？

肺痿的核心病机为重亡津液之虚热证，但主症中却有咳吐涎沫等水饮表现，证治中也有甘草干姜汤等温中散寒之药。是否可以认为，这些虚寒水饮的表现，是在重亡津液、阴损及阳的基础上形成的？这背后体现了什么样的阴阳互根互用、消化转换的规律？在临床中如何运用？在其他病证中是否也有类似的规律？

（二）经方的量效关系的理论基础和临床运用规律是什么？

本篇中麦门冬汤用量为七升，是经方使用麦冬的最大剂量，也是经方单位药的最大剂量。麦冬在其余方中，常用量为半升或一升，而在以重亡津液为主要病机的肺痿中使用如此大的剂量，可见经方对于不同的病机、或相同病机但程度不同，应有相应的剂量选择梯度。系统挖掘《金匮要略》的方药中，常用药物的量效关系，明确其背后的机制内涵，并开展高质量的临床研究，有助于进一步提高经方的临床疗效。

第二节　肺　痈

一、病证源流

先秦时期仅《内经》对肺痈临床症状略见描述并未给出具体病名，如《素问·大奇论》所载："肺之雍，喘而两胠满。"《金匮要略》是最早提出了肺痈之名，并对其病因病机、病理变化、脉证论治及预后判断皆有论述，后世医家多沿用"肺痈"之病名。隋唐时期，对肺痈病因病机进一步明确，对其预后判断的认识有所加深，治疗肺痈方剂增多，尤其是苇茎汤及桔梗白散疗效显著，并明确指出肺痈饮食禁忌是此时期的一大进步。如：巢氏《诸病源候论》载："肺痈者，由风寒伤于肺，其气结聚所成也……其气虚者，寒乘虚伤肺，寒搏于血，蕴结成痈；热又加之，积热不散，血败为脓。"提出正虚热乘而致肺痈。唐代《备急千金要方》立苇茎汤，此方可疏肺气、泄瘀浊，使湿瘀由溺孔而出，成痈期热毒蕴肺、血瘀成痈用之效佳，此为后世治疗肺痈之经典方剂。

二、原文校释

【原文】
肺癰，喘不得臥，葶藶大棗瀉肺湯主之。
葶藶大棗瀉肺湯方
葶藶熬令黃色，搗丸如彈丸大　大棗十二枚
上先以水三升，煮棗取二升，去棗，內葶藶，煮取一升，頓服。

【原文】
肺癰胸滿脹，一身面目浮腫，鼻塞清涕出，不聞香臭酸辛，咳逆上氣，喘鳴迫塞，葶藶大棗瀉肺湯主之。方見上，三日一劑，可至三四劑，此先服小青龍湯一劑乃進。小青龍湯方見咳嗽門中。

【文献汇编】

1 治肺癰，喘不得臥，葶藶大棗瀉肺湯方。

葶藶三兩末之　大棗二十枚

上二味，先以水三升煮棗，取二升，去棗，納藥壹棗大，煎取七合，頓服令盡。三日服壹劑，可服三四劑。

治肺癰，胸脅脹，壹身面目浮腫，鼻塞，清涕出，不聞香臭，咳逆上氣，喘鳴迫塞，葶藶大棗瀉肺湯主之。用前方，先服小青龍湯壹劑，乃進之。小青龍湯方出第十八卷咳嗽篇中。

（《備急千金要方·卷十七肺臟方·肺癰》）

2 又肺癰喘不得臥，葶藶大棗瀉肺湯主之。兼療胸脅脹滿，一身面目浮腫，鼻塞清涕出，不聞香臭酸辛，咳逆上氣，喘鳴迫塞方。

葶藶（三熬令色）

上一味，搗，令可丸，以水三升，煮擘大棗二十枚，得汁二升，納藥如彈丸一枚，煎取一升，頓服。（《古今錄驗》、《刪繁》、仲景《傷寒論》、《範汪》同，並出第十七卷中）

（《外臺秘要·卷第十·肺癰方》）

3 肺癰喘急不得臥，葶藶大棗瀉肺湯主之：葶藶炒黃搗末，蜜丸彈子大。每用大棗二十枚，水三升，煎取二升，乃入葶藶一丸，更煎取一升，頓服。亦主支飲不得息。

（《外臺秘要·卷第十·肺癰方》）

【简释】

本条文与"治肺痈胸胁，一身面目浮肿，鼻塞清涕出，不闻香臭，咳逆上气，喘鸣迫塞，宜先进小青龙汤，却服前药。（小青龙汤方见前第九卷伤寒门。）"是否相连还是分割置之，存在疑问。在邓珍本《金匮要略》和《明洪武钞本金匮要略方》中均作为单独两条原文出现，但《备急千金要方》《外台秘要》则将两条原文合并为一。《金匮要略直解》："痈在肺，则胸胀满，肺朝百脉而主皮毛，肺病，则一身面目浮肿也；肺开窍于鼻，肺气壅塞，则畜门不开，但清涕渗出，而浊脓犹塞于鼻肺之间，故不闻香臭酸辛也。以其气逆于上焦，则有喘鸣迫塞之症，与葶苈大枣汤以泻肺。"《医宗金鉴·订正金匮要略注·肺痿肺痈咳嗽上气》："此承上条（十一条）互详其证，以同其治也。肺痈胸胀而满，咳逆上气，喘鸣迫塞，一身面目浮肿，鼻塞清涕出，不闻香臭酸辛，是邪外塞皮毛，内壅肺气，比之喘不得卧，殆尤甚焉。亦以葶苈大枣泻肺汤者，因其脓未成故也。"可见，张仲景原著应为两条原文连排，作为充实肺痈使用葶苈大枣泻肺汤的辨证依据。

【原文】

咳而胸滿，振寒脈數，咽乾不渴，時出濁唾腥臭，久久吐膿如米粥者，為肺癰，桔梗湯主之。

桔梗湯方亦治血痺

桔梗一兩　甘草二兩

上二味，以水三升，煮取一升，分溫再服。則吐膿血也。

【文献汇编】

1 桔梗湯治咳，胸中滿而振寒，脈數，咽乾而不渴，時時出濁唾腥臭，久久吐膿如粳米粥，是爲肺癰者方

桔梗三兩，《集驗》用二兩，《古今錄驗》用一兩　甘草二兩

上二味，㕮咀　以水三升，煮取壹升，去滓，分二服，必吐膿血也。（一方有款冬花一兩半。）

（《備急千金要方·卷十七肺臟方·肺癰第七》）

2《集驗》療胸中滿而振寒，脈數，咽燥而不渴，時時出濁唾腥臭，久久吐膿如粳米粥，

是為肺癰。桔梗湯方。

桔梗二兩《千金》《古今方》雲用一兩　甘草二兩炙

上二味，切，以水三升，煮取一升，分再服，朝暮吐膿血則瘥。

（張文仲、《千金》、《備急》、《古今錄驗》、《範汪》同，此本仲景《傷寒論》方，出第四卷中）

（《外臺秘要·卷第十·肺癰方九首》）

【简释】

本条邓珍本《金匮要略》与《备急千金要方》版本方后均注"则吐脓血也"或"必吐脓血也"，但在《外台秘要》版本中，方后注"朝暮吐脓血则瘥"。说明桔梗汤具有排脓解毒之功，腐去则新生，是有效之征，与前第二条所谓"吐之则死"之由误用吐法而致吐者，完全不同。《外台秘要》版本更为准确描述服用桔梗汤后疗效判断。

附方

【原文】

《千金》葦莖湯　治咳有微熱煩滿，胸中甲錯，是為肺癰。

葦莖二升　薏苡仁半升　桃仁五十枚　瓜瓣半升

上四味，以水一鬥，先煮葦莖得五升，去滓，內諸藥，煮取二升，服一升，再服，當吐如膿。

【文献汇编】

1 葦莖切，二升，水二鬥，煮取五升，去滓　薏苡仁半升　瓜瓣半升　桃仁三十枚

上四味，㕮咀，內葦汁中，煮取二升，服一升，當有所見吐膿血。

（《備急千金要方·卷十七肺臟方·肺癰第七》）

2 又療肺癰葦莖湯方。

銼葦一升　薏苡仁半升　桃仁五十枚去尖、皮、兩仁者　瓜瓣半升

上四味，㕮咀，以水一鬥，先煮葦令得五升，去滓，悉內諸藥，煮取二升，分再服，當吐如膿。

（仲景《傷寒論》雲：葦葉切二升，《千金》、《範汪》同，《千金》雲：葦莖二升，先以水二鬥煮五升）

（《外臺秘要·卷第十·肺癰方九首》）

【简释】

本条苇茎汤的方源引发争议：①认为苇茎汤方源是出自《备急千金要方》：北宋林亿等校订《金匮要略方论》中将此方称为"《千金》苇茎汤"作为附方收入"肺痿肺痈咳嗽上气病脉证治"篇，现行《方剂学》教材皆云本方出自《备急千金要方》。②出自《外台秘要》卷十引《古今录验》：《外台秘要》卷十"肺痈方"，引《古今录验》亦有苇茎汤。方中"锉苇一升"与《备急千金要方》作"苇茎二升"稍有不同，但因方名亦云"苇茎汤"，说明"锉苇"即用刀锉之苇茎。因此，《外台秘要》引《古今录验》苇茎汤，应视作与《备急千金要方》治肺痈无名方同属一方。

考《备急千金要方》成书于公元650年，而《古今录验》成书于公元627年，早于《备急千金要方》，虽原著已佚失，但部分内容仍保留于《外台秘要》《医心方》等书中。《外台秘要》书中引方必注出处，故将苇茎汤方源认定为《外台秘要》卷十引《古今录验》较为合适。

【原文】

《外臺》桔梗白散：治咳而胸滿，振寒脈數，咽乾不渴，時出濁唾腥臭，久久吐膿如米粥者，為肺癰。

桔梗　貝母各三分　巴豆一分，去皮，熬，研如脂

上三味，为散，强人饮服半钱匕，羸者减之。病在膈上者如吐脓血，膈下者泻出，若下多不止，饮冷水一杯则定。

【文献汇编】

1 仲景《伤寒论》：咳，胸中满而振寒，脉数，咽干不渴，时出浊唾腥臭，久久吐脓如粳米粥者，肺痈也。桔梗白散主之方。

桔梗三分　贝母三分　巴豆一分，去皮心，熬，研作脂

上三味，捣筛。强人饮服半钱匕，羸人减之。若病在膈上者，必吐，膈下者，必利。若利不止者，饮冷水一杯则定。忌猪肉、芦笋等。出第十八卷中

（《外台秘要·卷第十·肺癰方九首》）

【简释】

邓珍本《金匮要略》原文未出现肺痈病的饮食禁忌，《外台秘要》版本中在方后又添列"忌猪肉、芦笋等"饮食禁忌，更为符合仲景临证治未病之思想。

三、疑难探析

（一）"振寒脉数"的机理

"振寒脉数"这一对寒热性质截然相反的脉证，为什么会出现在肺痈病中？肺痈初起，一般多有恶寒发热的表证，但在病机上与太阳表证有所不同。太阳表证之寒热乃邪正相争于肌表；而肺痈表证期之寒热因风伤皮毛，热伤血脉，病位在卫与肺，主要由肺热所致，即前人所谓"肺家气分之表"，故不用解表剂而宜清肺热化痰。若肺痈见"时时振寒"，此乃"风舍于肺"，正邪相争，热壅于里，肺脏正在酿脓之征，只有脓溃排出后，这一现象可渐消失痈脓不除未净，则此证将持续存在。

因此，振寒脉数是肺痈成脓的特征之一和病势发展的标志，也是肺痈预后判断的标准之一。

（二）肺痈"脓成则死"的含义

此句出自本篇第2条原文，文中最后提出"脓成则死"之说，此句中"死"不可拘泥，并非指肺痈发展到酿脓期，病人必定死亡，而是指肺痈病变早期，病邪轻浅，邪盛而正未虚，尚可用清热解毒活血散结之剂内消，治疗较易；病至酿脓、溃脓，热邪入营血病情较重，且正气多虚，则消补两难，预后不良，甚或死亡。正如《金匮要略心典·肺痿肺痈咳嗽上气病脉证治》中曰："吐如米粥，未必便是死证。至浸浸不已，肺叶腐败，则不可治矣。故曰始萌可救，脓成则死。"因此，"脓成则死"意义有二，一方面强调了肺痈病早期治疗的重要性，同时也是对肺痈的预后判断。

四、临证思维

（一）辨识思维

1. 审脉证、察病机

原文第2条 "病咳逆，脉之何以知此为肺痈？"提出据咳嗽之症，如何通过脉象来审察肺痈之病？接下来原文"寸口脉微而数，微则为风，数则为热，微则汗出，数则恶寒。"寸口脉微而数即指出肺痈病形成与外感风热有关，风热伤肺，继则热蕴成毒，热壅血瘀，肉腐成痈，发为肺痈。再结合第1条原文："若口中辟辟燥，咳即胸中隐隐痛，脉反滑数，此为肺痈，咳

唾脓血。"肺痈之主症为口中辟辟燥，咳即胸中隐隐痛，咳唾脓血，脉滑数等。

2. 辨分期、判预后

根据原文描述，肺痈病大致可分为三个阶段，第一阶段：即原文所说"风伤皮毛，热伤血脉。"在这一阶段所出现的症状多为恶寒发热、有汗、咳嗽、脉浮数等表证，且又与一般表证不同，还伴随着外邪入里化热之肺热证。但此时病位清浅，病情较轻，邪未深入，及时治疗，预后较好；第二阶段为"风舍于肺"中期，其症状表现为"其人则咳，口干喘满，咽燥不渴，多唾浊沫，时时振寒。"此阶段诸多症状不但说明肺脏已在酿脓，也是病势发展的主要标志。若"振寒"、"脉数"不消除，则病情尚未痊愈，即使其脓有所排出，仍会有复发的可能，故需高度重视；第三阶段："热之所过，血为之凝滞，蓄结痈脓，吐如米粥。"此时症见咳吐脓血，腥臭异常，形如米粥，脉当滑数。这是肺痈后期溃脓的特征，也是诊断肺痈的重要依据。若邪热未去，肺气不利，仍可见喘满、胸痛、口干咽燥、振寒脉数等。肺痈至此吐脓血阶段，病情相对较为深重。所以，仲景总结性提出"始萌可救，脓成则死"，意在早诊断、早治疗对肺痈预后的重要性。

（二）治疗思路

1. 分期论治

根据肺痈病不同病理阶段，分期论治：初期此为风热邪毒，或痰饮内阻导致肺气壅滞，证属邪实壅滞，治宜葶苈大枣泻肺汤开泄肺气，逐痰清热；中期为热伤血脉，蕴毒成脓，由于病程较久伤正，不宜峻剂，故宜开提肺气，排脓解毒，予桔梗汤；后期痈脓已成，正伤毒溃之时多选用具有清肺化痰，活血排脓的《千金》苇茎汤。

2. 清热为要

肺痈是由感受病邪引起，多反映为实热证候，治疗上以清热为基本治法。清热疏肺用于肺痈初期，及时驱邪外出，避免郁结成脓，疗肺痈于未发；清热解毒用于肺内积热，日久热毒蕴结，血腐肉败，成痈化脓者，兼合消痈排脓之品；清热逐瘀多用于肺痈成痈期及溃后期，痰瘀互结阻遏肺络，治宜清热化瘀排脓。

3. 注重早治

"始萌可救、脓成则死"，提示肺痈初起，邪盛而正未衰，病邪较浅易祛，故宜早治；脓成之后，正已虚而邪未去，故治难收效。强调本病应注重早期诊断、早期治疗，以免病情加重蔓延。

五、现代研究

（一）临床研究

本节相关的临床研究，主要集中在葶苈大枣泻肺汤、桔梗汤和《千金》苇茎汤治疗肺系疾病的疗效观察与评价。

如葶苈大枣泻肺汤在临床多运用于痰饮、水肿、喘证等多种相关病症，包括慢性心力衰竭、胸腔积液、肺心病、支气管炎、肺水肿、胸膜炎等。桔梗汤在消炎止咳祛痰方面具有很好的疗效，且毒副作用较低，故在呼吸道疾病中有较好的疗效。药物动力学研究中发现，桔梗-甘草两者配伍，具有协同作用，能提高口服生物利用度的功效。《千金》苇茎汤在临床可用于结肠炎、阑尾炎等消化系统疾病，更多用于呼吸系统疾病，如COPD、肺炎、支气管扩张等。千金苇茎汤临床可改善肺炎患者血气状况，抑制炎症反应，改善呼吸功能。

（二）实验研究

本节相关的实验研究主要是葶苈大枣泻肺汤、桔梗汤和《千金》苇茎汤三方的方药药理研究方面。

1. 葶苈大枣泻肺汤药理研究

葶苈大枣泻肺汤中富含槲皮素、β-谷固醇、豆固醇、山奈酚等物质，具有抗菌、抗炎、调血脂、止咳平喘、利水消肿、改善免疫、抗肿瘤等功能。葶苈大枣泻肺汤可通过松弛痉挛的气管平滑肌、调节免疫、改善菌群紊乱等以缓解呼吸系统病证；强心并增加冠状动脉流量，降低炎症水平，抑制心室重构，改善心肌纤维化，延缓心衰进程，改善心功能，以治疗心血管疾病。还可上调细胞焦亡因子 Caspase-1，促进细胞凋亡，发挥抗肿瘤作用。

2. 桔梗汤药理研究

由于汤剂成分复杂，桔梗汤多致力于其单体成分，如桔梗皂苷、甘草酸铵、甘草苷等的药理作用及其作用机制，其中甘草查尔酮 A 和异甘草素可以降低感染小鼠肺部载菌量，具有抗菌作用；而桔梗皂苷 D 是桔梗汤中镇咳平喘的物质基础。此外，桔梗汤还可降低血清中 ALT、AST 及肝组织中 TNF-α、IL-6，升高肝组织 SOD，对肝损伤具有一定的保护作用。

3.《千金》苇茎汤药理研究

现代药理学显示，芦根多糖对肺炎、支气管哮喘等均有一定疗效，且能够抑制革兰氏菌等致病菌活性；桃仁中存在酚酸类、黄酮及苷类成分，可缓解炎症刺激产生的血管通透性增加的表现，缓解局部血运流通及周围组织肿胀，苇茎、冬瓜子、薏苡仁均有一定的抑菌、解热作用。千金苇茎汤具有积极消除炎症、提高免疫功能的作用，可有效降低白细胞介素（IL）-6、肿瘤坏死因子（TNF-α）等炎症因子水平。

六、问题与展望

（一）除风热外，肺痈是否还有其余病因？

风热、痰热蓄结而致肺痈，已成为历代医家公认的肺痈病因，但从邓珍本原文 15 条葶苈大枣泻肺汤后小字来看（"葶苈大枣泻肺汤……此先服小青龙汤一剂，乃进"），肺痈在发病过程中，是否也有寒饮内盛的阶段？结合历代医家的文献论述及临床观察，进一步总结肺痈病的发病病因，对提高本病的临床治疗具有重要意义。

（二）仲景对肺痈病的辨治思路，对痈脓相关疾病的分期论治有何启示？

肺痈在不同阶段病理特征不同，其治法和用方特点均有显著差别。本篇给出了未成脓期的清热泻火为主的葶苈大枣泻肺汤，成脓期以排脓解毒的桔梗汤、桔梗白散方，以及处于二者之间以清热利湿活血为主的《千金》苇茎汤。这一思路，在肠痈、疮痈，甚至是狐惑病酿脓期中，也可以找到佐证，可以认为是痈脓相关疾病的一种通用辨治框架。如能在此基础上，结合现代药理研究及临床观察，进一步凝练出针对痈脓相关疾病发病全过程的治疗方案及预防措施，有望大幅提高相关疾病的临床疗效。

第三节　咳嗽上气

一、病证源流

咳嗽上气，最早见于《内经》，如《素问·五脏生成》："咳嗽上气，厥在胸中，过在手阳明、太阴"。指气机逆乱于胸中导致的咳嗽气喘之症状。《金匮》首次将咳嗽上气作为病名与肺痿、肺痈合篇，强调咳嗽、气喘、不能平卧、或喉中痰鸣为主症，多因外邪内饮相合致病。除了作为病名出现外，还作为病机与主症出现，比如"咳而上气，喉中水鸡声，射干麻黄汤主之""咳逆上气，时时吐浊，但坐不得眠者，皂荚丸主之"。此处之"上气"则包含了气机上逆之病机。至隋代《诸病源候论》又分为咳嗽上气与久咳嗽上气，"夫咳嗽上气者，肺气有余也。肺感于寒，微者则成咳嗽。肺主气，气有余则喘咳上气。此为邪搏于气，气壅不得宣发，是为有余，故咳嗽而上气也。其状，喘咳上气，多涕唾，而面目浮肿，气逆也""久咳嗽上气者，是肺气虚极，气邪停滞，故其病积月累年。久不瘥，则胸背痛，面肿，其则唾脓血"。此处"咳嗽上气"作为病名出现。唐代《外台秘要·肺胀上气方》谓："《千金》疗肺胀，咳嗽上气，咽燥脉浮，心下有水。麻黄汤方。"此条中的"咳嗽上气"则作为肺胀病的一个症状出现。宋代之后，对咳嗽上气描述相对较少。可见，在汉唐时期，咳嗽上气包含了三个方面内容：①症状：咳嗽、气急、喘逆；②病机：气机上逆；③病名：咳嗽上气病。

二、原文校释

【原文】
咳而脉浮者，厚朴麻黄汤主之。
厚朴麻黄汤方
厚朴五两　麻黄四两　石膏如鸡子大　杏仁半升　半夏半升　乾薑二两　细辛二两　小麦一升　五味子半升
上九味，以水一斗二升，先煮小麦熟，去滓，内诸药，煮取三升，温服一升，日三服。

【文献汇编】
厚朴麻黄汤治咳而大逆上气，胸满，喉中不利，如水鸡声，其脉浮者，方
厚朴五两　麻黄四两　细辛　干姜各二两　石膏三两　杏仁　半夏　五味子各半升　小麦一升
上九味咬咀，以水一斗二升煮小麦熟，去麦内药，煮取三升，去滓，分三服，日三。
（《备急千金要方·大肠腑·咳嗽第五》）

【简释】
邓珍本《金匮要略》叙证简略，《千金》咳嗽门中又添列具体症状，可补充本条之不足。从厚朴麻黄汤药物配伍看，重用厚朴可知本证应有胸满症，麻黄与杏仁合用，可宣肺平喘，姜辛夏味合用，温肺化饮、收敛肺气，小麦养正安中。本方的主要适用于水饮迫肺、挟有热邪的证候。其具体症状可参照《备急千金要方》描述。

【原文】
脉沉者，泽漆汤主之。
泽漆汤方
半夏半升　紫参五两，一作紫菀　泽漆三斤，以东流水五斗，煮取一斗五升　生薑五两　白前五两　甘草　黄芩　人参　桂枝各三两
上九味，咬咀，内泽漆汁中，煮取五升，温服五合，至夜尽。

【文献汇编】
1 寸口脉沉，胸中引胁痛，胸中有水气，宜服泽漆汤，针巨阙，泻之。
（《脉经·卷二·平三关病候并治宜》）

2 泽漆汤治上气，其脉沉者，方

泽漆三斤，细切，以东流水五斗煮取一斗五升，去滓澄清　半夏半升　紫菀一作紫参　生姜　白前各五两　甘草　黄芩　桂心　人参各三两

上九味㕮咀，内泽漆汁中，煮取五升，一服五合，日三夜一。

（《备急千金要方·大肠腑·咳嗽第五》）

【简释】

邓珍本中描述"脉沉者"，是承上条"咳而脉浮者"来。《脉经》则明确提出泽漆汤的主症为"寸口脉沉、胸痛、胸中有水气"，提示水饮内停、上迫于肺的病机，故用泽漆汤以逐水通阳、止咳平喘。方证相应，《脉经》叙证相对完善。

【原文】

咳而上氣，此為肺脹，其人喘，目如脫狀，脈浮大者，越婢加半夏湯主之。

越婢加半夏湯方

麻黃六兩　石膏半斤　生薑三兩　大棗十五枚　甘草二兩　半夏半升

上六味，以水六升，先煎麻黃，去上沫，內諸藥，煮取三升，分溫三服。

【文献汇编】

又肺脹者，病人喘，目如脫狀，脈浮大也。肺脹而咳者，越婢加半夏湯主之方。

大棗十五枚擘　半夏半升洗　生薑三兩　麻黃六兩去節　甘草二兩炙　石膏半斤

上六味，切，以水六升，先煮麻黃三二沸，去沫，納諸藥，煮取二升，去滓，溫服八合，日三。不知，更作之。忌海藻、菘菜、羊肉、餳。並出第十八卷中

（《外臺秘要·卷第十·肺脹上氣方四首》）

【简释】

历代注家对越婢加半夏汤证属于内外合邪，基本是一致的；但清代医家魏荔彤认为是外感风寒，内有郁热，尤怡则认为病属阳热，略有不同。现邓珍本《金匮要略》与《外台秘要》比较发现，越婢加半夏汤组方中麻黄有全草入药与去节之别，要知本证当以饮热为主，虽有外邪，当亦不甚；若谓风寒较盛，与去节麻黄入药，恐与小青龙加石膏汤证无异，故邓珍本《金匮要略》之组方更符合临证。

三、疑难探析

何谓肺胀？

"肺胀"在本篇中出现三处，分别是原文第4条："上气喘而躁者，属肺胀，欲作风水，发汗则愈。"13条："咳而上气，此为肺胀，其人喘，目如脱状，脉浮大者，越婢加半夏汤主之。"14条："肺胀，咳而上气，烦躁而喘，脉浮者，心下有水，小青龙加石膏汤主之。"论述了肺胀的主要脉证和治法，但对肺胀一词的理解，历代说法不一。大致有以下三种：①认为肺胀与咳嗽上气是同一概念，即咳嗽上气可统称为肺胀，如《金匮要略辑义·肺痿肺痈咳嗽上气病脉证治》："凡本篇诸条，肺痿肺痈之外，悉属肺胀"。②认为是咳嗽上气的病机，如《金匮要略选读·肺痿肺痈咳嗽上气病脉证治》："肺胀二字，是病机的概括，也意味着是实证"。③认为是病名，如《金匮集释·肺痿肺痈咳嗽上气病脉证治》指出："肺胀病名，以肺气胀满为主证"。

从本篇描述肺胀所表现的症状并非一般性的"咳而上气"，而是有严重的咳喘，且喘甚于咳，达到呼吸急迫、两目胀突犹如脱出之程度，同时还多伴有喘促痰鸣、躁扰不安的痛苦表现。另外，治疗肺胀的越婢加半夏汤证、小青龙加石膏汤证来看，皆不离外邪里饮挟热。由此可知，

本篇肺胀是咳嗽上气病中外感邪气，内有水饮，兼挟郁热，致肺失宣降，气实胀满的实证。

四、临证思维

（一）辨识思维

1. 虚实之辨

咳嗽上气有虚有实，实证如第4条："上气喘而躁者，属肺胀，欲发风水，发汗则愈"。实证者病程较短，其喘声高息粗，伴烦躁不宁、脉实有力。多因邪气壅塞、肺气胀满而致，病在表，发汗可愈；虚证如第3条："上气，面浮肿，肩息，其脉浮大，不治；又加利，尤甚"。虚证多见于久病，其脉按之浮大无根，伴声低息微，神疲倦怠等症。多因正气虚脱，病情危险，若再下利，则为阳脱于上，阴竭于下，阴阳离绝，故预后不佳。

2. 病因之辨

本篇所论咳嗽上气多呈现出咳、痰、喘为主症的病证，究其发病病因仲景并未明确提出，只能通过以方测证来推导。具体分析来看，则有痰、饮、水邪之别，比如属于痰浊壅塞，治宜峻剂涤痰的皂荚丸；属于饮的，又有在表在里及挟寒挟热之不同，如射干麻黄汤证，为内有水饮、外感寒邪，内外俱寒之证；厚朴麻黄汤、小青龙加石膏汤证，均为外有寒邪、内有饮邪郁热，但前者表寒较轻，里饮郁热较重；后者表寒较重，内有饮邪郁热稍轻。而越婢加半夏汤证，是里饮挟热较重之证；若水饮上泛，阻遏阳气，应治泽漆汤。

（二）治疗思路

1. 治法特点

①表里同治，里重于表：内外合邪为咳嗽上气病发病之根本，风寒外束、水饮内留，单解表则水饮停聚，独化饮而表难除。故仲景用外散风寒、内化饮邪之表里同治，但侧重于化饮治里。

②寒温并用，重在温散：痰浊水饮乃为阴邪，多寒证。寒饮易郁而化热，故咳嗽上气多寒热错杂证，但寒热相较，总以寒多热少，治以寒温并举而以温肺化饮为重。

③邪正兼顾，祛邪为要：咳嗽上气或因外寒内饮、内外合邪，或因单纯痰饮阻塞气道，邪实气闭，证虽有偏表偏里，挟寒挟热之不同，但皆为实证，治疗当注重祛邪，兼顾正气。

④宣降相得，通利气道：外邪内束，痰浊水饮内阻，肺气壅塞，气道不利，故治疗上以宣通上下内外，开其闭塞之路，邪有出路，则咳喘可平。

2. 治疗宜禁

①喜用辛温：咳嗽上气证属寒热错杂，但多以寒证为多，治疗以辛温药为重。但仲景每于散寒化饮之辛温剂中佐用辛寒、酸收之品，恐辛温太过耗伤肺气，变生坏证。

②虚证禁下：虚证多由脾肾亏虚，肾不纳气所致，久病多见之。治当温补脾肾，纳气归元，不可祛邪攻下。若误用下法，必重伤阳气，阳脱于上、阴竭于下，阴阳离绝，病情尤为险恶。

3. 用药思路

①善用麻黄：仲景治疗咳嗽上气常选用麻黄为君药，多为全草入药。麻黄与其他药物配伍使用，病证相符，疗效显著。麻黄一药，辛温微苦，解表，宣肺散饮，止咳平喘。《本草经集注·草木中品·麻黄》："麻黄能上宣肺气，下伐肾邪，外发皮毛之汗，内祛脏腑之湿。"故邪壅于肺，肺气不宣之咳喘，无论寒、热、痰、饮，有无表证均可应用。

②善用药对：根据病证特点，仲景善用药对辨治，如温化水饮多用半夏、干姜、细辛；麻黄配射干，意在开痰散结；麻黄、厚朴、杏仁相配，意在宣肺降气除满；麻黄配石膏，意在平

喘清郁热；紫菀、款冬相合以止咳平喘。

五、现代研究

（一）临床研究

射干麻黄汤可降低痰液黏稠度、促进气道纤毛运动、促进痰液排除，同时具有调节免疫功能、发挥抗过敏作用，拮抗组胺及乙酰胆碱诱发的支气管痉挛的作用，能改善患者肺通气功能FEV1、FEV1%等，故在现代临床上运用于慢性支气管炎、支气管哮喘、毛细支气管炎、急性支气管炎、肺炎、变应性咳嗽、COPD等疾病。皂荚丸在临床运用相对较少，但善用此方者，能将其广泛地应用到肺系疾病的治疗中，主要应用于慢性阻塞性肺疾病、支气管扩张、支气管哮喘等病中，多表现为痰多、痰出不畅、但坐呼吸。越婢加半夏汤最常见运用于呼吸系统疾病证属痰热内郁者，常见于慢阻肺、哮喘、肺心病、支气管炎、肺炎等疾病。通过对原方的加减化裁，该方的治疗范围得到扩展，涵盖肾系、五官及肿瘤相关性疾病。小青龙加石膏汤能够促进痰液排出和吸收，使呼吸道通畅，在退热、止咳、平喘、祛痰、消除肺部啰音方面有显著疗效，故临床运用于支气管哮喘、肺心病、慢性阻塞性肺疾病、肺炎、呼吸窘迫综合征等皆具有疗效确切。

（二）实验研究

本节相关的实验研究主要是射干麻黄汤、皂荚丸、厚朴麻黄汤和越婢加半夏汤的方药药理研究方面。

1. 射干麻黄汤现代药理研究

射干麻黄汤现代药理研究认为，作用主要见于：①减少血浆内血栓素及代谢产物含量，调节血栓素与前列环素平衡，解除咳嗽等患者支气管痉挛状态；②诱发嗜酸性粒细胞凋亡，缓解炎症，进而缓解气道炎性反应；③调节体内环磷酸腺苷、环磷酸鸟苷的平衡，提升白细胞介素-2水平，强化细胞免疫水平，进而改善气道变态效应，缓解局部炎性组织。

2. 皂荚丸现代药理研究

研究发现，皂荚中的皂苷有显著的祛痰和抑菌作用，同时改变细胞通透性，罂粟碱则能降压、缓解支气管痉挛，故皂荚可用于治疗支气管哮喘、支气管扩张等肺系疾病。部分患者服皂荚丸后，因三萜皂苷刺激胃黏膜，反射性刺激呼吸道分泌，会有反射性呕吐表现，痰涎往往随之而出；且皂荚富含油脂，可以起到润肠通腑的作用，使痰浊随大便而走。

3. 厚朴麻黄汤现代药理研究

厚朴酚及和厚朴酚对革兰氏阳性菌、耐酸性菌、丝状真菌、变性链球菌、葡萄球菌等均有明显抗菌作用，而麻黄碱还可直接兴奋支气管平滑肌β受体，激活肥大细胞内的腺苷酸环化酶，使cAMP水平上升，平滑肌松弛，因而有利于平喘，半夏、五味子也能抗炎、镇咳、增强免疫力。故厚朴麻黄汤能在西药治疗的基础上，增强其抗炎、抗感染、抗血小板凝结，改善肺功能的作用。

4. 越婢加半夏汤实验研究

研究显示越婢加半夏汤能有效缓解大鼠模型肺部炎症，降低大鼠体内促炎因子水平，具有抗炎效果；并能减抑制IgE的合成释放，减少炎性细胞的浸润及降低气道高反应，有抗超敏反应、抗哮喘的效果。

六、问题与展望

（一）肺胀与风水的关系是什么？

本篇第 4 条谓："上气，喘而躁者，属肺胀，欲作风水"，本病主方越婢加半夏汤中的主要配伍结构越婢汤为风水主方，而《水气病》篇中也有"风水……咳而喘，不渴者，此为（肺）胀"，多种迹象表明，风水与肺胀应存在密切联系，其症状上有相关，用方上也有重叠，但并未引起历代医家的重视。二者的在病机上是否具有转属关系？这是否意味着《金匮要略》不同篇章的杂病，其背后也有密切联系？这是否会为相关疾病的治疗及预后转归产生带来新的启示？

（二）本篇治疗肺胀的方药配伍规律，其背后的机制与内涵有哪些共性与特性？

虽然本篇治疗肺胀的方药较多，但主要方药基本不离"麻黄-石膏"、"干姜（生姜）-细辛-五味子"、"生姜（干姜）-半夏"，是本篇治疗肺胀最主要的三个配伍。小青龙加石膏汤、厚朴麻黄汤、越婢加半夏汤、射干麻黄汤，发挥作用的机制有所不同，但这些方药均不离上述三大配伍。进一步明确这些配伍用药的机制，并找到临床发挥作用的主要靶点，并开展真实世界临床研究，有助于明确不同方药及配伍的起效阶段与机制。

主要参考文献

[1] 张勇，周勇锋，罗璐. 麦门冬汤联合左金丸治疗食管癌术后反流性食管炎的临床观察[J]. 世界中西医结合杂志，2020，15（6）：1096-1099，1103.

[2] 陈逸哲. 麦门冬汤方证研究及方药规律分析[D]. 北京：北京中医药大学，2021.

[3] HO S C, CHANG Y H. Comparison of Inhibitory Capacities of 6-, 8- and 10-Gingerols/Shogaols on the Canonical NLRP3 Inflammasome-Mediated IL-1β Secretion[J]. Molecules, 2018, 23（2）：466.

[4] 孙俊波，赵璐，史素琴，等. 甘草次酸抑制胃溃疡大鼠胃黏膜细胞的凋亡[J]. 中成药，2017，39（3）：462-466.

[5] 马汉宁，姬艳燕，陈伟，等. 甘草次酸通过抑制 Caspase3/Bax/Bcl-2 凋亡信号通路保护心脏骤停心肺复苏大鼠心脏功能[J]. 中药药理与临床，2019，35（4）：28-33.

[6] FREIRE R, WU L, PEDRAZZI G, et al. Cleavage of the bloom's syndrome gene product during apoptosis by Caspase-3 results in an impaired interaction with topoisomerase IIIβ[J]. Nucleic Acids Res, 2017, 29（15）：3172-3180.

[7] 王娟，马菁菁，王昱. 葶苈大枣泻肺汤治疗复发难治性肺结核疗效及对免疫功能的影响[J]. 现代中西医结合杂志，2020，29（33）：3730-3733.

[8] 郝轩轩，谢世阳，王幼平，等. 葶苈大枣泻肺汤对心肌梗死后大鼠心肌纤维化的影响[J]. 中华中医药杂志，2020，35（5）：2649-2652.

[9] 焦建玮，白玉杰，白玉莲，张艳景，焦平. 葶苈大枣泻肺汤通过 Caspase-1 诱导 A549 细胞焦亡与凋亡的机制[J]. 中国实验方剂学杂志，2022，28（6）：54-61.

[10] 刘一宁. 桔梗汤抗金葡菌感染致急性肺损伤及其药效成分研究[D]. 杭州：浙江大学，2018.

[11] 梁媛. 桔梗汤止咳平喘活性成分筛选及药靶识别动力学[D]. 西安：西北大学，2019.

[12] 何叶. 加减千金苇茎汤联合西药治疗重症肺炎的 Meta 分析[D]. 长沙：湖南中医药大学，2021.

[13] 顾颖军，龚正华，徐小平，等. 苇茎汤对老年性肺炎相关血清炎症因子及免疫功能的影响[J]. 中国中医急症，2018，27（4）：676-678.

[14] 周杨琳. 越婢加半夏汤对 COPD（痰热郁肺证）的临床疗效观察及其机制研究[D]. 重庆：重庆医科大学，2021.

[15] 刘梅. 射干麻黄汤联合西药对肺部感染后咳嗽老年患者的疗效观察[J]. 辽宁中医杂志，2016，43（4）：795-797.

[16] 李晶晶. 皂荚丸古今应用分析[J]. 环球中医药，2021，14（1）：57-59.

[17] 运晨霞，杜军，兰太进，等. 芒果苷联合麻黄碱治疗过敏性哮喘的作用研究[J]. 中国药理学通报，2017，33（9）：1314-1319.

[18] 刘永红，郭建宏，刘文婷，等. 药用植物半夏生物碱类成分研究进展[J]. 西北农林科技大学学报（自然科学版），2015，43（9）：171-177.

[19] 白文宇，王厚恩，王冰瑶，等. 五味子化学成分及其药理作用研究进展[J]. 中成药，2019，41（9）：2177-2183.

奔豚气病脉证治第八

一、病证源流

奔豚之名，始见于《灵枢·邪气脏腑病形》："肾脉急甚为骨癫疾，微急为沉厥奔豚，足不收，不得前后"。与《金匮要略》奔豚气名同而实异。《难经》亦有贲豚之称，《难经·五十六难》云"肾之积名曰贲豚，发于少腹，上至心下，若豚状。或上或下无时。久不已，令人喘逆，骨痿，少气"。其表现虽然与《金匮要略》奔豚气极为相似，但《难经》奔豚是指"肾之积"，即病未发作时，少腹亦有积块存在，而《金匮要略》奔豚气于"气复还止"后，腹中并无积块。有注家谓《素问》之冲疝，当与《金匮要略》之奔豚相似。观《素问·骨空论》："此生病，从少腹上冲心而痛，不得前后，为冲疝。"症状虽见"从少腹上冲心"，但是必"痛"，且不能二便，显然也与《金匮要略》奔豚气有别。《诸病源候论》既于积聚病诸候有"肾积贲豚"，又在气病诸候有"贲豚气候"，前者同《难经》之贲豚，后者似《金匮要略》之奔豚气。《备急千金要方·积气》论曰："凡卒厥逆上气""气攻两胁，心下痛满，奄奄欲绝，此为奔豚气"，又与《金匮要略》奔豚气之在肝者相近。

二、原文校释

【原文】
師曰：奔豚病，從少腹起，上沖咽喉，發作欲死，複還止，皆從驚恐得之。
【文献汇编】
師曰：病如賁豚者，氣從少腹起，上沖喉咽，發作欲死，複還生，皆從驚恐得之，腎間有膿故也。

(《外臺秘要方·卷第十二·贲豚气方》)

【简释】
奔豚气病，其上冲之理与冲脉有联系。冲脉起于下焦，上循咽喉。《素问·骨空论》云："冲脉为病，逆气里急。"《外台》版的"肾间有膿"，可以提示奔豚气之"气"，并非单纯为气机之郁滞。一方面，肾间为少腹之指代，另一方面膿为水饮之指代。故下焦停饮上逆，为奔豚气逆之重要原因。故苓桂枣甘汤之用桂枝配茯苓，奔豚汤之用生姜配半夏，皆为降逆化饮之重要方药。

【原文】
奔豚，氣上沖胸，腹痛，往來寒熱，奔豚湯主之。
奔豚湯方
甘草　芎藭　當歸各二兩　半夏四兩　黃芩二兩　生葛五兩　芍藥二兩　生薑四兩　甘李根白皮一升

【文献汇编】

疗奔豚气,上冲胸腹痛,往来寒热,贲豚汤方。

甘草二两,炙 芎䓖二两 当归二两 半夏四两,汤洗 黄芩二两 生葛五两 芍药三两 生姜四两 甘李根白皮切,一升

上九味,切,以水二斗,煮取五升,去滓,温服一升,日三夜二服。忌海藻、菘菜、羊肉、饧等。

(《外台秘要·卷第十二·贲豚气方》)

【简释】

甘李根白皮专治肝郁奔豚,据《名医别录·李核仁》记载:"李根皮大寒,主消渴,止心烦,逆奔气",《长沙药解》谓"下肝气之奔冲,清风木之郁热"。临床多用桑白皮或川楝子代替。

【原文】

发汗后,烧针令其汗,针处被寒,核起而赤者,必发奔豚,气从小腹上至心,灸其核上各一壮,与桂枝加桂汤主之。

桂枝加桂汤方

桂枝五两 芍药三两 甘草二两(炙) 生姜三两 大枣十二枚

上五味,以水七升,微火煮取三升,去滓,温服一升。

【文献汇编】

烧针令其汗,针处被寒,核起而赤者,必发奔豚。气从少腹上冲心者,灸其核上各一壮,与桂枝加桂汤更加桂二两也。

桂枝加桂汤方

桂枝五两(去皮) 芍药三两 甘草二两(炙) 生姜三两(切) 大枣十二枚(擘)

上五味,以水七升,煮取三升,去滓,温服一升。本云桂枝汤,今加桂满五两。所以加桂者,以能泄奔豚气也。

(《伤寒论·辨太阳病脉证并治中》)

【简释】

方中所加之"桂",后世有两种认识:一是认为加桂枝,如黄元御,意在"疏风木而降奔冲";二是认为加肉桂,如方有执,意在"伐肾邪,泄奔豚之气"。《医门棒喝·伤寒论本旨》认为"解太阳之邪,宜重用桂枝;若平肾邪,宜加肉桂。"临床实践当根据病机、症状,灵活运用。

三、疑难探析

(一)奔豚病的病变脏腑

肝与奔豚气病的发生 肝主谋虑,其疏泄功能具有调节某些精神情志活动的作用。疏泄太过或不及都可能造成肝的气血失调。《素问·调经论》说:"血有余则怒,不足则恐。"《灵枢·本神》篇说:"肝气虚则恐,实则怒。"这两条可以理解为疏泄太过致使肝的气血"有余"而易怒,疏泄不及致使肝的气血"不足",肝气虚衰而胆怯易惊恐。怒则气上,恐则气下,气下极而上行,则沿肝肾二经(并冲脉)奔迫上冲至胸咽,所谓"亢则害,承乃制"是也。

肾与奔豚气病的发生 肾居下焦,主水而藏精纳气,为五脏六腑之根。它与心高下相召,

升降相因，阴阳相引，水火相济，是人体正常生命活动的调节中心。《内经》《难经》中凡论及奔豚和奔豚类似证（如冲病）的经文，都直接或间接地联系到肾。《金匮要略》中虽没明文提到本病与肾的关系，但特别强调与"惊恐"有关。由于惊则心无所倚，神无所归，恐则气下而精却，心肾均受损伤，使水火不能交济，以致气机逆乱。气机升降之理，升已则降，降已则升。吴鞠通说："温病之邪，上行极而下，下行极而上"，这个道理在中医病理学上具有普遍意义。由惊而致恐，恐则精却气下而伤及肾，肾伤则不能摄纳其沉降之气，散乱沉降之气又乘心主之虚而时作奔迫上冲。

心与奔豚气的发生 心肾阳虚，阴寒为患。桂枝加桂汤和苓桂甘枣汤所治的已作奔豚或欲作奔豚证均在"发汗后"，故一般都认为这个类型的奔豚证的病机系素体阳虚，伤寒后因发汗太过而损伤心阳，心阳益虚，心火不能下达温暖肾水，寒水之气不化，反上逆凌心。已发奔豚者，"气从少腹上至心"，这个主要证候与奔豚气病本证无异。但由于病因不同而同病异治，彼用奔豚汤，此用桂枝加桂汤。

（二）甘澜水为何物？

甘澜水又名劳水、千里水。关于甘澜水，历代医家有不同认识。

1. 甘澜水是淘米水

刘联群认为甘澜水即泔灡水，俗称淘米水。"澜"与"灡"古通用。而"灡"义为潘，潘、泔同义，淅米水也。又"甘"与"泔"同音，亦可通用。

2. 甘澜水是溶解氧达饱和状态的水

贾孟辉等认为"甘澜水"实质上是一种溶解氧达饱和状态的水，经方用之煮药，意在加强复方在煎煮过程中的生物氧化反应，从而使药物的有效成分增加。

3. 甘澜水是亚硝酸盐含量较低的水

王雅心等对经常流动的自来水和在水管中滞留一夜的自来水测定其中亚硝酸盐氮含量，发现后者亚硝酸盐氮含量比经常流动的水高许多倍。

4. 甘澜水是经过搅拌水分子结构发生改变的活化水

丁慧登等认为水在外力作用的影响下，可能改变了水分子簇结构的大小，较易与细胞膜上水通道蛋白结合而进入细胞内参与机体各种新陈代谢。

甘澜水作为中药汤剂的煎煮溶媒，在提高汤剂的疗效方面起着重要作用。深入研究甘澜水的特殊性质及其在汤剂中的作用机制，对指导临床汤剂的煎煮以提高中药疗效及发挥中药优势具有重要意义。但目前对甘澜水的研究还停留在猜想层面，没有具体的实验验证。

四、临证思维

（一）平冲降逆与重视脾胃并举

1. 平冲降逆

奔豚气病的基本病机是冲气上逆，故治疗以平冲降逆为基本原则。肝郁气逆者，治以奔豚汤养血调肝、泄热降逆；阳虚寒逆者，治以桂枝加桂汤温阳散寒、平冲降逆；阳虚饮动者，治以茯苓桂枝甘草大枣汤利水通阳、平冲降逆。

2. 重视脾胃

张仲景在治疗奔豚气病时，时时刻刻注重调补脾胃。如奔豚汤中除了平冲降逆药物，另用半夏、生姜和胃降逆，甘草健补脾胃；桂枝加桂汤中也有生姜、甘草、大枣健脾和胃；茯苓桂枝甘草大枣汤也用大枣、甘草培土制水。由此看出，张仲景治疗奔豚气病重视调补脾胃。因为脾胃为后天之本、气机升降的枢纽，脾胃健运，则气机升降正常，可以制约上逆的冲气。

（二）茯苓桂枝甘草大枣汤为什么用大枣不用白术

白术和大枣都具有健脾益气的作用，都可以用来治疗气冲上逆的病证。但张仲景用此二药却有所不同，治疗气从"心下"上冲者用白术，治疗气从"脐下"上冲者用大枣。这是因为气从心下上冲者，病机在于脾虚不运而使水气上冲，所以用白术健脾兼能行水；至于气从脐下上冲者，关键在于其人气水相搏，小便不利而脐下悸，所以重用茯苓半斤，桂枝四两，则超过其他有关方剂，然利水去邪之力大犹恐津伤液脱，所以去白术而用大枣补脾胃，生津液，寓防于治，从临床上来看，是很有实践意义的。

（三）桂枝加桂汤证与茯苓桂枝甘草大枣汤证的鉴别

两方都是用于发汗误治后的变证，病机都与阳气虚衰有关，但桂枝加桂汤是发汗及烧针误治后使心阳损伤较重，心阳不足，则下焦阴寒之气乘虚上逆而作奔豚，当温通心阳，心阳复则阴寒之气自能消散，故重用桂枝温通心阳，平冲逆之气。茯苓桂枝甘草大枣汤则是由于下焦停饮较甚，误汗之后，心阳虚衰，水饮之邪亦欲乘虚上逆，故重用茯苓以渗利水饮。据临床观察，苓桂甘枣汤证除有脐下悸外，还有小便不利等证，而舌苔水滑，面色黧黑，这在辨证时是主要的区别点。总之，二者一为无形阴寒之气，一为有形水饮之邪。

五、现代研究

（一）临床研究

由于奔豚气病临床发病率不高，所以对此病的现代研究较少，临床研究多集中在精神类疾病领域。

张艳红研究分析奔豚汤化裁合针刺治疗肝郁痰热上扰型失眠的临床疗效。治疗组有效率分别为 91.11%、82.22%，对照组有效率分别为 77.78%，64.44%，差异均有显著性（$P<0.05$）。治疗后治疗组匹兹堡睡眠质量指数（PSQI）评分明显低于对照组（$P<0.05$）。表明奔豚汤化裁合针刺治疗肝郁痰热上扰型失眠效果显著，疗效确切。探讨加味奔豚汤对痰气郁结、热扰心神型广泛性焦虑症的临床疗效和临床适应性，并依此对广泛性焦虑症的中医治疗给予临床指导。收集广泛性焦虑症患者 60 例，按照随机的原则分为试验组、对照组，试验组患者给予加味奔豚汤并合用西药黛力新进行治疗，对照组只给予西药黛力新进行治疗，疗程均为 4 周，临床疗效使用汉密尔顿焦虑量表（HAMA）和自制中医症候观察表进行评定，结果试验组总有效率为 93.33%；对照组总有效率为 86.67%；两组疗效比较差异有统计学意义（$P<0.05$）。加味奔豚汤对临床辨证为痰气郁结、热扰心神型的广泛性焦虑症有显著疗效，能有效改善焦虑、胸闷、心悸、失眠等症状，从而证实了辨证使用加味奔豚汤治疗广泛性焦虑症的临床疗效。

另外，尚有用奔豚汤治疗消化系统疾病、心系疾病如冠心病、变异型心绞痛、高血压以及脑系疾病如腹型癫痫、神经性头痛的报道。

（二）实验研究

对奔豚方证的实验研究多集中在精神类疾病领域。宋伍等实验观察奔豚汤对慢性束缚应激诱导小鼠焦虑模型的影响，从中枢神经递质角度阐述奔豚汤抗焦虑的可能机制。结果表明奔豚汤能够改善慢性束缚应激诱导小鼠焦虑行为，可能是通过下调海马区 GAT-1 和 GAT-3 蛋白表达，进而调节中枢神经系统氨基酸类神经递质的含量。史先芬研究奔豚汤的抗抑郁作用，选用小鼠行为绝望模型评价其抗抑郁作用，结果表明奔豚汤能缩短绝望模型中小鼠悬尾和强迫游泳不动时间，并对其有显著性影响，对小鼠自主活动无明显影响。说明奔豚汤具有抗抑郁作用，对其作用的物质基础及生理生化机制，有待进一步研究。

六、问题与展望

（一）奔豚气病三方对情志类疾病治疗有何启示？

奔豚气病与现代临床中的情志类疾病密切相关，其中桂枝加桂汤、苓桂枣甘汤、奔豚汤三方，皆为降奔豚气的方药，或可为情志类疾病的治疗提供新的思路。其中桂枝加桂汤偏于降寒气冲逆，苓桂枣甘汤偏于降水气冲逆，奔豚汤则偏于降火气冲逆而兼治水血。可以认为，"降逆"是仲景治疗奔豚气病的主要方法。而上逆之气皆生于"少腹"，不同版本的文献也有称为"肾间"者，邪气产生之所是否涉及下焦相关其他藏府，如膀胱、肠道等？上逆之邪气是否还有其他类型，治疗奔豚气的降逆之法还有哪些方药？这与现代医学中肠道菌群对情志的调节作用是否有相关性？

（二）奔豚气病三方的起效机制还有哪些？

奔豚气病三方临床个案报道，对癔病、神经官能症、冠心病、更年期综合征、慢性肝炎、慢性胃炎、雷诺氏病等疾病的治疗均有一些病案报道。但在实验研究方面，多集中精神类疾病领域，其他疾病的治疗机理研究较少，有待进一步拓展研究。

主要参考文献

[1] 支英杰. 《金匮要略》奔豚气病证治源流研究[D]. 北京：北京中医药大学，2007.
[2] 张弢. 仲景煎药用水漫谈[C]. 酒泉：甘肃省中医药学会2008年学术年会，2008.
[3] 刘联群. 甘澜水即淘米水[J]. 河南中医，1992，12（2）：62.
[4] 贾孟辉，贺晓慧. 经方用"甘澜水"别识[J]. 河南中医，1992，12（5）：212.
[5] 王雅心，尚邦懿. 饮用水中亚硝酸盐产生的研究[J]. 环境科学研究，1993，6（1）：44-47.
[6] 丁慧登，范永升. 从甘澜水之古今观浅谈汤药煎服方法[J]. 中国中医基础医学杂志，2010，16（5）：425-426.
[7] 田海艳，林晓玲，容伟明，吕婷婷. 《伤寒论》甘澜水之研究进展[J]. 中国民族民间医药，2017，26（10）：54-55.
[8] 刘渡舟. 经方临证指南[M]. 北京：人民卫生出版社，2020：42-43.
[9] 刘国民，李丽邦，关勇. 奔豚汤加减方联合艾司西酞普兰治疗抑郁障碍患者的临床观察[J]. 中国民间疗法，2022，30（4）：80-83.
[10] 张艳红，陈畅，袁军. 奔豚汤化裁合针刺治疗肝郁痰热上扰型失眠临床研究[J]. 河北中医药学报，2020，35（6）：21-23，58.
[11] 牛磊. 奔豚巧加减治疗儿童多发性抽动症（气郁化火型）的临床观察[D]. 哈尔滨：黑龙江中医药大学，2017.
[12] 王峰. 加味奔豚汤治疗疲气郁结、热扰心神型广泛性焦虑症的临床研究[D]. 济南：山东中医药大学，2015.
[13] 宋伍，刘萍，姜爽，等. 奔豚汤对慢性束缚应激小鼠焦虑的影响[J]. 中国实验方剂学杂志，2017，23（11）：139-144.
[14] 史先芬，宋海宏，吴自光. 奔豚汤对行为绝望小鼠的抗抑郁作用研究[J]. 四川中医，2012，30（11）：47-48.

胸痹心痛短气病脉证治第九

一、病证源流

胸痹之名，最早见于《灵枢·本藏》："肺大则多饮，善病胸痹、喉痹、逆气"，指肺气壅滞导致之胸闷喘息。《金匮要略》将其与心痛同篇，强调"心痛彻背"、"心中痞"等胸阳不振为主的症状。至晋代，葛洪在《肘后备急方》中说："胸痹之病，令人心中坚痞忽痛，肌中苦痹，绞急如刺，不得俯仰，其胸前皮皆痛，不得手犯，胸满短气，咳嗽引痛，烦闷自汗出。"可见在汉晋之时，胸痹的病变范围较广，除心肺相关疾病外，还有胸膈、胃管（食道）等疾病。

《诸病源候论·胸痹候》谓："寒气客于五脏六腑，因虚而发，上冲胸间则胸痹。胸痹之候，胸中愊愊如满，噎塞不利，习习如痒，喉里涩，唾燥。"除胸闷之外，还有明显的咽喉疼痛、干涩等咽喉相关症状，而本条亦见于《备急千金要方》橘枳姜汤证："治胸痹候胸中愊愊如满，噎塞习习如痒，喉中涩燥唾沫，宜此方：橘皮一斤，枳实五枚，生姜半斤……"唐代经方著作中，所论述胸痹的内涵，除了心系疾病之外，还涉及从咽喉至膈间的整个上焦病变范围。

至宋代，《圣济总录·胸痹门》谓："胸痹，其证心下坚满痞急，甚者疞痛抢心如刺，手不得犯，治之稍缓，便致危殆，不可忽也。治胸痹，心下坚痞，枳实汤方：枳实（麸炒四枚），桂（去粗皮，一两），厚朴（去粗皮生姜汁炙，四两）栝蒌实（去皮，焙一枚）"，此条即为本篇之枳实薤白桂枝汤证，在临床表现中还出现了"心下"，即胃脘为主的相关症状。胸痹之内涵，逐渐从单纯的"心中"上焦心肺，逐渐延伸至"心下"中焦脾胃。因此本篇之方剂，除心肺、胃脘病证之外，亦可用于脾胃病。

二、原文校释

【原文】
胸痹之病，喘息欬唾，胸背痛，短氣，寸口脉沉而遲，關上小緊數，栝蔞薤白白酒湯主之。
栝蔞薤白白酒湯方
栝蔞實一枚，搗　薤白半升　白酒七升
上三味，同煮，取二升，分温再服。

【文献汇编】
1 胸痹之病，喘息欬唾，胸背痛，短氣，寸脉沉而遲，關上小緊數，栝樓湯主之，方：
栝樓實一枚　薤白一斤　半夏半升　生薑四兩　枳實二兩
上五味，㕮咀，以白醱漿一斗，煮取四升，服一升，日三。仲景、《肘後》不用生薑、枳實、半夏。

（《備急千金要方·卷第十三·胸痹第七》）

2 仲景《傷寒論》：胸痹之病，喘息欬唾，胷背痛，短氣，寸脉沉而遲，關脉小緊數者，栝樓薤白白酒湯主之，方：

栝樓實一枚　薤白（切）半升

上二味，以白酨酒七升，煑取二升，去滓，溫分再服。深師、范汪同。出第十五卷中。

(《外臺秘要方·卷第十二·胸痹咳唾短气》)

【简释】

白酒，《备急千金要方》作白酨浆、《外台秘要》版本作白酨酒。对于"白酒"，为何物，历代有不同观点：①有认为米酒、黄酒或高粱酒者；②认为是米醋者，主要依据即为参考《备急千金要方》《外台秘要》之，白酒为"白酨漿"或"白酨酒"，《说文》释为"酨，酢浆"；③认为是初熟的米酒，今之醪糟酒。

认为是米酒、黄酒或高粱酒之说，《金匮要略》另有相近之清酒；米醋或酢浆之说，《金匮要略》另有与之相近的苦酒，故上述二者皆不应另起"白酒"之名。《备急千金要方》、《外台秘要》均将此物称为"白酨"，而《玉篇》谓："酨，释米汁也"，《周礼·天官》："酨之言载也，米汁相载也"，可见白酨并非定指米醋，故第三种解释——初熟之米酒（今之醪糟酒）较为合理。

【原文】

胸痹心中痞，留氣結在胸，胸滿，脇下逆搶心，枳實薤白桂枝湯主之。人參湯亦主之。

枳實薤白桂枝湯方

枳實四枚　厚朴四兩　薤白半斤　桂枝一兩　栝蔞一枚，搗

上五味，以水五升，先煑枳實厚朴，取二升，去滓，內諸藥，煑數沸，分溫三服。

人參湯方

人參　甘草　乾姜　白术各三兩

上四味，以水八升，煑取三升，溫服一升，日三服。

【文献汇编】

1 胸痹心中痞，留氣結在胸，胸滿，脇下逆搶心，枳實薤白桂枝湯主之，方：

枳實炙，肆枚　厚朴炙，肆兩　薤白切，半斤　桂枝去皮，壹兩　栝樓實壹枚，搗。

上五味，㕮咀，以水五升，先煮枳實、厚朴，取二升，去滓，內諸藥，煮三沸，去滓，分溫三服。

理中湯亦主之。方：人參　甘草炙　乾薑　白术各叁兩

右四味，㕮咀，以水八升，煮取三升，去滓。溫服一升，日三服。

(《明洪武钞本金匱要略方·胸痹心痛短气病脉证并治》)

2 仲景《傷寒論》：療胸痹，理中湯方：

人參三兩　甘草三兩（炙）　白术三兩　乾薑三兩

上四味，切，以水八升，煑取三升，去滓，溫服一升，日三夜一，頻服三劑。忌海藻、菘菜、桃李、雀肉等。《备急千金要方》同。出第十六卷中。張仲景云，胸痹，心中痞堅，留氣結於胸，胸滿，脅下逆氣搶心，理中湯亦主之。

(《外臺秘要方·卷第十二·胸痹方》)

3 如治胸痹，心中痞堅，氣結胸滿，脅下逆氣搶心，治中湯主之。人參、术、乾薑、甘草四物等，共一十二兩，水八升，煑取三升，每服一升，日三服，以知爲度。或作丸，須雞子黃大，皆奇効。

(《證類本草·卷第一·序列》)

【简释】

本条人参汤，组成与理中丸（汤）相同而方名有别，引发历代医家讨论：①认为二者为同一方，如吴考槃谓："此与《伤寒论》理中汤煎法分两俱同，而一名理中，一名人参，其义未详"（《金匮要略五十家注》）；②认为二方君药不同，故为两首方，如王绵之说："理中丸……应该以干姜为君药……人参汤……是人参为君，因为首先要大补元气，再用干姜温中散寒"（《王绵之方剂学讲稿》）。③认为人参汤当为"桂枝人参汤"之误，如陈修园《金匮要略浅注》在本方中加桂枝四两，何绍奇亦说："心阳虚衰，阴霾充塞，理中汤恐难以胜任……桂枝人参汤，用桂枝温通心阳，以人参、甘草益气，白术、干姜健脾温中为继，于理当可通。其错似出在人参汤前遗漏'桂枝'二字"（《金匮要略札记》）。

而从《明洪武钞本金匮要略方》《外台秘要》等版本来看，原文即为"理中汤"，部分文献亦作"治中汤"，其意相同。故人参汤即为理中汤的可能性更大，且《伤寒论》理中丸方后注有"然不及汤"字样，其亦可作汤剂。方名与甘草炮制法的差别，或为传抄过程中，不同医家理解与应用体会有别之误。

【原文】

胸痹缓急者，薏苡附子散主之。

【文献汇编】

《古今录验》……又疗胸痹，偏缓急，薏苡人散方。

（《外臺秘要·卷第十二·胸痹心下坚痞缓急方》）

【简释】

本条"缓急"二字的含义，历代认识不一。《外台秘要》引《古今录验》作"偏缓急"，从文献上提示了"时缓时急"的含义（详见本章"三、疑难探析"）。

【原文】

胸痹，胸中氣塞，短氣，茯苓杏仁甘草湯主之，橘枳姜湯亦主之。

【文献汇编】

胸痹之候，胸中愊愊如满，噎塞，習習如癢，喉中澀燥唾沫，宜此方：

橘皮一斤　枳實四枚　生薑半斤

右三味，㕮咀，以水五升，煮取二升，去滓，分再服。

（《備急千金要方·卷第十三·心藏》）：

【简释】

邓珍本《金匮要略》条文症状"胸中气塞、短气"较为简略，《备急千金要方》版本条文又补充了噎塞、咽痒、咽干吐涎沫等相关症状，更为符合本方证的临床辨证要点。

三、疑难探析

（一）"阳微阴弦"的含义

本篇第 1 条云："夫脉当取太过不及，阳微阴弦，即胸痹而痛，所以然者，责其极虚也，今阳虚知在上焦，所以胸痹心痛者，以其阴弦故也。"指出"阳微阴弦"是胸痹心痛的主要脉证，并由此指明其核心病机。

"阳微阴弦"本言脉象，关于"阴阳"指何脉，古代医家对其理解有所不同：①阴阳指左右，如魏荔彤云："以六部浮沉言，阳微必胃也，阴弦必肝也"，"以左右阴阳言，阳微必左手也，阴弦必右手也"（《金匮要略本义》），此即《素问》所说的"左右者，阴阳之道路也"；

②阴阳指寸关尺，如陈修园认为阳微是"关前之阳脉微"，阴弦是"关后之阴脉弦"（《金匮要略浅注》）。现代一般认同后者之说——即关前寸脉为阳，关后尺脉为阴。

阳微阴弦，指寸脉微弱，尺脉弦紧。在病机上，阳微示上焦阳气不足，阴弦示下焦寒饮停聚。上焦阳气不足，导致下焦阴邪乘虚上凌、痹阻胸阳，这是导致胸痹心痛的主要病机。故现代一般也以"阳微阴弦"指代其胸痹（心痛）的主要病机。

（二）茯苓杏仁甘草汤与橘枳姜汤之主治

本篇第6条谓"胸痹，胸中气塞，短气，茯苓杏仁甘草汤主之，橘枳姜汤亦主之。"关于上述二方主治有不同认识。

陆渊雷《金匮要略今释·胸痹心痛短气病脉证治》谓："《备急千金要方·胸痹门》、《外台秘要·胸痹短气门》引《备急千金要方》载此条，并无末句七字，别有橘枳姜汤主疗一条"，即指上文【原文校释】中所说的"胸痹之候，胸中愊愊如满，噎塞，习习如痒，喉中涩燥唾沫"条，据此陆氏提出"茯苓方所主，病变在呼吸器；橘皮汤所主，病变在消化器。"

周吾圣认为："胸痹之病，可从胃得，亦可因肺而成……仲景恐人误解，而于条文之首，特冠以'胸痹，胸中气塞'之语，说明本证自然具备胸痹之主要脉证，唯因一以短气，一以心下痞等证为其特点，故针对此时病情而分设二方以治，何能滥用'以药测证'之法，置仲景原文而不顾，因其方药平淡无奇，皆为肺胃二经之药组成，而论定其为治呼吸、消化系疾病耶？何况，从现代医学角度来看，胸痹病多属冠状动脉硬化性心脏病，而冠心病心绞痛发作时，多伴有呼吸困难，或恶心、上腹部胀满、疼痛等呼吸或消化道症状，临床亦屡有将其误诊为呼吸或消化疾病的报道"（中医研究院研究生班《金匮要略评注》）。李克光等主编《金匮要略译释》亦从周氏之说。

上述争论，主要是基于对"胸痹"之内涵认识不同，以及对文献选择范围不同所致的。一方面，陆氏之言，并未否认此二方主治胸痹，而是据《备急千金要方》等唐版条文认为此条所论之胸痹，也包括呼吸及消化道疾病，而现代临床亦有茯苓杏仁甘草汤治疗慢性阻塞性肺疾病、橘枳姜汤治疗脾胃病之报道。另一方面，也要看到现代医学所论之冠心病，其病机与肺、脾胃等脏腑的密切相关性，肺气不宣导致水逆心胸、脾失健运导致之饮阻气滞，皆可导致胸闷气短，形成冠心病，临床运用需谨守病机，灵活运用同病异治与异病同治之原则。

（三）胸痹"缓急"释义

本篇第7条谓："胸痹缓急者，薏苡附子散主之"。由于条文较为简略，没有其余相关的病机或临床表现，使得"缓急"二字含义不清，引发历代医家的不同理解与争议：

1. 指症状，又有两说

①指心痛、胸闷的表现时发时止，时缓时急。因阳虚不温，寒生而凝结，经脉阻滞不通所致。如程林《金匮要略直解·胸痹心痛短气病脉证治》谓："胸痹之所以有缓急者，亦心痛去来之意也。"②指胸部之左侧与右侧一侧痛、一侧缓，两侧疼痛交替发作。如邹澍《本经疏证·薏苡仁》："寒冲于左，逼热于右，则左急而右缓；寒冲于右，逼热于左，则左缓而右急。"

2. 指病机

即筋脉拘挛，时缓时急。因阳虚而阴寒内盛，一身筋脉失养，可见心痛、腹痛、胁痛等，如尤在泾《金匮要略心典·胸痹心痛短气病脉证治》谓："阳气者，精则养神，柔则养筋，阳痹不用，则筋失养而或缓或急"。

3. 指病位

指病位有急处与缓处之别，且偏痛一侧。邹润安《本经疏证·薏苡仁》谓："然则五脏六腑之寒气，因虚而上冲于胸膈间者，何能不冲于此，逼热于彼乎？寒冲于左，逼热于右，则左急而右缓；寒冲于右，逼热于左，则左缓而右急。附子治急者也，薏苡治缓与急者也，使合而治之"。此说可以在《外台秘要》引《古今录验》版本作："偏缓急"得到印证。

4. 指病势

指胸痹的危急证，"缓急"有危笃、情势急迫之意。如周扬俊《金匮玉函经二注》谓："胸痹缓急者，痹之急证也。寒饮上聚心膈，使阳气不达，危急为何如乎？"此说为胸痹急性发作的治疗提供了理论支持。

从《金匮要略》行文习惯而言，症状说较为符合语义习惯及临床实际，有助于理解本条的方证特点。但病位说、病机说也对本方的临床应用有一定指导意义。

四、临证思维

（一）表里虚实标本之辨

本篇第5条："胸痹，心中痞，留气结在胸，胸满，胁下逆抢心，枳实薤白桂枝汤主之，人参汤亦主之"，此处枳实薤白桂枝汤与人参汤二方同现一条，提示胸痹临证辨证中，对于"阳微阴弦"的标本虚实表里之鉴别。

同样见心中痞、胸满、胁下逆抢心，枳实薤白桂枝汤，以重用枳实薤白、行气化饮、通阳降逆，配厚朴助枳实下气除满以降水饮之攻冲，配桂枝助薤白通阳解表、以助气机之宣畅，栝蒌除水行气。以方测证可知，枳实薤白桂枝汤证的核心病机以寒饮滞气为之标实为主，"阳微阴弦"偏于阴弦。

而人参汤证则是里虚寒证，因里虚而津液不布则生水饮，里虚不能制摄下焦而致水饮上逆，故用干姜、白术温化水饮，人参、甘草补胃和中。以方测证可知，人参汤证以里虚阳弱之本虚为主，"阳微阴弦"偏于阳微。此方与《伤寒论》之理中丸组成相同，临床中此类证候还可伴见大便溏泻、小便频数、纳呆腹满等中焦虚寒的表现，因纯属里证，不可攻表，桂枝、薤白之辛温走窜皆属禁忌，只宜甘温固中之法。

（二）气滞水停偏盛之辨

本篇第3条："胸痹之病，喘息咳唾，胸背痛，短气，寸口脉沉而迟，关上小紧数，栝蒌薤白白酒汤主之。"第4条："胸痹不得卧，心痛彻背者，栝蒌薤白半夏汤主之。"此二条相参，栝蒌薤白白酒汤以气滞兼饮、痹阻胸阳为主，故见喘息咳唾、胸背痛，用栝蒌、薤白通阳散寒、下气宽胸为法；若饮逆为甚，饮阻胸阳，则可出现不得平卧、心痛彻背等症，需加强蠲饮降逆之功，故在栝蒌薤白白酒汤的基础上加半夏一味，并加重白戬剂量，形成栝蒌薤白半夏汤。

第6条："胸痹，胸中气塞，短气，茯苓杏仁甘草汤主之，橘枳姜汤亦主之。"此条进一步明确气滞、水停偏盛之别。其中，茯苓杏仁甘草汤以利水化饮为法，橘枳姜汤以行气化饮为法。水饮与气结皆可导致胸中气机阻滞，出现胸闷气短等症，发为胸痹，但临床表现应有差异，治疗亦有不同。水饮内停为主，则当伴有小便不利、心悸头眩、肠鸣便溏等症，治疗以淡渗利水为主，方用茯苓杏仁甘草汤治疗；留气结滞，则当伴有胸闷气短、脘腹胀闷等，治疗以行气开结为主，佐以化饮降逆之法，方用橘枳姜汤治疗。

《金匮要略·水气病》对于水气病之辨证，有"水分、血分、气分"之说，即与对于如水气病一类津液代谢障碍的患者，需要鉴别病在水分、血分与气分，即水饮绝对增加、血亏血滞所致之津液不利或气滞所致之水停等三者之别。胸痹的"阳微阴弦"，中上焦阳微而阴寒水饮上攻，亦与其相关，故亦需鉴别气分、水分之别。

五、现代研究

（一）临床研究

本篇相关的临床研究，主要集中在栝蒌薤白半夏汤及枳实薤白桂枝汤治疗冠心病的疗效观察与评价。

如邹碧云以加味栝蒌薤白半夏汤治疗冠心病 106 例，总有效率 92.5%，其中有效 52 例，显效 46 例，无效 8 例。王文庆以栝蒌薤白半夏汤加减治疗冠心病心绞痛，中药治疗组显效率为 88.5%，总有效率 97.1%，较对美托洛尔、阿司匹林、硝酸甘油对照组相比，在心绞痛发作的诱发因素、疼痛的次数、疼痛程度、持续时间等方面疗效更优。而有 meta 分析显示，在西医常规治疗的基础上加用栝蒌薤白半夏汤合血府逐瘀汤治疗冠心病心绞痛疗效更好，其在临床疗效、心绞痛持续时间、心绞痛发作频率、硝酸甘油用量 4 个结局指标治疗组均优于对照组。

贾飞通过观察枳实薤白桂枝汤联合西药治疗痰阻心脉型稳定性冠心病的临床疗效，认为其在改善心绞痛症状、中医症状、血流变学、血脂、炎症因子水平等方面均优于对照组。李丰涛等通过观察枳实薤白桂枝汤治疗稳定性冠心病，发现枳实薤白桂枝汤可有效缓解患者慢性炎症反应，抑制动脉粥样硬化进程，增强机体对氧化物的清除能力，提高患者生活质量。有 Meta 分析研究显示，在 9 篇文献总计 788 例患者的临床研究中，枳实薤白桂枝汤加减治疗冠心病心绞痛改善效果明显，并且对心电图和血脂有改善作用。

上述两方治疗胸痹相关疾病的临床研究中，由于研究质量总体不高，虽然取得一定的循证医学证据支撑，但还需要更高质量的临床研究。

此外，现代临床研究中，还有茯苓杏仁甘草汤治疗慢性支气管炎、慢性阻塞性肺疾病的相关报道，对于慢性阻塞性肺疾病的发作期有显著疗效。

（二）实验研究

1. 栝蒌薤白半夏汤作用机制研究

动物实验研究显示，栝蒌薤白半夏汤在动脉粥样硬化、心肌缺血、心肌梗死等方面有显著作用。

栝蒌薤白半夏汤能防治动脉粥样硬化，能明显降低血脂水平，减少小鼠主动脉斑块面积，有效缓解 ATH 的发展，其主要机制可能与抑制小鼠血清促炎因子、趋化因子、黏附因子等细胞炎症因子的产生；升高血清 NO 浓度，降低血清 ET-1、AngⅡ、OX-LDL 浓度，以调节收缩舒张因子平衡，有效保护血管内皮、减轻氧化损伤，改善血管收缩舒张功能，调节血管内皮功能，阻断 ALK1-LDL 通路，从而改善 ATH 的病理进程等有关。

栝蒌薤白半夏汤能有效抑制心肌细胞凋亡、保护血管内皮功能、抗心肌缺血，其作用机制可能与调节血管内皮细胞产生一氧化氮（NO）和血浆内皮素（ET）平衡、P38MAPK 的激活相关。

栝蒌薤白半夏汤对心肌梗死大鼠有显著治疗作用，其机制可能与其调控大鼠心肌细胞 β-catenin 表达、减轻炎症反应的作用相关。

2. 枳实薤白桂枝汤作用机制研究

动物实验表明，枳实薤白桂枝汤可有效地作用于心肌细胞，升高 NO，降低 BigET-1，提高抗氧自由基酶系统活性，改善心肌内皮细胞及内皮素功能障碍，调节心室内压，促进心功能恢复，对心肌缺血具有一定的保护作用。

六、问题与展望

（一）胸痹的病因是什么？

本篇提出了"阳微阴弦"的核心病机，但并未阐述其发病原因。而《诸病源候论》谓："寒气客于五脏六腑，因虚而发，上冲胸间则胸痹"，结合"经络受邪入藏府"的《金匮要略》病因学，以及篇中诸方对桂枝、生姜等解表药的使用可推知，外邪是否在胸痹的发病扮演重要角色？胸痹治疗中，解表法的应用规律是什么？进一步明确其病因病机与用药规律，对提高本病的疗效具有重要意义。

（二）栝蒌薤白三方治疗胸痹（冠心病），是否能取得更高级别的临床证据？

栝蒌薤白白酒汤、栝蒌薤白半夏汤、枳实薤白桂枝汤等三方，是《金匮要略》治疗胸痹的核心方剂。部分方药已取得中低级别的循证医学证据，但总体而言仍缺乏大规模、多中心、随机双盲的对照试验。能否取得更高级别的临证疗效证据，是中医治疗胸痹相关疾病能否取得更广泛的国际和行业认可的关键，也是能否开发更多具有自主知识产权的创新中药的核心所在。

（三）枳实薤白桂枝汤与人参汤，对胸痹不同病程阶段的治疗有何启示？

胸痹一病，临床迁延难愈，时作时止。不同的发病阶段，其治疗的方法和用药特点均有显著差别。本篇枳实薤白桂枝汤与人参汤二方同条，一方面体现标本虚实之辨，另一方面也提示对于胸痹的急性发作期及缓解期的不同治疗思路，这也为胸痹的系统、全程治疗提供了参考。如何在此基础上，进一步发展出针对胸痹发病全程的治疗方案，是中医能否从缓解阶段性证候，向扭转病程，甚至治愈顽疾迈进的关键所在。

（四）"胸痹缓急"，是否是中医治疗胸痹急症的一个突破口？

经方以"效专力宏"、"效如桴鼓"为历代医家所推崇，但现代中医治疗急症的阵地逐渐萎缩。本篇提出"胸痹缓急，薏苡附子散主之"，为中医治疗胸痹急症提供了思路。明确"缓急"的病机及治法内涵，并以此为切入点，进一步解析薏苡附子散的作用机制，明确其临床疗效，有望开发出治疗胸痹急症的创新疗法或药物，显著提高本病的中医急救能力。

主要参考文献

[1] 邓明仲. 对《金匮》方中"白酒"之探讨[J]. 成都中医学院学报, 1982,（3）：16-18.

[2] 邹碧云. 加味栝蒌薤白半夏汤治疗冠心病106例[J]. 湖南中医杂志, 1993,（2）：45.

[3] 王文庆. 栝蒌薤白半夏汤加减治疗冠心病心绞痛临床疗效观察[J]. 河北医学, 2015, 21（06）：1033-1035.

[4] 宁志平, 杨晶, 刘格, 等. 栝蒌薤白半夏汤合血府逐瘀汤治疗冠心病心绞痛痰瘀互结证临床疗效的 Meta 分析[J]. 中医药导报, 2020, 26（9）：123-127, 154.

[5] 贾飞. 枳实薤白桂枝汤联合西药治疗痰阻心脉型稳定性冠状动脉粥样硬化性心脏病的临床研究[J]. 中医临床研究, 2021, 13（2）：11-15.

[6] 李丰涛, 刘丹丹. 枳实薤白桂枝汤治疗稳定性冠心病痰阻心脉证临床研究[J]. 河南中医, 2021, 41（7）：1003-1006.

[7] 邹宏, 张明雪, 李涵, 等. 枳实薤白桂枝汤加减治疗冠心病 Meta 分析[J]. 辽宁中医药大学学报, 2017, 19（5）：106-109.

[8] 周宇石, 张明雪. 基于网络药理学和分子对接探讨瓜蒌薤白半夏汤治疗冠心病的作用机制[J]. 辽宁中医药大学学报：1-21.

[9] 李金曦. 瓜蒌薤白半夏汤防治 Apoe-/- 小鼠动脉粥样硬化的疗效与机制研究[D]. 济南：山东中医药大学, 2020.

[10] 张炳填,李鑫辉. 栝蒌薤白半夏汤对急性心肌缺血大鼠血管内皮细胞保护作用的实验研究[J]. 新中医,2007(3):104-106,8.
[11] 晋红宾,段雪涛,张炳填,等. 栝蒌薤白半夏汤对心肌细胞凋亡及 P38MAPK 表达的影响[J]. 中国中医急症,2011,20(12):1942-1944.
[12] 周菁,张焱,张倩. 瓜蒌薤白半夏汤对心肌梗死大鼠 Wnt 信号通路中 β-链蛋白表达的影响[J]. 河北中医,2016,38(8):1191-1194.
[13] 周菁,张焱,张倩. 瓜蒌薤白半夏汤对心肌梗死后大鼠的心肌保护作用研究[J]. 辽宁中医杂志,2016,43(2):410-412,448.
[14] 赵楠,贾洪涛,刘一畅,等. 枳实薤白桂枝汤对心肌缺血模型兔血管内皮源性舒张因子的影响[J]. 中医药导报,2021,27(1):7-11.
[15] 谢芳萍. 枳实薤白桂枝汤对 ET-1 诱发家兔急性心肌缺血的保护作用研究[D]. 哈尔滨:黑龙江中医药大学,2017.

腹满寒疝宿食病脉证治第十

第一节 腹 满

一、病证源流

　　腹满是以腹部胀满为主要症状的一类疾病。早在《内经》中有记载，常见于脾、胃与肠道的角度去阐述腹满病证，尤其注重辨别寒热虚实。如《灵枢·邪气藏府病形》："胃病者，腹䐜胀，胃脘当心而痛……取之三里也。"指胃病发病以腹部胀满为主，胃脘当心疼痛，可取足三里穴治之。如《素问·举痛论》中说："热气留于小肠，肠中痛，瘅热焦渴，则坚干不得出，故痛而闭不通矣。"指出实热积聚于胃与肠道造成的腹满疼痛。又如《灵枢·师传》说道："胃中寒则腹胀。"寒邪亦可造成腹部胀满。以及《灵枢·杂病》中说："腹满食不化，腹响响然不大便，取足太阴。"指出以脾虚导致的腹满可取足太阴脾经对治。可见在《内经》时期腹满的病因病机可以从虚实寒热中体现。

二、原文校释

【原文】

病腹满，發熱十日，脈浮而數，飲食如故，厚朴七物湯主之。

厚朴七物湯方：

厚朴半斤　甘草　大黃各三兩　大棗十枚　枳實五枚　桂枝二兩　生薑五兩

上七味，以水一斗，煑取四升，溫服八合，日三服。嘔者加半夏五合，下利去大黃，寒多者加生薑至半斤。

【文献汇编】

1 厚朴七物湯　治腹滿氣脹方。

厚朴半斤　甘草　大黃各三兩　大棗十枚　枳實五枚　桂枝二兩　生薑五兩

上㕮咀，以水一斗，煑取五升，去滓，納大黃，煑取四升，服八合，日三。嘔逆者加半夏五合。利者，去大黃。寒多者，加生薑至半斤。

（《備急千金要方·卷第十六·脹滿第七》）

2 厚朴七味湯　主腹滿氣脹方。

厚朴半斤炙　甘草炙　大黃各三兩　大棗十枚　枳實五枚，大者四枚，炙　桂心二兩　幹薑五兩

上切，以水一鬥，煑取五升，去滓，納大黃，取四升，服八合，日三。嘔者，加半夏五合；利者，去大黃；寒，加生薑至半斤。忌海藻、菘菜、生蔥、羊肉、餳。（此本仲景《傷寒論》

方，並第十六卷中）

（《外臺秘要方·卷第七·心腹脹滿及鼓脹方一十四首》）

【简释】

本条厚朴七物汤与《备急千金药方》的厚朴七物汤及《外台秘要》的厚朴七味汤大致相同，其中在处理生大黄的煎煮方式稍有区别。《金匮要略》原文中将大黄与其他药物同煮而《备急千金药方》与《外台秘要》均将生大黄后下。生用大黄后下见于《伤寒论》107条柴胡加龙骨牡蛎汤。《伤寒论本旨》认为大黄后下是"大黄一二沸，取其气以泄浮逆之邪，不取其味以通腑也"，可见《备急千金要方》与《外台秘要》对于该方的大黄运用较为谨慎。

【原文】

痛而閉者，厚朴三物湯主之。

厚朴三物湯方

厚朴八兩　大黃四兩　枳實五枚

上三味，以水一斗二升，先煮二味，取五升，內大黃，煮取三升，溫分一升。以利為度。

【文献汇编】

1 病腹滿，發熱數十日，脈浮而數，飲食如故，厚樸三物湯主之。腹滿痛，厚樸七物湯主之。

（《脈經·平腹滿寒疝宿食脈證》）

2 厚朴三物湯　治腹滿發熱數十日，脈浮而數，飲食如故方。

厚朴半斤　大黃四兩　陳枳實大者五枚

上咬咀，以水一鬥二升，煮取五升，納大黃，煎取三升，去滓。服一升，腹中轉動者，勿服；不動者，更服。一方加芒硝二兩。

（《備急千金要方·卷第十六·脹滿第七》）

【简释】

本条论述胀重于积的腹满证治。《金匮要略》"痛而闭者"指腹部胀满疼痛且大便闭结不通，该条与《伤寒论》第208条"阳明病……若腹大满不通者，可与小承气汤……"虽有近乎类似的描述，但可从厚朴、大黄与枳实的剂量分出两者的区别。而在《脉经》中本条作为"腹满痛"，可体现厚朴三物汤以治疗腹部胀满疼痛为主，其病机与小承气汤有所区分。《备急千金要方》提出了厚朴三物汤属于"腹满气胀方……腹中转动者勿服，不动者更服"。综上：①"腹满气胀"进一步的与《金匮要略》的"痛而闭者"进行区分，体现出气滞重于积滞。②为《金匮要略》原文中的"以利为度"做出了详细示范。

【原文】

心胸中大寒痛，嘔不能飲食，腹中寒，上衝皮起，出見有頭足，上下痛而不可觸近，大建中湯主之。

大建中湯方

蜀椒二合，汗　乾薑四兩　人參二兩

上三味，以水四升，煮取二味，去滓，內膠飴一升，微火煎取一升半，分溫再服，如一炊頃，可飲粥二升，後更服，當一日食糜，溫覆之。

【文献汇编】

主心胸中大寒大痛，嘔不能飲食，飲食下咽，自知偏從一面下流，有聲決決然。若腹中寒氣上衝皮起，出見有頭足，上下而痛，其頭不可觸近方。

川椒二合　幹薑四兩　人參二兩　膠飴一升

上四味咬咀，以水四升，煮取二升，去滓納糖，微火煮，令得壹升半。分三服，服湯如炊三斗米久，可饮粥二升许，更服。当一日食糜，温覆之。

（《备急千金要方·卷第十六·大建中汤》）

【简释】

本条论述寒性腹满痛的证治。《备急千金要方》版本丰富了"呕不能饮食"后的饮食症状，如："饮食下咽自知偏从一面，下流有声，决决然"。而且更精确的描述"上下痛而不可触及近"的位置与症状如："出见有头足，上下而痛，其头不可触近。"此更为符合本条文的临床辨证要点。

三、疑难探析

（一）"此虚寒从下上也"的定义

本篇第 1 条云："趺阳脉微弦，法当腹满，不满者必便难，两胠疼痛，此虚寒从下上也，当以温药服之。"指出腹满、便难兼有两胠疼痛这三者病机均有中焦阳虚，肝气逆犯的现象，故"此虚寒从下上也"。

"此虚寒从下上也"，关于"从下"指何处，古代医家对其理解有所不同：①肝气逆犯之象，如清·唐宗海《金匮要略浅注补正·腹满寒疝宿食病脉证治》云："肝气既逆，则不疏泄，故胠痛与便难同见，此为脾胃虚寒而厥阴肝木侵侮所致。"②肾虚而寒动于中，清·尤怡的《金匮要略心典》指出其寒不从外入而从下上，则病自内生，由肾虚使然，故不当散而当温。③寒随肝气上逆，清·沈明宗《金匮要略编注》提出，脾胃阳微，肾寒反侮于脾，壅滞脾气，肝邪乘于脾胃，肾寒又随之上逆，故生腹满。综上所述，本篇第 1 条提出腹满等证，为虚寒所致，脾胃为主要病位，但与肝肾的虚寒密切相关。

（二）"腹满不减，减不足言"的语义理解

本篇第 13 条云："腹满不减，减不足言，当需下之，宜大承气汤。"本条讲述胀积俱重的腹满证治。本条应与本篇第 3 条"腹满时减，复如故"做对照，对比可见腹部的胀满持续不断属于实证腹满的特点，常见于实火实热结于内形成燥屎。而腹部中焦阳虚，脾胃运化失司导致寒气凝滞得阳气而暂开，得阴而复合则属于虚证的特点。

"减不足言"强调腹满之势持续不减，但在语意的理解上各家意见尚有出入。明·喻昌《尚论篇·卷二·阳明经中篇》谓："减不足言四字，形容腹满如绘，见满至十分，既减去一二分，不足杀其势也。"清·尤怡《金匮要略心典·腹满寒疝宿食病脉证治》云："减不足言，谓虽减而不足云减。"此二者强调实证腹满即使减轻一二分，也并不能有质的改善。以此说明大承气汤的腹满具有持续不减之势。清·吴谦《医宗金鉴·订正金匮要略注·腹满寒疝宿食》云："腹满时减时满，虚满也；腹满常常而满，实满也。腹满不减，减不足言，谓腹满不减，虽减不过稍减，不足言减也。"以及清·朱光被《金匮要略正义·腹满寒疝宿食病脉证治》所说："减不足言四字，极见痞满燥实坚兼至之象，以见既用小承气减之不足言也，不得不用芒硝之咸润，助将军以成功耳。"二者认为能即使腹满症状有轻微改善不能称之为实证。以上四位学者的观点均以"腹满不减"为前提，虽在字面的理解上有些许不同，但突出了实证腹满的临床特点，更好地为治疗实证腹满的选方提供思路。

（三）大建中汤所治寒证的虚实之辨

对于大建中汤所治的寒证之虚实历代注家的看法不一，归纳总结后大致有四种见解。①属寒实之证。如清·沈明宗《金匮要略编注·腹满》提出"邪气充斥三焦而为寒实"。又如清·魏

念庭《金匮要略方论本义·腹满寒疝宿食病脉证治》论述本条"此所谓寒实之证"。②属虚中挟实之证。如清·尤怡《金匮要略心典·腹满寒疝宿食病脉证治》云："阴寒气胜，而中土无权。"又如清·陈修园《金匮要略浅注·腹满寒疝宿食病脉证治》云："此虚而有实象也，以大建中汤主之。"此二者均认为大建中汤证应有正气虚兼有邪气盛。③属虚寒之证。如明·赵以德《金匮玉函经二注·腹满寒疝宿食病脉证治》谓："上中二焦所以受寒邪者，皆由于中气素虚也。"④未阐明虚实本义，但突出了邪气盛。清·吴谦《医宗金鉴》论大建中汤证"寒邪之甚"及清·唐宗海《金匮要略浅注补正》言本证为"大寒"。综上可见多数医家以为大建中汤属寒邪实证，并且结合仲景在大建中汤条文中提到"腹中寒"、"心胸中大寒"突出了寒邪实证的病理机制。

四、临证思维

（一）表里虚实寒热之辨

腹满可根据《素问·太阴阳明论》提到"阳道实，阴道虚"的理论概括为两大类。一类属于以实证热证的病变多与邪热结聚肠腑者相关，另一类属于以虚证寒证的病变多与脾肾阳气虚衰相关。

本篇第1条："趺阳脉微弦，法当腹满，不满者必便难，两胠疼痛，此虚寒从下上也，当以温药服之。"与第3条："腹满时减，复如故，此为寒，当与温药。"讲述虚寒性腹满，辨证要点在于"趺阳脉微弦"和"腹满时减，复如故"。其证候时重时轻，脉微弦、舌质淡、齿痕、苔薄白、怕冷、涎多、喜饮热、喜覆衣等症。本篇第2条："病者腹满，按之不痛为虚，痛者为实，可下之。舌黄未下者，下之黄自去。"论述了腹满虚实之辨的要点，虚者多按之不痛，或喜温喜按。实者拒按，按之痛甚，舌红苔黄为有形或无形实邪化热之象，需用下法排出积滞得以消除。

本篇对于腹满的治疗在此虚实寒热之基础上，有着较为清晰的辨证论治的思路。如太阳表证未解兼见阳明腑实的表里同病，需用厚朴七物汤表里双解。此方之条文强调了仲景随证化裁的灵活表现，如"呕加半夏五合；下利去大黄；寒多者加生姜至半斤"。

（二）大黄附子汤的辨证思路

大黄附子汤首载于本篇章第15条，论述寒实内结以胁腹疼痛、脉弦紧为主要特征，需用温药下之。该条文虽未明确写出腹满胀痛便难等症状，但与本篇第一条"不满者便必难，两胠疼痛"相结合突出便难和胁痛为主症。"此寒也，以温药下之"则表明需用温下法治之。对此用法，不少医家表示赞同如清·陈修园《金匮要略浅注·腹满寒疝宿食病脉证治》云："虚寒则温补之，热则寒下之，固也，然有阴寒成聚之证，治法当法外有法也。"《类经·论治类》亦云："火热内蓄，或大寒内凝，积聚留滞，泻利不止，寒滞者以热下之，热滞者以寒下之，此通因通用之法也。"针对寒实积聚的病机，治疗方针应为温下法。如仅用祛寒法，积滞难得以去除，如仅用通下法，则寒积难除，故应以温阳散寒合通下药物并用。方中大黄泻下通便，细辛、附子温阳散寒止痛，并可制约大黄寒凉之性，三药并用可温通大便而泻内结寒实。

五、现代研究

（一）临床研究

本篇相关的临床研究，主要集中在大黄附子汤及大承气汤治疗脓毒血症急性胃肠功能障碍及肠梗阻的疗效观察与评价。

如在刘锦等人的 meta 分析中，对 6 篇关于大黄附子汤治疗脓毒血症急性胃肠功能障碍的文献进行分析，得出结论：在大黄附子汤联合西医常规治疗组在胃肠功能评分、胃肠功能Ⅲ级发生率、急性生理与慢性健康评分方面优于单纯西药治疗组，在 28 d 病死率方面无统计学差异。说明大黄附子汤有助于改善脓毒症胃肠功能障碍及病情，且不良反应更少。

程华初等人采用 Meta 分析方法系统评价大承气汤治疗粘连性肠梗阻的临床疗效，共纳入文献 25 篇，2583 例患者。得出结论：在常规西医治疗的基础上联合大承气汤治疗粘连性肠梗阻，可提高临床有效率，促进患者排气、排便、肠鸣音及饮食的恢复，进一步改善临床症状，缩短住院时间，且不良反应小，其疗效优于西医常规基础治疗。

以上临床研究文章的质量不高，样本量较少，meta 分析纳入文献量较少，导致文章偏移性较高。日后的研究还需要扩大样本量，做更加标准的随机临床对照试验，以得出更加高质量的文章、更权威的临床证据。

（二）实验研究

1. 大黄附子汤作用机制研究

动物实验发现，大黄附子汤在治疗肠梗阻、胃肠功能障碍、急性胰腺炎及慢性肾衰竭方面疗效显著。大黄附子汤可通过促进胃动素的分泌、提高 ICC 细胞的活性及 MTL-R 的表达而改善大鼠肠道动力障碍。在治疗重症急性胰腺炎方面，发现大黄附子汤药效成分可能通过抑制多种炎性因子和细胞因子产生、抑制氨基端激酶磷酸化，并调节内分泌系统和免疫活性发挥治疗胰腺炎作用。如降低 IL-2 水平，减少胰腺 STAT3 蛋白表达，降低血清淀粉酶、内毒素、TNF-α、IL-1β 浓度，上调 IL-4、IL-10 表达等，从而减轻胰腺过度的炎症反应，进而发挥其保护胰腺作用，缓解胰腺炎症状。

另外，在治疗慢性肾病方面，大黄附子汤可以降低慢性肾衰竭小鼠 BUN、Scr 及 TGF-β1、升高 BMP-7 水平及肾组织 Smad 6 蛋白表达，说明大黄附子汤可改善腺嘌呤所致慢性肾衰竭小鼠肾功能和肾脏病理，其机制可能通过 TGF-β1/BMP-7 及 Smads 信号通路来减轻或阻止肾纤维化的发展。

2. 大承气汤作用机制研究

动物实验发现，大承气汤可以降低肠梗阻大鼠血清中的 IL-1α、IL-1β、IL-6、IL-18、eNOS 等炎症因子，并下调大鼠肠组织 IL-1α、IL-1β、IL-1R、eNOS、NLRP3、ASC、Caspase-1 mRNA。从病理形态和炎性因子上阐明了大承气汤对不完全性肠梗阻的部分作用机制，表明大承气汤可有效改善不完全性肠梗阻模型大鼠肠组织病理损伤，减轻炎症反应，调节 NLRP3、ASC、Caspase-1 的失衡，从而缓解肠梗阻症状。另外，有研究发现，在大承气汤治疗重症胰腺炎方面，其可明显保护肠道结构，抑制 JAK2 mRNA、STAT3 mRNA、p-JAK2 蛋白和 p-STAT3 蛋白过度表达，通过抑制活化的 JAK2/STAT3 通路保护 SAP 大鼠肠道。

六、问题与展望

（一）如何完善"腹诊"方法，提高"腹诊"普及率？

本章第一节以腹满为主要探讨方向，条文中多次提到依靠腹诊辨病病性的寒热虚实，例如本章第 2 条："病者腹满，按之不痛为虚，痛者为实，可下之"。然而腹诊的相关记载最早见于《内经》，后在《难经》《伤寒论》《诸病源候论》等著作中都可看到腹诊的记载。腹诊作为中医诊断学的重要组成部分，其具有一定的客观性、可重复性强的特点，可"司外揣内"的基本诊病方法，并在短时间内获得患者身体的基础情况。腹诊虽在分析病机、辨病、治疗指导、预后转归等方面有不可代替的作用，但在临床上腹诊的使用率远不及脉诊及舌诊。腹诊目前急需解决的问题有二：①完善腹诊的诊法。《诸病源候论》对腹诊的方法做了详尽的阐释，虽与现代医学中腹部诊法的内容较为贴近，但仍需完善。②提高腹诊的临床普及率。随着现代医学的高速发展，各种先进检查仪器使得医者一定程度上忽视了腹诊的价值。但在《伤寒论》与《金匮要略》的辨证体系中，须参照相应的腹诊法方可精准辨证。所以腹诊应得到重视与传承。并展望未来可将中医腹诊与现代科技相结合，可更好的发展及推广腹诊。

（二）在本章中的方剂如大黄附子汤、大承气汤、大建中汤、厚朴七物汤等，是否能取得更高级别的临床及基础实验研究，提供更有说服力的证据？

本章中的部分方药在治疗胃肠疾病方面，已有较多的临床及基础实验研究。但总体而言临床研究方面仍缺乏大规模、多中心、随机双盲的对照试验。基础动物研究方面，缺乏更多疾病种类、更多治病机制、更多通路的、更深入的实验研究。能否取得更高级别的临证疗效及基础实验证据，是中医治疗胃肠相关疾病能否取得更广泛的国际和行业认可的关键。

第二节 寒　疝

一、病证源流

寒疝为寒气攻冲而引起以腹部拘急疼痛为主要症状的疾病。疝，《说文解字》云"腹痛也"。寒疝早在《内经》中有记载，常见于胃肠、膀胱，疼痛且影响二便，如《素问·长刺节论》："病在少腹，腹痛不得大小便，病名曰疝，得之寒"。关于疝的记载在汉代《释名》："疝，诜也。气诜诜然，上入而痛也。"又如《诸病源候论》曰："疝者，痛也。或少腹痛，不得大小便；或手足厥冷，绕脐痛，自汗出；或冷气逆上抢心腹，令心痛；或里急而腹痛。此诸候非一，故云诸疝也。"可见疝病最常见的症状为剧痛。

寒疝与腹满、宿食共同写在《金匮要略》第十篇章，仲景认为寒疝与另两种病证的病位均在腹部胃肠，且病性为寒。结合对"疝"的理解，寒疝多以腹痛为主，结合本篇描述寒疝症状的条文，可见寒气攻冲所导致的气机逆乱的表现，例如逆满、手足厥逆、呕吐等证。其症状在《诸病源候论》中曰："此由阴气积于内，寒气结搏而不散，府藏虚弱，故风邪冷气，与正气相击，则腹痛里急，故云寒疝腹痛也。"该条文更明确地讲述寒疝是阴寒之气积于内，加之本体脏腑虚弱，正邪相争导致腹痛里急。

二、原文校释

【原文】
寒疝腹中痛，逆冷，手足不仁，若身疼痛，灸刺諸藥不能治，抵當烏頭桂枝湯主之。
烏頭桂枝湯方：

烏頭

上一味，以蜜二斤，煎減半，去滓。以桂枝湯五合解之，得一升後，初服二合；不知，即服三合，又不知，復加至五合。其知者，如醉狀，得吐者，為中病。

桂枝湯方：
桂枝三兩（去皮）　芍藥三兩　甘草二兩（炙）　生薑三兩　大棗十二枚

上五味，剉，以水七升，微火煮取三升，去滓。

【文献汇编】

1 烏頭桂枝湯　主大寒疝，腹中痛，逆冷，手足不仁，若壹身盡痛，灸刺、諸藥不能治方。

烏頭桂枝湯：

秋乾烏頭實中者五枚除去角　白蜜一斤

上二味以蜜煎烏頭，減半去滓，以桂枝湯五合解之，令得一升許，初服二合，不知，更進三合，復不知，加至五合。其知者，如醉狀，得吐者，為中病也。

桂枝湯見傷寒門中。

《備急千金要方·卷第十六·痼冷积热》

【简释】

本条乌头桂枝汤与《备急千金要方》版本的乌头桂枝汤大致相同。其中《备急千金要方》版本中无"抵当"二字，《医心方》引用《小品方》以及程注本均无二字。《医宗金鉴》认为此二字为衍文；《金匮要略语译》将"抵当"释义为"只宜"、"只应"。在乌头的剂量上《备急千金要方》作"秋干乌头实中者五枚，除去角"。由于《金匮要略》版乌头桂枝汤并未注明乌头的具体用量，后世著作例如《医宗金鉴》认为当以《备急千金要方》版本中记载的"秋干乌头实中者五枚"为准。

三、疑难探析

乌头的用量

整部《金匮要略》含有乌头类其包括川乌、草乌、附子、天雄等药物的方剂共26首，其中用到乌头的方剂，有大乌头煎、乌头桂枝汤、乌头汤、赤丸、乌头赤石脂丸五首。而有关乌头、附子、天雄等记录最早见于《神农本草经》，且记录有毒。从药理实验检测查出生物碱为乌头、附子的生物活性物质，同时也是毒性物质，特别以二萜生物碱毒性最强，对人的致死率在2-4mg，口服0.2mg即产生中毒症状。临床的使用量与其致中毒量较为接近，导致使用乌头、附子类安全系数较低。

仲景在对乌头的剂量使用根据患者自身体质的强弱，以小剂量开始，通过患者服药后的反应来决定是否要增减乌头的药量。如本章第17条乌头煎方；"强人服七合，弱人服五合。"亦如本章第19条乌头桂枝汤方："得一升后，初服二合；不知即服三合，又不知，复加至五合。其治者，如醉状，得吐者，为中病。"此二方在《金匮要略》与《伤寒论》中使用乌头的量最大（五枚），以求用猛药而速止剧痛。本篇章第16条主治寒饮腹痛的赤丸其乌头用量为二两（炮），并与半夏、细辛共同发挥止痛、止呕、救逆之效。在《金匮要略》中使用乌头量最少的方剂为乌头赤石脂丸，乌头用量为一分（炮）。方中乌头、附子、蜀椒、干姜均是大辛大热之品，协同使用可达到逐寒止痛之效。从而也可体现仲景在乌头用量可据痛证的轻重缓急而定。乌头的毒性还可以通过药物配伍进行减毒，常见于蜂蜜与甘草，且蜂蜜的用量较大可缓其药性之猛烈、减轻其毒性。正如《景岳全书》所述："以附子之性急，得甘草而后缓；附子之性毒，得甘草而后解。"

四、临证思维

寒疝的辨证要点

寒疝病是由阴寒内盛所引起的发作性的腹部剧痛，其病因病机是由阳气虚弱、血痹失养导致阴寒内盛凝滞不散。本篇章第 17 条："腹痛，脉弦而紧，弦则卫气不行，即恶寒，紧则不欲食，邪正相搏，即为寒疝。大乌头煎主之。"以及该条《备急千金要方》版："趺阳脉浮而沉，浮即为风虚，迟即为寒疝。"此条讲述了表卫不解导致卫气不能正常运行而身恶寒，胃气虚寒则纳呆不欲饮食，此为胃虚兼中风可理解为《备急千金要方》版本中的风虚。本章第 19 条："寒疝腹中痛，逆冷，手足不仁，若身疼痛……乌头桂枝汤主之。"讲述了津血不能温煦濡养导致了血痹层面的手足不仁，并兼有里位的腹痛，故治法上需要温里解表。而乌头桂枝汤与《金匮要略·血痹虚劳病篇》的黄芪桂枝五物汤方的组成相似，将黄芪更换为大辛大热的乌头，并且加上甘草缓解乌头的毒性即乌头桂枝汤。此法为血痹失养，病传寒疝。如有血虚内寒，证见胁腹拘急疼痛，喜温喜按者，则用当归生姜羊肉汤养血散寒止痛。

五、现代研究

本节中的重点方子是乌头煎、乌头桂枝汤和当归生姜羊肉汤，此三个方的现代临床和基础动物实验研究较少。其大规模、多中心、随机双盲的临床对照试验，以及其治病机理等方面的研究可以作为未来的研究方向。

乌头煎的相关临床研究集中在用乌头煎熏洗治疗骨折后恢复方面，文献较少，且年份较久远。对其治疗腹痛或胃肠疾病的临床观察更少。乌头煎中"乌头"的药理学研究较多，研究主要集中在其可引起心律失常毒性、可消炎镇痛及抗风湿等方面。通过网络药理学研究发现，乌头主要毒性成分为 aconitine、mesaconitine、hypaconitine、beiwutine 和 higenamine，主要通过肾上腺素能受体介导的钙信号通路、心肌细胞的肾上腺素能信号通路产生心律失常毒性；其主要有效的药效成分为 benzoylmesaconitine、songorine 和 aurantiamide acetate，主要通过胆碱能突触、5-羟色胺突触以及多巴胺突触等神经活性配体-受体相互作用方式产生中枢/外周性镇痛作用；通过以 PI3K-AKT 和 MAPK 信号通路为主、多条抗炎通路共同参与方式发挥抗风湿作用。附子是现在常用的药材之一，是乌头的子根加工品。附子的研究相对乌头较多且较全面，有实验对不同产地乌头的水提物和醇提物进行比较，分别为河北安国、四川江油、云南昆明、四川布拖、陕西固城等地，比较哪个产地的附子抗炎、镇痛更优。最后得出结论：四川江油产附子的水提物以及醇提物的抗炎镇痛作用明显优于其他产区。

六、问题与展望

（一）寒疝与腹痛的内涵有何联系与区别？

多版《金匮要略》高等院校教材将附子粳米汤证、大建中汤证、赤丸证、大黄附子汤证等归属于腹满病的证治范畴，但考其条文时不难发现其临床表现，也符合寒疝病特点。例如第 10 条："腹中寒气，雷鸣切痛，胸胁逆满，呕吐，附子粳米汤主之"，第 14 条："心胸中大寒痛，呕不能饮食，腹中寒，上冲皮起，出见有头足，上下痛而不可触近，大建中汤主之"。此二者条文的病机均涉及阴寒内盛的情况，临床表现中皆有剧烈腹痛，而赤丸证的"寒气厥逆"，也可以理解为剧烈腹痛导致的疼痛性休克。这些皆与寒疝较为相符。因此，寒疝与腹痛之间，是否有完全明确的内涵区分？二者是否有其他的联系？明确这些问题，有助于在临床中进一步拓展相关疾病的治疗思路。

（二）乌头镇痛起效的量效关系是什么？

本篇中乌头是治疗寒疝腹痛的核心用药，现代研究中也部分证实了其较强的镇痛作用及其分子机制。但乌头作为一种有毒中药，历代医家对其使用的剂量往往较为保守，可能会制约其镇痛作用。本篇使用乌头，不同的版本对其剂量选择有差异，如乌头桂枝汤中邓珍本未注明剂量，而《千金》版则使用五枚。从现代视角看，五枚乌头属于超大剂量，临床应用往往难以直接使用，但对于很多疑难重病的病痛，如癌性疼痛、风湿病免疫病的关节疼痛，小剂量又往往难以收效。因此，乌头的毒性剂量及起效的效量关系是一个亟待解决的重要问题。

主要参考文献

[1] 刘锦，李慧慧，刘福生. 大黄附子汤治疗脓毒症胃肠功能障碍的疗效及安全性的 Meta 分析[J]. 中国中医急症，2020，29（8）：1365-1369.

[2] 程华初，徐琦，杨茜芸，等. 大承气汤治疗粘连性肠梗阻临床疗效的 Meta 分析[J]. 湖南中医药大学学报，2022，42（6）：966-973.

[3] 侯圣林，战丽彬，朱博冉，等. 基于中药整合药理学平台探究大黄附子汤治疗重症急性胰腺炎的物质基础与作用机制[J]. 世界科学技术-中医药现代化，2018，20（8）：1411-1416.

[4] 宋轶，刘杰，路晓光，战丽彬，等. 大黄附子汤改善重症急性胰腺炎大鼠肠道动力障碍的机制研究[J]. 中华急诊医学杂志，2021，30（8）：954-959.

[5] 路小光，战丽彬，康新，等. 重症急性胰腺炎并发肺损伤促/抗炎症因子的变化及大黄附子汤的干预研究[J]. 中华临床医师杂志（电子版），2010，4（11）：2098-2103.

[6] 张琳琳，张海晨，宋云霄，等. 大黄附子汤对腺嘌呤致慢性肾衰竭小鼠外周血 TGF-β1、BMP-7 水平及肾组织 Smad 6、P38 蛋白表达的影响[J]. 中医杂志，2019，60（24）：2138-2142.

[7] Li Danting, Lv Bo, Wang Di et al. Network Pharmacology and Bioactive Equivalence Assessment Integrated Strategy Driven Q-markers Discovery for Da-Cheng-Qi Decoction to Attenuate Intestinal Obstruction. [J]. Phytomedicine，2020，72：153236.

[8] 程华初，徐琦，杨茜芸，等. 大承气汤对不完全性肠梗阻模型大鼠回盲部组织病理改变的影响及作用机制研究[J]. 长沙：湖南中医药大学学报，2021，41（11）：1669-1675.

[9] 沈银峰，巴元明，彭泽旭，等. 大承气汤对重症急性胰腺炎大鼠回肠组织 JAK2/STAT3 信号通路的影响[J]. 广州中医药大学学报，2020，37（5）：923-928.

[10] 谢晓芳，王培，许欣，等. 附子抗炎、镇痛作用与产地相关性研究[J]. 中华中医药学刊：1-10.

[11] 李娜，高昂，巩江，等. 瓜蒂类药材药学研究进展[J]. 安徽农业科学，2011，39（14）：8369-8370.

[12] 于博文，朱佳杰，陶夏平. "寒结旁流"之证治探讨[J]. 江苏中医药，2016，48（4）：14-16.

[13] 戴宁，李峰，关静，等. 中医腹诊的研究进展[J]. 世界中医药，2017，12（1）：217-221.

[14] 靳昌山，张晓芳，赵奇，等. 乌头碱中毒致死 2 例[J]. 法医学杂志，2011，27（2）：153-154.

[15] 曹灵勇，刘畅，徐玉，等. 从太阴中风理论探讨《金匮要略》杂病病传规律[J]. 中华中医药杂志，2021，36（7）：3792-3795.

五藏风寒积聚病脉证并治第十一

第一节 五藏风寒

一、病证源流

五脏风，起源于《素问·风论》："以春甲乙伤于风者为肝风，以夏丙丁伤于风者为心风，季夏戊己伤于邪者为脾风，以秋庚辛中于邪者为肺风，以冬壬癸中于邪者为肾风。风中五脏六腑之俞，亦为脏腑之风，各入其门户，所中则为偏风。"春、夏、长夏、秋、冬五时，应五脏，当令所受之风，即为五脏中风。《诸病源候论·卷之一》谓："中风者，风气中于人也。风是四时之气，分布八方，主长养万物……其为病者，藏于皮肤之间，内不得通，外不得泄。其入经脉，行于五脏者，各随脏腑而生病焉。"论述了心、肝、脾、肾、肺五脏中风诸候。《诸病源候论·卷之三十七·中风候》谓："中风者，虚风中于人也……人腑脏俞皆在背，中风多从俞入，随所中之俞而发病。"《诸病源候论》遵《内经》之论，认为风邪从五脏之背俞穴，内传于与其相应之五脏而导致一系列病证，二者之机理基本相同。

《内经》之五脏风，以脏腑经络学说为依托，然未述治疗方药。《诸病源候论》提出灸背俞穴之法，病之来路，即是病之去路，灸受邪之处，体现了"经方治病，首在里邪出表"的治疗方法。至唐代，《备急千金要方》治疗五脏中风先在背俞穴之处施灸，后"服续命汤"，采用补益胃气津液而解表之续命法，先灸后药、续命散邪，此治法符合仲景理法，先在受邪之处施灸，后与解表法。

在《金匮要略·五脏风寒积聚病脉证并治》中，其论述了五脏中风与五脏中寒，原文五脏风寒脱简较多，脾中寒、肾中风、肾中寒未有论及，且未见治法方药。本篇五脏风寒，"风"与"寒"分别代表两种不同性质的病邪，即阳邪和阴邪。陈修园指出："风寒暑湿燥火六气，金匮惟以风寒括之者，盖风本阳邪，寒本阴邪，病总不离阴阳二气。"五脏中风多属阳性症状，如肺中风可见"口燥"、肝中风可见"头目𥆧"等；五脏中寒多属阴性症状，如肝中寒可致"胸中痛"，心中寒可致"心痛彻背，背痛彻心"，二者均可导致痛证。在此，所谓五脏风寒即两种不同性质的病因侵犯五脏，致五脏功能失调而出现的证候。

二、原文校释

【原文】
肝中风者，头目𥆧，两胁痛，行常伛，令人嗜甘。
【文献汇编】
1肝中風者，頭目𥆧，兩脇痛，行常傴，令人嗜甘如阻婦狀。

（《脈經·肝足厥阴经病证》）

2 肝中風者，頭目瞤，兩脇痛，行常傴，令人嗜甘，如阻婦狀。

（《備急千金要方·卷第十一·肝臟脈注》）

3 論曰：《內經》謂以春甲乙中風爲肝風，肝風之狀，多汗惡風，善悲，嗌乾善怒，時憎女子者；有頭目瞤，兩脅痛，行常傴僂，嗜甘如阻婦狀者；有但踞坐，不得低頭，繞兩目連額色微青，脣青面黃者。治法宜灸肝俞，後以藥治之。

（《聖濟總錄·諸風門·肝中風》）

4 肝中風，但踞坐，不得低頭，若繞兩目連額，色微有青，脣青面黃者可治，急灸肝俞百壯。若大青黑，面一黃一白者，是肝已傷，不可復治，數日而死。

（《諸病源候論·卷之一·中風候》）

5 肝中風者，其人但踞坐，不得低頭，繞兩目連額上，色微有青者，肝風之證也。若脣色青、面黃，尚可治，急灸肝輸百壯，服續命湯；若大青黑，面一黃一白者，此爲肝已傷，不可復治，數日而死。

（《備急千金要方·卷第八·論雜風狀》）

【简释】

《脉经》《备急千金要方》《圣济总录》中提及"令人嗜甘"症状时，末有"如阻妇状"四字。"阻妇"，一种解释指孕妇。"阻"，隔也，止也。凡夫人妊娠，有子阻隔于中，月经止而不来。另一种解释为患有妊娠恶阻证的妇女。

肝中寒者，两臂不举，舌本燥，喜太息，胸中痛，不得转侧，食则吐而汗出也。《脉经》《千金》云："时盗汗，欬，食已吐其汁。"

【文献汇编】

1 肝中寒者，其人兩臂不舉，舌本又作大燥，善太息，胸中痛，不得轉側，時盜汗，欬，食已吐其汁。

（《脈經·肝足厥陰經病証》）

2 肝中寒者，其人兩臂不舉，舌本又作大燥，善太息，胸中痛，不得轉側，時盜汗，欬，食已吐其汁。

（《備急千金要方·卷第十一·肝臟脉注》）

【简释】

本条肝中寒的症状在《脉经》《备急千金要方中》还包括"时盗汗，咳，食已吐其汁"。

三、疑难探析

（一）肝中风的成因

引肝中风的原因，历代注家有不同的见解不同。赵以德、程林、尤怡等认为是"风中于肝"；曹颖甫认为是"血虚生风"；高学山认为是"脏中阴阳自虚，则肝因而中风"。有的注家侧重于外邪侵袭，有的注家侧重于本虚。从条文内容分析，综合注家观点为宜。肝虚正气不足，则易招致风邪，由经络内舍于脏。肝主筋，其经脉布胁肋，连目系，出于额，并上至巅顶，风性轻扬主动。今风既入中于肝，循经窜扰于上，故见头目瞤。肝体虚而用亦不足，致肝气失于条畅，郁而不舒，所以两胁痛。风胜血燥，筋脉失濡而苦急，故"行常伛"。风燥血虚，肝脉失养而苦急，故欲急食甘味以缓其急。《素问·脏气法时论》曰："肝苦急，食甘以缓之。"

（二）肝中寒为何会出现"舌本燥""汗出"的症状？

"舌本燥"产生的机理，有认为是"热"所致者，如魏荔彤云"寒郁而内热生也"，尤怡也谓"谓中寒者返热于上";亦有认为是寒郁气滞,津液不布者,如李彣指出"寒则津液闭而不流"。综观本证,似以后说较贴切,宜从之。

对本条"汗出"的原因,有的归咎于邪,魏荔彤云"胃之津液为肝邪所乘,侵逼外越也",徐彬谓"吐逆则热客之。乃少阳之气郁而汗出矣";有的责之于正虚,如高学山注"吐则胃中之悍气愈虚,而不能摄其津液,故汗出也",陶葆荪解释为"吐甚就会伤及胃气,胃气伤则卫外的气亦虚而汗自出了"。根据"肝中寒"的病机特点,二说合参更为恰当。

四、临证思维

(一) 肝中风的治疗

从肝中风的病机来看,属于肝虚正气不足,外风直中肝脏。脏腑患病时,可以通过其经络反映至背俞穴。《灵枢·背腧》:"黄帝问于岐伯曰:愿闻五藏之腧,出于背者。岐伯曰:胸中大腧出于背者。"因此,治疗脏腑疾病,常取背俞穴进行针灸等治疗。肝中风的治疗,在《金匮要略》中并未提及。然《圣济总录》中提出"宜灸肝俞,后以药治之",《诸病源候论》提出"急灸肝俞百壮",《备急千金要方》提出"急灸肝俞百壮,服续命汤",均提出通过灸肝俞温通经络以治疗肝中风。然此处续命汤却未明言其确切方名及组成,在《备急千金要方》中有小续命汤、大续命汤、大续命散、西州续命汤等多处记载。

(二) 五藏风寒病传积聚的规律

本篇论述了五藏风寒病传积聚的一般规律,以风寒为代表的病邪由经络侵犯五脏,导致五脏功能失调而出现的证候及其传变规律,"风中五脏六腑之俞,亦为藏府之风,各入其门户,所中则为偏风"。(《素问·风论》) 以"肝"为例,风寒初起,风寒邪气困束于肝俞,邪正交争,表现出"洒洒恶寒,翕翕发热,面翕然赤,嗸嗸有汗,胸中烦热"。因风寒耗伤津血,病传入里,肝血不足,不能濡养机体、目睛等,遂见脱肉、目瞑、瞳人痛等。"肝伤者,其人脱肉,又卧口欲得张,时时手足青,目瞑,瞳人痛,此为肝藏伤所致也。"肝气郁结,肝经循行之胁下气机不利,满痛牵引少腹。在此基础上,胃气津血渐弱,水饮渐生,停聚于肝,出现"其人腹大,不能自转侧,而胁下腹中痛,时时津液微生,小便续通。"病程日久,化热伤津,血败精伤,饮停气滞,胶着成积,形成肝积肥气,聚于胁下,"如覆杯,有头足,如龟鳖状"。

总的来说,风邪犯于五脏六腑之背腧穴,内传于与其相应的脏腑,并可形成化热、伤血、停饮、滞气等病理变化,最终导致积聚产生。

五、问题与展望

"五藏风寒积聚"病篇对恶性肿瘤的治疗有何启示?

"五藏风寒积聚"病篇中论述了积、聚的脉症特点。积,在《难经·五十六难》中谓五积,即肝之积肥气,心之积伏梁,脾之积痞气,肺之积息贲,肾之积奔豚。其病位在脏,病深入血,以痞块与胀痛固定不移、持续不消为特征。聚病在腑,病涉气分,以痞块时有时无,疼痛时作时止,痛处上下走窜移动为特征。因此,恶性肿瘤根据其临床表现,可归属"积聚"范畴,对其诊治有一定启示。

第二节 肝着、脾约、肾着

一、病证源流

"肝着"之名，首见于《金匮要略·五脏风寒积聚病脉证并治》："肝着，其人常欲蹈其胸上，先未苦时，但欲饮热，旋覆花汤主之"。着，具有附着、依附、留滞之义，肝着即是肝脏受邪导致经脉出现气血郁滞、着而不行的病理状态。《灵枢·胀论》曰："肝胀者，胁下满而痛引小腹。"肝着或作肝著，又名肝胀，表现为胸胁痞闷不舒，甚或胀痛、刺痛。现代医家通常认为肝着病位在肝经，正如《备急千金要方》谓："风寒客于肝经，不能散精，气血凝留，留着于胸上"，亦如《圣济总录·肝脏门》谓："治风寒客于肝经，膈脘痞塞，胸胁不拘痛，常欲蹈其胸上，名肝著"。《临证指南医案·胁痛》谓："肝著，胁中痛，劳怒致伤气血。"论述了肝着病因为气血滞而不畅所致。

"脾约"一词最早由张仲景提出，首见于《伤寒论·辨阳明病脉证并治》，原文179条谓："太阳阳明者，脾约是也"，原文247条谓："趺阳脉浮而涩，浮则胃气强，涩则小便数，浮涩相搏，大便则硬，其脾为约，麻子仁丸主之"。此外，《金匮要略·五脏风寒积聚病脉证并治》中"趺阳脉浮而涩，浮则胃气强，涩则小便数，浮涩相搏，大便则坚，其脾为约，麻子仁丸主之"与《伤寒论》中第247条论述基本一致。《注解伤寒论·辨阳明病脉证并治法》谓："胃强脾弱，约束津液，不得四布，但输膀胱，致小便数，大便难，与脾约丸"，此句阐明了脾约的病因病机，约，约束也，脾之弱阴被胃之强阳所约束，津液不能还于胃中，脾虚津少，肠液枯燥以致大便艰涩难出。另外，约还有穷约之义，津液素亏，脾无津液输布而穷约。

宋代陈无择《三因极一病证方论·秘结证治》谓："或饮食燥热而成热中，胃气强涩，大便坚秘，小便频数，谓之脾约。"清代沈金鳌《杂病源流犀烛·大便秘结源流》谓："脾约，液枯证也。仲景论阳明伤寒，自汗出，小便数，则津液内竭，大便必难，其脾为约，脾约丸主之。盖液者，肺金所布，肺受火烁，则津液自竭，而不能行清化之令，以输于脾，是肺先失传送之职，脾亦因爽转输之权，而大便有不燥结者乎，但仲景以脾约丸主之……当大病后或东南人虚羸，恐虽热甚，而偶误服此，必脾愈弱而肠愈燥也。故本病只宜以滋养阴血，使阳火不炽为上。宜当归润燥汤、苁沉丸、润肠丸。"此两条论述了脾约的症状，同时提出了相关的治疗方法。

"肾着"病名，首见于《金匮要略》，指寒湿侵袭腰部而见腰部寒冷沉重等病症。"身劳汗出，衣里冷湿，久久得之"，说明本病的成因为寒湿所致，正如《素问·六元正纪大论》曰："感于寒，则病人关节禁固，腰椎痛，寒湿推于气交而为疾也"。"肾着之病，其人身体重""腹重如带五千钱"，此为湿性重浊所致也，正如《素问·生气通天论》曰："因于湿，首如裹"。"腰以下冷痛"为寒邪所致也，寒性凝滞，气血运行不畅，不通则痛，正如《素问·痹论》曰："痛者，寒气多也，有寒故痛也"。"肾着之病……甘姜苓术汤主之。"甘姜苓术汤又名肾着汤，《金匮要略》中，此方由甘草、白术二两，干姜、茯苓四两组成，《古今录验方》名甘草汤，采用炮干姜三两，均可治疗寒湿痹阻型腰痛。由此可知，肾着汤证病位不在肾，而在指肾之外府腰部。

二、原文校释

【原文】

肝着，其人常欲蹈其胸上，先未苦时，但欲饮热，旋覆花汤主之。臣亿等校诸本旋覆花汤方，皆同。

旋覆花汤方：

旋覆花三两　葱十四茎　新绛少许

上三味，以水三升，煮取一升，顿服之。

【文献汇编】

1 肝著，其人常欲蹈其胸上，先未苦时，但欲饮热，旋覆花汤主之。

（《明洪武钞本金匮要略方·五脏风寒积聚病脉证并治》）

2 肝著者，其病人常欲蹈其胷上，先未苦时，但欲饮热。

（《脈經·卷六·肝足厥阴经病证》）

3 肝著，其病人常欲蹈其胷上，先未苦时，但欲饮热。

（《備急千金要方·卷第十一·肝脏脉注》）

4 論曰：肝著之狀，《千金》謂病人常欲蹈其胷上，先未苦時，但欲飲熱者是也。

（《聖濟總錄·卷第四十一·肝臟門》）

【简释】

《脉经》《备急千金要方》《圣济总录》中均没有记载"旋覆花湯主之"。

【原文】

趺阳脉浮而濇，浮则胃氣强，濇则小便数，浮濇相搏，大便则坚，其脾为约，麻子仁丸主之。

麻子仁丸方：

麻子仁二升　芍藥半斤　枳實一斤　大黃一斤　厚朴一尺　杏仁一升

上六味，末之，煉蜜和丸梧子大，飲服十丸，日三，以知爲度。

【文献汇编】

1 趺陽脉浮而澀，浮則胃氣强，澀則小便數，浮澀相搏，大便則堅，其脾爲約。脾約者，其人大便堅，小便利而反不渴。

（《脉經·脾足太阴经病证》）

2 趺陽脉浮而澀，浮則胃氣强，澀則小便數，浮澀相搏，大便則堅，其脾爲約。脾約者，其人大便堅，小便利而反不渴，麻子仁丸方：

麻子仁二升　枳實　芍藥各八兩　杏仁一升　大黃一斤　厚樸一尺

右六味，末之，蜜丸如梧子。飲服五丸，日三，漸加至十丸。《肘後》《外臺》無杏人。

（《備急千金要方·卷第十五·秘澀》）

3 又麻人丸，療大便堅，小便利，而不渴方。

麻子人一升　枳實八兩，炙　杏人一升，去兩人尖皮，熬　芍藥八兩　大黃一斤　厚樸一尺，炙

右六味，擣篩，蜜和丸如梧子，飲服五丸，日三，加至十丸。一本芍藥六兩。此本仲景《傷寒論》脾約丸方，《肘后》無杏人。

（《外臺秘要方·卷第十八·因脚气续生诸病方》）

【简释】《外台秘要》中麻子仁为一升，而《备急千金要方》中为二升。

【原方】

腎著之病，其人身體重，腰中冷，如坐水中，形如水狀，反不渴，小便自利，飲食如故，病屬下焦，身勞汗出，衣一作表。裏冷濕，久久得之，腰以下冷痛，腹重如帶五千錢，甘姜苓術湯主之。

甘草乾薑茯苓白术湯方：

甘草　白术各二兩　乾薑　茯苓各四兩

上四味，以水五升，煮取三升，分溫三服，腰中即溫。

【文献汇编】

1 腎著之病，其人身體重，腰中冷如冰狀，一作如水洗狀。一作如坐水中，形如水狀。反不渴，小便自利，食飲如故，是其證也。病屬下膲。從身勞汗出，衣裹冷濕故，久久得之。

（《脉經·卷六·腎足少陰經病证》）

2 治腰中常冷，如帶錢方。

甘草、乾薑各二兩，茯苓、术各四兩。水五升，煮取三升，分爲三服。《小品》雲：溫。

（《肘後備急方·卷四·治卒患腰胁痛諸方》）

3 腎主腰腳，腎經虛則受風冷，內有積水，風水相搏，浸積於腎，腎氣内著，不能宣通，故令腰痛。其病狀，身重腰冷，腹重如帶五千錢，如坐於水，形狀如水，不渴，小便自利，飲食如故。久久變爲水病，腎濕故也。

（《諸病源候論·卷之五·腎著腰痛候》）

4 腎著之爲病，其人身軆重，腰中冷如水洗狀，反不渴，小便自利，食飲如故，是其證也。從作勞汗出，衣裹冷濕久久得之。腰以下冷痛，腰重如帶五千錢，腎著湯主之方：

甘草一兩　乾薑三兩　茯苓　白術各四兩

右四味，㕮咀，以水五升，煮取三升。分三服，腰中即溫。《古今錄驗》名甘草湯。

（《備急千金要方·卷第十九·腰痛》）

【简释】

《備急千金要方》中甘草一兩，干姜三兩，与《金匮要略》中甘草、干姜各二兩不同。

三、疑难探析

（一）肝着的病因病机

对于"肝着"的病因病机，各家之言不尽相同。陈纪藩总结注家观点，主要有四种。一是肝气郁结，本气自病，如周扬俊、李义、朱光被等；二是肝虚邪气留滞，如魏荔彤、高学山等；三是血滞，如沈明宗、唐宗海等；四是气血郁滞，如尤怡。陈纪藩总结各家之言，以上观点各有侧重，有的从病因而言，有的从病机而言。合而参之，认为阴寒邪气留滞于肝经为因，气血郁滞为果。也有现代医家认为，肝着与肺胃气机不利有关。理由主要有二：一是从旋覆花汤用药而言，查阅多部古代本草著作与现代中药辞典，君药旋覆花大多归肺、胃、大肠经，且旋覆花并无疏肝作用。《中医方剂大辞典》中以旋覆花命名的方剂主要为降逆化痰散结。从药量来看，覆花、葱均入肺胃，且用量较大；新绛独归肝经，只用少许。足见仲景重在调畅肺胃，略于疏肝通络。二是从肝着的症状而言，只言"蹈其胸上"，而非胁下，即突出了胸中之肺气不畅。且"但欲饮热"也难与疏肝相联系。张仲景描述口渴与饮水等现象，除热病伤津外，主要阐述水液代谢障碍。肺为水之上源，通调水道。胃主受纳水谷，热饮入胃最先缓解胃之症状。故虽言"肝着"，实乃肺胃气机失调，上下不得宣通。此外，还有医家认为肝着的病因与外中风寒有关。理由有二：一，肝着列于《五脏风寒积聚篇》，此篇讨论的内容是风寒邪气直中脏腑所发生的病证，张仲景将外感风寒由表入里，循经相传的病证归入伤寒，将风寒越表入里，直中脏腑的病证归入杂病。典型的五脏风寒是风寒直中脏腑，如肝中风、肝中寒等；不典型的五脏风寒是风寒直中脏腑而未达，邪气滞留于该脏之经脉或外腑，如肝着、肾着、脾约是也。二，肝中风、肝中寒均有胸胁痛的症状。既然风寒滞留肝之经脉，经脉浅而脏腑深，所以，肝着证轻而肝中风中寒证重，肝中风、肝中寒为胸胁痛，而肝着为胸胁闷。"先未苦时"即指风寒未深入脏腑，胸胁闷而不痛甚，"其人常欲蹈其胸上"即因胸闷而喜拍打胸部，欲疏通经气，"但欲饮热"是热能散寒也。

（二）旋覆花汤中葱的用药部位及新绛的释义

后世医家有的用葱白，有的用葱管（或称葱叶）。《伤寒论》少阴病篇白通汤所用为"葱白"，此处则为"葱"。可见，仲景《伤寒论》与《金匮要略》所用"葱"的部位是有区别的。后世张元素认为"葱茎白专主发散，以通上下阳气"。《备急千金要方·卷第二十六食治方》载："青叶归目。除肝中邪气，安中利五脏"。张寿颐："若单用青葱茎，则以疏通肝络之郁窒，与葱白专功发散不同"。由此推断，旋覆花汤中所用以葱管为宜。

新绛，由于诸本草均无记载，历代医家对此认识不一。一种观点认为是绯帛，即染成大红色的丝织品。但以何物做染料，各家有不同认识。有的认为是藏红花，如邹澍《本经疏证》、黄树曾《金匮要略释义》；有的认为是茜草，如唐宗海，亦有考古学家证实汉代丝织品的化学分析，染料中有茜草素；也有的认为是猩猩血，如秦伯未《谦斋医学讲稿》。另一种观点认为即新鲜茜草。据李益三考证新绛即新刈茜草。临床上常用茜草、红花、苏木、郁金等代替，取活血化瘀之功效。

（三）脾约的病机特点

教材普遍认为脾约的病机特点为胃强脾弱，脾不能为胃行其津液而肠道失润，故大便干结。胃热气盛，迫使津液偏渗膀胱，故小便频数。也有学者认为病机以胃热为本，肠燥为标。本证的主要症状是大便硬，大便硬因肠燥津亏，肠燥津亏以胃热为根本。若胃热不除，肠燥难愈，胃热得泄，肠燥自润。所谓"脾约"，是后世对本证的命名，依据仲景言本病病机"其脾为约"之语。故"脾约"的根本在于胃热，即仲景所谓"胃气强""胃气生热"。王琦教授亦认为，凡属于胃热亢盛，制约脾之输津功能，反过来又加重胃燥之成的津亏便硬均可称为脾约证，其病在胃而不在脾。此外，从药物配伍来看，在方中其主要作用的实为苦寒泄下的大黄，且从药量而言泄热通便诸药多于润肠通便诸药。

四、临证思维

（一）肝着的辨证要点及与胸痹的区别

肝着的辨证要点主要依据是胸胁胀满，甚或胀痛、刺痛，喜叩击、按揉，善太息，欲热饮，舌质暗、有瘀点，脉弦涩等。其与胸痹需鉴别，胸痹是以胸膺部满闷壅塞、甚则疼痛，若影响及肺，则喘息咳唾，其病机为上焦阳气不振，阴寒内盛。

（二）旋覆花汤的异病同治

本方还见于《金匮要略·妇人杂病脉证并治》篇治疗妇人半产漏下，虽属虚寒，但有出血见证。虚和寒皆可导致血脉不畅，血失流行，往往有结痰留瘀停滞其中，故用旋覆花行血脉之瘀，新绛止崩除漏，葱茎通经气之滞，使结开则漏止。女子以肝为先天，肝主藏血，性喜条达，行其血气即所以温，解其郁结即所以补。临床应用旋覆花汤当把握肝经气血郁滞、络脉瘀阻之病机。

（三）趺阳脉浮而涩的机理

本条以"趺阳脉浮而涩"候脾约的病机。趺阳脉主要用以诊察脾胃的状况，若趺阳脉见浮而涩，提示胃热气盛，脾津不足。脾津不足，其转输功能失司，使津液不能四布，而偏渗于膀胱，故小便反见频数。不能输津于肠道，以致肠道失于濡润，大便干结。总的来说，属于脾为胃行其津液的功能受到约束。在《金匮要略》中，胃反的脉象特点亦为"趺阳脉浮而涩"，说明胃阳虚浮，胃失和降，故曰浮则为虚；趺阳脉涩，说明脾阴不足，脾失健运，故曰涩则伤脾。脾胃两虚，不能腐熟水谷，运输精微，反逆而上出，形成以朝食暮吐，暮食朝吐，宿谷不化为特征的胃反病。脉象虽同，疾病本质却有虚实不同。

（四）脾约证与脾阴虚证、阳明腑实证的鉴别

脾约证与脾阴虚证二者在病机上都有脾阴不足，出现大便干硬的表现。但脾约证是由于胃热气盛，脾为胃行其津液的功能受到约束，在治疗上泄热与润燥并举。而脾阴虚证纯属脾阴不足，临床常见形体消瘦、皮肤干燥、肌热、口舌干燥、大便干涩难解、饮食不化等表现，治疗上以滋养脾阴为主。而与阳明腑实证相比，脾约证病机以胃热之实为主，兼有肠燥之虚，是虚实夹杂证，故不可纯用通腑泻热之品。

（五）燠土胜水治疗肾着的机理

尤在泾在《金匮要略心典·五脏风寒积聚病脉证并治》中提出："然其病不在肾之中藏，而在肾之外府，故其治法，不在温肾以散寒，而在燠土以胜水。甘姜、苓术，辛温甘淡，本非肾药，名肾着者，原其病也。"认为甘姜苓术汤治疗肾着，发挥的是温中健脾、散寒除湿的作用。周扬俊在《金匮玉函经二注·五脏风寒积聚病脉证并治》中也指出："肾着之病……然论病故下焦症也，而立方皆中焦药，岂无故哉？人之阳气，源于下而盛于中，今因中州无恙之时，再一厚培脾土，使土旺可以制湿，阳壮足以发越。故取干姜之辛热，茯苓之淡渗，加于补中味内，三服可令腰温。全不及下焦药者，恐补肾则反助水益火，无由去湿也。"通常认为本证的发生由于身劳汗出，腠理开泄，加之衣里冷湿，汗出亦郁滞为湿，内外相合，寒湿留着肾之外腑。因此，张仲景立燠土胜水法治疗肾着。

五、现代研究

（一）临床研究

本篇涉及的肝着、脾约、肾着相关条文表现，与多种病症相符，临床采用相关经方加减化裁，疗效颇佳。

张阳以加味旋覆花汤治疗非特异性肋软骨炎血瘀阻络证，其中治疗组 45 例予以加减旋覆花汤内服，对照组 45 例予以西医常规治疗，结果总有效率治疗组 95.55%，对照组 73.33%；于国强等运用旋覆花汤化裁辨治痰瘀痹阻型特发性肺纤维化，治疗组有效率 88.1%，对照组有效率 66.7%；此外姚美玉以旋覆花汤加减治疗背胀，服药 7 剂后症状好转；金殿春采用旋覆花汤加减治疗胁痛为主症的胆汁反流性胃炎，疗效佳。现代医家运用旋覆花汤加减治疗内科等杂病颇多且疗效较好。

李剑婷选取 72 例功能性便秘患者，观察组予以麻子仁丸，对照组予以四磨汤治疗，结果观察组总有效率为 89.74%，高于对照组总有效率 69.70%；马思文以麻子仁丸配合常规疗法治疗小儿功能性慢性便秘之肠胃积热证，总有效率达到 95%，有效提高了治疗效果，改善大便性状，而且其治疗较为温和，对儿童较为适宜。现代临床麻子仁丸用来治疗各种便秘，如习惯性便秘、老年性便秘等，同时常配合其他方法治疗相关便秘，如加用化瘀通络药物治疗糖尿病便秘、联合生物反馈治疗对抗精神病药物所致便秘等。

李其香观察了甘姜苓术汤加减治疗慢性盆腔炎性痛经的临床疗效,其中治疗组予以甘姜苓术汤加减,对照组予以痛经丸,结果总有效率治疗组93.33%,对照组76.67%,此方治疗慢性盆腔炎性痛经寒湿凝滞型效果较好。临床还用甘姜苓术汤配合电针、温针灸、将息法等治疗腰椎间盘突出症、腰肌劳损等疾病,效果良好,改善了患者的临床症状和疼痛程度,提高了患者腰椎屈伸功能及肌力值。现代临床常用本方治疗下焦寒湿导致的各种病证,治疗效果较好。

（二）实验研究

1. 旋覆花汤的作用机制研究

现代针对旋覆花汤的实验研究较少,通过对其药理研究发现旋覆花内含有黄酮类、倍半萜内酯类、萜类化合物等,具有抗炎、抗肝炎、抗肝损伤、抗肿瘤和细胞毒等作用;茜草内含有蒽醌及其甙类化合物,具有抗肿瘤、止咳祛痰和抗乙酰胆碱、抗菌、抗自由基、抗辐射、免疫抑制、升高白细胞、促进机体造血功能等作用;葱白中含有酚类、醛类、内酯类不饱和化合物,有发汗、解热的功效。

2. 麻子仁丸的作用机制研究

网络药理学研究发现,麻子仁丸通过多成分、多靶点复杂交互起作用来治疗便秘。麻子仁丸中有多个活性成分如 SRC、GRB2、EGFR、RXRA 等与便秘相关靶蛋白发生相互作用,关键靶蛋白富集于 PI3K-Akt 信号通路、蛋白聚糖在癌症中的影响通路、局灶性粘连通络等通路。总之,麻子仁丸可通过其多成分、多靶点、多通路的特点治疗便秘。

3. 甘姜苓术汤的作用机制研究

研究发现该方主要通过抑制炎症反应、调节机体免疫功能和改善血小板的参数等发挥作用。陈少波等研究发现甘姜苓术汤通过降低 IL-17、VEGF 水平,抑制炎症反应以治疗类风湿关节炎;尹晓霞等研究显示肾着汤可显著升高 T 淋巴细胞亚群以及 $CD3^+$、$CD4^+$、$CD4^+/CD8^+$水平,提高机体免疫功能,同时可促进血小板下降,改善血液通透性,促进血液循环,提高强直性脊柱炎患者生活水平。

六、问题与展望

（一）旋覆花汤对后世"通络法"有何启示？

旋覆花汤出于《金匮要略》,为治疗肝着与妇人杂病的基础经方,历来被奉为治疗络病的祖方。叶天士根据旋覆花汤的功效特点,阐明了"久病入络"的思想,发明了"络病学说",创立了"辛润通络法";吴鞠通在此基础上进一步变通,创立了"苦辛淡合芳香开络法";以吴以岭、王永炎教授为代表,继承与发展了叶天士的络病理论,初步创立了络病辨证论治体系,为络病学学科的创立奠定了基础。旋覆花汤作为治疗内科、妇科等杂病的基础方值得进一步深入研究,有利于进一步发展络病学。

（二）脾约的病机和方药理论有何内涵,对后世温病学发展有何影响？

太阳阳明和胃强脾弱从表里和虚实概括了麻子仁丸的病因病机,对后世理论具有深远影响。麻子仁丸体现了肺肠同治,通调水道的原理,其中"杏仁利肺与大肠之气,使邪从后阴一扫悉除"。吴鞠通《温病条辨》宣白承气汤证治疗以肺肠脏腑同治,方用大黄泻热逐结助肺开,杏仁开肺行气助腑通体现了肺肠同治的原理。麻子仁丸,使用杏仁治疗肠道疾病,与"肺与大肠相表里"是否相关？其背后的生物学机制有哪些？从麻子仁丸到宣白承气汤,大黄与杏仁的配伍,对现代临床相关疾病,如呼吸系统感染、肠道相关疾病等是否有新的借鉴意义？

主要参考文献

[1] 陈超, 刘更生. 麻子仁丸诸疑考辨[J]. 北京中医药大学学报, 2022, 45（3）: 259-262.
[2] 骆斌. 王琦教授治疗便秘的思路和经验[J]. 北京中医药大学学报, 2000, （1）: 55-57.
[3] 赵天才, 杨景锋. 甘姜苓术汤治疗肾着病浅见[J]. 中医学报, 2015, 30（5）: 660-662.
[4] 张阳. 加减旋覆花汤配合通络散治疗非特异性肋软骨炎临床观察[J]. 实用中医药杂志, 2016, 32（6）: 530.
[5] 于国强, 石绍顺, 付东升. 旋覆花汤化裁辨治痰瘀痹阻型特发性肺纤维化的临床研究[J]. 中医临床研究, 2016, 8（1）: 18-20.
[6] 郑停停, 姚美玉, 赵鹏. 姚美玉经方活用治疗疑难杂症举例[J]. 中医临床研究, 2018, 10（4）: 61-62.
[7] 邢利旋, 黄少妮, 林华容, 等. 归桃麻子仁丸加减治疗老年2型糖尿病便秘的临床观察[J]. 中医临床研究, 2021, 13（18）: 65-67, 75.
[8] 王剑峰. 麻子仁丸方联合生物反馈治疗抗精神病药物所致便秘效果分析[J]. 中国现代药物应用, 2021, 15（1）: 216-218.
[9] 李其香, 黄宗菊. 甘姜苓术汤加减治疗慢性盆腔炎性痛经疗效观察[J]. 实用中医药杂志, 2018, 34（8）: 892-893.
[10] 万满堂, 杨政, 肖嫣, 等. 甘姜苓术汤结合电针治疗腰椎间盘突出症的临床观察[J]. 广州中医药大学学报, 2022, 39（3）: 563-568.
[11] 郭冉冉, 亓海帆. 甘姜苓术汤将息法治疗腰肌劳损性腰痛（寒湿型）的临床观察[J]. 中国民间疗法, 2020, 28（18）: 54-56.
[12] 杨舒淳, 钟晓彤, 王存芬. 《金匮要略》旋覆花汤现代应用研究概述[J]. 新疆中医药, 2007, （6）: 68-70.
[13] 刘云, 李婷, 李玲, 等. 经典名方甘姜苓术汤文献综述[J]. 中国中药杂志, 2020, 45（24）: 5929-5943.
[14] 陈少波, 位佳琳, 何蕊, 等. 应用整合药理学方法探讨甘姜苓术汤治疗类风湿关节炎的机制[J]. 中国免疫学杂志, 2022, 38（3）: 301-315.
[15] 杜茜蕾, 王雪茜. 从叶氏辛润通络法看其对仲景旋覆花汤的继承与发展[J]. 环球中医药, 2019, 12（5）: 729-731.
[16] 龚飒, 周峰峰, 陈逸云, 等. 探讨叶天士、吴鞠通对旋覆花汤方治疗病证的继承与发挥[J]. 环球中医药, 2021, 14（9）: 1613-1616.
[17] 朱文翔, 程发峰, 王雪茜, 等. 麻子仁丸病机及方证探析[J]. 环球中医药, 2017, 10（8）: 1008-1010.

痰饮咳嗽病脉证并治第十二

一、病证源流

痰饮之"痰","古作淡,淡、澹通,澹水动也。"(《杂病广要·痰涎》)由此可见,本篇所论之痰饮病,实为饮病。

饮病之源起于《内经》,如《素问·气交变大论》:"岁土太过,饮发,中满食减。"《素问·五常政大论》:"太阳司天,湿气变物,水饮内蓄,中满不食。"《素问·至真要大论》:"太阴在泉,湿淫所胜,民病积饮。"《素问·六元正纪大论》:"少阴司天,四之气,民病饮发。太阴所至为积饮,痞隔。土郁之发,为饮发注下。"《素问·经脉别论》:"饮入于胃,游溢精气,上输于脾。脾气散精,上归于肺,通调水道,下输膀胱。水精四布,五经并行,合于四时五藏阴阳,揆度以为常也。"从以上描述可知,《内经》把饮病称为"饮发"、"积饮"等,其形成与外感、内伤均有关,外感主要责之于气候,内伤主要责之于肺、脾、肾三脏功能失调。此外,《内经》还明确指出"溢饮"的形成原因,如《素问·脉要精微论》:"溢饮者,渴暴多饮,而易入肌皮肠胃之外也。"其临床表现繁多,除了见"痞隔"、"中满不食"外,尚见"中满食减,四支不举"等。

《神农本草经》中以"留饮"命名"饮病",如"巴豆"可疗"留饮痰癖",大黄、甘遂能治"留饮宿食"等,以上均为《金匮要略》辨治饮病用药提供了依据。书中尚有"痰"之论述,如"恒山"治"胸中痰结吐逆"。于此,有学者认为"痰"字乃后人所加。

至三国两晋南北朝时期,王叔和建立了饮病的脉诊体系,如《脉经·卷一·迟疾短长杂脉法》:"脉浮滑,其人外热,风走刺,有饮,难治。"又《脉经·卷四·平杂病脉》:"凡亡汗,肺中寒饮,冷水咳嗽,下利,胃中虚冷,此等其脉并紧。"皇甫谧开针灸治疗饮病之先河,如《针灸甲乙经》"水中留饮,胸胁支满,刺陷谷,出血,立已"。而葛洪一改之前医家以论饮为主之局面,《肘后备急方》首创痰病专论,为后世痰病学术的发展埋下了伏笔,如"治胸中多痰,头痛不欲食,及饮酒,则瘀阻痰方"。

至隋唐时期,饮病学说逐渐发展为痰饮学说,代表作有巢元方之《诸病源候论》、孙思邈之《备急千金要方》与《千金翼方》。《诸病源候论》认为痰与饮在病因病机及临床表现上均有不同,如《诸病源候论·卷三·虚劳痰饮候》:"痰者,涎液结聚在于胸膈;饮者,水浆停积在膀胱也。"又如《诸病源候论·卷二十·痰饮候》:"脉偏弦为痰,浮而滑为饮。"因此,将两者分为"诸痰候"、"诸饮候"。其中,"诸痰候"又分为热痰候、冷痰候、痰结实候以及隔痰风厥头痛候等;"诸饮候"又分为流饮候、流饮宿食候、留饮候、留饮宿食候、癖饮候、支饮候、溢饮候和悬饮候等。《备急千金要方》提出"五饮"之说,如《备急千金要方·卷十八·痰饮》:"一曰留饮,水停在心下;二曰澼饮,水澼在两胁下;三曰淡饮,水在胃中;四曰溢饮,水溢在膈上五脏间;五曰流饮,水在肠间,动摇有声。"此与《金匮要略》中所论之四饮略有不同。

二、原文校释

【原文】

問曰：夫飲有四，何謂也？師曰：有痰飲，有懸飲，有溢飲，有支飲。

問曰：四飲何以為異？師曰：其人素盛今瘦，水走腸間，瀝瀝有聲，謂之痰飲；飲後水流在脇下，咳唾引痛，謂之懸飲；飲水流行，歸於四肢，當汗出而不汗出，身體疼重，謂之溢飲；咳逆倚息，短氣不得臥，其形如腫，謂之支飲。

【文献汇编】

問曰：夫飲有四，何謂也？師曰：有淡飲（一雲留飲），有懸飲，有溢飲，有支飲。

問曰：四飲何以為異？師曰：其人素盛今瘦，水走腸間，瀝瀝有聲，謂之淡飲；飲後水流在脇下，咳唾引痛，謂之懸飲；飲水流行，歸於四肢，當汗出而不汗出，身體疼重，謂之溢飲；咳逆倚息，短氣不得臥，其形如腫，謂之支飲。

（《脈經·卷八·平肺痿肺痈咳逆上气痰饮脉证》）

【简释】

痰饮二字并用作为病名，始见于《金匮要略》，在此之前痰饮二字多分开使用，且据《脉经·卷八》《千金翼方·卷第十九》所载俱作"淡饮"论。

考现存较早的中医古籍，如《五十二病方》《内经》《难经》中均无"痰"字，及至《神农本草经》"巴豆"条下方云"留饮痰癖"，故知"痰"字晚出，汉未有之。隋唐以后的医书才陆续使用"痰"字。关于"痰证"理法方药的积极探索活动则发生在宋代以后。至于"淡"字，其出甚早。《礼记》中即有"淡而不厌"的记载。

且痰与饮病性有所不同。《广韵》载："淡，水貌也，或作澹。"《景岳全书·杂证谟·痰饮》说："饮清澈而痰稠浊。饮惟停积肠胃，而痰则无处不到。"《类证治裁·痰饮论治》说："痰因于火，饮因于湿……饮惟停蓄肠胃，而痰则随气升降，遍身皆到。"说明"饮"邪致病，以胃肠道为中心，其性偏于寒湿；而"痰"性则偏热，可随气机升降遍达全身，所以后世有"百病皆由痰作祟"之说。

由此可见，现今《金匮要略》中所言"痰饮"，实为论饮，非后世之痰、饮并重。

【原文】

心下有痰飲，胸脇支滿，目眩，苓桂术甘湯主之。

茯苓桂枝白术甘草湯方：

茯苓四兩　桂枝　白术各三兩　甘草二兩

上四味，以水六升，煮取三升，分溫三服，小便則利。

【文献汇编】

1 心下有痰飲，胸脅支滿，目眩，茯苓桂枝术甘草湯主之方。

茯苓四兩　桂枝三兩去皮　白术三兩　甘草炙二兩

上四味，咬咀，以水六升煮取三升，去滓分溫三服，小便則利。

（《明洪武钞本金匮要略方·痰饮咳嗽病脉证并治》）

2 又心下有痰飲，胸脅支滿，目眩，甘草湯主之方。

甘草二兩炙　桂心　白术各三兩　茯苓四兩

上四味細切，以水六升，煮取三升，去滓，服一升，日三，小便當利。忌海藻、菘菜、生蔥、桃李、酢物等。此本仲景《傷寒論》方。

（《外臺秘要·卷第八·专饮方》）

3 傷寒，吐下發汗後，心下逆滿，氣上撞胸，起即頭眩，其脈沉緊，發汗即動，經身為振搖，茯苓桂枝白術甘草湯主之。方：茯苓四兩　桂枝三兩　白术　甘草炙，各二兩。

(《千金翼方·卷十·发汗吐下合病状》)

【简释】

如《外台秘要》方中药物之桂心，《金匮要略》均为桂枝，是因宋臣统一修改所致，这也说明《外台秘要》依旧保持着仲景医书原貌，宋臣校注时并未将其与校改本仲景《伤寒论》《金匮要略》统一。

《金匮要略》中记载的苓桂术甘汤中使用的是甘草，而后世部分版本如《洪武钞本金匮要略》《千金翼方》等记载的苓桂术甘汤中使用的是"炙"甘草。汉唐时期的主要方药类文献大多载其炮制法，且几乎皆要求炙用。东汉张仲景《伤寒杂病论》大量运用甘草，除甘草汤、桔梗汤少数几方外，处方甘草绝大多数为"炙"。查阅文献发现自《金匮要略》成书直到其校正刊行的时代，甘草入药一直以炙法为主流。甘草的古"炙"法操作规范，在《太平惠民和剂局方》"论炮炙三品药石类例"篇所论较详："甘草，凡使，先破开，火上微炙，黄赤色，方入药用"。

隋唐时期的医书才开始记载加辅料的炙法，即"涂炙"，而将其应用于甘草并广泛使用可能在明清时期。如《雷公炮炙论》柏木"蜜涂，炙"、甘草"酥涂，炙"；《备急千金要方》附子"蜜涂，炙"等。仲景书写于汉代，综合《千金翼方》记载的苓桂术甘汤中使用的甘草（炙），是将甘草直接烘烤，而非现今加蜜炒成的"炙甘草"。

【原文】

膈間支飲，其人喘滿，心下痞堅，面色黧黑，其脈沉緊，得之數十日，醫吐下之不愈，木防己湯主之。虛者即愈；實者三日復發，復與不愈者，宜木防己湯去石膏加茯苓芒硝湯主之。

木防己湯方：

木防己三兩　石膏十二枚（如雞子大）　桂枝二兩　人參四兩

上四味，以水六升，煮取二升，分溫再服。

木防己去石膏加茯苓芒硝湯方：

木防己　桂枝各二兩　人參　茯苓各四兩　芒硝三合

上五味，以水六升，煮取二升，去滓，內芒硝，再微煎，分溫再服，微利則愈。

【文献汇编】

又膈間支飲，其人喘滿，心下痞堅，面黧黑，其脈沉緊，得之數十日，醫吐下之不愈，木防己湯主之方。

木防己三兩　石膏雞子大三枚　桂心二兩　人參四兩切

上四味，以水四升，煮取二升，去滓，分再服，虛者即愈，實者三日復發，則複與，不愈者，宜去石膏，加茯苓芒硝湯方。

(《外臺秘要·卷第八·支飲方》)

【简释】

本方中的石膏用量为"十二枚鸡子大"，显然用量过重。而对照《外台秘要》卷第八石膏作"鸡子大三枚"，应以《外台秘要》为是。

历代医家对此方中石膏之剂量及作用多具争议，《金匮要略》卷中"石膏十二枚，鸡子大。"《证类本草》中"石膏二枚，鸡子大，碎，绵裹。"《外台秘要》"石膏鸡子大三枚。"《金匮玉函要略述义·痰饮咳嗽病脉证并治》载："旧本作'十二枚'，今从《外台》改。又按，'三枚'三字，盖衍文也"。《金匮要略心典·痰饮咳嗽病脉证治》"石膏如鸡子大二枚"。

而众医家对于配伍石膏的认识概之有五：一是清肺平喘。主要针对条文中的"喘满"之证，如清·周扬俊《金匮玉函经二注·痰饮咳嗽病脉证并治》谓："石膏味辛甘微寒，主心下逆气，清肺定喘。"清·黄元御《金匮要略悬解·痰饮咳嗽》云："防己、石膏泻水而清金也"；二是清解郁热。如清·徐彬《金匮要略论注·痰饮咳嗽病脉证治》曰："痞则胸中必郁虚热，故加石膏。"清·尤怡《金匮要略心典·痰饮咳嗽病脉证治》云："痞坚之处，必有伏阳，吐下之余，定无完气，书不尽言，而意可会也。故又以石膏治热，人参益虚，于法可谓密矣。"各版《金匮要略》教材也多持此观点；三是主心下逆气。如赵以德、周扬俊、程林等均持此观点，但多夹杂于前2种观点内；四是重镇降饮。如范永升主编的《金匮要略》教材认为，"石膏其性沉降，可镇饮邪之上逆"。陆渊雷引《勿误药室方函口诀》云："膈间水气，非石膏则不能坠下"；五是解肌散饮。如清·李彣《金匮要略广注》云："防己利水入膀胱经以泄水饮于下，石膏味辛能解肌出汗以散水饮于外。"

诸说从不同角度阐释石膏在木防己汤中的作用，各有所据。然而"药有个性之专长，方有合群之妙用"，石膏的作用应置于整首方剂中分析，基于上述证机探析可知，支饮在膈间，凌心射肺，治疗需要寒热并行，攻补兼施。本方治以宣通阳气，消除饮邪，清泄郁热。而石膏主"心下逆气，惊喘"，石膏配防己以散饮平喘，通利三焦，又合辛温之桂枝通心阳、化水气则痞坚自除；人参善补元气而生津液，石膏伍人参清热补虚，扶正祛邪。若服汤后证减而脉未变，此饮邪结深而辛药不能散，故去辛寒之石膏，加咸寒之芒硝软坚破结，佐茯苓健脾化饮，诸药同用缓缓"和之"则水饮自除。所以，本方中配伍石膏主要取其味辛以散饮，性寒兼以清热。

【原文】

病者脈伏，其人欲自利，利反快，雖利，心下續堅滿，此為留飲欲去故也，甘遂半夏湯主之。

甘遂半夏湯方：

甘遂（大者）三枚　半夏十二枚（以水一升，煮取半升，去滓）　芍藥五枚甘草（如指大）一枚（炙）　一本作無。

上四味，以水二升，煮取半升，去滓，以蜜半升，和藥汁煎取八合，頓服之。

【文献汇编】

1 千金療病者脈伏，其人欲自痢，痢者反快，雖利心下續堅滿，此為留飲欲去故也，甘遂半夏湯主之。

方：

甘遂大者三枚　半夏十二枚　芍藥一兩　甘草如指大一枚炙

上四味，以蜜半升，納藥汁，及蜜合一升煎，取八大合，頓服之。忌海藻菘菜羊肉餳。

（《外臺秘要·卷第八·留飲方》）

2 病者脈伏，其人欲自利，利者反快，雖利心下續堅滿，此為留飲，欲去故也。

甘遂大者三枚　半夏十二枚，以水一升，煮取半升　芍藥三枚　甘草一枚如指大，水一升煮取半升

上四味以蜜半升，納二藥汁合一升半，煎取八合，頓服之。

（《備急千金要方·卷十八·痰饮》）

【简释】

本方中甘遂与甘草属于后世中药配伍禁忌"十八反"之列，历代注家解释不一。①认为借助二药相反相激之性，增强攻逐留饮之力，如尤怡谓："甘草与甘遂相反，而同用之者，盖欲其一战而留饮尽去，因相激而相成也"。（《金匮要略心典》）②认为甘草可以缓和甘遂之急，如

赵以德云："甘草缓甘遂之性，使不急速，徘徊逐其所留"。(《金匮方论衍义》)

虽各家观点不一，但皆认为甘遂与甘草可同用，然甘遂仍是峻逐有毒之品，与相反之甘草合用，恐有不良反应，不可不防，故需注意其煎服法。①从《千金》版本来看，避免甘遂与甘草同煎，如陆彭年云："盖甘遂、半夏同煮，芍药、甘草同煮，复以蜜和二药汁再煮也"；②再从《外台》版本来看，重视用蜜，如尾台榕堂说："此方之妙，在于用蜜，故若不用蜜，则不特不效，且瞑眩而生变，宜遵守古法"(《类聚方广义》)。再徐彬云："蜜能通三焦，调脾胃，又制其不和之毒，故加之。"(《金匮要略论注》)

【原文】

支飲胸滿者，厚樸大黃湯主之。

厚樸大黃湯方：

厚樸一尺　大黃六兩　枳實四枚

上三味，以水五升，煮取二升，分溫再服。

【文献汇编】

夫酒客咳者，必致吐血，此因久飲過度所致也。其脈虛者必冒，其人本有支飲在胸中也。支飲胸滿，厚樸大黃湯主之方。

(《備急千金要方·卷十八·痰饮》)

【简释】

对于本条论述，历代认识不一。①认为原文有脱简或者错简，如吴谦在《医宗金鉴》中将"胸满"当作"腹满"，云"支饮胸满之胸字当是腹字，若是胸字，无用承气汤之理，是传写之讹"。②认为饮塞胸中，阳气凝滞。《备急千金要方》版本中更符合此意。③何任在《金匮要略校注》认为痰饮而兼胃实之证，因胃实致腹满，固是常事，然因胃实而及胸满者，亦不乏其例，临证当参合腹诊、舌、脉以决诊断。

【原文】

假令瘦人臍下有悸，吐涎沫而癲眩，此水也，五苓散主之。

五苓散方：

澤瀉一兩一分　豬苓三分（去皮）　茯苓三分　白朮三分　桂枝二分（去皮）

上五味，為末，白飲服方寸匕，日三服，多飲暖水，汗出愈。

【文献汇编】

1 假令瘦人臍下有悸者，吐涎沫而癲眩，水也，五苓散主之。

方：

豬苓去皮，十八銖　茯苓十八銖　澤瀉一兩六銖　白朮十八銖　桂枝半兩，去皮。

上五味杵为散，饮服方寸匕，日三服多饮暖水汗出即愈。

(《明洪武鈔本金匱要略方·痰饮咳嗽病脉证并治》)

2 又五苓散，利小便，治黃膽方。

豬苓三分去皮　白朮三分　茯苓三分　澤瀉五分　桂心二分

上五味，搗篩，和合。白飲和服一方寸匕，日三。多飲暖水，以助藥勢，汗出便愈。(《千金》、《深師》、《范汪》同，並出第十四卷中)

(《外臺秘要·卷第四·黄疸方》)

3 仲景《傷寒論》：豬苓十八銖，去皮，澤瀉一兩六銖，白朮十八銖，茯苓十八銖，桂枝半兩，去皮。

《傷寒論·辨太陽病脉证并治》

4 治黃膽利小便方。

豬苓　茯苓　澤瀉　白術　桂心各三十銖

上五味，搗篩為散，渴時水服方寸匕，極飲水即利小便，及汗出愈。

《備急千金要方·卷十·傷寒發黃》

【简释】

本方药量与《明洪武钞本金匱要略》《傷寒論》《外台秘要》版本所载五苓散剂量有所不同。《金匱要略》中丸散剂多使用"分"，梁·陶弘景《本草经集注》："古秤惟有铢两而无分名。今则以十黍为一铢，六铢为一分，四分为一两"，明确将"分"引作重量单位，并提出分两以四为进制，即"四分为一两"。而后，宋朝对度量衡制度进行了改革，《太平惠民和剂局方·指南总论》载："削旧方之参差，合今时之行用。其方中凡言分者，即二钱半为一分也。凡言两者，即四分为一两也"，明确提出新的权衡单位"钱"，但"分"与"两"的进制仍沿袭了陶氏之说，故其后文献中可见"铢"、"钱"及"分"单位同时使用者，如金·成无己《注解伤寒论》"云铢者，六铢为一分，即二钱半也"。对此，丹波元坚在《金匮玉函要略述义》谓"按小岛尚质曰：泽泻一两一分，当作五分，始合古义。此方，《伤寒论》一以铢两称，却是后人所改。又按《外台秘要·卷第四》引《伤寒论》作泽泻五分，益足以征矣。"原文中所载剂量若以"四分为一两，六铢为一分"折算，正好相合，从而亦可作出推证。

此外，《外台秘要》中五苓散方疗黄疸以"又"引起，虽然没有冠以称谓，但因前一条已冠"仲景《伤寒论》"称谓，且为前一条的变证变方，因此可视为直接引用仲景文献。且《备急千金要方》中也发现了五苓散疗黄疸的引述，学界也普遍认为此处引自仲景方。而《伤寒论》中有关五苓散证的条文有8条，《金匱要略》中有3条提及五苓散，均未提到治疗黄疸一病。故我们能够通过《外台秘要》及《备急千金要方》的记载窥见唐以前此类方剂的应用和主治概况，使之更加完整化。

【原文】

附方：《外臺》茯苓飲　治心胸中有停痰宿水，自吐出水後，心胸間虛，氣滿不能食，消痰氣，令能食。

茯苓　人參　白術各三兩　枳實二兩　橘皮二兩半　生薑四兩

上六味，水六升，煮取一升八合，分溫三服，如人行八九裡，進之。

【文献汇编】

1 主心胸中有停痰宿水，自吐出水後，心胸間虛，氣滿不能食，消痰氣，令能食，茯苓飲方。

茯苓三兩　人參三兩　白術各三兩　生薑四兩　枳實二兩　橘皮一兩半

上六味㕮咀，水六升，煮取一升八合，去滓，分溫三服，如人行八九裡，進之（見《外臺》出《延年》）。

（《明洪武钞本金匱要略方·痰饮咳嗽病脉证并治》）

2 茯苓飲，主心胸中有停痰宿水，自吐水出後，心胸間虛，氣滿，不能食，消痰氣，令能食方。

茯苓三兩，人參二兩，白術三兩，生薑四兩，枳實二兩（炙），橘皮一兩半（切）。

上六味，切，以水六升，煮取一升八合，去滓，分溫三服，如人行八九裏進之。忌酢物、桃李、雀肉等。仲景《傷寒論》同。出第十七卷中。

（《外臺秘要方·卷八·痰饮食不消及呕逆不下食方》引《延年秘錄》）

【简释】

本方虽冠以"外台"，但据考证，《外台秘要》中的茯苓饮是引自《延年秘录》的，且王焘在方后注明"仲景《伤寒论》同"。可见，此方实为仲景方，虽不见于今之《伤寒论》《金匮要略》中，但王焘所见之《伤寒论》尚载此方。宋臣在《金匮要略方论·序》中言："采散在诸家之方，附于逐篇之末，以广其法。"其所附录之方多为其他方书中明确记载出自仲景的方剂，说明宋臣所附录的方剂大多有本可考。因此，此方可以补入现《金匮要略》原文中。

三、疑难探析

（一）留饮"咳嗽则辄已"理解

本篇第9条谓："留饮者，胁下痛引缺盆，咳嗽则辄已。"目前对于留饮"咳嗽则辄已"有两种不同解释。

一为留饮病人因咳嗽时胸痛加剧，故被迫抑制或停止咳嗽，以减轻胸痛的剧烈程度。如尤在泾："胁下痛引缺盆者，饮留于肝，而气连于肺也。咳嗽则辄已者，饮被气击而欲移，故辄已。"

一为咳嗽会使胸痛加剧，"辄已"作"转甚"解。如黄元御："足少阳之经，自缺盆而入胁里，足厥阴之经，自小腹而布胁肋，胁下痛引缺盆者，饮阻少阳之经，经气不舒，故痛引缺盆。咳嗽则经脉振动，是以痛甚。此痰饮之流于胁下，而在肝胆之经者，所谓悬饮也。"又如程林："缺盆者，五脏六腑之道。故饮留于胁下，而痛上引缺盆，引缺盆则咳嗽，咳嗽则痛引胁下而转甚，此属悬饮。"

无论"咳嗽则辄已"作何种解释，其病理机制均与留饮有关，是由于饮邪留结，阻滞气机所致。

（二）"脉双弦"之体状及主病

本篇第12条谓："夫病人饮水多，必暴喘满；凡食少饮多，水停心下，甚者则悸，微者短气。脉双弦者，寒也，皆大下后善虚；脉偏弦者，饮也。"仲景以脉"双弦"及"偏弦"区分"寒"及"饮"，而对于"双弦"之体状，目前主要有两种不同认识。

一者以两手脉均弦为双弦。如《四诊抉微》引《脉鉴》云："两手脉弦为双，一手脉弦为单。"又如尤在泾在《金匮要略心典》云："双弦者，两手皆弦，寒气周体也；偏弦者，一手独弦，饮气偏注也。"而戴同父在《脉诀刊误》更以"两关俱弦，谓之双弦"明言之。两者虽略有不同，但实属同类。

一者以左手或右手一手寸口脉中出现两道弦脉为双弦。如丹波元简之《脉学辑要》引吴山甫曰："双弦者，脉来如引二线也……若单弦，只一线耳。"又如徐忠可在《金匮要略论注》云："有一手两条脉，亦曰双弦。"

关于"脉双弦"之主病，张璐《诊宗三昧》，徐洄溪《脉诀启悟注释》，李延昰《脉诀汇辨》等与仲景见解相同，为"寒"。从临床来看，并不局限于"寒"，尚包括：主肝病，如《脉经》之"双弦则胁下拘急而痛"；主虚，如徐忠可在《金匮要略论注》之"此乃元气不壮之人往往多见此脉，亦主虚，适遇概温补中气，兼化痰。应手而愈。"

（三）饮病用"温药"缘由

本篇第15条谓："病痰饮者，当以温药和之。"原文指出饮病治疗原则是"以温药和之"，至于为何要用"温药"，各家认识不一。

沈明宗于《金匮要略编注·痰饮》云："此言痰饮属阴，当用温药也。脾失健运，水湿酿成痰饮，其性属湿，而为阴邪，故当温药和之。即助阳而胜脾湿，俾阳运化，湿自除矣。"

赵以德于《金匮要略衍义·痰饮咳嗽病脉证并治》云："痰饮由水停也，得寒则聚，得温则行，况水从乎气，温药能发越阳气、开腠理、通水道也。"

魏荔彤于《金匮要略方论本义·痰饮咳嗽病脉证并治》云："痰生于胃寒，饮存于脾湿，温药者，补胃阳，燥脾土，兼擅其长之剂也。"

张景岳于《景岳全书·杂证谟·非风》云："凡非风之多痰者，悉由中虚然，观其强壮之人，任其多饮多食，则随食随化，未见其为痰也……可见天下实痰无几。故治痰必当温脾强肾以治痰之本，根本渐充，则痰将不治而自去也。"

虽仲景治饮病以"温药和之"为准绳，但不拘泥于"温药"，应根据临床实际，灵活对待。正如《金匮要略方论本义·痰饮咳嗽病脉证并治》所言："言和之，则不专事温补，即有行消之品，亦概其例义于温药之中，方谓之和之，而不可谓之补之益之也"。

（四）"脉弦数，有寒饮"理解

本篇第 20 条谓："脉弦数，有寒饮，冬夏难治。"一般而言，"弦"是饮病常脉，"数"主热，"脉弦数"为寒饮郁久化热，即《症因脉治·饮症论》："弦紧寒饮，弦数热痰"，而仲景谓之"有寒饮"，诸多医家对此理解略有不同。

黄元御于《金匮悬解·痰饮咳嗽》云："弦数者，少阳甲木不降，相火逆升，必有寒饮郁格。"

尤在泾于《金匮要略心典·痰饮咳嗽病脉证治》云："脉弦数而有寒饮，则病与脉相左，魏氏所谓饮自寒而挟自热是也。夫相左者，必相持。"

胡希恕于《胡希恕金匮要略讲座》云："脉弦数是热象。别看脉弦有时主寒，但主寒它是寒实，那么他这个是太过的脉象，他与数配在一起大多都是热，脉弦数者风发也，那怎么能有寒饮，所以我认为这是个错误。"

现普遍认为"脉弦数，有寒饮"一句为倒装句，强调其证属寒热错杂。之所以谓"冬夏难治"，是因为冬寒利于祛热，但不利于除饮；夏热利于除饮，却不利于祛热。值得注意的是，临床诊治，随症用药，可取奇效，并非绝对难治。

（五）己椒苈黄丸方证症见"口舌干燥"

本篇第 29 条谓："腹满，口舌干燥，此肠间有水气，己椒苈黄丸主之。"很多原因都会导致"口舌干燥"的形成，如津伤、热结、瘀血、痰饮等。而对于己椒苈黄丸症见"口舌干燥"的原因，仲景直言"此肠间有水气"，至于其是否挟热成为各家争议焦点。

一者认为与热无关，如徐彬于《金匮要略论注·痰饮咳嗽病脉证治》云："中脘以下曰腹，腹满自不得责上焦，口舌在上，上焦无病，何以干燥，则知腹满为大肠病，口舌干燥，乃水气伤阴，大肠主津液，阴伤而津液不得上达，口舌乃干燥矣，故曰：此肠间有水气。"又如尤在泾于《金匮要略心典·痰饮咳嗽病脉证治》云："水既聚于下，则无复润于上，是以肠间有水气，而口舌反干燥也。后虽有水饮之入，只足以益下趋之势，口燥不除，而腹满益甚矣。"又如吴谦于《医宗金鉴·订正金匮要略注·痰饮咳嗽》云："心下有痰饮，喉间有漉漉声，肠间有水气，肠中有沥沥声者，用苓桂术甘汤，即温药和之之法也。若更腹满，则水结实矣，口舌干燥，则水不化矣。"

一者认为与热有关，如赵良仁于《金匮方论衍义·痰饮咳嗽病脉证并治》云："肺与大肠合为表里，肺本通调水道，下输膀胱，今不输膀胱，仅从其合，积于肠间。水积则金气不宣，郁成热为腹满；津液遂不上行，以成口燥舌干。"

综上，对于"口舌干燥"的形成，多数注家均未言及热。假若饮邪化热，亦可用己椒苈黄丸治之，体现了第 1 篇第 17 条"诸病在脏欲攻之，当随其所得而攻之"的重要思想。

（六）"面翕热如醉状"与"面热如醉"的区别

本篇第36条谓："青龙汤下已，多唾口燥，寸脉沉，尺脉微，手足厥逆，气从小腹上冲胸咽，手足痹，其面翕热如醉状，因复下流阴股，小便难，时复冒者，与茯苓桂枝五味甘草汤，治其气冲。"第40条谓："若面热如醉，此为胃热上冲熏其面，加大黄以利之。""面翕热如醉状"与"面热如醉"两方证虽均见面"热如醉"，但病机截然不同。

对于"面翕热如醉状"的形成，大多认为与冲气夹虚阳上逆有关，病性属虚。如尤在泾于《金匮要略心典·痰饮咳嗽病脉证治》云："服青龙汤已，设其人下实不虚，则邪解而病除，若虚则麻黄、细辛辛甘温散之品，虽能发越外邪，亦易动人冲气。冲气，冲脉之气也，冲脉起于下焦，挟肾脉上行至喉咙，多唾口燥，气冲胸咽，面热如醉，皆冲气上入之候也。"沈明宗于《金匮要略编注·痰饮》云："此下皆服小青龙汤，外邪解而里饮未除，扰动内阳之变也。表邪虽退，内饮未消，拒格胸间，心火不得下达，反刑肺金，则多唾口燥，犹如肺痿之类也。但饮为阴邪，而内僻则阳气衰微，故寸脉沉；下焦阳微，故尺脉微，而手足厥逆；因服青龙散剂，扰乱下焦，虚阳即随冲任之脉，厥而上行，故气从小腹上冲胸咽，至于手足痹而不用，真阳以挟胃热上冲，其面翕热如醉状；冲气复反下流阴股，不归肾间而行决渎，故小便难；冲气往返，扰动胸中留饮，则时复冒。"

对于"面热如醉"的形成大多认为与胃肠实热上冲有关，病性属实。如徐彬于《金匮要略论注·痰饮咳嗽病脉证治》云："面属阳明，胃气盛则面热如醉，是胃气之热上熏之也，既不因酒而如醉，其热势不可当。"又如尤在泾于《金匮要略心典·痰饮咳嗽病脉证治》云："与冲气上逆，其面翕热如醉者不同，冲气上行者，病属下焦，阴中之阳，故以酸温止之。此属中焦，阳明之阳，故以苦寒下之。"

"面翕热如醉状"者其面微红乍热，时有时无；"面热如醉"者其面红赤，持续不解。临证过程中可结合伴随症状进行区分。

四、临证思维

（一）立足五脏，重在中焦

痰饮的形成与五脏密不可分，如原文第3、4、5、6、7条提到五脏饮的概念和临床表现，在一定程度上提示了痰饮的形成与五脏有着紧密的联系，因此，无论是分析病机还是临床论治都需要立足五脏，这样才能更好的指导临床实践。正如《素问·经脉别论》所云："饮入于胃，游溢精气，上输于脾，脾气散精，上归于肺，通调水道，下输膀胱，水精四布，五经并行。"痰饮病是体内津液代谢失常、输化失职所形成水液停聚身体某些局部的相关病证，内在机制与肺、脾、肾三脏最为密切。

肺为水之上源，肺行水，居于人体上焦，对水液输布影响较大。如《医门法律·痰饮论》云："肺主气，行荣卫，布津液，水邪入之，则塞其气道，气凝则液聚，变成涎沫"，当肺气虚或为寒邪所袭，其敷布津液功能失职，则更易形成水饮内停；另一方面，肺为水困，无力宣发肃降，水液运行更加不利，气不布津，则欲饮水，故原文第4条："水在肺，吐涎沫，欲饮水。"所以，在临证时应标本兼顾，既宣肺以助其运，同时须导饮祛邪。

肾为水之下源，肾主水，司二便，对于体内津液的输布和排泄，维持体内津液代谢的平衡起着极为重要的调节作用。如《素问·逆调论》云："肾者水脏，主津液。"津液代谢的整个过程都有赖于肾的蒸腾气化，肾气的温化，既能助脾运化水湿，又可加强膀胱气化功能。又如《素问·水热穴论》所说："肾者，胃之关也，关门不利，故聚水而从其类也。"如果肾中阳气衰微，气化失常，则水湿停留，积而为饮，随着人体所虚之处，停留为患，产生各种症状，形成痰饮病。如原文第7条："水在肾，心下悸。"水饮犯肾，气化失司，饮动于下，故脐下悸。

脾为水之中源，脾运水，痰饮病的形成，与中焦脾（胃）关系更为突出。正如原文第12条在论述痰饮病成因时所提："夫病人饮水多，必暴喘满；凡食少饮多，水停心下。"病人指体质虚弱之辈，若饮水过多，不及运化，水饮上泛胸膈，肺失肃降之令，必然喘、满暴作。假如脾胃虚弱者，食少饮多，水谷不化为精微，停留而为饮，正是致饮之由。而脾胃在发挥运化水液功能时，最为关键的病机当属脾胃阳虚。脾胃阳气旺盛，津液方可得以正常运化；若脾胃阳气虚衰，则津液不化而易成痰饮。且脾胃位居中焦枢纽之要位，一旦发生异常也可上下累及它脏，进而输布失职加重水液停聚，因此临床辨治过程中不可忽视。

除此之外，与肺同居上焦之心，对痰饮病的形成亦有影响。心为五脏六腑之大主，对人体的水液代谢也有调节作用，如曹颖甫在《金匮发微·痰饮咳嗽病脉证并治》曾提到："心为君主之官，居清阳之位，诸脏可以有水，而心脏不当有水。"尤怡认为："水气上逼，则火气不伸也。"（《金匮要略心典·痰饮咳嗽病脉证治》）即心在五行属火，火为水所克，故当心阳不足则更易为水所困，正所谓"最虚之处，便是容邪之所"，反之，当水停于心，心阳被抑，不能正常化气行水，水积成饮，心阳更为其所抑，如原文第3条所提："水在心，心下坚筑，短气，恶水不欲饮。"还有肝，其功能主疏泄，在水液代谢中作用也很重要。原文第6条："水在肝，胁下支满，嚏而痛。"《灵枢·经脉》中有云："肝足厥阴之脉，起于大指丛毛之际……上贯膈，布胁肋……与督脉会于巅。"若疏泄失职，肝经布达之处则水液易停，如水郁于肝，故胁下支满。同时，肝与肺也常常相互影响，如肝升肺降，古人称之为"龙虎回环"，正因如此，程林曾言"水在肝，则条达之性为水郁，其气上走颃颡，至畜门出鼻孔，因作嚏也。嚏则痛引胁肋，故嚏而痛"，故咳唾引痛作为悬饮之主证。

由此可见，痰饮病之病机应整体分析，立足五脏多方位综合辨证，找准病位突出重点，从而更好的开展临床施治。

（二）证候复杂，其本则一

痰饮病临床表现亦如其名，"水液清稀流动"所致，因停留部位不同，临床表现各异，常见症状有呕、咳、喘、满、痛、肿、悸、眩等，病证系统也较为复杂，从西医角度来看涉及消化系统、呼吸系统、循环系统、泌尿系统、免疫系统等，特别是不少疑难病证亦可与痰饮病相关。正所谓"万变不离其宗"，其本均为痰饮内停，主要特征有以下二个方面：

1. 饮邪有形，易阻遏气机

如停留部位出现痞、满、胀等表现，在此基础上进一步带来气机升降失常，若饮停上焦，引起肺气上逆而出现咳喘。如原文第2条在论述四饮临床主症时提到"咳逆倚息，短气不得卧，其形如肿，谓之支饮"，实为水饮之邪停于胸膈，阻滞气机，肺失宣肃而致。同时，肺失宣肃还可以影响敷布津液功能，进而出现"多唾涎沫"等，较为典型的当属第35条所提小青龙汤证。

若饮邪停于中焦，则主要影响脾胃，升清降浊功能失职，清阳不升或浊阴不降则见呕恶、眩晕之症等。如31条原文："假令瘦人脐下有悸，吐涎沫而癫眩，此水也，五苓散主之。"25条原文："心下有支饮，其人苦冒眩，泽泻汤主之。"均有眩晕之症。28、30、41条原文则提到痰饮呕吐，即是如此。

若饮邪停留下焦肠腑，则传导失司而出现便秘。如第26条原文："支饮胸满者，厚朴大黄汤主之。"此证虽为支饮胸满，但方用大黄厚朴汤，以方测证当有便秘，实为饮聚肠间而成实，所以大便不通，小便亦不畅之症。

除此之外，由于痰饮之邪常常偏注于身体某些局部，故弦滑脉也可偏现于左右寸口脉位，即痰饮病主脉象"脉偏弦"。若饮邪凌心，心阳不振，血脉不畅，还可出现结、代脉。

2. 饮性偏寒，咳吐物多清稀不化

饮为阴邪，遇寒则聚，得温则行，其病理属性总属"阳虚阴盛，本虚标实"。痰饮之成，主要由于脾阳不运，水液不化所致，聚为痰饮。饮停于肺胃，随肺胃之气上逆，故咳吐白痰而量多，质地清稀透明，或挟涎沫，如原文第4条所提"水在肺，吐涎沫，欲饮水。"原文第31条"假令瘦人，脐下有悸，吐涎沫而癫眩，此水也。"关于"吐涎沫"，喻嘉言认为"肺主气，行荣卫，布津液，水邪入之，则塞其气道，气凝则液聚，变成涎沫。"（《医门法律·痰饮门》）历代医家也大抵遵此。尤在泾则认为"吐涎沫者"，乃"气水相激而水从气泛也"。"气水相激"，犹如海浪撞击产生的泡沫，将涎沫的形态形象逼真地展现了出来，而"水从气泛"，一个"泛"字，即将"吐"这一上升的动作表现得淋漓尽致。尤氏之语，相较于"气凝液聚"，更为生动具体，也为后世学者提供了学习此条文的新思路。

（三）细究病机，去假存真

原文第28条所言："呕家本渴，渴者为欲解。今反不渴，心下有支饮故也，小半夏汤主之。"即饮停中焦，气机失常，胃失和降而致呕吐，但不可见呕止呕，因痰饮所致呕吐，亦是人体正气驱邪外出之势，若此时止呕则饮更无出路，甚至导致病证加重，治当散饮降逆，饮去而呕止。

而第41条原文进一步提出："先渴后呕，为水停心下，此属饮家，小半夏茯苓汤主之。"此即不仅有呕吐，还有口渴，实为饮阻津不乘而致口渴，但饮水后不仅渴不消，反增呕吐之症，亦是痰饮作祟，故提示口渴并非津伤，亦属"假象"，仍当用小半夏茯苓汤祛饮，才能杜绝"旧饮去而新饮生"，则呕、渴自止。

通过上述两案，提示临证不仅需要透过现象看本质，还需关注症状出现的先后顺序，从而判断疾病预后，如第28条，呕后出现口渴则表明饮去而阳复，是向愈之征，但第41条，若先渴饮水后徒增呕吐，则是饮邪续增，病情加重之象。

再如原文第18条所言："病者脉伏，其人欲自利，利反快，虽利，心下续坚满，此为留饮欲去故也，甘遂半夏汤主之。"此病证特点为欲自利，乃饮停肠腑所致。表象为"泻"，实则为体内正气祛邪外出之征，临床不可"见泻而止泻"，反应顺势达邪，用甘遂半夏汤因势利导攻下留饮，一战祛邪。

（四）温药和之，随证化裁

原文15条"病痰饮者，当以温药和之。"故"温药和之"为痰饮基本治则。"温药"能振奋阳气、通行水道。诸方之中，有用桂、术者，有用桂、附者，有用姜、辛、夏者，有麻、桂、姜、辛、夏同用者，虽为治脾、治肾、解表化饮等不同需要而设，但归结到底乃"当以温药"的具体体现。"和之"则强调一是不可太过温燥，二是勿专于温补，八法贯穿其中，如饮邪壅盛或饮郁化热，不拘泥于温药而选用寒凉药，篇中所用石膏、大黄、葶苈子等均为治寒不避寒之例。

仲景治疗痰饮病讲究法随证变、药随证转的辨证论治思想。如体虚支饮服小青龙汤后发生冲气上逆，宜桂苓五味甘草汤敛气平冲，通阳蠲饮；冲气即低，而反更咳，胸满者，用桂苓五味甘草汤去桂，加干姜、细辛，以治其咳满；咳满即止，而更复渴，冲气复发者，以细辛、干姜为热药也。服之当遂渴，而渴反止者，为支饮也。支饮者，法当冒，冒者必呕，呕者复内半夏，以去其水；水去呕止，其人形肿者，加杏仁主之；若面热如醉，此为胃热上冲熏其面，加大黄以利之。

五、现代研究

（一）临床研究

1. 苓桂术甘汤

苓桂术甘汤在临床上运用十分广泛，常用于治疗高血压、慢性心力衰竭、非酒精性脂肪肝等疾病。

如一项 Meta 分析结果显示，苓桂术甘汤加减联合常规西药治疗慢性心力衰竭可明显提高患者临床有效率和左室射血分数，减小左室舒张末期内径，降低血清 NT-proBNP 水平，增加患者的 6 分钟步行试验距离。此外，Xie P 等人通过对苓桂术甘汤治疗高血压的随机对照试验进行系统评价发现，与对照组相比，苓桂术甘汤联合西药组对降低收缩压和舒张压均有更好的改善作用，且不良反应发生率更低。

苓桂术甘汤除了常用于治疗心血管疾病外，还有报道将其用于高脂血症等代谢性疾病及梅尼埃病、癌性胸水、小儿哮喘等病的治疗，临床收效甚佳。但大部分临床试验存在样本量小、单中心、非盲等情况，期待未来能有更多多中心大样本的随机对照试验进一步研究苓桂术甘汤的临床疗效。

2. 肾气丸

肾气丸的临床研究目前多集中于慢阻肺、骨质疏松、甲减、肾功能不全等疾病。

如张健等将 102 例慢阻肺患者随机分为两组治疗，结果与对照组相比，肾气丸加西药组治疗的总有效率更高，可以提高用力呼气量（FVC）、第 1 秒用力呼气容积（FEV1）/FVC、呼气峰值流速（PEF）、FEV1 占预计值百分比（FEV1predicted），降低改良呼吸困难指数（mMRC）评分、Th17 细胞、Th17 细胞/Treg 细胞比值，升高 Treg 细胞，且效果均优于对照组。尹东等对 64 例桥本甲状腺炎甲减患者进行 12 周临床研究发现，肾气丸联合左甲状腺片组患者的总有效率为 91.18%，高于单纯用左甲状腺片组的 83.33%，且对 FT3、FT4、TSH、血清 TG-Ab 及 TPO-Ab 滴度均有明显改善作用，疗效较对照组更优。吴小翠等观察肾气丸对糖尿病肾病患者纤维化、炎性指标和肾功能的影响，比较两组疗效，结果治疗后肾气丸联合治疗组的症状积分和血清视黄醇结合蛋白（RBP）4、白细胞介素（IL）-6、糖原合酶激酶（GSK）-3β 水平、血清转化生长因子（TGF）-β1、尿 N-乙酰-β-D-葡萄糖苷酶（NAG）、尿素氮（BUN）、24 h 尿蛋白、肌酐（Scr）均显著低于西药对照组，总有效率和血清超氧化物歧化酶（SOD）显著高于对照组。

此外，肾气丸和苓桂术甘汤的联合应用也取得一些进展。如对于肺心病伴右心衰竭的患者，肾气丸合苓桂术甘汤加味治疗组的总有效率为 85.3%，高于西药对照组的 58.8%，治疗组 PaO_2 及 EFRV 均高于对照组，$PaCO_2$ 及 BNP 低于对照组。

3. 五苓散

临床研究发现，五苓散除了可以治疗多种类型的水肿外，还对高血压、高脂血症、高尿酸血症等代谢相关疾病均有良好的治疗作用。

一项回顾性研究显示，五苓散对胶质瘤神经外科术后并发症脑水肿发热有治疗作用，虽然在短期内（3d）的临床疗效不优于甘露醇组，但随着使用时间的延长，其疗效愈加显著，且不良反应肾损害方面不如甘露醇组明显。刘毅豪等良性前列腺增生术后患者采取五苓散联合盆底功能锻炼的治疗方式，结果发现与对照组相比，可缩短住院时间、留置导管时间、减轻患者疼痛，有效恢复膀胱、逼尿肌收缩功能，改善 BPH 患者症状及体征。此外，Meta 分析结果显示，五苓散加减方对治疗慢性心力衰竭疗效显著，且对 BNP、左心射血分数等结局指标具有明显改善作用，且无不良反应报道。

4. 小半夏加茯苓汤

目前，关于小半夏加茯苓汤的临床研究较为有限，主要用于治疗妊娠、肿瘤化疗、艾滋病HAART疗法等引起的消化道反应，如恶心、呕吐等症，也可见于治疗部分引起眩晕的疾病，如梅尼埃病。

冉晓刚观察发现，小半夏加茯苓汤加常规治疗较单纯常规治疗而言，对妊娠剧吐有更明显的改善作用，且对于非常规症状诸如乏力、恶心、厌食等症状的治疗作用也更优。对于化疗致迟发性呕吐，小半夏加茯苓汤的止呕有效率也高于西药对照组，且无不良反应，安全性较好。小半夏加茯苓汤对于顽固性梅尼埃病患者也有较好疗效，使用3个月后，可明显改善患者的眩晕症状，且眩晕残障程度评定量表（DHI）也明显降低。

5. 甘遂半夏汤

甘遂半夏汤的临床研究主要围绕各种原因引起的胸腹水展开，但目前临床应用不多，且以外用为主，推测与研究者担心方中甘遂-半夏反药组合可能产生的毒副作用有关。

罗玉妍等观察甘遂半夏汤加减外敷联合紫杉醇胸腔灌注治疗恶性肿瘤胸腔积液的疗效，治疗2周后发现，与对照组相比，甘遂半夏汤加减外敷联合紫杉醇对恶性胸腔积液有明显治疗作用，且不良反应较小。

6. 己椒苈黄丸

目前己椒苈黄丸的研究主要集中于临床试验，相关基础研究尚未见报道。临床上常用于治疗多种类型的胸腹腔积液，也常与其他方剂联合使用加强疗效或用于治疗其他疾病。

如张蕾等在西药对照组的基础上加用己椒苈黄丸作为治疗组，治疗肺癌伴胸腔积液患者6周，结果治疗组临床总有效率、KPS评分有效率分别为87.27%、92.73%，分别高于对照组的69.09%、72.73%，且$CD3^+$，$CD4^+$和$CD4^+/CD8^+$均高于对照组，证明了己椒苈黄丸可以辅助治疗肺癌伴胸腔积液，提高患者的免疫功能。另外，茵陈蒿汤与己椒苈黄丸联合使用，对肝硬化腹水有显著疗效。小青龙汤与己椒苈黄丸联合运用时，可用于治疗慢性肺源性心脏病心功能不全。邵美丽等将300例辨证为寒瘀型的盆腔炎性包块患者分别予以西药、西药联合桂枝茯苓丸和己椒苈黄丸加减治疗，发现观察组和对照组的总有效率分别为93.3%（140/150）、78.7%（118/150），且有助于缩小炎性包块，促进盆腔积液吸收，改善血液流变学，从而降低病情复发率。

7. 十枣汤

与上述两方类似，十枣汤也常用于治疗多种胸腹水疾病，内服、外用均可。

例如，可运用加味十枣汤结合局部给药治疗恶性肿瘤合并胸腔积液，外治方面，可运用十枣汤烫熨疗法联合胸腔灌注化疗治疗癌性胸腔积液，也可将十枣汤敷脐神阙穴治疗肝硬化腹水等，均具有较好的临床疗效。此外，还可将十枣汤与其他方药联合使用以增强对胸腹水的治疗效果，如十枣汤与当归补血汤联合可以治疗肝硬化顽固性腹水，十枣汤联合甘遂灸敷神阙穴可以治疗恶性腹水等。

8. 大青龙汤和小青龙汤

大青龙汤和小青龙汤临床上常用于治疗急性呼吸系统疾病，其中大青龙汤主要用于治疗肺部感染、急性发热等疾病，小青龙汤则多用于治疗哮喘、慢性阻塞性肺疾病急性发作期等。

如王颖等通过临床观察发现加味小青龙汤对于慢性肺源性心脏病急性加重期外寒内饮证患者具有十分显著的疗效，并显著改善患者的各项症状和体征。宁红梅等运用小青龙汤联合穴位敷贴治疗寒饮型哮喘，临床疗效显著，并能有效改善肺功能相关指标，较西医常规治疗疗效好。

9. 木防己汤

木防己汤临床上主要用于治疗关节炎、肺心病等。

王国臣等以丹红注射液作为对照组，观察组在其基础上加用木防己汤，研究其对肺源性心脏病急性发作前的疗效，结果发现木防己汤加减联合丹红注射液可有效改善患者的临床症状和体征，提高心肺功能，并有助于降低血液黏稠度。此外，木防己汤还对多种类型的关节炎均有较好疗效，如将加减木防己汤内服联合香连金黄散外敷可以有效地治疗急性痛风性关节炎湿热蕴结证患者，改善患者临床症状体征，并能降低血沉、C-反应蛋白、血尿酸的浓度，且安全性良好；而对于类风湿关节炎急性发作期也可应用甲氨蝶呤治疗的同时加服加味木防己汤，具有更高的临床疗效，可显著减轻病情，且不良反应较少。

10. 苓甘五味姜辛汤

目前，关于苓甘五味姜辛汤单独应用的临床研究较少，多为该方与其他中药方联合应用治疗咳嗽等疾病的研究。

例如，应用该方合止嗽散治疗慢性咳嗽，合二陈汤治疗感冒后顽咳、咳嗽变异性哮喘等，均有较好的临床疗效。

（二）实验研究

1. 苓桂术甘汤

目前，许多实验研究聚焦于苓桂术甘汤改善心功能的具体作用机制。一项动物研究显示，苓桂术甘汤治疗心力衰竭的部分机制是通过改善T-小管肌浆网的微结构重构来实现的。汤同娟等在细胞实验中发现，苓桂术甘汤含药血清能够提高H9c2细胞活力，降低线粒体ROS、MDA及LDH水平，并提高CAT、GSH-Px水平促进PI3K、Akt的磷酸化及mRNA的表达，减少细胞凋亡率，即证实苓桂术甘汤保护心肌细胞损伤的机制可能与调控PI3K/Akt信号通路减轻氧化应激及细胞凋亡有关。

近年来，苓桂术甘汤治疗非酒精性脂肪肝的机制研究也是热点之一。张琼等证实加味苓桂术甘汤能减轻非酒精性脂肪肝细胞内脂肪沉积，抑制坏死相关因子的表达，降低炎症因子的水平，进而发挥治疗作用。另一项围绕肠道菌群的动物试验为此类研究提供了新的思路，通过肠道菌群移植能增加小鼠的OCR，抑制肝脏中脂肪基因的表达和蛋白丰度，而苓桂术甘汤可以通过调节肠道菌群进而改善肝脂肪变性和肥胖。

2. 肾气丸

肾气丸的机制研究较多，涉及疾病范围广泛。在一项肾气丸对慢阻肺的作用机制研究中发现，与COPD组相比，肾气丸组能明显降低大鼠的IL-1β、TNF-α、IL-6和IL-17水平、炎症评分、细胞凋亡率和LC3II/LC3I、Beclin1、p-AMPK/AMPK蛋白表达水平，升高p62和p-mTOR/mTOR的蛋白表达水平，且肾气丸的作用呈剂量依赖性。在细胞实验中，肾气丸含药血浆可降低高糖引起的细胞增殖抑制率，上调PI3K、AKT及p-AKT蛋白表达，其激活PI3K/AKT通路作用效应与通路激活剂740Y-P相当。

有学者对苓桂术甘汤和肾气丸的"同病异治"进行了一系列实验研究。钟相根团队通过对气道黏液高分泌大鼠模型的研究发现，与模型组比较，苓桂术甘汤组与肾气丸组均表现出MUC5AC含量的降低，而MUC5B含量无明显变化；两给药组大鼠肺泡灌洗液中细胞因子的含量呈不同程度的下降，其中：苓桂术甘汤组和肾气丸组大鼠NE含量均下降；苓桂术甘汤组大鼠EGF，IL-1β，TNF-α含量降低，TGF-α含量无明显变化；肾气丸组大鼠TGF-α，IL-13，IL-8含量显著降低，EGF含量无明显变化。苓桂术甘汤组与肾气丸组之间比较，两给药组对MUC5AC的表达和NE，EGF，IL-1β，TNF-α含量的影响无明显差异；肾气丸组TGF-α，IL-13，

IL-8 含量显著降低，即从作用环节的角度证实了苓桂术甘汤和肾气丸可以"同病异治"改善"短气，有微饮"的症状。随后，又探讨了苓桂术甘汤和肾气丸"同病异治"慢性心衰大鼠模型的作用，从大鼠动脉血气，血流动力学参数，肺功能方面来看，与模型组比较，肾气丸组、苓桂术甘汤组大鼠 FVC 均升高，动脉血 PH、PaO_2、SaO_2 均升高，$PaCO_2$ 降低，苓桂术甘汤组+dp/dtmax，HR 明显升高，LVEDP 明显降低；肾气丸组 LVSP、HR、+dp/dtmax 明显升高，而苓桂术甘汤组与肾气丸组相比较，作用差异不明显；从大鼠的小便、RAAS 系统和炎症因子等方面检测时发现，与模型组比较，苓桂术甘汤组、肾气丸组大鼠尿量显著增多，肾气丸组大鼠尿中 AQP2 含量显著降低；苓桂术甘汤组、肾气丸组大鼠血清中 PRA、ALD 含量均显著降低；苓桂术甘汤组大鼠血清中 IL-6、IL-18、IL-10、IL-1β 含量均显著降低，肾气丸组大鼠血清中 IL-6、IL-10、IL-1β 显著降低。与苓桂术甘汤组比较，肾气丸组大鼠血清中 ALD 含量显著降低，血清中 IL-10、IL-18 含量显著升高，即苓桂术甘汤和肾气丸均能改善慢性心衰，但其作用环节可能不同。

3. 五苓散

近年来，五苓散的机制研究越来越多，涉及多种疾病。

五苓散具有抗肾间质纤维化的作用，其机制可能与缓解或逆转肾脏组织 EMT 的发生和 ECM 的沉积，抑制肾脏组织中 TGF-β1/Smad 通路蛋白的表达有关。五苓散还对高血压有显著改善作用，其作用机制之一为通过调节心脏 RAS 和毒蕈碱信号通路改善心肌细胞 ANP 释放，从而改善受损的 ANP 分泌。另外，五苓散还可以改善肥胖大鼠的脂质代谢，如：TG，TC，HDL-C 和 LDL-C。

4. 小半夏加茯苓汤

小半夏加茯苓汤的动物实验主要针对其止呕的机制进行研究，也有部分实验涉及其对肿瘤等疾病的研究。

冯泳团队通过家鸽和家兔模型，研究小半夏加茯苓汤及其拆方水提物的作用，结合特征图谱发现，姜酚可能是本方药止吐药效的物质基础之一；另外，原方及拆方对家兔离体胃肠运动具有双向调节作用，且作用强度表现为：小半夏加茯苓汤＞小半夏汤＞生姜＞半夏，其作用途径不仅与 M 胆碱受体有关，还可能与其他调节因素有关。至于小半夏加茯苓汤的抗肿瘤机制，闫文娟等证实该方的醇提物可以抑制 BGC-823 细胞活力，诱导细胞凋亡并减小 Bcl-2/Bax 基因表达比例，增强 Cyt-c 基因表达，其机制可能与线粒体为核心的凋亡通路相关；而韦佳等则认为小半夏加茯苓汤能升高 H22 荷瘤小鼠瘤体中的颗粒酶 B 及穿孔素表达量，可能是诱导细胞凋亡的机制之一。

5. 甘遂半夏汤

该方的基础实验大多研究其治疗胸腹水的机制、探讨甘遂-半夏反药组合可能的毒副作用，近年来，还有研究证实该方还具有一定的抗肿瘤作用。王付等分别用甘遂半夏汤低、中、高剂量给药 90d，观察对大鼠心肾功能及形态学的影响，结果发现在给药期和观察期，各组指标均无明显异常，证实长期服药甘遂半夏汤对大鼠心肾功能及形态学无显著影响。近期有研究发现，甘遂半夏汤可以通过下调 AKT/STAT3/ERK 信号通路，抑制 IL-1β 和 IFN-γ，减少 MDSCs 的体内积累，从而具有抗肿瘤免疫活性。

6. 十枣汤

与临床试验相应，动物实验主要围绕十枣汤治疗胸腹水的机制展开，也有少量关于该方的毒副作用研究。王艳萍等结合网络药理学预测十枣汤中化合物可能通过作用于 PTGS2、RXRA、CASP3、AKT1 等靶点调节多条信号通路，起到抗肝硬化腹水的效果。实验发现，十枣汤与顺铂联用，能够明显抑制恶性腹水，其机制可能与升高 IL-2，IFN-γ 含量及降低 TNF-α，VEGF

含量有关。至于该方的毒副作用，则与其剂量有关，长期服用可造成大鼠急性肝细胞损伤，表现为 ALT、AST 升高；同时影响蛋白的合成能力，表现为 TP、ALB 降低，但这种肝损伤是可逆的，停药两周后可见肝功能有明显好转趋势，肝组织的损伤程度亦明显减轻，且该方对大鼠胃无明显病理性影响。

7. 大青龙汤和小青龙汤

大青龙汤的基础研究较少，而小青龙汤的动物研究多与其治疗哮喘的机制相关。臧凝子等用网络药理学和生物信息学的方法筛选小青龙汤治疗支气管哮喘的关键基因和通路，筛选后得到差异表达基因 820 个；小青龙汤中共含有活性成分 169 个，对应作用靶点 246 个；通过小青龙汤靶基因与疾病基因取交集共获得 25 个交集基因；PPI 网络结果提示 91 个靶点可能参与小青龙汤作用机制中；GO 富集分析共涉及包括氧化应激，炎症反应，细胞外基质调控，血管内皮生长因子功能调控在内的 180 条基因功能；KEGG 富集分析共获得包括辅助性 T 细胞 17（Th17）分化调控，白细胞介素-17（IL-17），肿瘤坏死因子（TNF），低氧诱导因子-1α（HIF-1α）在内的 39 条信号通路，证明小青龙汤在哮喘干预中体现了多成分，多靶点，多通路特征。动物实验也证明小青龙汤可通过多个途径治疗哮喘，如抑制哮喘小鼠气道上皮细胞 TSL 的表达；降低 BALF 中炎性细胞数量，影响细胞因子水平变化，从而改善哮喘气道炎症；抑制 ET-1 的分泌及内源性 NO 的合成，进而改善气道高反应性和气道重塑等。此外，张迪等以中医"肺主行水"理论为依据，根据经方的组方规律，将小青龙汤拆分为桂枝甘草、芍药甘草、姜辛味、半夏麻黄 4 个方元。通过"形寒+饮冷+冷水浴"法建立寒饮蕴肺证大鼠病理模型，给予小青龙汤及其方元进行干预，小青龙汤及其方元可以通过提高肺水转运相关蛋白 AQP1、AQP5 和 α-ENaC 的表达，减轻寒饮蕴肺证大鼠病理模型中肺水肿，抑制肺部炎症状态，改善大鼠肺功能，从而恢复肺脏的生理功能，cAMP/PKA 信号通路可能参与了该过程，Na$^+$-K$^+$-ATPase 在肺水转运调节中可能发挥了辅助作用，进而从肺水转运相关蛋白角度初步阐释了"肺主行水"的内涵具有一定的客观依据。

8. 木防己汤

木防己汤的动物实验也主要为该方治疗关节炎和心脏疾病的机制研究，近年来还发现其具有一定的抗肿瘤作用。许琳等发现加减木防己汤对大鼠心功能的改善作用主要表现为对收缩功能的改善，且与剂量相关，中高剂量的能显著增加心肌 SERCA2a 含量，但该方并未能改善心肌重构。而该方对关节炎的作用可能与其下调血清中 il-1 和肿瘤坏死因子 α 的水平有关。最新研究还发现，木防己汤及其有效成分广藿香醇可能部分通过调控 Akt/mTOR 介导的细胞自噬而发挥抗非小细胞肺癌的作用。

木防己汤去石膏加茯苓芒硝汤的临床和基础研究，均尚未见报道。

9. 苓甘五味姜辛汤

实验研究方面，多与其治疗哮喘的机制相关。网络药理学研究发现苓甘五味姜辛汤治疗哮喘的核心成分包括槲皮素，山柰酚，β-谷甾醇，7-甲氧基-2-甲基异黄酮，美迪紫檀素等，作用于 STAT3、JUN、TN、IL6、MAPK3 等核心靶点，通过 TNF 信号通路、HIF-1 信号通路、Toll 样受体信号通路、NOD 样受体信号通路、PI3K-Akt 信号通路、钙信号通路等多条途径，发挥缓解气道炎症、调节免疫和气道平滑肌等作用。李岩等通过对大鼠的干预实验发现，苓甘五味姜辛汤可调节寒饮伏肺型哮喘大鼠 cAMP、PKA、AQP5 的分泌，增加气道液体分泌，降低黏蛋白浓度，从而起到治疗哮喘的作用。此外，近年来，还有网络药理学研究发现苓甘五味姜辛汤可能还对新冠肺炎有一定治疗作用，该方中的化合物能通过与 SARS-CoV-23CL 水解酶和 ACE2 结合作用于 AKT1、MAPK1、MAPK3 等靶点，调节朊病毒病信号通路、非洲淋巴细胞瘤病毒感染通路、小细胞肺癌信号通路和非小细胞肺癌信号通路等发挥抗 COVID-19 作用。

六、问题与展望

（一）湿、饮、水、痰如何区分？

本篇首次提出了痰饮病病名，亦指出痰饮病成因"夫病人饮水多"，表明与体内水液代谢失常有关。但此时会面临另外一系列问题，那就是第二篇的"湿"病以及第十四篇的"水气"病，以及肺系疾病常常伴随的"咯痰"的痰，所涉及致病因素或病理产物"湿""饮""水""痰"四者分别所指为何？它们之间的关系如何？以及如何区分？临证治疗如何辨治？这对无论是从学术探讨还是临床实践都具有重要的提示意义。

（二）甘遂半夏汤方药配伍存在"十八反"临床如何运用？

"十八反"是中药配伍禁忌的一种说法，指两种药物同用，发生剧烈的毒性反应或副作用，称相反，临床当禁用。本篇设留饮欲去之攻逐留饮的甘遂半夏汤，其药味组成有：甘遂、甘草、半夏、芍药、白蜜。其中甘遂与甘草为十八反之一，但本证亦是借助二者相反相击之势而一尽祛邪，但真正临床运用还需斟酌考虑，故《金匮要略今释》中提到：据《千金》盖甘遂、半夏同煮，芍药、甘草同煮，复以蜜和二药汁再煮也。此法似有深意，当遵用之。经方效验，但临床上如何更安全、更有效的应用，还需要进一步验证并结合药理机制辅助说明。此外，本书在其他篇章中也涉及相反药味的使用，如第十篇寒饮逆满之腹满病，所选方剂为附子粳米汤，其中附子、半夏同用，在临床实践中也需要斟酌考虑。

（三）如何理解痰饮病其主脉象为"脉偏弦"？

痰饮病总属水液输化失职，饮停局部所致，本篇在论述成因以"饮停心下"为例说明，在此基础上提出"脉双弦者寒也，皆大下后善虚，脉偏弦者，饮也"，故此提出"脉偏弦"当属痰饮病的主脉象。"偏"重在表述饮邪之偏积，而不像水气病之水气那样泛滥全身。如狭义痰饮之积在胃或积在肠或胃肠俱积、悬饮之积在胁下、溢饮之积在四肢、支饮之积在胸膈等概谓之"偏"。但结合临床来看，并非如此简单，痰饮病虽可见"偏弦"之脉，亦可多见濡、滑、细、小、沉及双弦等脉，不能囿于"偏弦"。故在临证实践过程中需要懂得变通，才能学而有用。

（四）悬饮病与现代医学中的胸腔积液一类病证相关，是否可以借鉴减少临床创伤性治疗？

本篇所提悬饮主证主方，方用十枣汤，泻水逐饮之法，效力峻猛，为体质不虚之人可用。悬饮饮邪停留部位与现代医学中的胸腔积液类病证相关，临床上西医多采用胸腔穿刺抽胸水等治疗方法，若能中西医结合，可为今后此类病证治疗提供思路，让患者尽量减少疾病痛苦，同时也能更好的发挥中医在一些急难重症治疗中的价值和优势。

主要参考文献

[1] 张洪源，刘悦，王洋，等. 苓桂术甘汤加减联合常规西药治疗慢性心力衰竭随机对照临床研究 Meta 分析[J]. 中医杂志，2019，60（6）：492-496.

[2] Xie P, Li X, Jiang H, et al. Clinical effects of Lingguizhugan decoction in the treatment of hypertension: a systematic review and meta-analysis[J]. Ann Palliat Med, 2021, 10（11）: 11529-11538.

[3] 汤同娟，王翔，左梦雨，等. 苓桂术甘汤含药血清通过 PI3K/Akt 信号通路保护 H_2O_2 诱导的 H9c2 细胞损伤[J]. 中国实验方剂学杂志，2022，28（13）：1-9.

[4] 吴小翠,程亚伟,张永杰,等.加味金匮肾气丸对糖尿病肾病（脾肾阳虚型）患者 RBP4、GSK-3β、TGF-β1、NAG 及肾功能的影响[J].中国老年学杂志,2022,42（7）:1676-1680.

[5] 杨金伟,喻嵘,吴勇军,等.基于网络药理学探讨肾气丸干预 2 型糖尿病的分子机制及关键作用通路的验证[J].北京中医药大学学报,2021,44（1）:60-68.

[6] 路琼琼,韩军,曾百惠,等.基于慢性心力衰竭大鼠模型的苓桂术甘汤和肾气丸"同病异治"之内涵研究[J].中华中医药杂志,2019,34（2）:573-576.

[7] 吴君,荆雪宁,沈伟,等.五苓散通过 TGF-β1/Smad 通路抗大鼠肾间质纤维化的机制研究[J].中药新药与临床药理,2022,33（5）:607-615.

[8] Kim HY, Ahn YM, Na SW, et al. Oryeongsan(Wulingsan)ameliorates impaired ANP secretion of atria from spontaneously hypertensive rats[J]. Biomed Pharmacother, 2022, 146: 112433.

[9] 曾万玲,杜薇,何前松,等.小半夏加茯苓汤水提物特征图谱及其止吐药效物质基础的研究[J].中国实验方剂学杂志,2013,19（1）:184-187.

[10] 韦佳,杨长福,陈倩,等.小半夏加茯苓汤对 H22 荷瘤小鼠瘤体中颗粒酶 B 和穿孔素表达的影响[J].时珍国医国药,2015,26（9）:2086-2089.

[11] 王付,程秀娟,张大伟,等.甘遂半夏汤对正常大鼠心肾功能及形态学的影响[J].中国实验方剂学杂志,2015,21（8）:155-159.

[12] Feng XY, Chen BC, Li JC, et al. Gansui-Banxia Decoction extraction inhibits MDSCs accumulation via AKT/STAT3/ERK signaling pathways to regulate antitumor immunity in C57bl/6 mice[J]. Phytomedicine, 2021, 93: 153779.

[13] 张蕾,任中海,薛永飞,等.己椒苈黄丸辅助治疗肺癌伴胸腔积液的临床分析[J].中国实验方剂学杂志,2016,22（3）:174-178.

[14] 马纯政,周世繁,赵丽娜,等.加味十枣汤联合胸腔化疗治疗恶性胸腔积液 33 例[J].中医杂志,2010,51（5）:436-437.

[15] 邓甜甜.十枣汤联合顺铂干预恶性腹水、恶性胸水的作用机制研究[D].济南:山东中医药大学,2019.

[16] 臧凝子,李品,庞立健,等.基于网络药理学和生物信息学筛选小青龙汤治疗支气管哮喘的关键基因和通路[J].中国实验方剂学杂志,2021,27（3）:171-183.

[17] 张迪,张冬梅,陆瑞敏,等.基于"肺主行水"理论探究小青龙汤调节肺水转运蛋白的作用机制[J].中国实验方剂学杂志,2022,28（8）:1-11.

[18] 王国臣,王传博.木防己汤加减联合丹红注射液治疗慢性肺源性心脏病急性发作期疗效探讨[J].中国实验方剂学杂志,2016,22（6）:145-148.

[19] 余蓉,叶秀琳.苓甘五味姜辛汤合二陈汤治疗感冒后顽咳临床观察[J].辽宁中医杂志,2006（5）:577-578.

[20] 杨晶晶,曹灿,崔瑛,等.基于网络药理学与分子对接方法的苓甘五味姜辛汤抗新冠肺炎（COVID-19）的作用机制与活性成分研究[J].中国医药导刊,2021,23（2）:109-119.

消渴小便不利淋病脉证并治第十三

一、病证源流

消渴之名，早见于《素问·奇病论》："肥者，令人内热，甘者令人中满，故其气上溢，转为消渴。"此外，《内经》还有"消"、"风消"、"消瘅"等提法，皆与消渴相似。其中，《素问·阴阳别论》谓："二阳结，谓之消"，又谓"二阳之病发心脾，……其传为风消"，提示消渴的发病，与阳明病相关。

在《伤寒论》和《金匮要略》中，消渴有症状与病名两种含义。《伤寒论》中，消渴见于厥阴病提纲证，属于症状的范畴，指口渴引饮之义；在《金匮要略》中，消渴更多属于疾病的概念，指多饮、多食、多尿、消瘦，有时也简称为"渴"，如百合病会"变成渴"，即指消渴病。

隋唐时期，《诸病源候论·卷之五·诸渴候》谓："夫消渴者，渴不止而小便多是也"，明确将消渴的主症定义为多饮、多尿二症，此后唐宋方书皆以这一内涵为主要依据。但《诸病源候论》本篇在论述病机时，又称消渴"肾为之燥，故引水而不小便也"，也提出消渴发病至一定阶段，可以出现少尿的表现。此外，本书还单独记载了"渴病候"，从症状来看以口渴多饮为主，而不强调其余症状，更偏于消渴的症状内涵。

宋代对于消渴的认识，更偏于多饮而少尿，如《圣济总录·卷第五十八·消渴门》谓："消渴者，渴而引饮，乃复溲少是也"，即强调其伤津的阶段。

二、原文校释

【原文】

寸口脈浮而遲，浮即為虛，遲即為勞；虛則衛氣不足，勞則榮氣竭。趺陽脈浮而數，浮即為氣，數即為消穀而大堅（一作緊）。氣盛則溲數，溲數即堅，堅數相搏，即為消渴。

【文献汇编】

張仲景云：足太陽者，是膀胱之經也。膀胱者，是腎之腑也。而小便數，此為氣盛，氣盛則消穀，大便硬，衰則為消渴也。

（《外臺秘要·卷第十一·近效祠部李郎中消渴方》）

【简释】

虽然《外台秘要》所谓"张仲景云"条文，在现今通行本的《伤寒论》和《金匮要略》中均不可见，且论述的文风也与《金匮要略》并不十分相似，但也为后人理解六病与藏府的相关性提供了视角。如《金匮要略》提出，消渴中小便数的主要病机为里热内盛、迫津外泄所致。其中"趺阳脉"候中焦胃气，消渴的"趺阳脉浮而数"及小便数、大便坚，与脾约的临床表现基本相同，故其病机本质为阳明病。而《外台秘要》引文从脏腑的角度论述其为膀胱，属足太阳经，可知在脏腑的角度虽为膀胱，但在仲景的体系中仍属于阳明的范围，治疗也应从清阳明热结的角度进行。

【原文】

男子消渴，小便反多，以饮一斗，小便一斗，肾气丸主之（方见脚气中）。

【文献汇编】

男子消渴，饮一斗水，小便亦得一斗，宜八味肾气丸主之。

神方，消渴人宜常服之。

乾地黄八兩　署預四兩　茯苓三兩　山茱萸五兩　澤瀉四兩　牡丹皮三兩　附子三兩炮 桂心三兩

上藥擣篩，蜜和丸如梧子大，酒下十丸，少少加，以知為度。忌豬肉、冷水、蕪荑、胡荽、酢物、生蔥。（范汪、《小品》、深師、《古今錄驗》、《必效文》、《仲方》等並同。）

先服八味腎氣丸訖，後服此藥壓之方。

黃連二十分　苦參粉十分　乾地黃十分　知母七分　牡蠣八分　吳麥門冬十二分去心 栝樓七分一方無餘並同

上七味，擣篩，牛乳和為丸，如梧子大，併手作丸，曝乾，油袋盛，用漿水或牛乳下，日再服，二十丸，一方服十五丸。患重者，渴差後更服一年以來。此病特慎獐鹿肉，須慎酒、炙肉、鹹物，喫索餅五日一頓，細切精羊肉勿著脂飽食，喫羊肉須著桑根白皮食。一方云：差後須服此丸一載以上，即永絕根源。此病特忌房室、熱面並乾脯，一切熱肉、粳米飯、李子等。若覺熱渴，加至二十五丸亦得，定後還依前減。其方神效無比，餘並準前方。忌豬肉、蕪荑。

（《外臺秘要·卷第十一·近效祠部李郎中消渴方》）

【简释】

《外台秘要》引《近效方》版本中，肾气丸治疗消渴病，需要与另一方（以黄连配地黄）相配合，方能达到痊愈之功。这一用法，与《伤寒论》100条："伤寒，阳脉涩，阴脉弦，法当腹中急痛，先与小建中汤；不瘥者，小柴胡汤主之"相通。使用两种及以上的方药，按次递先后服用，是仲景治疗复杂疑难疾病的重要方法，但需要对病机传变的规律有深刻的认识。消渴病是长期慢性疾病，其发病过程复杂，非一方一时可以解除。起病之初，多里热内盛，需要清热泻火；得病久，津伤血耗，病入下焦，阴损及阳，则需要补虚益精、化气通阳。如肾气丸，是以地黄配桂枝、附子，在补虚益精、养血润燥的同时，可以通阳化气，使得津血得以气化，阴阳水火交济，使肾气得以微生。肾气丸服后，虚证逐渐转实，后再以地黄配黄连、知母等药治疗（为方便论述，以下简称为黄连知母丸），在滋阴养血的同时，可以清热泻火，以解除津血被灼伤之病因。

【原文】

渴欲飲水，口乾舌燥者，白虎加人參湯主之（方見中暍中）。

【文献汇编】

1 治若渴欲飲水，口燥舌乾者，亦宜白虎湯。

（《備急千金要方·卷九·傷寒方上》）

2 治傷寒五日，頭疼，口舌乾燥，煩渴欲飲水，宜服石膏散方。

石膏一兩　黃芩半兩　甘草一分，炙，微赤銼　川大黃半兩，銼，碎微炒　葛根半兩，銼

上件藥，擣篩為散，都以水二大盞半，入竹葉三七片，煎至一盞二分，去滓，不計時候，分溫三服。

（《太平聖惠方·卷第九·治傷寒五日候諸方》）

【简释】

本条亦见于《伤寒论》222条，在《伤寒论》中用治阳明发热未成实而误下，导致里热未解兼有津伤者，属于外感热病传变中的变证。《金匮要略》根据原方清热生津的作用，用治内杂伤病的消渴病，既可以理解为外感热病传变的内伤杂病，也可以理解为是对经方的灵活运用。而《备急千金要方》版用白虎汤而无人参，更偏于清热泻火，而弱于生津止渴；人参在《神农本草经》中性味"甘寒"，在《名医别录》中能"止消渴"，临证可根据实际情况灵活运用。《太平圣惠方》的条文，虽然更偏于《伤寒论》的条文主治，但方剂组成中，黄芩、大黄、葛根，也是消渴病偏实偏热者常用的药物，方后注中的竹叶则提示竹叶石膏汤可用治消渴病。

三、疑难探析

（一）消渴病因探析

一般认为，消渴的主要原因，为里热内盛、伤津耗液，而里热的成因，《诸病源候论·消渴候》记载了魏晋时期的一个较为独特的社会现象："夫消渴者，渴不止，小便多是也。由少服五石诸丸散，积经年岁，石势结于肾中，使人下焦虚热。及至年衰，血气减少，不复能制于石。石势独盛，则肾为之燥，故引水而不小便也。"其中，"少服五石诸丸散"，即反映了魏晋时期的过服度服石之风气，五石散等方药原为治病而设，如《针灸甲乙经·序》记载张仲景治疗王仲宣即用五石散。但长期过度服用，可导致人体燥热，伤津耗液，发为消渴。故本篇第2条从"趺阳脉浮而数"引出里热伤津之病机特点。

另一方面，《金匮要略》还强调了表证因素在消渴病发病中的重要作用。第2条谓："寸口脉浮而迟，浮即为虚，迟即为劳；虚则卫气不足，劳则荣气竭"，寸口候上焦和表位，而营卫不和即为表证不解的主要病机，其中"卫气不足、荣气竭"，则是中风不解所导致。风邪的特点为轻扬开泄，在表可易涣津液、耗伤营卫，故谓"卫气不足、荣气竭"，日久可入里化热，发为消渴。这也与《金匮要略·藏府经络先后病》提出"经络受邪，入藏府为内所因"的病因学说相呼应。

（二）消渴与厥阴病的关系

本篇第1条，引述了厥阴病的提纲证："厥阴之为病，消渴，气上冲心，心中疼热，饥而不欲食，食即吐，下之不肯止。"由于六经提纲多为症状和体征，消渴在厥阴病提纲证中，更多的是属于症状，而非病名的概念，指口渴引饮、饮不解渴、持续多饮。但本篇引述厥阴病提纲，也体现了消渴病的特点与厥阴病的密切关系。

厥阴病以病位上三焦不利、病性上虚实夹杂、病态上水火寒热错杂为病机特点。其病机特点在提纲证中得以体现，气上撞心、心中疼热、饥不欲食、下利体现出病位上三焦不利和病性上虚实夹杂的特点，心中疼热、下利并见体现出水火寒热夹杂的病态特点。其病位在半表半里，故邪气无出路而郁闭生热，又以虚寒不足为病机，故见三焦不利和虚实、水火寒热的夹杂。

消渴病以"三多一少"为主要特点，同时存在多饮与多尿、多食与消瘦两对矛盾症状。多饮与多尿同属津液代谢障碍，前者是津液过度消耗，中焦津亏不能输布、濡润上焦而成。后者是津液制化不利，中焦气虚不能运化、摄纳水液所致。多食与消瘦同属胃气异常，前者为胃气亢盛而消谷引食，后者是胃气虚弱不能化生津血。因此，消渴期具有三焦不利和虚实、水火寒热夹杂的病机，与厥阴病较为相符。

（三）关于肾气丸的功效

肾气丸中地黄重用半斤，桂枝一两、附子一枚剂量较轻。此方治疗消渴之机制，历代认识有所出入：

1. 认为肾气丸以滋阴为主，如程云来《金匮要略直解·消渴小便利淋病脉证并治》谓："肾中之动气，即水中之命火。下焦肾中之火，蒸其水之精气，达于上焦。……肾水衰竭，龙雷之火不安于下，但炎于上，而刑肺金，肺热叶焦，则消渴引饮，其饮入于胃，游溢涌出，下无火化，直入膀胱，则饮一斗、溺一斗也。故用桂附肾气丸助真火蒸化，上升津液，何消渴之有哉？"

2. 认为肾气丸以温阳为主，如曹颖甫《金匮发微·消渴小便不利淋病脉证治》谓："此方原为调摄肾气而设。肾为水道关键。肾寒水不化气，则水势下趋而小溲数；肾阳不运则气闭，气闭则小溲不通，故病以相反而同治。……方中惟桂枝、附子二味，最为主要。桂枝以通脾阳，胸中淋巴斡受之，所以疏上焦之水气；附子以通肾阻，输尿管受之，所以温下焦之水，使得化气而润燥。所以然者，则以小溲之多，实由水寒无气故也。"

3. 认为肾气丸以阴阳双补为主，如《医宗金鉴·订正金匮要略注·消渴小便利淋》："下消，寒热兼之，以肾为水火之藏也。饮一溲一，其中无热消耗可知矣。故与肾气丸从阴中温养其阳，使肾阴摄水，则不直趋下源，肾气上蒸，则能化生津液，何消渴之有耶？"徐忠可《金匮要略论注·消渴小便不利淋病脉证治》谓："阴不能制阳，而肾失开阖之权，故便多无制。然非真阳有余，实邪气亢甚，所谓'气盛则溲数'也。故既以六味丸料壮水之主，以阳制阳；仍籍桂附以复其真阳，则燔火熄而阴阳平耳。"

肾气丸在《金匮要略》中凡五见，其中《金匮要略·中风历节病脉证并治》用治"脚气"，《金匮要略·血痹虚劳病脉证并治》篇用治"虚劳……小便不利"，《金匮要略·痰饮咳嗽病脉证并治》用治"短气，有微饮"，且明确提出其治法为"当从小便去之"，《金匮要略·妇人杂病脉证并治》用治"转胞，不得溺"，其治法也是"利小便则愈"。可见，肾气丸在《金匮要略》中最主要的作用即为利小便以除水饮。关于水饮内盛而小便不利，《金匮要略》有一个基本的分类：水分与血分，其中水饮绝对增多而内停为水分，津血（精）亏虚或血脉涩滞而水饮内盛为血分，即所谓"血不利则为水"。而肾气丸证的水饮内停，即属于后者。皆由精气亏虚，则下焦气化不利，导致水饮内盛。肾气丸中，重用地黄、萸肉、山药，可补益精气；配茯苓、泽泻以利水除饮；精血亏则涩滞不行而愈者，丹皮可行血清热，以复血脉之通行；少佐桂枝、附子，使得地黄、萸肉等所益之精气得以气化，水饮得以通行，津液得以上承，则上可止多饮，下可治多溺。

四、临证思维

（一）消渴的"三消"分治

消渴病有所谓三消分治之说，即上消、中消、下消，其辨治思维的原始出处即为《金匮要略》。其中，上消以口渴多饮为主症，中消以多食易饥为主症，下消以小便频数为主症。如《外台秘要》引《古今录验》云："消渴病有三：一、渴而饮水多，小便数，无脂似麸片甜者，皆是消渴病也，二、吃食多，不甚渴，小便少，似有油而数者，此是消中病也；三渴饮水不能多，但腿肿脚先瘦小，阴痿弱，数小便者，此是肾消病也。"

上消其病机多为里热上灼、伤津耗液，其代表方为白虎加人参汤。后世有认为其病位在肺者，因白虎加人参汤以石膏为君、色白入肺；有认为其病位在胃者，因白虎加人参汤为阳明热证的代表方，而阳明病提纲证为"胃家实"。其实这两种认识并不完全矛盾，从症状而言，白虎加人参汤证常见的口渴、心烦、汗出，皆偏于上焦，从藏府而言病位在肺；从六经而言，其病机为里热伤津，也符合阳明病的病机特点。

中消，又称"消中"，病机多为胃火内盛，对应本篇第2条的后半段"趺阳脉浮而数……数即为消谷而大坚，气盛则溲数"之脉象病机，在本篇中可以考虑咸寒清热、生津润下的文蛤治疗。结合其余篇章相关方证，查可以考虑使用栝楼牡蛎散治疗（《金匮要略·百合狐惑阴阳毒病脉证治》："百合病，变成渴者……渴不差者，栝楼牡蛎散主之"），其可以清热泄火、生津润燥。此外，考《外台秘要》等保留较多魏晋时期用方的著作，还常使用黄连类方药治疗，如《外台秘要》中与肾气丸配伍使用的黄连知母丸即为清热泻火、生津润燥的消渴病代表方，可补现存《金匮要略》版本之不足。

下消，又名"肾消"，其病机多为肾气不足、下不能封藏固摄，上不能蒸腾气化，较可表现为"腿肿脚先瘦小，阴痿弱"，精气亏虚、水饮内盛，其主方为肾气丸，可益肾补虚、化气行水。当消渴病发展为下消的阶段，常为疾病进展到中晚期，出现类似虚劳伤精的表现，其预后多为不良。

此外，而本篇还有一些以治疗下焦病证为主而兼有口渴的方药，还有五苓散、猪苓汤等，多为借鉴《伤寒论》的条文，根据病机进行经方的灵活运用之例。如五苓散证"脉浮，小便不利，微热消渴者，宜利小便发汗，五苓散主之"，为《伤寒论》73条："……若脉浮，小便不利，微热消渴者，五苓散主之"，即多了"利小便发汗"之语；"渴欲饮水，水入则吐者，名曰水逆，五苓散主之"则与《伤寒论》74条完全一致。在《伤寒论》中，这两个条文均为外感热病传变过程中，以下焦水气内停，兼热兼表的证候，与本篇所论述的消渴病的病机并不十分相符，因此也不是典型的"下消"或者"肾消"，可以作为消渴病传变中出现相关兼变证时的权变之方。

（二）消渴与其余内伤杂病的联系

1. 消渴与百合

《金匮要略·百合狐惑阴阳毒病脉证治》谓："百合病，一月不解，变成渴者，百合洗方主之"，"百合病，渴不差者，栝楼牡蛎散主之"。所谓"变成渴"，即从百合病的阴虚内热为主，发展为了虚热转实的消渴病之意。故百合病可以发展为消渴病，而治法也从百合的甘寒法为主，转为甘寒配苦寒咸寒的栝楼牡蛎散，其清泻实热的力量更强。

2. 消渴与虚劳

本篇第2条谓："寸口脉浮而迟，浮即为虚，迟即为劳"，提示消渴发病的过程中，营卫两虚导致的精气涣散，是一个重要的方面，消渴与虚劳存在共同的发病基础，二者可以相互转换。如《诸病源候论·卷之三·虚劳候》谓："夫虚劳者，五劳、六极、七伤是也。"《备急千金要方·卷十九》谓："六极者，一曰气极，二曰血极，三曰筋极，四曰骨极，五曰髓极，六曰精极。"《备急千金要方·卷十二 胆腑方》谓："骨极则肢节厥逆，黄疸消渴，痈疽妄发，重病浮肿如水病状。"三处条文相联系，可虚劳分为六极（六种类型阶段），其中骨极的阶段可以发展为黄疸、消渴、痈疽等疾病，印证了虚劳发展为消渴的规则。此外，虚劳病和消渴病都有共同的主方肾气丸，也可以说明二者的相通之处。

3. 消渴与肺痿

一方面，肺痿可以从消渴发展而来，如《金匮要略·肺痿肺痈咳嗽上气病脉证治》篇的第1条谓："肺痿之病，从何得之？……或从消渴，小便利数……重亡津液，故得之"；另一方面，肺痿也可以传变为消渴，如虚寒肺痿的甘草干姜汤证，有"服汤已渴者，属消渴"之说。

此外，《素问·奇病论》还记载了消渴可以从脾瘅发展而来，脾瘅即为脾胃（湿）热内蕴之意，与本篇第 2 条"坚数相搏，即为消渴"的病机相似，可作参考。

五、现代研究

（一）临床研究

本篇相关的临床研究，主要集中在白虎加人参汤和肾气丸治疗糖尿病的临床观察。

1. 白虎加人参汤治疗糖尿病的临床研究

楚淑芳等通过回顾性真实世界研究，认为白虎加人参汤治疗热盛伤津证糖尿病酮症患者能够提高临床疗效、缩短血糖达标和酮体转阴时间，明显改善患者的糖代谢指标，减少胰岛素用量以及并发症的发生率。容燕虹通过随机平行对照研究，认为白虎加人参汤治疗糖尿病的肺胃热盛证疗效明显。

贺迎春等通过 meta 分析认为，白虎加人参汤可有效改善 2 型糖尿病患者临床症状，降低血糖，且对气阴两虚型糖尿病的降糖效果优于火热炽盛型，并提出了临床研究注重糖尿病的中医证型，研究白虎加人参汤对不同证型糖尿病的治疗效果的观点。另一项系统评价和 Meta 分析则提出，白虎加人参汤治疗糖尿病的临床研究质量偏低，样本量较小，可能会影响研究结果的真实性，故仍需大样本量的高质量临床研究来验证。

2. 肾气丸治疗糖尿病的临床研究

林钟鸿将 120 例阴阳两虚型 2 型糖尿病患者随机分组，观察肾气丸对糖尿病患者的治疗效果，结果显示金匮肾气丸对阴阳两虚型 2 型糖尿病患者的血糖平均绝对差（MODD）、血糖水平标准差（SDBG）、日内平均血糖波动幅度（MAGE）差异均有明显改善，可有效改善血糖波动幅度。

施经伟等在研究六味地黄及其类方对 2 型糖尿病前期预防中发现，金匮肾气丸在糖尿病前期的一级预防中均有一定疗效，可显著降低患者 FBG、2hPG、血清胰岛素、血清 C 肽、尿糖、尿微量蛋白、TG、TC、LDL-C 水平，血压、BMI，且未发现严重不良事件。

孟凡岩通过金匮肾气丸治疗阴阳两亏型 2 型糖尿病的疗效观察，发现金匮肾气丸可有效控制糖尿病患者血糖水平，缓解患者症状。

荣红国等通用 meta 分析表明，金匮肾气丸（汤）联合西医常规治疗可提高糖尿病肾病临床总有效率，降低 24hUP、UAER、Scr 和 BUN，疗效明显优于单纯西医治疗。其中，亚组分析，在降低 BUN 方面，金匮肾气汤效果优于丸剂。

（二）实验研究

1. 白虎加人参汤治疗糖尿病的实验研究

刘清等通过实验研究初步探讨白虎加人参汤对 2 型糖尿病模型大鼠抗氧化应激的作用及机制，发现白虎加人参汤可显著降低糖尿病大鼠 FBG、血清中 HbA1C、丙二醛水平，显著升高血清中胰岛素、谷胱甘肽过氧化物酶（GSH-Px）、超氧化物歧化酶（SOD）、过氧化氢酶（CAT）水平，上调胰腺组织中 p-AKT/AKT、p-GSK-3β/GSK-3β、n-Nr2、血红素加氢酶-1（HO-1）水平，显著下调 Bax/Bcl-2、Caspase-3、n-fyn 水平，胰腺组织病理变化均不同程度改善。表明白虎加人参汤对胰腺组织有一定的抗氧化应激作用，其原因可能在于调节 AKT/GSK-3B/Nrf2 信号通路中相关蛋白的表达有关。

吕树泉等初步探究白虎加人参汤治疗 T2DM 模型大鼠的作用机制，结果发现白虎加人参汤可明显降低 T2DM 模型大鼠，血清中空腹血糖（FBG）、口服葡萄糖耐量试验（OGTT）、谷丙转氨酶（GPD）、谷草转氨酶（GOT）、总胆固醇（TC）、三酰甘油（TG）以及低密度脂蛋白胆固醇（LDL-C）水平，升高高密度脂蛋白胆固醇（HDL-C）水平，同时改善 T2DM 模型大鼠，肝组织病理学变化。qPCR 及蛋白质免疫分析结果显示，白虎加人参汤可显著降低 T2DM 模型大鼠肝组织中 AMPK 基因与蛋白水平，上调 SREBP1、ACC1、ACLY、FASN 基因与蛋白水平。白虎加人参汤治疗 T2DM 模型大鼠的作用机制可能与调节肝组织中 AMPK/SREBP1 信号通路，改善脂代谢有关。

喻嵘等认为白虎加人参汤可能通过抑制 UCP2 表达、激活 AMPK 的表达，促进肠道 GLP-1 的分泌，发挥治疗 T2DM 的作用。

上述研究表示，白虎加人参汤治疗糖尿病的作用机制，涉及氧化应激、胰岛素抵抗、脂代谢、胰岛素分泌等途径，具有多靶点、网络化的复杂特点。这可能是白虎加人参汤针对不同证候（如肺胃热盛、里热伤津、气津两虚）都有一定疗效且效果不同的原因，但也为更系统化地探索本方的作用机制带来了挑战。

2. 肾气丸治疗糖尿病的实验研究

吴丹等通过研究发现肾气丸可以减轻糖尿病 ZDF 大鼠的空腹血糖水平，降低血清总胆固醇及甘油三酯水平，提示肾气丸具有改善糖尿病大鼠糖脂代谢紊乱的作用。还可以降低糖尿病大鼠血清肌酐、尿酸、尿素氮以及尿微量白蛋白水平，减轻肾组织病理损伤，增强 nephrin 表达，表明肾气丸可以改善肾小球滤过功能，减少蛋白尿，延缓肾小球硬化的发生。

张珊等通过实验研究提示肾气丸可改善 T2DM 模型小鼠高血糖和肥胖表现，调节机体葡萄糖稳态。且能明显改善 T2DM 模型小鼠空间学习记忆能力，发挥治疗 T2DM 认知障碍作用。此外还通过代谢组学分析提示肾气丸调控 T2DM 模型小鼠海马脑区葡萄糖能量代谢紊乱与改善胰岛素抵抗、神经退行性病变及调控 ABC 转运、缺氧诱导因子 1（HIF-1）、叉头转录因子（FOXO），环磷酸腺苷（CAMP）等信号通路密切相关。

本方的实验研究，更多集中于糖尿病肾（脏）病，还涉及糖尿病认知障碍及勃起功能障碍，而针对肾气丸治疗糖尿病本身的实验研究较少，这与临床研究的现状并不完全相符。

六、问题与展望

（一）消渴与糖尿病的关系是什么？

糖尿病的典型表现为"三多一少"，类似消渴病，故传统认为糖尿病可以参考消渴论治。但糖尿病在起病之初，往往并无典型的"三多一少"表现，且由于嗜食肥甘厚味，往往表现为形体肥胖、舌苔厚腻等湿热内蕴之症，与本篇的里热伤津、精气亏虚等表现有显著区别。因此，如果单纯按消渴病的方药治疗糖尿病，其临床疗效则难以保证。糖尿病起病缓慢，病程较长，有学者提出，消渴可能只是糖尿病发展过程中以"三多一少"为主症的一个阶段。因此，厘清消渴与糖尿病的关系，厘清糖尿病的发病过程的不同阶段的病机特点，方能明显《金匮要略》消渴病篇相关理法在现代临床中的作用和价值，更好地指导临床的精准辨治。

（二）消渴病营卫两虚的发病机制对经方治疗现代疾病有何启示？

本病提出了营卫两虚是消渴病发病的重要机制，而营卫不足首应责之中风不解。因此，在慢性疾病中，中风的日久与持续的消耗，是不容忽视的重要因素。与消渴病密切相关的糖尿病，其发病机制除了饮食失节、过食肥甘之外，也与生物钟和环境密切相关。现代研究表明，生物钟紊乱可以导致胰岛素分泌失常，而昼夜节律的破坏是营卫失和的重要因素。此外，PM2.5 也被证实与胰岛素抵抗和糖脂代谢紊乱相关，而 PM2.5 可以认为在《金匮要略》属于"雾邪"的范畴。因此，调和营卫、透表散邪，以防止津液在表位的持续耗散，可能也是治疗消渴病的重要治法。而本篇治疗消渴病的方剂，皆不以此为长。因此，进一步明确外邪在糖尿病发病中的作用机制，并挖掘相关的治法方药，有望进一步提高本病的临床疗效。

（三）白虎加人参汤和肾气丸治疗消渴病（糖尿病），是否能取得更高级别的临床证据？

中药复方的临床研究，一直需要把握辨证论治的个性化特点，以及循证医学的群体化证据要求之间的平衡。如白虎加人参汤的 Meta 分析表明，同样的疾病，不同证候使用本方疗效存在差异性，这是中医辨证特点的直接体现。而本方相关的临床研究总体存在样本量较少、缺少多中心研究等不足，可能也与上述的原因相关。因此，如何在精准辨证的同时，扩大样本量，提高临床研究的质量，直接关系到临床使用本方的疗效。

主要参考文献

[1] 楚淑芳, 赵恒侠, 刘德亮, 等. 白虎加人参汤联合西医治疗对热盛伤津证糖尿病酮症患者的疗效观察：回顾性真实世界研究[J]. 世界中医药, 2019, 14（7）：1743-1747.

[2] 容燕虹. 白虎加人参汤治疗糖尿病（肺胃热盛）随机平行对照研究[J]. 实用中医内科杂志, 2019, 33（5）：32-34.

[3] 贺迎春, 王蕊, 石娅萍, 等. 白虎加人参汤治疗 2 型糖尿病有效性与安全性的 Meta 分析[J]. 光明中医, 2022, 37（12）：2079-2085.

[4] 屈桢明, 杨宇峰. 白虎加人参汤治疗 2 型糖尿病的系统评价和 Meta 分析[J]. 中国处方药, 2022, 20（3）：16-19.

[5] 林钟鸿. 金匮肾气丸治疗阴阳两虚型 2 型糖尿病的效果及对血糖波动幅度的影响[J]. 内蒙古中医药, 2021, 40（5）：2-4.

[6] 施经伟, 曾永红, 张田, 等. 六味地黄丸及其类方在糖尿病前期一级预防中的随机对照研究[J]. 中医学报, 2022, 37（10）：2230-2234.

[7] 孟凡岩. 金匮肾气丸对阴阳两亏型 2 型糖尿病的应用价值[J]. 世界最新医学信息文摘, 2019, 19（24）：141-142.

[8] 荣红国, 邢叶祎, 郭慧娟, 等. 金匮肾气丸（汤）治疗糖尿病肾病的系统评价与 Meta 分析[J]. 中国药物经济学, 2024, 19（6）：33-44.

[9] 刘清, 王芳, 张淑娟, 等. 白虎加人参汤对 2 型糖尿病大鼠抗氧化应激作用及机制研究[J]. 陕西中医, 2024, 45（9）：1166-1171.

[10] 吕树泉, 张辉, 张淑芳, 等. 白虎加人参汤对 2 型糖尿病大鼠脂代谢的影响[J]. 世界中医药, 2024, 19（7）：962-968.

[11] 向琴, 蒋宛珺, 喻嵘, 等. 白虎加人参汤对 2 型糖尿病小鼠肠道 UCP2、AMPK 表达及 GLP-1 分泌的影响[J]. 湖南中医药大学学报, 2020, 40（12）：1444-1448.

[12] 张珊, 温志歌, 张月颖, 等. 肾气丸对 2 型糖尿病模型小鼠认知功能及海马葡萄糖能量代谢的影响[J]. 中医杂志, 2023, 64（19）：2010-2018.

[13] 吴丹, 冯靖, 车宇娥, 等. 肾气丸对糖尿病 ZDF 大鼠肾脏的保护作用[J]. 遵义医科大学学报, 2023, 46（4）：327-334.

水气病脉证并治第十四

一、病证源流

"水气"一词，首见于《内经》，如《素问·评热病论》有"诸有水气者，微肿先见于目下也"，《素问·逆调论》有"夫不得卧，卧则喘者，是水气之客也"的描述。其后，《伤寒论》和《金匮要略》中亦有所载，如《伤寒论》第40条："伤寒表不解，心下有水气……"；第157条："伤寒汗出解之后……胁下有水气，腹中雷鸣，下利者，生姜泻心汤主之"。《金匮要略》"痰饮咳嗽""水气病""消渴小便不利病"和"妇人病"篇条文中，均有"水气"一词，其含义指的是水湿之邪，属继发致病因素。

《金匮要略·水气病》将以水肿为主要表现的疾病称为"水气病"，并单独成篇，按照水气病的病因病机和证候特点，以表里上下为纲，将水气病分为风水、皮水、正水、石水四种类型，又按照水肿与五脏之间的关系，分为心水、肝水、肺水、脾水、肾水，并被称为"五脏水"。在此基础上，对水气病的症状、脉象、治则、方药均有详细论述，为后世辨治水肿病奠定了基础。

其后，《诸病源候论》中始有"水肿"之名，该书结合脏腑功能变化，提出"十水候"的不同证型，并指出水肿与胃有关，如"肾者主水，脾胃俱主土，土性克水，脾与胃合，相为表里，胃为水谷之海，今胃虚不能传化水气，使水气渗溢经络，浸渍腑脏……故水气溢于皮肤而令肿也"。

《东垣十书》根据脾胃学说，将水肿分为寒热二型，寒者多虚，热者多实，并认为虚者居多。后世在仲景对水气病分类的基础上，根据病性的属虚属实，又把水肿分为阴水、阳水两大类型。如《丹溪心法》谓"若遍身肿，不烦渴，大便溏，小便少，不涩赤，此属阴水"，"若遍身肿，烦渴，小便赤涩，大便闭，此属阳水"，对水肿的分类更臻完善。

关于水气病的辨证与病机，明代李士材和张介宾均认为水肿是肺脾肾三脏相干为病，但各有其独特见解。在《景岳全书》中根据水气互化原理，提出水肿与气肿的相互区别与联系。《医宗金鉴·订正金匮要略注·水肿胀满》以虚实为纲，分辨水肿，提出"阳证必热，热者多实；阴证必寒，寒者多虚"。清代唐容川在《金匮要略》"血分"论述的基础上，提出了"瘀血化水，亦发水肿"的观点，为近代医家应用活血化瘀药治疗水肿病提供了理论依据，并在临床中取得了一定的效果。

二、原文校释

【原文】

师曰：病有风水、有皮水、有正水、有石水、有黄汗。风水，其脉自浮，外證骨節疼痛，惡風；皮水，其脉亦浮，外證胕腫，按之没指，不惡風，其腹如鼓，不渴，當發其汗。正水，其脉沉迟，外證自喘；石水，其脉自沉，外證腹滿不喘。黃汗，其脉沉遲，身發熱，胸滿，四肢頭面腫，久不愈，必致癰膿。

【文献汇编】

1 師曰：病有風水、有皮水、有正水、有石水、有黃汗。風水，其脉自浮，外證骨節疼痛，其人惡風；皮水，其脉亦浮，外證胕腫，按之沒指，不惡風，其腹如鼓（如鼓，一作如故，不滿），不渴，當發其汗；正水，其脉沉遲，外證自喘；石水，其脉自沉，外證腹滿，不喘；黃汗，其脉沉遲，身體發熱，胸滿，四肢頭面腫，久不愈，必致癰膿。

（《脈經·卷第八·平水氣黃汗氣分脈證》）

2 師曰：病有風水、有皮水、有正水、有石水、有黃汗。風水，其脉自浮，外證骨節疼痛，其人惡風；皮水，其脉亦浮，外證浮腫，按之沒指，不惡風，其腹如鼓，不滿不渴，當發其汗；正水，其脉沉遲，外證自喘；石水，其脉自沉，外證腹滿，不喘；黃汗，其脉沉遲，身體發熱，胸滿，四肢頭面並腫，久不愈，必致癰膿。

（《備急千金要方·卷二十一·水腫》）

【简释】

1. 关于水气病的分类，历代注家意见有所差异。有说"五水"者，有说"四水"者。究其原因，是对"黄汗"是否属于水气病，存在不同见解。黄汗因"汗出入水"，病在气分，且有"发热，四肢头面肿"等"状如风水"的证候，故称之为"水气病"似乎有一定道理。但如果以水肿作为水气病的基本特征，则黄汗又难以与其他"四水"并列。由于原文中多次将黄汗与风水比较，如果认为黄汗属四水之外的病证，列于篇中，是为了与风水鉴别，也有其合理之处。

2. 胕肿，《备急千金要方·卷二十一·水肿第四》作"浮肿"。"胕"与"肤"通。胕肿，即皮肤浮肿。如《素问·水热穴论》："上下溢于皮肤，故曰胕肿。胕肿者，聚水而生病也。"

3. 其腹如鼓，《诸病源候论·水肿病诸候·皮水候》作"腹如故"，由于其后有"不满，亦不渴"，且《千金要方·卷二十一·水肿》中虽作"其腹如鼓"但其后亦有"不满不渴"的描述，应是强调皮水是以肌肤浮肿为主，水气尚未化热，亦未入里阻滞津气的布散，这样理解，似乎"其腹如故"较为合理。当然，按照原文"其腹如鼓，不渴"的描述，也可理解为虽有水湿之邪阻滞脾络，出现腹如鼓状，但由于程度较轻，尚未影响到津气的布散，亦未化热，也符合"不渴"的描述。而考《脉经·卷第八·平水气黄汗气分脉证》，原文为"其腹如鼓"，而后有小字注文"如鼓，一作如故"。可见，对皮水的描述，原本就有"其腹如鼓"和"其腹如故"两种认识。

【原文】

脉浮而洪，浮則為風，洪則為氣，風氣相搏，風強則為隱疹，身體為癢，癢為泄風，久為痂癩；氣強則為水，難以俯仰。風氣相擊，身體洪腫，汗出乃愈。惡風則虛，此為風水；不惡風者，小便通利，上焦有寒，其口多涎，此為黃汗。

【文献汇编】

脉浮而洪，浮則為風，洪則為氣，風氣相擊，身體洪腫，汗出乃愈。惡風則虛，此為風水；不惡風者，小便通利，上焦有寒，其人多涎，此為黃汗。

（《明洪武鈔本金匱要略方·水氣病脉证并治》）

【简释】

本条条文中，洪武钞本中无"风气相搏……难以俯仰"部分。从原文语义看，似乎该部分文字属于对"风气相搏"的进一步解释或延伸，是否属后人批注，误入正文，尚未可知；又因"风气相搏"与"风气相击"，字词相近，又或是洪武钞本在抄写时错行遗漏，值得进一步探究。

【原文】

寸口脉沉滑者，中有水氣，面目腫大，有熱，名曰風水。視人之目窠上微擁，如蠶新臥起狀，其頸脈動，時時咳，按其手足上，陷而不起者，風水。

【文献汇编】

寸口脈沉滑者，中有水氣，面目腫大，有熱，名曰風水。視人之目窠上微擁，如新臥起狀，其頸脈動，時時欬，按其手足上，宿而不起者，風水。

(《脈經·卷第八·平水氣黃汗氣分脈證》)

【简释】

1.《明洪武钞本金匮要略方·水气病脉证并治》无此条。

2. 风水的脉象，第1条言"其脉自浮"，此条言"寸口脉沉滑"，究其原因，是因为病情发生了变化。风水病如因失治、误治，或素体正气不足，均可导致病情增剧。此时，风水的一般脉症也有相应的变化。本条所述，即属风水增剧时的脉症。如寸脉沉滑、其颈脉动、时时咳、手足肿胀、按之陷而不起等。而眼胞浮肿，多为风水初期之征象。

【原文】

太陽病，脈浮而緊，法當骨節疼痛，反不疼，身體反重而酸，其人不渴，汗出即愈，此為風水。惡寒者，此為極虛，發汗得之。渴而不惡寒者，此為皮水。身腫而冷，狀如周痹，胸中窒，不能食，反聚痛，暮躁不得眠，此為黃汗，痛在骨節。咳而喘，不渴者，此為脾脹，其狀如腫，發汗即愈。然諸病此者，渴而下利，小便數者，皆不可發汗。

【简释】

本篇第1条有风水"外证骨节疼痛"，本条却言风水骨节不疼，身体反重而酸。关于这一点，尤怡云："风与水合而成病，其流注关节者，则为骨节疼痛，其浸淫肌肤者，则骨节不疼，而身体酸重，由所伤之处不同故也。"

本条文涉及多种病证的鉴别，如太阳病与风水、风水与皮水、黄汗与周痹、肺胀与风水等，详见"四、临证思维"部分。

【原文】

裏水者，一身面目黃腫，其脉沉，小便不利，故令病水。假如小便自利，此亡津液，故令渴也。越婢加朮湯主之。方見下。

【文献汇编】

1 師曰：裏水者，一身面目洪腫，其脉沉，小便不利，故令病水。假如小便自利，亡津液，故令渴也，越婢加朮湯主之。一云：皮水，其脉沉，頭面浮腫，小便不利，故令病水。假令小便自利，亡津液，故令渴也。

(《脈經·平水气黄汗气分脉证》)

2 裏水者，一身面目自洪腫，其脉沈，小便不利，故令病水。假如小便自利，亡津液，故令渴也。

(《明洪武钞本金匱要略方·水气病脉证并治》)

【简释】

1. 里水，《脉经》注："一云皮水"。可知里水为皮水（参25条"简释"）。

2. 黄肿，《脉经》卷八、洪武钞本俱作"洪肿"，结合第2条"风气相击，身体洪肿，汗出乃愈"的表述，可作"洪肿"解释，意在形容浮肿之甚。

3. 关于越婢加术汤的组成，本条条文有"方见下（《医统》本作"方见中风"）"注释，而第25条有越婢加术汤"方见上。于内加白术四两,又见脚气中"的注释。故应参考第23条越婢汤药物组成,加入白术四两。"又见脚气中",应是指《中风历节病》篇后附方"《千金方》越婢加术汤",可参考。《备急千金要方·卷七》中,记载有越婢汤,但其组成实为越婢汤加白术附子(参23条"文献汇编"及"简释")。

【原文】

寸口脉浮而遲,浮脈則熱,遲脈則潛,熱潛相搏,名曰沉。趺陽脈浮而數,浮脈即熱,數脈即止,熱止相搏,名曰伏。沉伏相搏,名曰水。沉則脈絡虛。伏則小便難,虛難相搏,水走皮膚,即為水矣。

【简释】

本条以脉象阐述水气病风热之邪入内舍脏,由实转虚的复杂病机。

热潜相搏谓热邪因脉络虚不得外达从表解,反深潜入内的病机演变过程。沉伏相搏谓热邪沉伏止于内,灼气妨碍气化,气化不利,水湿不得从下出,故曰"伏则小便难","虚难相搏,水走皮肤"。此时病水,实为邪气深入,肾与膀胱受阻所为。正虚邪盛,治疗较难。

【原文】

寸口脈弦而緊,弦則衛氣不行,即惡寒,水不沾流,走於腸間。少陰脈緊而沉,緊則為痛,沉則為水,小便即難。

【简释】

水不沾流,泛指水液运化、气化失常,不能正常敷布及化生津液。沾,濡也,渍也,濡润、滋养也;流,流动,转输也。沾流是对水液在敷布过程中转化为津液并滋养、润养人体各部全过程的总概括。"水不沾流,走于肠间",是因为卫阳为寒邪所郁,致肺气既不能宣发,又不能通调水道,故使水液既不能运化输布以濡养形骸脏腑,也不能经三焦膀胱气化为尿,排出体外,于是反而流注于肠道之间,蓄积而成水气病。

【原文】

脈得諸沉,當責有水,身體腫重。水病脈出者,死。

【简释】

脉出,指脉暴出而无根,上有而下绝无。"水病脉出者,死"多指正水病、石水病。一般脉沉,病久而重,水肿未消,突然出现暴出躁盛无根,轻举有脉,重按则散,是真气涣散于外的现象,脉证不符,表示预后不良。

【原文】

師曰:寸口脈沉而遲,沉則為水,遲則為寒,寒水相搏。趺陽脈伏,水穀不化,脾氣衰則鶩溏,胃氣衰則身腫。少陽脈卑,少陰脈細,男子則小便不利,婦人則經水不通。經為血,血不利則為水,名曰血分。

【文献汇编】

師曰:寸口脈沈而遲,沉則為水,遲則為寒,寒水相搏。趺陽脈伏,水穀不化,脾氣衰則鶩溏,胃氣衰則身腫。少陰脈細,男子則小便不利,婦人則經水不通。經為血,血不利則為水,名曰血分。

(《明洪武钞本金匱要略方·水气病脉证并治》)

【简释】

少阳脉卑:少阳脉在和髎部位,上耳角根之前,鬓发之后,即耳门稍前方处。脉卑,脉按之沉而无力之意;另,洪武钞本无此四字。

【原文】

問曰:病有血分、水分,何也?師曰:經水前斷,後病水,名曰血分,此病難治;先病水,後經水斷，名曰水分，此病易治。何以故？去水，其經自下。

【文献汇编】

诸本《金匮要略》均无此条原文，据《脉经·卷九·平妊娠胎动血分水分吐下腹痛证》补入。

【简释】

本条为王叔和阐发仲景上条"血分"病的机制而作，并从相对一面，引申出"水分"概念。

【原文】

風水脈浮，身重，汗出惡風者，防己黃耆湯主之。腹痛加芍藥。

防己黃耆湯方：

防己一兩　黃耆一兩一分　白朮三分　甘草半兩，炙

上剉，每服五錢匕，生薑四片，棗一枚，水盞半，煎取八分，去滓，溫服，良久再服。

【文献汇编】

1 風濕，脈浮，身重，汗出，惡風者，防己黃耆湯主之。

防己一兩　甘草半兩，炒　白朮七錢半　黃耆一兩一分，去蘆

上剉麻豆大，每抄五錢匕，生薑四片，大棗一枚，水盞半，煎八分，去滓，溫服，良久再服。喘者，加麻黃半兩；胃中不和者，加芍藥三分；氣上衝者，加桂枝三分；下有沉寒者，加細辛三分。服後當如蟲行皮中，從腰以下如冰，后坐被上，又以一被繞腰以下，溫，令微汗，差。

（《金匱要略·痓濕暍病脈證治》）

2 風水，其脈浮，浮為在表，其人能食，頭痛汗出，表無他病，病者言但下重，故從腰以上為和，腰以下當腫及陰，難以屈伸，防己黃芪湯主之。一云：風水，脈浮身重，汗出惡風者，防己黃芪湯主之。

（《脈經·平水氣黃汗氣分脈證》）

3 深師療大風水，脈浮，浮為在表，其人或頭汗出，表無他病，但下重，故知從腰以上為和，腰以下當腫及陰，難以屈伸，木防己湯方。

生薑三兩　大棗十二枚，擘　白術四兩　木防己四兩　甘草二兩，炙　黃芪五兩

上六味，切，以水六升，煮取二升，分三服。喘者加麻黃，身重、胃中不和者加芍藥，氣上沖者加桂心，下久寒者加細辛、防己、黃芪為本。服藥欲解，當如蟲行皮中狀，從腰以下冷如冰，服湯後坐被上，又以一被繞腰，溫下令得汗，汗出則愈也。忌海藻、菘菜、桃李、雀肉等。此本仲景《傷寒論》方。

（《外臺秘要·卷第二十·風水方八首》）

【简释】

赵刻本载有防己黄芪汤及煎煮法，除白术三分及无加减法外，余同《痓湿暍病篇》防己黄芪汤。《明洪武钞本金匮要略方》及《医统》本无防己黄芪汤组成，洪武钞本"防己黄芪汤方"后有"方见风湿中"，《医统》本为"方见湿病中"。

据《脉经·平水气黄汗气分脉证》中防己黄芪汤条及《外台秘要·卷第二十》的描述，除"脉浮，身重，汗出，恶风"之外，其症状应有"能食""头汗出""腰以下肿及前阴""难以屈伸"的症状，可据此补充防己黄芪汤证的临床表现。

【原文】

風水惡風，一身悉腫，脈浮不渴，續自汗出，無大熱，越婢湯主之。

越婢湯方：

麻黃六兩　石膏半斤　生薑三兩　大棗十五枚　甘草二兩

上五味，以水六升，先煮麻黃，去上沫，內諸藥，煮取三升，分溫三服。惡風者加附子一

枚炮。風水加朮四兩。《古今錄驗》

【文献汇编】

1 越婢湯　治風痺腳弱方：

麻黃六兩　石膏半斤　白朮四兩　大附子一枚　生薑三兩　甘草二兩　大棗十五枚

上七味，㕮咀，以水七升，先煮麻黃，再沸，掠去沫，入諸藥，煮取三分，分三服，覆取汗。《胡洽方》只五味，若惡風者加附子一枚，多痰水者加白朮四兩。

(《備急千金要方·卷第七·風毒腳氣》)

2《古今录验》療風水惡風，舉身悉腫，脈浮不渴，欲自有汗，而無大熱，越婢湯方。

麻黃六兩，去節　生薑三兩　甘草二兩，炙　石膏半斤，碎，棉裹　大棗十五枚，擘

上五味，切，以水六升，先煮麻黃再沸，去上沫，納諸藥，煮取三升，分三服。惡風加附子一枚炮，風水加朮四兩，服如上法；咳肺脹加半夏五合洗，一服五合，稍稍增之。忌豬羊肉、餳、海藻、菘菜、桃李、雀肉等。此本仲景《傷寒論》方，云：里水，越婢加朮湯主之。

(《外臺秘要·卷第二十·風水方八首》)

【简释】

1. 脉浮不渴，尤怡在《金匮要略心典·水气病脉证并治》中提出，"此条与上条（即22条，编者注）证候颇同，而治特异。麻黄之发阳气十倍防己，乃反减黄芪之实表，增石膏之辛寒，何耶？脉浮不渴句或作脉浮而渴，渴者热之内炽，汗为热逼，与表虚出汗不同，故得以石膏清热，麻黄散肿，而无事兼固其表耶"，认为"脉浮不渴"当为"脉浮而渴"，其理由是方中用石膏半斤与麻黄相配，用石膏清热，麻黄散肿，提示外有一身悉肿，内有郁热在里，热盛迫津外泄而汗出口渴。尤氏之说现代医家遵从者较多。考《金匮要略》诸本及《脉经》《外台秘要》，均为"不渴"，且《金匮要略》第4条"其人不渴，汗出即愈，此为风水"提示风水可以不渴。沈明宗在《金匮要略编注·水气》中认为"胃气热蒸，其机向外，不渴而续自汗出无大热者，则知表有微热而为实也"，认为因本证风邪在表，里热不甚，故不渴。《医宗金鉴·订正仲景全书·金匮要略注》中也认为"风水之邪，全在表而不在里，故恶风一身悉肿，脉浮不渴也"。验之临床，越婢加朮汤证可渴亦可不渴。

2. 越婢汤　伊泽兰轩曰："前论服汤药色目中有'若风盛宜作越婢汤加朮'语，则知此脱'加朮附子'四字明矣。或以为一方越婢，非。"认为《备急千金要方》中记载的越婢汤应为"越婢汤加朮附子"。

【原文】

裹水，越婢加朮湯主之；甘草麻黃湯亦主之。

越婢加朮湯方：見上。於內加白朮四兩，又見脚氣中。

甘草麻黃湯方：

甘草二兩　麻黃四兩

上二味，以水五升，先煮麻黃，去上沫，內甘草，煮取三升，溫服一升，重覆汗出，不汗，再服。慎風寒。

【文献汇编】

1《古今錄驗》皮水，越婢湯加朮主之方。

麻黃六兩，寸斬，去節　大棗十二枚，擘　白朮四兩　生薑三兩，切　甘草二兩，炙　石膏半斤，碎，棉裹

上六味，㕮咀，以水七升，煮麻黃一、二沸，去上沫，乃納餘藥，煮取二升，絞去滓，適寒溫服七合，日三。忌海藻、菘菜、桃李、雀肉等。范汪同。已上三方並本出仲景《傷寒論》。

(《外臺秘要·卷第二十·皮水方三首》)

2 范汪皮水，一身面目悉腫，甘草麻黃湯主之方。

甘草二兩，炙，㕮咀之　麻黃四兩，寸斬之，去節

上二味，以五升水先煮麻黃再沸，去上沫，乃納甘草煮得一升，絞去滓，適寒溫先服一升，重覆之，日移二丈所當汗出，汗出勿複服，不汗乃複服，當慎護風寒，數日乃出入。忌海藻、菘菜。出第二十八卷中。

(《外臺秘要·卷第二十·皮水方三首》)

【简释】

里水：即皮水，如《外台秘要·卷二十·皮水方》云"范汪皮水，一身面目悉肿，甘草麻黄汤主之方。"及"《古今录验》皮水，越婢汤加术主之方。"

关于"里水"与"皮水"，吴谦在《医宗金鉴》中认为"里"字是传写之讹，其理由是里水不应用麻黄，对于表实有汗的皮水，当用越婢加术汤。而陈元犀在《金匮方歌括》中认为"风水皮水之外，有正水而兼色黄，名里水"。里水虽无发汗之法，而邪盛正不衰者，亦必借麻黄之力，深入其中，透出于外，以收捷效"，认为"今色黄，湿热相杂于内"，故用越婢加术汤治疗。此说与吴谦之说差异甚大。结合《外台秘要》及《古今录验》的记载，里水乃皮水之说似更被认可。

【原文】

水之為病，其脈沉小，屬少陰；浮者為風，無水，虛脹者，為氣。水，發其汗即已。脈沉者，宜麻黃附子湯；浮者，宜杏子湯。

麻黃附子湯方：

麻黃三兩　甘草二兩　附子一枚（炮）

上三味，以水七升，先煮麻黃，去上沫，內諸藥，煮取二升半，溫服八分，日三服。

杏子湯方　未見，恐是麻黃杏仁甘草石膏湯。

【文献汇编】

水之為病，其脈沈小，屬少陰；浮者為風，無水，虛脹者為氣。水，發其汗即已。脈沉者，宜附子麻黃湯；浮者，宜杏子湯。

附子一枚，炮，去皮，破八片　麻黃二兩，去節　甘草二兩，炙

上三味，㕮咀，以水七升，先煮麻黃再沸，去上沫，內諸藥，煮取二升半，去滓，溫服八分，日三服。

杏子湯方未見。恐是麻黃杏子甘草石膏湯。

(《明洪武鈔本金匱要略方·水氣病脈證并治》)

【简释】

麻黄附子汤，洪武钞本为附子麻黄汤，药物组成中的次序亦然，先列附子后列麻黄。且洪武钞本麻黄剂量为二两。

由于条文中杏子汤后有"未见，恐是麻黄杏仁甘草石膏汤"的注语，后世对该方有不同的认识。

1. 麻黄杏仁甘草石膏汤　林亿及《金匮玉函经二注》、《金匮要略心典》认为是麻黄杏仁甘草石膏汤

2. 甘草麻黄汤加杏子　《医宗金鉴》《金匮要略浅注》等认为是甘草麻黄汤加杏子，亦即后世的三拗汤。

现代医家多将该方的具体药物组成淡化，认为对于杏子汤的组成，不必困于争议之中，应根据具体病机，灵活运用具体方剂。风水兼肺内有郁热之证可用麻黄杏仁甘草石膏汤；风水而肺内无郁热之证可用甘草麻黄汤加杏仁。

另有认为杏子汤是麻杏苡甘汤者。尽管临床用麻杏苡甘汤治疗急性风水确有疗效，但因《金匮要略》中已有麻杏苡甘汤方名，同一著作中，另立"杏子汤"方名可能性微乎其微。

【原文】

问曰：黄汗之為病，身體腫一作重。發熱汗出而渴，狀如風水，汗沾衣，色正黃如蘗汁，脉自沉，何從得之？師曰：以汗出入水中浴，水從汗孔入，得之，宜芪芍桂酒湯主之。

黃耆芍藥桂枝苦酒湯方：

黃耆五兩　芍藥三兩　桂枝三兩

上三味，以苦酒一升，水七升，相和，煮取三升，溫服一升，當心煩，服至六七日乃解。若心煩不止者，以苦酒阻故也。一方用美酒醯代苦酒。

【文献汇编】

師曰：黃汗之為病，身體腫一作重。發熱汗出而渴，狀如風水，汗沾衣，色正黃如蘗汁，脉自沈。問曰：何從得之？師曰：以汗出入水中浴，水從汗孔入得之。

黃汗，黃芪芍藥桂枝苦酒湯主之。方：

黃耆五兩　芍藥二兩　桂枝三兩，去皮

上三味，㕮咀，以苦酒一升、水七升相和，煮取三升，去滓。溫服一升，當心煩，服至六七日乃解。若心煩不止者，以苦酒阻故也。一方用美酒醯代苦酒。

（《明洪武鈔本金匱要略方·水气病脉证并治》）

【简释】

历代医家对苦酒的功效持三种不同的看法：①认为苦酒能入营分消肿、泄热、散滞，教材多持此观点。考《神农本草经》云："醋味酸温无毒，主消痈肿，散水气，杀邪毒。"《伤寒论》第312条用苦酒汤治疗咽痛，即是取其消肿敛疮之功。②认为苦酒入气分，能收敛津液以止汗，如张璐云"苦酒阻绝阳气，不能通达"，故心烦不止；陈元犀则曰"苦酒之酸以止汗"。③认为苦酒酸敛温行，能收能散，如《本经疏证》就持这种观点。

【原文】

黃汗之病，兩脛自冷；假令發熱，此屬歷節。食已汗出，又身常暮盜汗出者，此勞氣也。若汗出已，反發熱者，久久其身必甲錯；發熱不止者，必生惡瘡。若身重汗出已，輒輕者，久久必身瞤，瞤即胸中痛，又從腰以上必汗出，下無汗，腰髖弛痛，如有物在皮中狀，劇者不能食，身疼重，煩躁，小便不利，此為黃汗。桂枝加黃耆湯主之。

桂枝加黃耆湯方：

桂枝三兩　芍藥三兩　甘草二兩　生薑三兩　大棗十二枚　黃耆二兩

上六味，以水八升，煮取三升，溫服一升，須臾飲熱稀粥一升餘，以助藥力，溫服取微汗；若不汗，更服。

【简释】

本条提出了黄汗与历节、劳气的鉴别，详见本章"四、临证思维"部分。

【原文】

附方：《外台》防己黃耆湯：治風水，脉浮為在表，其人或頭汗出，表無他病，病者但下重，從腰以上為和，腰以下當腫及陰，難以屈伸方見風濕中。

【文献汇编】

深師療大風水，脈浮，浮爲在表，其人或頭汗出，表無他病，但下重，故知從腰以上爲和，腰以下當腫，及陰，難以屈伸，木防己湯方。

生姜三兩　大枣十二枚，擘　白术四兩　木防己四兩　甘草二兩，炙　黃芪五兩

上六味，切，以水六升，煮取二升，分三服。喘者加麻黃，身重、胃中不和者加芍藥，氣

上衝者加桂心，下久寒者加細辛、防己、黃芪爲本。服藥欲解，當如蟲行皮中狀，從腰以下冷如冰，服湯後坐被上，又以一被繞腰，溫下令得汗，汗出則愈也。忌海藻、菘菜、桃李、雀肉等。此本仲景《傷寒論》方。

（《外臺秘要·卷第二十·風水方八首》）

【简释】

《外台秘要》中没有防己黄芪汤方名，但有木防己汤，其药物组成与防己黄芪汤相似（防己名为木防己），作为《金匮要略·水气病篇》的附方，宋臣在校定《金匮方论》时引入，但其方名为防己黄芪汤，原因为何？不得而知，值得进一步探讨。

三、疑难探析

（一）水气病与痰饮病的关系

水气病与痰饮病在《金匮要略》中均单独成篇，皆是由肺脾肾气化功能失常，水液运行输布障碍，体内水湿停聚所致的病证。二者既有区别，又有联系。

痰饮病水停局部，水气病水液泛溢于全身；痰饮病的临床表现以咳、喘、呕、满、痛、悸、眩等局部症状为主，水气病的临床表现以水肿、小便不利为主；痰饮病以脾虚不能为胃游溢精气为主要病机，水气病强调阳气虚弱，水停不化的病机；仲景对痰饮病的分类，是以水液停聚的部位和具体症状为依据，对水气病分类，则是以病因病机和临床表现为依据；痰饮病的脉象多见弦脉，因饮邪多侵犯局部，偏注一侧，故单手脉见弦而有力。水气病的脉象以沉脉为主，因水在肌肤，脉络受压，营卫受阻所致。饮为阴邪，遇寒则凝，得温则行，故"温药和之"是痰饮病的治疗大法；水气病的治疗以发汗、利小便、攻逐水饮为三大法则，并强调温通阳气以行水化水。

痰饮病发展至某一阶段，可并发水肿，如溢饮是以饮邪流注局部，归于四肢，肿势轻微。溢饮进一步发展，水饮渗溢肌表，可以发展为风水；支饮以咳逆倚息，短气不得卧，其形如肿为主症，发展至严重阶段，也可出现水肿，转为水气病。在具体治疗时，痰饮病的"温药和之"和水气病的发汗、利小便等攻逐之法常可互相参考借鉴。

（二）风强则为瘾疹，气强则为水

本篇第 2 条云"脉浮而洪，浮则为风，洪则为气，风气相搏，风强则为隐疹，身体为痒，痒为泄风，久为痂癞"指明风邪侵犯部位不同，所致病证亦各异。风犯肌表，络脉阻滞则病隐疹（即瘾疹）。周身皮肤瘙痒，治当外泄风邪，故云："痒为泄风"。瘾疹久不愈，风毒内攻，腐肌溃肉，变生痂癞。

关于痂癞，成无己、黄坤载等认为是癞疾（即疠风、麻风之类）。《医宗金鉴》认为是疮癣一类的慢性皮肤病。风遏气郁，"风气相击"，水道不利，水气泛滥横溢，身体洪肿，治以汗法，故云"汗出乃愈"。

（三）"热潜相搏""热止相搏"与"沉伏相搏"

本篇第 8 条云："寸口脉浮而迟，浮脉则热，迟脉则潜，热潜相搏，名曰沉。趺阳脉浮而数，浮脉即热，数脉即止，热止相搏，名曰伏。沉伏相搏，名曰水"通过寸口、趺阳脉阐述水气病风热之邪入内舍脏，由实转虚的复杂病机。

热潜相搏谓热邪因脉络虚不得外达从表解，反深潜入内的病机演变过程。寸口属阳以候肺气，肺主气而卫外，"寸口脉浮而迟，浮脉则热"，是因浮脉既主表又属阳，热亦属阳邪，故曰"浮脉则热",但浮脉在寸口出现,所以此热非内热而为外来之客热。"迟脉则潜"是因迟脉属阴,寸口脉迟,为卫气阻滞不行,由于阴主潜进,无论何种病邪形成的迟脉,都会导致"潜"象,浮而兼迟,乃客热内潜,并非阳虚有寒,故曰"迟脉则潜"。"热潜相搏,名曰沉",实际上是指热邪与病势内潜的病机相合,正如尤怡所云:"热有内伏之势,而无外发之机,故曰沉"。

"热止相搏",是通过趺阳脉阐述邪热犯胃,伏止不行而致水肿的病机。趺阳脉候脾胃,浮脉主表属阳,数脉主热,浮数之脉见于趺阳,为邪热犯胃之象,所以说"趺阳脉浮而数,浮脉即热"。数脉即止,是因热邪伤气,气化不利,从而影响水道之通调。"热止相搏,名曰伏"是由于热邪耗气伤阴,气机运行阻滞而影响水道通调而为水肿。

沉伏相搏谓热邪沉伏止于内,灼气妨碍气化,气化不利,水湿不得从下出,故曰"伏则小便难","虚难相搏,水走皮肤"。此时病水,实为邪气深入,肾与膀胱受阻所为。正虚邪盛,治疗较难。

(四)水不沾流

本篇第9条谓:"寸口脉弦而紧,弦则卫气不行,即恶寒,水不沾流,走于肠间。少阴脉紧而沉,紧则为痛,沉则为水,小便即难。"通过脉象说明肺失通调与肾虚水泛导致水气病的病机。

"水不沾流"泛指水液运化、气化失常,不能正常敷布及化生津液。沾,濡也,渍也,濡润、滋养也;流,流动,转输也。沾流实际上代指人体正常的水液代谢过程,故喻嘉言改做"活流",是说水液随气运行,以供给全身需要。所以说水宜"沾流"。本条因"卫气不行"而影响肺之治节不行,反致"水不沾流",水津不能运化敷布以濡润形骸脏腑,不能通调水道,流入膀胱,而气化为尿,反而"走于肠间"形成水气,因肺气不调,则所合之大肠为病也。

(五)阳前通则恶寒,阴前通则痹不仁

本篇第30条有"阳前通则恶寒,阴前通则痹不仁"的论述,在理解上有一定难度。对此,后人有不同的解释可供参考:

1. 错简说

如《金匮要略》2版教材认为有脱简,疑"前"字为"不"字之误。

2. 阴阳二字颠倒说

以谭日强为代表,认为原文"阴""阳"二字颠倒互误。"阴阳两字恐系颠倒互误,只有阴前通而阳不与之俱通,才会恶寒;阳前通而阴不与之俱通,才会麻痹不仁。以上都是阴阳相失所导致的结果"(《金匮要略浅述》)。

3. 通而未畅说

以黄坤载为代表,以"通而未畅"来解释。认为"阳欲前通而未能遂通则恶寒,阴欲前通而未能遂通则麻痹不仁。"此说将原文加上"欲","未能遂"等限制词语,虽然能自圆其说,但从原文语气看,并无通而未畅之义。

4. 太阳少阳说

以曹颖甫为代表,以"阳"指太阳,"阴"指少阴来解释。认为"太阳之气通于前,而肾阳不与俱行,则小便已而啬啬恶寒,少阴之气通于前,而三焦之火不与俱至,则少腹满而外证不仁"。

5. 阴阳乖舛,营卫失衡说

如程云来以"阳"指卫气,"阴"指营气。认为"身冷者,阳不能以卫外,骨疼者,阳不能以温内,唯其内外之阳已虚,纵卫气前通于表而犹恶寒,营气前通于表而犹痹不仁者,此皆阴阳乖舛,致营卫失其衡铨。必待阴阳相得,则营卫之气斯行……"。

湿病、水病同为水湿停聚，阳气痹阻之证。结合前"痉湿暍病篇"防己黄芪汤证方后注："服后当如虫行皮中，从腰以下如冰。"及桂枝附子汤证方后注："一服觉身痹，半日许再服，三服都尽，其人如冒状，勿怪，即是术、附并走皮中，逐水气，未得除故耳。"本条的"阳前通则恶寒，阴前通则痹不仁"当是其后"阴阳相得，其气乃行，大气一转，其气乃散"前的一个反应。在治疗措施采用以后，或服了温阳化气、利水除湿的方剂后，阳气振奋，欲得流通逐水外出，但水湿痹阻，阳气不得即刻展布温煦而见恶寒，即所谓"湿盛阳微"之义。而水湿阴浊之邪在流通前痹阻气机，阻滞营卫运行而见痹不仁，即阳气欲逐水气外出而未得除之时的见证。由前"阳气不通即身冷，阴气不通则骨疼"。可知此处"阳前通则恶寒，阴前通则痹不仁"，确为阳气振奋、水气欲除前的有效指征。故据此可将其理解为"阳通前则恶寒，阴通前则痹不仁"。

（六）阴阳相得，其气乃行，大气一转，其气乃散

出自本篇第 30 条，此句通过阴阳相得的向愈转归阐述气分病的总治则。"阴阳相得，其气乃行"，是指阴阳气血营卫之气得以协调平衡，人体正气才能内外上下周身运行，畅通无阻。"大气一转，其气乃散"是指气分病的治疗原则。根据《灵枢·五味》"其大气搏而不行者，积于胸中，命曰气海"，多将大气作胸中或膻中宗气解，谓营卫协调，宗气运行正常，宗气一转，水湿邪气自会消散。结合水气病的病机特点及本条所叙的症状及大气转后的反应，大气作为气机理解似更为妥当。大气一转，阴阳相得，气机升降出入正常，才会见到"实则矢气，虚则遗尿"的气机通利证。而"宗气积于胸中，出于喉咙，以贯心脉，而行呼吸焉"（《灵枢·邪客》）。宗气的功能及其功能失常与本篇所论气分病水不化气，气不行水，营卫不利，腹满肠鸣相逐的水停气阻病机是有一定区别的。

四、临证思维

（一）病机分析详细而具体

1. 感受外邪，水为风激
风邪外袭，肺失宣肃，通调水道失职，可致风遏水阻，风气相搏，泛溢肌肤，发为风水，表现为脉浮，骨节疼痛，恶风，头面四肢浮肿等症。

2. 肺脾肾三焦功能失调
寒邪郁遏卫阳，肺气不足，不能通调水道，下输膀胱；肾阳亏虚，阴寒内盛，失于蒸腾气化，水液内停；脾虚不能转输运化水液，水湿壅盛，泛溢肌肤；三焦气化失司，水不循常道而为肿。各种原因导致的肺脾肾三焦阳气亏虚，气化功能失调，是水气病的主要病机。如篇中所述五脏水，可视为典型。

3. 血病及水与水病及血
水液输布与血的循行关系密切，血与津液由水谷精微化生，在生理上互相渗透、互为补充，在病理上相互影响。血行不利，脉络瘀阻，津液运化输布不利，可停而为水；体内水液运行输布不利，又可阻滞气机而致血行不畅。故原文中有"血不利则为水"及血分病与水分病的论述，表明血瘀水停、水血同病是发生水肿的重要病机之一。

（二）水气辨别层次分明

篇中对水气病分别从表里、脏腑及气血水关系等不同层次进行了辨析：
1. 表里病位，辨别四水
《金匮要略》按照成因及病位，提出"病有风水、有皮水、有正水、有石水"。其中，风水

因外感风邪，肺失通调所致，病位在表，故"其脉自浮，外证骨节疼痛，恶风"；皮水水在皮中，病位也在表，但无外邪侵袭，故不恶风；正水、石水其均病在里，表现为脉沉，但正水因水寒凌肺而兼喘；石水寒水凝结于下而腹满不喘。总之，风水、皮水其病在表属阳，多实多热；正水、石水其病在里属阴，多虚多寒。

2. 五脏病机，水分五脏

除"四水"分类之外，《金匮要略》还根据五脏病机，提出"五脏水"，即心水、肝水、肺水、皮水和肾水。五脏水的病位与症状各具特点，如心肺二脏属阳，居于胸中，病变重心偏上偏表，故病水均有身肿、身重、烦躁不得卧等症；肝脾肾三脏属阴，位居于腹，病变中心偏下偏里，故病水皆有腹大。仲景提出"五脏水"的分类，提示了五脏阳气不足，气化功能失常与水气病形成密切相关。

3. 互相影响，病有气、血、水分

气、血、津液是构成人体和维持人体生命活动的重要物质，在生理上互相联系、互为滋生，病理上互相影响、互相转化。篇中根据水气病的病因病机及气血水之间的相关关系，提出了气分、血分、水分的病证分类。

气分病乃上中二焦阳衰寒盛，气血俱虚，胸中大气不行，营卫运行不利，水寒凝结而致心下坚，大如杯盘，腹满肠鸣，手足逆冷，身冷骨疼为主要症状的病证。可以看出，气分病的形成与寒气凝滞或水饮内结，气机不通关系密切。

篇中有"血不利则为水"的论述，原文第30条又言："经水前断，后病水，名曰血分，此病难治；先病水，后经水断，名曰水分，此病易治"。仲景对血分、水分的划分是根据妇女患水气病与经血的关系而言，先闭经而后见水肿，是因瘀血阻滞水道，津液运行障碍所致，称为血分；先病水肿而后经闭，乃水液阻滞血脉，血行不畅所致，称为水分。这种情况虽然在妇女患水气病时较为突出，实则反映了临床上慢性水肿常见水瘀互阻之病机。

4. 营卫失和，汗出入水致黄汗

原文第28条有"黄汗之为病，身体肿……以汗出入水中浴，水从汗孔入得之"的论述，认为汗出表疏之时，摄生不慎，而致水寒之气内侵，停于肌腠，阳气被郁，营卫郁滞，可导致汗出色黄如柏汁，四肢头面肿的黄汗病。

（三）类证鉴别详细具体

在论述水气病的证治时，水液代谢异常，可导致多种类型的水气病，如"四水"和"五脏水"，相互之间既有共性，又需仔细甄别。此外，本篇还涉及气分、血分、水分以及黄汗病等病证，临床又需注意鉴别。

1. 风水应与太阳病、皮水、黄汗、肺胀等鉴别

风水是因风邪而病水，其发病与感受外邪有关，故病初类似太阳伤寒，可见脉浮而紧、恶风、骨节疼痛等症。但太阳伤寒以感受寒邪为主，由于寒邪袭表，卫闭营郁，故脉浮而紧、骨节疼痛明显；风水则因风邪留滞肌表，肺失通调而致头面四肢浮肿，除脉浮紧之外，以头面四肢浮肿，身重而酸为主要表现。

风水与皮水均以皮肤四肢水肿为基本表现，病位属表。但风水乃外感风邪，肺失通调所致，故有恶风之证；皮水虽有四肢肌肤水肿，但是因肺失通调和脾失健运所致，并无外邪侵袭，故无恶风之证。

黄汗乃因卫虚表疏之时，水湿之邪内侵肌腠，营卫失和，卫郁营热所致，故见发热、汗出而渴、四肢头面肿等症状，与风水有相似之处。但风水缘于风邪袭表，肺气不宣，通调失职，以致水湿泛溢于肌表，故见脉浮、恶风之表证，汗出正常；而黄汗病见脉沉、不恶风，以汗出色黄如柏汁为特征。

肺胀多因风寒外束，水饮内停所致，由于肺失宣肃，气机上逆，咳喘症状明显，水饮溢于肌表，可见面目浮肿，状如风水之状。而风水除水肿见证，也可出现咳逆症状。但肺胀以气逆喘咳为主，虽可见肿，但多局限于头面部；风水以水停而肿为主，其肿常始自头面、四肢，继而遍及全身，而咳并非必具之症。

另外，也有人提出风水当与溢饮相鉴别。尽管篇中条文并未涉及二者的关系问题，但二者在临床上确实存在相似之处。如《医宗金鉴》中就有"溢饮者……即今之风水，水肿病也"的观点。此说虽有些绝对，但说明饮病的某些征象和水气病不能明确细致的界限加以区分。风水是水液泛滥全身，包括头面、躯体、四肢等，溢饮是饮邪流于局部，归于四肢，程度较风水为轻。风水和溢饮虽均有水饮浸于肌表腠理，但轻重程度有别，溢饮可以发展为风水。

2. 黄汗与历节、虚劳

《金匮要略·中风历节病脉证并治》篇中有"历节黄汗出"的描述。黄汗病与历节病均以水湿内侵为病因，黄汗病"汗出入水中浴，水从汗孔入得之"，历节病"汗出入水中，如水伤心"，属同源异流之病。黄汗病在营卫，历节病在筋骨。黄汗以全身汗出色黄沾衣，身肿为主要症状，由于内侵之水湿流注下肢，营卫郁遏，阳气不能通达，故虽有身热，但两胫自冷；历节病以关节疼痛肿大，难以屈伸为主要症状，由于邪正交争，湿热流注，困郁关节而不得宣泄，故关节局部常常肿大而热，活动往往受到限制，局部可流出黄色液体，称为"历节黄汗出"。

食后容易汗出，且常常出现盗汗，此为劳气，属虚劳病。黄汗与劳气均有汗出，但劳气之汗，往往出于进食后或夜间，属胃气不足或阴虚有热，而黄汗之汗出与发热有关，为营卫郁滞所致。

（四）治疗注重标本缓急

1. 强调因势利导，善用汗利攻逐之法

水气病以全身或局部水肿、小便不利和脉沉为主要表现。对于水气病的治疗，根据疾病发展趋势与水邪所在部位的不同，提出了发汗、利尿和逐水三大基本治法，因势利导，使水湿之邪排出体外。

原文第 18 条云："诸有水者，腰以下肿，当利小便；腰以上肿，当发汗乃愈。"对于水邪结聚在里在下者，当利小便，使水湿之邪从下而去；对于水邪偏上偏表者，当以汗法为主，使水湿之邪从表而散。对于水气病的治疗采取发汗、利小便的方法，源于《素问·汤液醪醴论》篇中"开鬼门，洁净府"的方法，需要指出的是，这一原则适用于水气病的阳证、实证，若水气病属阴证、寒证者，则宜用温补之法。

原文第 11 条云："夫水病人，目下有卧蚕，面目鲜泽，脉浮，其人消渴。病水腹大，小便不利，其脉沉绝者，有水，可下之。"提示对于水聚于内，气机壅滞的水气病实证重证，可采用攻下逐水法，使水湿之邪排出体外。对于水气病的治疗采取攻逐的方法，源于《素问·汤液醪醴论》篇中"去菀陈莝"的方法，这一方法适用于水气病湿热壅盛之证。

发汗、利尿和逐水三法治疗水气病时也常常综合运用，相互促进，如表里分消、前后分消等。如本篇治水方中的防己黄芪汤、越婢汤、越婢加术汤、防己茯苓汤，有的防己、白术与生姜同用，有的麻黄、生姜与白术同用，有的防己、茯苓与桂枝同用，均是汗利并用的方法；又如《痰饮咳嗽病》篇中的五苓散属于表里分消的代表方，己椒苈黄丸则是前后分消的代表方。

需要强调的是，利尿、发汗和逐水三法，对于水气病来说都属于治标之法，特别是逐水一法，损伤正气明显，非实证不可滥用，故临证还须审证求因，辨证施治，必要时可合用健脾、温阳、补虚、活血、理气等法，以提高临床疗效。

2. 注重顾护正气，祛邪不忘顾本

水为至阴，其本在肾，其标在肺，其治在脾。水气病的发生与肺脾肾三脏的阳气不足，气化功能失常密切相关。仲景治疗水气病，既用发汗、利尿、逐水等祛邪治标之法，也不离调理肺脾肾之功能以治本，即使对于邪气盛而正虚不显者，使用祛邪方法也处处顾护正气。如治疗皮水实证之越婢加术汤、甘草麻黄汤，方中重用麻黄辛温发汗，宣肺利水以祛邪、配伍甘草和中益气以扶正。若水湿内盛，正气不足，则扶正祛邪兼顾，而扶正治疗中尤重视扶阳气，护胃气和存阴液。如治疗风水表虚证的防己黄芪汤，用防己、生姜利水散湿；黄芪、白术益气固表，健脾除湿；大枣、甘草和中益胃。治疗气虚阳郁皮水之防己茯苓汤，用防己合黄芪益气利水；桂枝与茯苓通阳利水，佐以甘草和中护胃。治疗正水之麻黄附子汤，用麻黄发汗散水，附子温经助阳，缓以甘草，使助阳而不伤阴，发汗而不损阳。另外，原文还指出对风水、皮水、黄汗等病的治疗，若出现"渴而下利，小便数者，皆不可发汗"。即强调津液亏损、要慎用辛温发散之品，以免重伤阴津，致气脱津竭之危证。

3. 注意证候兼夹，不忘行气活血

由于气血津液周行全身，病理上常常相互影响和互为兼夹。水气病临床证情复杂多样，往往气滞、血瘀、水停兼见，故篇中有气分、血分和水分之别。在治疗本病时，常需注意证候兼夹，不忘行气与活血之法。如篇中第 32 条所述"心下坚，大如盘，边如旋盘，水饮所作，枳术汤主之"，对于脾虚气滞，失于转输，导致水饮内聚，痞结心下的气分证，在治疗时用枳实配合白术，起到行气除满而助化饮消水之用，正如尤在泾所云："气无形以辛甘散之，水有形以苦泄之也。"对于水病兼有血瘀的水分、血分之证，仲景虽在篇中没有给出具体方药，但可借鉴其他篇章中的桂枝茯苓丸、当归芍药散等活血利水之治法，或在利水方中加入益母草、川牛膝、泽兰等活血利水之药，以达到活血利水的目的。

（五）证治分析详尽具体

本篇在对水气病进行具体分类的基础上，又针对具体病情，抽丝剥茧，层层深入，揭示了临床治疗水气病的具体方法。

如对于症见"脉浮身重，汗出恶风"的风水表虚证，用防己黄芪汤益气固表，利水除湿；对于症见"恶风，一身悉肿，脉浮而渴，续自汗出，无大热"的风水挟热证，用越婢汤散邪清热，发越水气；对于症见身肿脉浮的风水，还可采用宣肺散邪的杏子汤进行治疗。对于症见"一身面目洪肿，脉沉，小便不利"的皮水挟热证，用越婢加术汤发汗行水，兼清里热；对于皮水轻证而无里热者，用甘草麻黄汤宣肺利水，和中调脾；对于症见"四肢肿，四肢聂聂动"的气虚阳郁证，用防己茯苓汤通阳行气，表里分消。对皮水因内有郁热，外有水肿以致阳气痹阻而见手足厥冷之证，用蒲灰散清湿热，利小便。对于肾阳不足而脉见沉细的正水，斟酌病情，选用麻黄附子汤温经助阳发汗。对于阳气不行引起的气分病，若因阳气虚衰，阴寒内盛，水寒之邪凝结于心下者，用桂枝去芍药加麻辛附子汤温阳散寒，行气利水；因气虚而致水饮结聚者，用枳术汤行气散结，健脾利水。

对于水湿侵犯经脉，以汗出色黄如柏汁为特征的黄汗病，属营卫郁滞，湿热阻遏者，症见发热、汗出而渴、脉沉者，用芪芍桂酒汤益气固表，散水祛湿，兼泄营中郁热；属气虚湿盛阳郁，症见两胫自冷，身重，半身汗出，腰髋弛痛，身疼烦躁，小便不利者，用桂枝加黄芪汤调和营卫，通阳祛湿。

（六）注重病情的预后判断

本篇第 10 条云："脉得诸沉，当则有水，身体肿重，水病脉出者，死。"指出水气病多见沉脉。究其原因，一是由于水为阴邪，阴盛碍阳，阳气鼓动脉道无力所致；二是由于水行皮中，阻碍了经络营卫之气所致。水气病多见沉脉，若见脉象盛大无根，轻举有脉，重按则散，属邪盛正虚，是真气涣散于外的征象，提示预后不良。

五、现代研究

（一）临床研究

1. 对于疾病认识的相关研究

水气病是肺脾肾三脏功能失调，三焦膀胱气化失司所致的水湿停聚、泛滥，引起局部或周身肿胀为主的一类病证。《金匮要略》对水气病的论述，对后世"治水"理论的发展和临床实践具有重要影响。

（1）**水气病的分类** 对于水气病的分类，有关于"五水"与"四水"的阐述，"五水"即是《金匮要略》中风水、皮水、石水、正水、黄汗，但后世大多认为黄汗虽可出现四肢头面肿等类似水气病的表现，但毕竟以汗出色黄为临床特征，所以不是水气病，而是水气病的类似病。

（2）**病因病机的认识** 在《金匮要略》认识的基础上，后世对水气病的病因病机多有发挥：如贾士安归纳水气病的病因有如下几点：①风邪袭表，水为风激；②肺脾不调，外合湿邪；③阴阳失衡，水凝下焦；④正气内伤，五脏病水。认为脏腑失调是水气病的根源，营卫失调是水气泛滥的重要条件，津血紊乱是水肿发生的最终环节。金智生认为脏腑功能失调是水肿之根本，营卫不和为水肿之标，且营卫不和与水肿互为因果。水气病的形成是多种病因综合作用的结果，除外感六淫、内伤七情、饮食劳逸等原因外，主要取决于肺、脾、肾、三焦、膀胱等对水液代谢的气化与调节作用。

2. 水气病的治则治法研究

《金匮要略》提出水气病的治疗有发汗、利小便和攻逐三大治法。王苹认为仲景在具体运用发汗、利小便、攻下逐水三法时，是与调理脏腑气血阴阳相结合的，体现出"治脏腑气机是祛水之基，理阴阳助气化是祛水之根，调气血消瘀积是祛水之用"的治法特征。金智生认为调和营卫也是仲景治水的重要法则。对于具体治法，殷立敢综合了《金匮要略》与《伤寒论》中治疗水液代谢疾病的方法，并归纳为仲景治水十法。贾士安认为张仲景水气病方治具有"忌讳见肿治肿"、"注意表里同治"、"治水不忘理血"、"强调顾护阴液"的特色，对治疗水肿具有指导意义。

3. 治水方剂的临床运用研究

对水气病方剂的临床运用研究主要涉及相关方剂在风湿免疫、肾脏疾病、循环系统疾病、代谢性疾病、骨科相关疾病及乳腺癌术后水肿等的应用。

（1）**防己黄芪汤** 如在常规西药治疗基础上，加服防己黄芪汤合当归芍药散治疗慢性肾小球肾炎，获得较满意临床疗效。防己黄芪汤加减结合西药常规治疗高血压肾损害水肿疗效显著；用本方加减治疗慢性尿酸性肾病，能够明显降低血尿酸，改善肾功能。在对照组用药基础上，合用防己黄芪汤加味治疗原发性肾病综合征，疗效明显优于对照组；丁秀等对防己黄芪汤治疗原发性肾病综合征的临床疗效进行 Meta 分析，提示防己黄芪汤能有效治疗原发性肾病综合征，减少 24h 尿蛋白定量，升高血清白蛋白，降低血清总胆固醇和三酰甘油。马文政等通过临床研究，发现防己黄芪汤治疗肾病综合征患者可提高治疗总有效率，能够改善肾功能及血液高凝状态，降低炎症因子水平，提高内生肌酐清除率（Ccr），维持正常血清总胆固醇（TC）水平、24h

尿蛋白与白蛋白（ALB）水平。

在常规西药治疗基础上，加用防己黄芪汤化裁，治疗气虚血瘀型慢性充血性心力衰竭，改善心功能的疗效明显优于单纯西药组。临床观察防己黄芪汤对食道癌开胸手术中单肺通气和肺缺血再灌注所致的肺损伤，有较好的保护作用；给单侧肺叶切除术后患者，在常规治疗和护理基础上，服用防己黄芪汤后，改善肺功能临床疗效显著。用防己黄芪汤为主治疗肝硬化门静脉高压患者，采用超声多普勒系统装置观察对门静脉血流影响，显示门静脉横断面面积、门静脉血流速度明显减少，表明该方能改善肝硬化门静脉血流状况。

用防己黄芪汤合独活寄生汤加减治疗类风湿关节炎，获得满意临床疗效，明显优于甲氨蝶呤对照组。另有研究发现，应用独活寄生汤联合防己黄芪汤加减治疗痹证，治疗后的各项指标均显著低于单一组（$P<0.05$）。说明应用独活寄生汤联合防己黄芪汤加减治疗痹证效果更为显著。

防己黄芪汤可明显改善乳腺癌术后水肿，提高乳腺癌患者的生命质量。以防己黄芪汤为主治疗踝部骨折后肿胀，也有良好临床效果。另有该方加减治疗结节性血管炎、特发性水肿、肝硬化腹水、腰椎间盘突出症等的报道，均取得了较好的疗效。

（2）**防己茯苓汤**　防己茯苓汤临床可用于治疗肾小球肾炎、特发性水肿、肾病综合征、肾功能衰竭、慢性心力衰竭等疾病。

有报道用防己茯苓汤合越婢汤治疗急性肾小球肾炎，疗效满意；防己茯苓汤加减治疗特发性水肿和肾病综合征，尤其属于脾虚湿盛型者，临床疗效显著；还有报道运用防己茯苓汤加苏叶、益母草、泽兰、厚朴、陈皮和水蛭治疗慢性肾功能衰竭，服药10剂，下肢浮肿消失，精神好转，食欲增加。

防己茯苓汤临床还用于治疗慢性心力衰竭和心源性水肿。如有报道，在西药对照组治疗基础上，加服防己茯苓汤加减治疗慢性心力衰竭，疗效明显优于单纯西药组。

此外，防己茯苓汤在治疗重症感染急性肾损伤、妊娠水肿、肝硬化腹水、痛风性关节炎、膝关节慢性滑膜炎、下肢深静脉血栓后遗症、坐骨神经痛以及预防乳腺癌改良根治术治疗患者皮下积液的预防等方面也有较满意的临床疗效。

（3）**越婢汤与越婢加术汤**　越婢汤及越婢加术汤临床多用于治疗急性肾小球肾炎、慢性肾炎急性发作、肾病综合征、紫癜性肾炎、特发性水肿、类风湿关节炎、急慢性支气管炎等疾病，也可辅助治疗外感高热、急性荨麻疹合并血管性水肿等病证。此外，越婢加术汤对于免疫皮肤病，如小儿特应性皮炎、接触性皮炎、氨苄青霉素过敏等疾病也有较好的治疗效果。

用本方联合麻黄连翘赤小豆汤加减治疗急性肾小球肾炎、小儿急性肾炎，临床症状改善明显，治愈率高。付会玲采用越婢加术汤合五苓散治疗成人原发性肾病综合征风水相搏证，能够显著缓解患者风水相搏证的相关症状，降低蛋白尿，保护肾功能，抑制体内炎症反应，正性调节机体免疫功能，延缓疾病进展，整体疗效显著，且表现出一定的减毒优势。刘鹏应用加味越婢汤配合激素治疗过敏性紫癜肾炎，疗效显著，治疗过程中未见不良反应。曹生有采用越婢汤治疗特发性水肿81例，疗效满意。李晶晶等通过临床研究，认为越婢汤结合西药治疗类风湿关节炎比单纯西药治疗在改善症状等方面效果更显著。李志芹运用越婢汤加减治疗风湿热痹，总有效率为95.83%。金超用越婢汤合五苓散治疗急性荨麻疹合并血管性水肿，范洪斌运用越婢汤与桂枝汤合方治疗冷风疹，疗效满意。

另有报道，用越婢汤合麻黄附子细辛汤加减治疗慢性阻塞性肺疾病痰热郁肺型、用桂枝去芍药加麻黄细辛附子汤治疗心肺肾阳气亏虚，水饮内停所致的心肺急症，均取得较满意的疗效。

（二）实验研究

现代实验研究主要涉及水气病治疗常用方剂的药理学及其作用机制的研究。

1. 防己黄芪汤

现代药理研究表明，防己黄芪汤具有利尿、抗炎、抗过敏、镇痛、强心、降压、调整免疫、抗凝血、降血脂、抗动脉粥样硬化、减肥、抗辐射、抗急性肾功能损伤等作用。

防己黄芪汤对肾脏、心脏、肺缺血，以及肝损伤等具有保护作用。如江泳等观察了该方对碱性磷酸酶和尿肌酐的影响，发现防己黄芪汤对马兜铃酸肾毒性有一定缓解作用。陈春艳等研究发现防己黄芪汤能减少阿霉素肾病大鼠的24h尿蛋白定量，升高血浆蛋白水平，改善低蛋白血症；对脂质代谢紊乱有一定调节作用；能够保护肾小球滤过膜足细胞。张常明等认为，该方对阿霉素肾病模型大鼠肾功能的保护作用，其机理可能与降低肾组织白介素-6（IL-6）浓度，提高肾组织转化生长因子β1（TGF-β1）浓度有关。俞东容等研究显示，防己黄芪汤能下调单侧输尿管梗阻大鼠肾组织TGF-β1、上调骨形态发生蛋白-7（BMP-7）的表达，认为可能是该方改善肾间质纤维化，发挥祛风化湿作用的机制之一。陈洪宇等研究报道，防己黄芪汤临床上加减治疗慢性肾病，可能是通过降低蛋白尿，改善肾病理，抑制单核细胞趋化蛋白-1（MCP-1）的表达而发挥肾保护作用。王星等的研究表明，防己黄芪汤可能通过LRRK1基因调控肾脏尿酸转运系统，提高尿酸排泄能力，从而降低血清尿酸水平；防己黄芪汤除具有直接的肾保护作用，还可通过降低尿酸水平达到间接的肾保护作用。袁鑫等基于网络药理学和分子对接探讨了防己黄芪汤治疗肾性水肿的机制与通路，认为防己黄芪汤主要成分槲皮素、山奈酚、异鼠李素等可能通过调控AGE-RAGE和TNF信号通路发挥治疗肾性水肿的作用；胡红蕾等通过网络药理学研究，认为防己黄芪汤对于小儿肾病综合征的治疗主要依赖于MAPK和PL3K-Akt两条信号通路，并且通过槲皮素、7-O-甲基-异微凸剑叶莎醇、山奈酚、美迪紫檀素、4',-甲氧基光甘草定活性成分作用于MYC、AKT1靶蛋白，同时需要循环系统、细胞应激、生长调节、蛋白质丝氨酸/苏氨酸激酶活性的调节、白细胞分化等多种生物过程的参与来实现多成分、多靶点、多层次、多途径复杂的综合调控。

曹玲华等对防己黄芪汤抗慢性心力衰竭的作用进行了观察，并对其靶标进行分析，发现防己黄芪汤具有防治慢性心力衰竭的体外药效，主要通过槲皮素、芒柄花黄素、粉防己碱、黄芪甲苷等活性成分作用于缺氧、炎症和代谢相关信号通路，达到防治慢性心力衰竭的目的；崔昊震等采用家兔离体搏动心房灌注模型，观察防己黄芪汤对心房肌收缩力及心房钠尿肽（ANP）分泌量的影响，结果显示该方主要通过影响β-受体及L-型钙离子通道信号传导途径来增强心房收缩力，并对心房钠尿肽的分泌具有抑制作用，为防己黄芪汤治疗心力衰竭及水肿的作用机制提供实验依据。杨瑶等通过研究发现：防己黄芪汤对大鼠心肌纤维化具有保护作用，其可能机制是通过降低血管紧张素Ⅱ（AngⅡ）的水平来抑制p38MAPK的表达及其磷酸化，进而下调TGF-β1的表达，使CollagenⅠ、CollagenⅢ合成减少。胡晓玲等对防己黄芪汤治疗慢性心力衰竭的作用机制进行了网络药理学探讨，认为防己黄芪汤中的槲皮素、山奈酚等成分与毒蕈碱乙酰胆碱受体M（CHRM）、半胱氨酸蛋白酶（CASP）等靶蛋白结合，通过DNA结合转录、神经递质结合等过程以及PI3K-Akt、MAPK等信号通路，达到治疗慢性心力衰竭的作用。王建波等通过研究，发现防己黄芪汤可通过对肥胖型高血压大鼠的PPAR-γ/NF-κB信号通路及ET-1、ICAM-1和负责胰岛素敏感性的脂联素和瘦素的影响，保护血管炎症损伤及调节胰岛素敏感性，从而达到保护血管、减重降压的作用。薛亚楠等也通过类似研究，认为防己黄芪汤通过调节肾脏组织PPAR-γ/APN/AMPK信号通路，发挥减重与降压双重作用，保护肾脏，从而延缓肥胖性高血压发展进程。张家衡等研究证实，防己黄芪汤能明显减轻兔肺缺血再灌注损伤，对肺组织有保护作用。冯劲立等观察防己黄芪汤对内毒素脂多糖（LPS）与二甲基亚硝胺（DMN）联合造模的肝纤维化小鼠线粒体过氧化损伤的影响，结果能有效清除模型小鼠体内氧自由基水平，从而减轻肝纤维化过程中的过氧化损伤。

何莲花等通过实验研究发现，防己黄芪汤可有效缓解胶原诱导性关节炎（CIA）小鼠的临床症状，降低临床关节炎评分及发病率，同时具有抑制 CIA 小鼠关节滑膜中及大鼠胸主动脉环中血管新生的作用；覃清霞等发现，防己黄芪汤能降低 TNF-α 体外诱导的滑膜成纤细胞迁移、侵袭以及黏附能力，其作用机制可能与抑制细胞分泌 IL-1β 有关；姬霄霄等通过防己黄芪汤作用于 CIA 大鼠，研究防己黄芪汤的药理学机制及其对 PI3K-AKt 信号通路的调控作用，发现防己黄芪汤对胶原诱导性关节炎（CIA）具有良好的治疗作用，推测防己黄芪汤可能通过抑制 PI3K-Akt 通路的激活和炎症因子生成进而发挥治疗 RA 的作用。

防己黄芪汤能够抑制人三阴性乳腺癌细胞 MB-MDA-231 的增殖、迁移，并且促进其凋亡；刘宇飞等通过网络药理学研究，认为防己黄芪汤在乳腺癌的治疗上具有潜在的应用价值，其作用机制可能是通过不同靶点、不同信号通路之间的相互作用，共同达到治疗目的，认为今后的研究可进一步围绕通路及蛋白分析结果进行深入探讨，为防己黄芪汤治疗乳腺癌提供更多证据支持。

2. 防己茯苓汤

防己茯苓汤实验研究主要围绕着该方治疗急性肾损伤，慢性肾病，关节疼痛等临床运用提供药理学依据。

徐静琳等通过实验研究发现，防己茯苓汤能改善急性肾损伤临床症状，且在肾功能上明显得到改善，认为该方能够改善急性肾损伤的临床症状，改善肾功能，且该方安全性高，服用方便，可广泛运用在临床上。孙蕾通过临床研究，发现在基础治疗上加服防己茯苓汤能够改善急性肾损伤患者血利纳肽（ANP）、尿 β2-微球蛋白、血肌酐和血清半胱氨酸蛋白酶抑制剂，认为防己茯苓汤对急性肾损伤疗效显著；苏中昊等研究认为防己黄芪汤具有防治急性肾损伤的作用，可能与抑制 KIM-1 和 NGAL 蛋白及其 mRNA 表达作用有关。近年，有人分别通过网络药理学研究，得出防己茯苓汤治疗急性肾损伤具有多成分、多靶点和多通路的作用特点，为深入研究其作用机制及临床运用提供了新的思路。

喻嵘等研究发现，防己茯苓汤加减方对肿瘤坏死因子（TNF-α）诱导后肾小球系膜细胞的增殖具有抑制作用，并可影响肾小球系膜细胞纤溶酶原激活物抑制剂（PAI-1）的表达，进而调整细胞外基质（ECM）的合成与降解，为临床运用该方治疗慢性肾脏病提供了实验依据。田婧对防己茯苓汤的抗炎镇痛作用进行了实验研究，发现该方对二甲苯、蛋清所致急性炎症有明显抑制作用，能降低模型大鼠的毛细血管通透性，抑制棉球肉芽肿增生，提高小鼠痛阈值，并能显著降低炎症组织中前列腺素 E2（PCE2）的含量。其抗炎镇痛作用可能是临床治疗风湿性和类风湿关节炎的药理学基础之一。防己茯苓汤抗炎组分及其机制研究方面，潘一峰等通过研究发现，乙醇-乙酸乙酯提取组分是防己茯苓汤主要的抗炎活性组分，部分通过抑制炎症中关键诱导型合酶的蛋白表达，提高总抗氧化能力而发挥抗炎作用。

3. 越婢汤和越婢加术汤

越婢汤和越婢加术汤实验研究主要针对肾脏保护方面。如任艳芸等研究显示，越婢汤可以改善阿霉素肾病大鼠肾小球滤过率，降低尿蛋白排泄，改善肾小球滤过膜的通透性，改善蛋白质和脂质代谢；在改善肾病大鼠肾小球超微结构方面，有着明显的优势。陈淑欣等观察了越婢加术汤对临床过程和病理类型与人类膜性肾病十分接近的主动型 Heymann 肾炎模型大鼠的治疗作用，结果表明可以降低肾炎大鼠尿素氮和尿蛋白，提高血清总蛋白含量。

另外，越婢汤还可以下调不稳定大鼠膀胱中 Cajal 间质细胞（ICCs）细胞含量，通过调节膀胱兴奋性表达来改善膀胱逼尿肌的不稳定。需要注意的是，随着越婢汤的药量增加，抑制细胞增殖作用反而下降，提示临床用药并非是药物剂量越大效果越佳，临床中大剂量药物的应用可能发挥着双刃剑的作用。

六、问题与展望

（一）正水和石水的内涵与治疗方药有哪些？

本篇中正气与石水的条文较少，故临床特点并不十分明确，也没有明确其主治方药。

其中，正水表现为"外证自喘"，因此有医家认为，正水的治疗可以参考麻黄附子汤证、桂枝去芍药加麻黄细辛附子汤证等，但多为根据临床表现作出的推测，在文献上依据并不充分。正水的表现和证治方药，还需要进一步进行挖掘。

石水表现为"腹满不喘"，《素问·阴阳别论》有"阴阳结斜，多阴少阳，曰石水，少腹肿"。《灵枢·邪气脏腑病形》有"肾脉微大为石水，起脐以下至少腹，腄腄然。"可见石水是因阳气大衰，阴寒太盛，阴寒水气凝结于下焦少腹，气结血瘀而成，主要病在肾肝二脏。治疗上，或可使用温阳逐水类方药，后世的疏凿饮子、舟车丸、实脾饮等，是否可以用于石水的治疗？

（二）五脏水的理论价值及主治方药有哪些？

五脏水是本篇较为独特的概念，且只有表现，而无方药。五脏水看似是基于脏腑辨证进行水气病的分类，但与仲景在本篇的核心证治框架并不完全契合。一方面，仲景对水气病的分类，是根据水气从表入里的四个阶段进行的，即风水、皮水、正水、石水，而非根据五脏而分的。另一方面，五脏水病位偏里，故基本不涉及风水、皮水，单纯从五脏水认识本病有所局限，因此也有人认为属于正水、石水的进一步分类。

此外，五脏水有证而无方，故难以直接指导临床实践，还需要结合证候病机，进一步探讨相应的用方。

（三）黄汗病的理法是否有更深刻的内涵？

从表现而言，黄汗病应以汗出色黄为特点，但临床中以此症为主症的疾病并不多见。而"黄"，在仲景的语言中，往往是"湿热"的代名词，如茵陈蒿汤方后注有"黄从小便去"。可见"黄汗"之名，是否更多的是指代营卫不和与湿热熏蒸的病机内涵？

黄汗在《金匮要略》中与多种疾病密切相关，如历节可见黄汗："历节黄汗出，故曰历节"（《金匮要略·中风历节病》）；而黄汗进一步发展，还可以出现"劳气"、"恶疮"等病证；黄疸中用到黄汗主方桂枝加黄芪汤，如《千金方》将其归于"发黄"的范畴。是否可以进一步认为，黄汗是多种慢性疾病发生过程中的一个阶段？如果是，黄汗是如何发展为其余病证的？其传变规律有哪些？黄汗的主方桂枝加黄芪汤、芪芍桂酒汤，是否有更多的临床运用机会？苦酒在湿热的治疗中有什么独特的价值？

主要参考文献

[1] 姜德友，王兵，李杨. 水气病源流考[J]. 中华中医药学刊. 2009, 27（12）: 2479-2482.
[2] 孙伟，魏明刚. 对"水气病"的辨证思路及研究[J]. 中华中医药学刊. 2007, 25（9）: 1768-1769.
[3] 丁秀，程业刚，王小琴. 防己黄芪汤治疗原发性肾病综合征的 Meta 分析[J]. 湖南中医杂志. 2018, 34（5）: 158-161.
[4] 郎建兴. 独活寄生汤联合防己黄芪汤治疗痹病的疗效观察[J]. 内蒙古中医药，2017,（23-24）: 9-10.

[5] 王伟, 孔刘明, 姜明强. 防己黄芪汤对乳腺癌术后水肿及免疫的影响[J]. 世界中医药, 2018, 13（5）: 1119-1122.

[6] 刘鹏. 加味越婢汤配合激素治疗过敏性紫癜肾炎 28 例疗效观察[J]. 中国中西医结合肾病杂志, 2009, 10（6）: 543.

[7] 俞东容, 杨汝春, 李建秋, 等. 防己黄芪汤对单侧输尿管梗阻大鼠肾组织 TGF-$β_1$、BMP-7 的影响[J]. 中国中西医结合肾病杂志, 2011, 12（12）: 1041-1043, 1137.

[8] 王星, 薛宁, 李洪雷, 等. 防己黄芪汤对高尿酸血症小鼠降尿酸及肾保护作用机制的研究[J]. 中国中药杂志. 2020, 45（21）: 5248-5255.

[9] 王建波, 张晨新, 马永刚, 等. 防己黄芪汤对肥胖型高血压大鼠血管内皮保护作用机制研究[J]. 江苏中医药, 2020, 52（7）: 83-87.

[10] 薛亚楠, 刘海涛, 王建波, 等. 防己黄芪汤对肥胖性高血压大鼠肾脏保护机制研究[J]. 辽宁中医药大学学报. 2021, 23（6）: 28-31.

[11] 何莲花, 李慧杰, 单宏颖, 等. 防己黄芪汤对 DBA/1 小鼠胶原诱导型关节炎及血管新生的影响[J]. 中国实验方剂学杂志. 2021, 27（17）: 16-23.

[12] 覃清霞, 何娟, 何欢, 等. 防己黄芪汤对人类风湿关节炎成纤维样滑膜细胞功能的影响[J]. 时珍国医国药. 2021, 32（1）: 24-27.

[13] 徐静琳, 郑寿涛. 防己茯苓汤对急性肾损伤大鼠肾功能的影响[J]. 中国中医急症. 2015, 24（12）: 2090-2092.

[14] 孙蕾. 防己茯苓汤对急性肾损伤患者肾组织蛋白表达的影响[J]. 中医学报. 2016, 31（5）: 715-717.

[15] 苏中昊, 叶进, 张占刚. 防己茯苓汤对急性肾损伤大鼠肾组织 KIM-1 和 NGAL 表达的影响[J]. 中医杂志, 2014, 55（6）: 500-503.

[16] 喻嵘, 张晓白, 闻晓东, 等. 防己茯苓汤加减对 TNF-α 诱导的大鼠肾小球系膜细胞增殖及 PAI-1 含量的影响[J]. 中国中医药信息杂志, 2006,（8）: 18-20.

[17] 田婧. 防己茯苓汤抗炎镇痛作用的实验研究[J]. 中华中医药学刊, 2007,（12）: 2489-2491.

[18] 潘一峰, 杨晓露, 刘朵, 等. 防己茯苓汤抗炎组分筛选及其机制分析[J]. 中成药. 2013, 35（1）: 50-54.

[19] 任艳芸, 马巧亚, 孙万森. 越婢汤对阿霉素肾病大鼠肾小球超微结构的影响[J]. 中国中西医结合肾病杂志. 2010, 11（7）: 589-591.

[20] 陈淑欣, 魏东华, 刘秀芹, 等. 越婢加术汤对肾炎模型大鼠的药效学研究[J]. 成都中医药大学学报, 2011, 34（3）: 38-40.

黄疸病脉证并治第十五

一、病证源流

《说文解字》释"疸"字云 "黄病也",说明黄疸即黄病。黄疸病应有广义和狭义的区别。黄疸病名首见于《内经》。《素问·平人气象论》曰:"溺黄赤安卧者,黄疸……目黄者曰黄疸。"又《灵枢·论疾诊尺》云:"身痛而色微黄,齿垢黄,爪甲上黄,黄疸也,安卧,小便黄赤。"指出目黄、身黄、小便黄为黄疸病的三大主要临床症状,为后世认识狭义黄疸奠定了基础。本篇亦讨论了仅肌肤发黄而无目黄、溲黄的萎黄和因肾虚所致的女劳疸,均属黄疸范畴,可概括称为广义黄疸。

《金匮要略》中始有黄疸分类,仲景将黄疸病分为谷疸、酒疸和女劳疸三类,同时提及黑疸,为黄疸病转归。仲景对湿热、寒湿和瘀热发黄论述全面,创制系列方剂为后世医家所沿用,影响深远。

《诸病源候论·黄病诸候》提出了"黄病二十八候"及"九疸"说法:"夫九疸者,一曰胃疸,二曰心疸,三曰肾疸,四曰肠疸,五曰膏疸,六曰舌疸,七曰体疸,八曰肉疸,九曰肝疸。凡诸疸病……其病身面皆发黄,但立命不同耳。"可以看作是用脏腑部位命名的最早记载。同时提出了"胎黄"的名称。其后《圣济总录·黄疸门》论述了"三十六黄"。两书均记载了黄疸的危重证候"急黄",并论及"阴黄"证。

北宋·韩祗和《伤寒微旨论·阴黄证篇》详述了"阴黄"的辨证论治。元·罗天益在《卫生宝鉴·发黄》中进一步系统论述了阳黄和阴黄的证治,具有重要的指导意义。

明·张景岳在《景岳全书·胆黄》中提出"胆黄"病名,及"胆伤则胆气败,而胆液泄,故为此证"的观点,初步认识到黄疸的发生与胆液外泄有关。

清·程钟龄《医学心悟·发黄》中进一步发挥《金匮要略》"瘀热以行"理论,指出"瘀血发黄,亦湿热所致,瘀血与积热熏蒸,故见黄色也,去瘀生新,而黄自退矣。"唐容川在《金匮要略浅注补正·气血证治》中亦强调:"一个瘀字,便见黄皆发于血分,凡气分之热,不得称瘀。"

关于传染病致黄,《千金翼方·卷十八·黄疸》中指到"凡遇时行热病,多必内瘀著黄"。沈金鳌《杂病源流犀烛·诸疸源流》中明确提出"瘟黄"病名:"又有天行疫疠,以致发黄者,俗谓之瘟黄,杀人最急。"对传染病疾病所致的黄疸及其预后有所认知。

二、原文校释

【原文】

寸口脉浮而缓,浮则为风,缓则为痹。痹非中风。四肢苦烦,脾色必黄,瘀热以行。

【简释】

"缓"主湿，湿热相合，郁闭于脾，可成黄疸。丹波元坚认为"痹"字当作"瘅"，文义方能相合。"脾色必黄，瘀热以行"进一步阐述了黄疸的关键病机。湿热相合，久而成瘀，脾气失于转输，湿热泛溢于周身而发黄。后世医家多从湿、热、瘀着手辨治黄疸。关幼波指出："阳黄的治疗仍以清热利湿为常法，重视疏肝利水之惯例，以治中焦为要法，突出活血、解毒、化痰，即治黄必活血，血行黄易去，……"

【原文】

趺陽脈緊而數，數則為熱，熱則消穀，緊則為寒，食即為滿。尺脈浮為傷腎，趺陽脈緊為傷脾。風寒相搏，食穀即眩，穀氣不消，胃中苦濁，濁氣下流，小便不通，陰被其寒，熱流膀胱，身體盡黃，名曰穀疸。

額上黑，微汗出，手足中熱，薄暮即發，膀胱急，小便自利，名曰女勞疸。腹如水狀不治。

心中懊憹而熱，不能食，時欲吐，名曰酒疸。

【文献汇编】

趺陽脈緊而數，數則為熱，熱則消穀，緊則為寒，食即為滿。尺脈浮為傷腎，趺陽脈緊為傷脾。風寒相搏，食穀即眩，穀氣不消，胃中苦濁，濁氣下流，小便不通，陰被其寒，熱流膀胱，身體盡黃，名曰穀疸。

（《明洪武钞本金匮要略方·黄疸病脉证并治》）

【简释】

"趺阳脉紧而数……趺阳脉紧为伤脾"是从脉象讨论黄疸的病机。胃脉不缓而紧，则为脾伤，脾伤则生湿为疸。"浊气"指湿热而言，湿热内蕴，气化失司，小便不利，湿无去路，久而熏蒸，泛溢肌肤成为谷疸。酒疸亦因酒助湿热而发黄，与谷疸机理一致。女劳疸本因伤肾，故额上黑而小便自利，与二者不同。

【原文】

陽明病，脈遲者，食難用飽，飽則發煩頭眩，小便必難，此欲作穀疸。雖下之，腹滿如故。所以然者，脈遲故也。

【文献汇编】

陽明病脈遲者，食難用飽，飽則發煩頭眩，必小便難，此欲作穀疸。雖下之，腹滿如故。所以然者，脈遲故也。

（《明洪武钞本金匮要略方·黄疸病脉证并治》）

【简释】

"脉迟"非阴黄所独有。《伤寒论·辨阳明病脉证并治》中阳明病虽脉多见数，但若实热积滞，阻遏气机，迟脉亦可见。辨证关键在于"虽下之，腹满如故。"与《金匮要略·腹满寒疝宿食病脉证并治》中"腹满时减，复如故，此为寒，当与温药"互参，可知此处脉迟当为脾胃虚寒。脾胃虚寒，气行不畅，血行受阻而瘀血内生，而肝郁血瘀是阴黄的常见病机。王海藏《医垒元戎》曰："阴黄其证身冷，脉沉，身如熏黄，色黯……"，罗谦甫《卫生宝鉴·阴证》亦强调："皮肤凉，背恶寒，身冷……"。说明畏寒身冷是阴黄有别于阳黄的鉴别要点之一。

【原文】

夫病酒黃疸，必小便不利，其候心中熱，足下熱，是其證也。

【简释】

"心中热"与"心中懊憹而热"机理一致；"足下热"与女劳疸"手足中热"病机有异。"小便不利"提示酒疸湿无去路，必熏蒸发黄。

【原文】

酒黄疸者，或無熱，靖言了了，腹滿欲吐，鼻燥。其脉浮者，先吐之；沉弦者，先下之。

【简释】

酒疸病机关键为湿热内郁。辨治当把握病势，若脉浮，则病势向上，先用吐法；脉沉弦，则病势痼结于下，当先用下法。"先吐""先下"皆为权宜之计，作用在于因势利导，畅通气机，再根据急缓原则，脉证合参，方能通过序贯治疗取得良效。

【原文】

酒疸，心中熱，欲嘔者，吐之愈。

【简释】

《素问·阴阳应象大论》云："其高者，因而越之。""欲呕"者其病机向上向外，故以涌吐之法治之。

【原文】

酒疸下之，久久為黑疸，目青面黑，心中如啖蒜虀狀，大便正黑，皮膚爪之不仁，其脉浮弱，雖黑微黃，故知之。

【文献汇编】

酒疸下之，久久為黑疸，目青面黑，心下如啖蒜虀狀，大便正黑，皮膚爪之不仁，其脉浮弱，雖黑微黃，故知之。

（《明洪武钞本金匮要略方·黄疸病脉证并治》）

【简释】

巢元方曰："夫黄疸、酒疸……久久多变为黑疸。"（《诸病源候论·黄病诸候》）尤怡云："酒疸……湿热乘虚陷入血中，则变为黑疸。"黑疸病机为脾肾阳虚、肝损气郁、湿热未尽，可由酒疸迁延而致。

【原文】

師曰：病黃疸，發熱煩喘，胸滿口燥者，以病發時，火劫其汗，兩熱所得。然黃家所得，從濕得之。一身盡發熱而黃，肚熱，熱在裏，當下之。

【简释】

黄疸初起兼表证者，可用汗法。但以"火劫"发汗，则会助热而加重病情，故曰"两热相得"。在以下法清泄里热之时，当兼顾祛湿。

【原文】

脈沉，渴欲飲水，小便不利者，皆發黃。

【文献汇编】

脈浮，渴欲飲水，小便不利者，皆發黃。

（《明洪武钞本金匮要略方·黄疸病脉证并治》）

【简释】

尤怡："脉沉者，热难外泄，小便不利者，热不下出，而渴饮之水，与热相得，适足以蒸郁成黄而已。"陈念祖曰："凡病在里脉沉，里热而渴欲饮水，饮水多而小便不利者，水无去路则郁于里而为湿，湿与热合，交相蒸郁，皆可卜其发黄。"

【原文】

腹滿，舌痿黃，躁不得睡，屬黃家。舌痿疑作身痿。

【简释】

黄疸病可见腹满、舌萎黄、躁不得眠，需区别湿热、寒湿及瘀血因素。

【原文】

黄疸之病，当以十八日为期，治之十日以上瘥，反剧为难治。

【简释】

"黄疸之病，当以十八日为期"是仲景临床经验的总结，与传染性黄疸的预后大致符合。总体而言，强调有病早治，动态观察黄疸治疗效果。经治黄疸不减反增者，预后不佳。

【原文】

疸而渴者，其疸难治；疸而不渴者，其疸可治。发於阴部，其人必呕；阳部，其人振寒而发热也。

【文献汇编】

1 黄疸之病，疸而渴者，其病难治；疸而不渴，其病可治。发于阴部，其人必呕；发于阳部，其人振寒而微热。

（《备急千金要方·卷第十》）

2 疸而渴者，其疸难治；疸而不渴者，其疸可治。发於阴部，其人必呕；发于阳部，其人振寒而发热也。

（《明洪武钞本金匮要略方·黄疸病脉证并治》）

【简释】

黄疸病过程中出现渴证，或渴喜冷饮，或喜热饮而饮水不多，说明或热盛津伤或阳虚水津不布，正气已伤，皆属难治。"阴部""阳部"的理解，赵以德以脾胃分阴阳，以寒呕分表里，云："阴部者，脾太阴也，阳部者，足阳明也，热甚于里则呕，热在于表则发热振寒。"（《金匮方论衍义·黄疸病脉证并治》）尤怡认为脏腑为阴，躯壳为阳，云："阴部者，里之脏腑，关于气，故呕；阳部者，表之躯壳，属于形，故振寒而发热。"（《金匮要略心典·黄疸病脉证并治》）沈明宗亦指出"邪在胸膈胃肠之里为发阴部，内逆上冲其人必呕，其邪尽发皮壳之表为阳部，乃太阳所主，故振寒而发热也。"（《金匮方论编注》）故阴部为脏腑，主要指脾胃，阳部为肌表，主要在营卫。

【原文】

穀疸之为病，寒热不食，食即头眩，心胸不安，久久发黄，为穀疸，茵陈蒿汤主之。

茵陈蒿汤方：

茵陈蒿六两　栀子十四枚　大黄二两

上三味，以水一斗，先煮茵陈，减六升，内二味，煮取三升，去滓，分温三服。小便当利，尿如皂角汁状，色正赤，一宿腹减，黄从小便去也。

【文献汇编】

1 治伤寒七八日内，实瘀热结，身黄如橘，小便不利，腹微胀满，茵陈汤下之。方：

茵陈六两　栀子十四枚　大黄三两

上三味，㕮咀，以水一斗二升煮茵陈，得五升，去滓，纳栀子、大黄，煎取三升。分服一升，日三。小便当利如皂荚沫状，色正赤，当腹减，黄悉随小便去也。

（《备急千金要方·卷第十·伤寒发黄》）

2 穀疸之为病，寒热不食，食即头眩，心胸不安，久久发黄，为穀疸，茵陈蒿汤主之。方：

茵陈蒿陆两　大黄叁两　栀子拾肆枚

上三味，㕮咀，以水一斗二升，煮茵陈，减半，内二味，煮取三升，去滓，分温三服。小便利，溺如皂荚汁状，色正赤，一宿腹减，黄从小便去。

（《明洪武钞本金匮要略方·黄疸病脉证并治》）

【简释】

"寒热"可有两种情况：一为恶寒发热，非一般表证，魏念庭认为"此寒热由内发外，与表邪无涉"（《金匮要略本义》），为湿热壅遏营卫所致；二为寒热往来，为湿热壅遏少阳，枢机不利所致。

【原文】

黄家日晡所發熱，而反惡寒，此為女勞得之。膀胱急，少腹滿，身盡黃，額上黑，足下熱，因作黑疸。其腹脹如水狀，大便必黑，時溏，此女勞之病，非水也。腹滿者難治。硝石礬石散主之。

硝石礬石散方：

硝石　礬石（燒）等分

上二味，為散，以大麥粥汁，和服方寸匕，日三服，病隨大小便去。小便正黃，大便正黑，是候也。

【文献汇编】

黄家，至日晡所发热而反恶寒，此为女劳，得之当膀胱急，小腹满，体尽黄，额上黑，足下热，因作黑疸。其腹胪胀而满，如欲作水状，大便必黑，时溏泄，此女劳疸，非水也。腹满者难治。治女劳疸，硝石矾石散方：

硝石　矾石各半两

上二味，治下筛，大麦粥汁服方寸匕，日三，重衣覆取汗。病随大小便出，小便正黄，大便正黑。

（《備急千金要方·卷第十·伤寒发黄》）

【简释】

关于"恶寒"，黄疸病湿热内蕴，邪郁阳明时常于日晡发热而不恶寒。女劳疸病性属虚，亦可见日晡所不发热而恶寒。"因作黑疸"可理解为由此而发展为黑疸，提示女劳疸日久可以转变为黑疸；亦有理解为"因而被看作黑疸"，表示女劳疸肾虚夹瘀，与黑疸湿热内蕴毕竟不同。

【原文】

酒黃疸，心中懊憹，或熱痛，梔子大黃湯主之。

梔子大黃湯方：

梔子十四枚　大黃一兩　枳實五枚　豉一升

上四味，以水六升，煮取二升，分溫三服。

【文献汇编】

1 治伤寒饮酒，食少饮多，痰结发黄，酒疸，心中懊憹而不甚热，或干呕，枳实大黄栀子豉汤。方：

枳实五枚　大黄三两　豆豉半升　栀子七枚

上四味，㕮咀，以水六升，煮取二升，分三服。心中热疼、懊憹皆主之。

（《備急千金要方·卷第十·伤寒发黄》）

2 酒黃疸，心中懊憹，或熱痛，梔子枳實豉大黃湯主之。方：

梔子拾肆枚　枳實伍枚，炙　豉壹升，綿裹　大黃壹兩

上四味，㕮咀，以水六升，煮取二升，去滓，分溫三服。

（《明洪武钞本金匱要略方·黄疸病脉证并治》）

【简释】

"心中懊憹或热痛"为酒疸关键证候，除此之外，应与第2、4、5条互参，可见"不能食"

"小便不利、足下热""腹满欲吐、鼻燥"等症。《医门法律·黄瘅门》曰:"此治酒热内结,昏愦懊憹之剂,然伤寒证中有云:'阳明病,无汗,小便不利,心中懊憹者,身必发黄',是则诸凡热甚于内者,皆足致此,非独酒也。"

【原文】
诸病黄家,但利其小便。假令脉浮,当以汗解之,宜桂枝加黄耆汤主之。方见水气病中。

【文献汇编】
1 诸病黄疸,宜利其小便,假令脉浮,当以汗解,宜桂枝加黄耆汤。方:
桂枝 芍药各三两 甘草二两 生姜三两 大枣十二枚 黄耆五两
上六味,㕮咀,以水八升,微火煎取三升,去滓。温服一升,覆取微汗;须臾不汗者,饮热稀粥以助汤;若不汗,更服汤。
(《备急千金要方·卷第十·伤寒发黄》)

2 师曰:诸病黄家,但利其小便。假令脉浮,当以汗解之,宜桂枝加黄耆汤主之。方见上水病中。
(《明洪武钞本金匮要略方·黄疸病脉证并治》)

【简释】
利小便法为治疗狭义黄疸通法和正法。营卫不和的中风表虚证,可用桂枝加黄芪汤,湿热黄疸初起者亦不适宜。可用于萎黄病兼表虚者,或黄疸后期证见卫表气虚者。

【原文】
诸黄,猪膏髪煎主之。
猪膏髪煎方:
猪膏半斤 乱髪如鸡子大三枚
上二味,和膏中煎之,髪消药成,分再服,病从小便出。

【文献汇编】
1 仲景《伤寒论》诸黄,猪膏煎主之。方:
猪膏八两 乱发大如鸡子二枚
上二味,纳发膏中煎之,发消尽研,绞去膏细滓,分二服。病从小便去也。出第十四卷中。《肘后》《备急》、文仲、《千金》《古今录验》、深师、范汪同。
(《外台秘要方·第四卷·诸黄方》)

2 诸黄,猪膏髪煎主之。方:
猪膏半斤 乱髪如鸡子大叁枚
上二味,和膏中煎之,髪消药成,分再服,病从小便去。
(《明洪武钞本金匮要略方·黄疸病脉证并治》)

【简释】
尤怡谓:"此治黄疸不湿而燥者之法。……猪脂利血脉,解风热,乱发消瘀,开关格,利水道,故曰病从小便出。"(《金匮要略心典·黄疸病脉证并治》)徐彬认为本方为"黄疸之谷气实者设也。"(《金匮要略论注·黄疸病脉证并治》)张璐曰:"详此治瘀血发黄之缓剂,以诸黄虽多湿热,然经脉久病,不无瘀血阻滞也。……较硝石矾石散,虽缓急轻重悬殊,散瘀之旨则一也。"(《张氏医通·杂门·黄疸》)

【原文】
黄疸病,茵陈五苓散主之。一本云:茵陈汤及五苓散并主之。
茵陈五苓散方:
茵陈蒿末十分 五苓散五分方见痰饮中

上二物和，先食飲方寸匕，日三服。
【文献汇编】
黄疸病，茵陳五苓散主之。一本云：茵陳湯及五苓散并主之。方：
茵陳蒿末十分　五苓散五分
上二物，和，先食飲服方寸匕，日三服。五苓散，方見痰飲中。

（《明洪武钞本金匱要略方·黄疸病脉证并治》）

【简释】
本方用量为理解关键。茵陈用量倍于五苓散，且桂枝用量在五苓散中为总量的 1/8，故桂枝并不助热而奏化气利水之功。

【原文】
黄疸腹滿，小便不利而赤，自汗出，此為表和裏實，當下之，宜大黄硝石湯。
大黄硝石湯方：
大黄　黄柏　硝石各四兩　梔子十五枚
上四味，以水六升，煮取二升，去滓，内硝，更煮取一升，頓服。

【文献汇编】
1 黄家腹满，小便不利而赤，自汗出，此为表和里实，当下之，大黄黄檗栀子芒硝汤。方：
大黄三两　黄檗四两　栀子十五枚　芒硝四两
上四味，哎咀，以水六升，煮取二升，去滓，纳芒硝，复煎取一升，先食顿饮之。

（《備急千金要方·卷第十·伤寒发黄》）

2 黄病腹滿，小便不利而赤，自汗出，此為表和裏實，當下之，宜大黄黄檗栀子消石湯。方：
大黄　黄檗各肆兩　栀子拾伍枚　消石肆兩
上四味，哎咀，以水六升，煮取二升，去滓，内消，更煮取一升，頓服。

（《明洪武钞本金匱要略方·黄疸病脉证并治》）

【简释】
尤怡曰："腹满小便不利而赤者，为里实。自汗出为表和。大黄、硝石亦下热去湿之法，视栀子大黄及茵陈蒿汤较猛也。"（《金匮要略心典·黄疸病脉证并治》）强调里热成实；曹颖甫曰："以瘀热在里，直可决为独阳无阴之大黄硝石汤证。"（《金匮要略发微·黄疸病脉证并治》）更明确了热瘀在里、里热盛实的病机关键。

【原文】
黄疸病，小便色不變，欲自利，腹滿而喘，不可除熱，熱除必噦。噦者，小半夏湯主之。方見痰飲中。

【简释】
参看《伤寒论》199 条"阳明病，不能食，攻其热必哕，所以然者，胃中虚冷故也，以其人本虚，攻其热必哕"，太阴脾虚，寒湿内阻，误用寒下则胃气上逆作哕，小半夏汤对症治疗，非治黄疸正方。

【原文】
諸黄，腹痛而嘔者，宜柴胡湯。必小柴胡湯，方見嘔吐中。

【简释】
据辨证实际选用小柴胡汤或大柴胡汤。

【原文】
男子黄，小便自利，當與虚勞小建中湯。方見虚勞中。

【简释】

《伤寒论》278条曰"若小便自利者，不能发黄"，本篇黄疸均见"小便不通""小便必难""小便不利"，故治萎黄。

【原文】

附方：

瓜蒂汤　治诸黄。方见喝病中。

【文献汇编】

诸黄，瓜蒂汤主之。方见喝病中，出《删繁》。

（《明洪武钞本金匮要略方·黄疸病脉证并治》）

【简释】

"诸黄"指湿热黄疸，谷疸、酒疸之类。酒疸"欲吐"，谷疸"不食，心胸不安"，瓜蒂散涌吐，通畅上焦胸膈之气，有助于恢复气化而湿热得去。

《千金》麻黄醇酒汤：治黄疸。

麻黄三两

上一味，以美清酒五升，煮取二升半，顿服尽。冬月用酒，春月用水煮之。

【文献汇编】

黄疸，麻黄醇酒汤主之。方：

麻黄叁两，去节，绵裹

上一味，以美清酒五升，煮取二升半，去滓，顿服尽。冬月用酒，春月用水煮之。

（《明洪武钞本金匮要略方·黄疸病脉证并治》）

【简释】

用于黄疸初起，湿热不甚而见风寒表实者。

三、疑难探析

（一）黄疸病"脾色必黄，瘀热以行"的病机关键

本篇第1条云："寸口脉浮而缓，浮则为风，缓则为痹。痹非中风。四肢苦烦，脾色必黄，瘀热以行。"指出黄疸可由外感而得，同时强调黄疸病位在脾，病机关键为"瘀热以行"。脾主四肢肌肉，湿邪困阻中焦气机，四肢必感重滞不舒，甚至痠痛；湿热久郁熏蒸，常发展为黄疸，黄色为脾之病色，故曰"脾色必黄"。如脾脏所蕴积湿热不得泄越，由气分陷入血分，湿热瘀热外现于皮肤，发为黄疸，故云"脾色必黄，瘀热以行"。

关于"瘀"字，《说文解字》曰："瘀，积血也。"《伤寒论》268条云："伤寒瘀热在里，身必黄，麻黄连轺赤小豆汤主之。"文中"瘀"字即为邪热陷于血分，血行不畅之意。唐宗海《金匮要略浅注补正·黄疸病脉证并治》云："瘀热以行，一个瘀字，便见黄皆发于血分，凡气分之热不得称瘀……脾为太阴湿土，土统血，热陷血分，脾湿郁遏，乃发为黄。"陆渊雷谓："瘀字又暗含郁滞之意。"在病机层面延伸了瘀的含义。"瘀热以行"可以理解为湿热郁滞，久而成瘀。《张氏医通·九卷·黄疸》指出："诸黄虽多湿热，然经脉久病，不无瘀血阻滞也。"更强调了可因湿热陷于血分而发黄疸。本篇茵陈蒿汤条强调"久久发黄为谷疸"亦说明湿热内蕴，逐渐蒸迫于血分有一定病程。因此治黄疸应重视凉血活血，常可提高疗效。《伤寒论》125条曰："太阳病，身黄，脉沉结，少腹硬，小便不利，为无血也。小便自利，其人如狂者，血证谛也，抵挡汤主之。"中医名家关幼波明确提出："治黄必治血，血行黄易却。"

（二）湿邪在黄疸病发病中的作用

本篇第 8 条云："病黄疸，发热烦喘，胸满口燥者，以病发时，火劫其汗，两热相得。然黄家所得，从湿得之。一身尽发热而黄，肚热，热在里，当下之。"阐述了黄疸病为湿从热化而得，若误用火劫迫汗，病不但不除，反而助长湿热邪气，即所谓"两热相得"，出现身发热、烦喘、胸闷、口燥等症，呈热结在里之势，当用泻下里热之法使邪有去路。"然黄家所得，从湿得之"一句作为插入语，强调了祛湿不容忽视，仅用下法，则病难除。

赵以德《金匮要略衍义·黄疸病脉证并治》云："黄疸必由湿热所发。湿有天地之湿，有人气之湿，有饮食之湿，三者皆内应脾胃，郁而成热，郁极乃发，则一身热而土之黄色出见于表为黄疸也。……今因火劫其汗，汗纵出而湿不去，火热反与内之郁热相并，客于足阳明经，故发热烦喘胸满。"强调了湿邪困脾，郁而化热。治疗中若不兼顾祛湿，又汗不得法，则湿邪不去，黄疸不退，反而内热转盛，致成坏病。徐彬《金匮要略论注·黄疸病脉证并治》针对湿热黄疸亦强调："燥火不能遽使人黄也。凡黄必因湿郁，故又概言然黄家所得，从湿得之。谓火不与湿并，不能作黄耳。"尤怡亦指出："曰黄家所得，从湿得之，明其病之不独因于热也。"临床上常采用温阳化湿法，振奋中阳，助脾化湿，促使狭义黄疸病久者退黄，常获满意疗效，当为受"黄家所得，从湿得之"启迪之故。当然治疗黄疸，并非单纯利水渗湿，应在辨证基础上，分别与芳香化浊、清热解毒、理气化瘀、凉血通便等法配合应用，标本兼顾，气血并调，才能获得良效。

（三）"黄疸之病，当以十八日为期"的理解

本篇第 11 条云："黄疸之病，当以十八日为期，治之十日以上瘥，反剧者为难治。"本条从病程论述黄疸的预后，提示要有病早治。黄疸预后的判断，一般以十八日为期，若治疗得当，一般到十日左右病势衰减，邪渐去而病向愈；若治疗失误，而十天之后病势加剧，则为邪胜正退，其病难治，预后不佳。

关于"十八日为期"，有三种观点：一是十八日为土旺之期。尤怡曰："土无定位，寄旺于四季之末各十八日。黄者土气也，内伤于脾，故即以土旺之数，为黄病之期，盖谓十八日脾气至而虚者当复，即实者亦当通也。治之十日以上瘥者，邪浅而正胜之，则易治，否则邪反胜而增剧，所谓病胜脏者也，故难治"（《金匮要略心典·黄疸病脉证并治》）。仲景在《金匮要略脏腑经络先后病脉证并治》篇中提到"四季脾旺不受邪，即勿补之"，即是如此观点。二是十八日为阴数之期，病易愈。沈明宗曰："此取阳病阴和，阴病阳和之大纲也。十八乃三六，阴数之期也，十二二五，阳土之数也，黄疸乃湿热郁蒸，阳邪亢极，脾阴大衰，故治之需候一六、二六、三六，阴气来复，制火之期，而为定期"（《金匮要略编注·黄疸》）。三是以十八日为一气有余。徐彬曰："黄疸之病过三候而气一变，五日为一候，十五日为一气，若十五日又加三日，则为十八日，一气有余，未满四候，愈则竟愈，故曰为期"（《金匮要略论注·黄疸病脉证并治》）。魏荔彤亦认为治之十日以上，病情反复增剧，是正气不足以胜邪，其病难治，治疗则需"治邪必顾正，既欲祛散，又须弥补。"

"黄疸之病，当以十八日为期"强调有病早治，动态观察，不必拘泥于十八日之数。

（四）硝石矾石散之惑

原文第 14 条针对女劳疸因作黑疸，病机为肝肾阴虚夹湿热瘀血，用硝石矾石散治疗，疑点有三：其一，女劳疸病机为本虚标实，却用硝石矾石活血祛湿，前后分消，通利二便，以祛邪实为主，而未滋养肝肾，何也？其二，治疗黄疸病仲景习用茵陈蒿或者栀子等退黄，何以此

处黄疸久滞，已作黑疸，反而不用退黄之品？其三，本方以"大麦粥汁和服方寸匕"，病重笃重，用药反而量轻效弱？

此条为女劳疸因作黑疸，女劳疸已属正虚邪恋，病久深重，向黑疸转归，更说明病情恶化，预后不佳。患者黄疸泛溢，腹胀实为腹水臌胀，二便不通，汤水难下（结合现今临床，多为肝硬化、肝癌、胰腺肿瘤、胆囊肿瘤等终末期），在当时张仲景判断多属不治（本条仲景提出"腹满者难治"），退黄扶正已难奏效，唯有对症缓解腹胀和二便难，故用前后分消之硝石矾石散；且患者汤水难下，故只能作散剂少量，混入粥汁中方能药随粥入，以期略奏其效。由此可见，张仲景对疾病病情轻重和治疗疗效有清楚认知和判断，有的放矢，法度严明。

四、临证思维

（一）气血津液之辨

黄疸病辨证，须落实在气血津液的寒热虚实上，才能精准施治。

本篇第 1 条明确指出："寸口脉浮而缓，浮则为风，缓则为痹。……四肢苦烦，脾色必黄，瘀热以行。""浮"主风，为阳邪，易从热化；"缓"主湿，为阴邪，易困脾。湿邪本身为津液不布的病理产物。秉承《内经》外感发黄的观点，仲景同时强调了湿邪在黄疸发病中的关键作用。如前所述，"脾色必黄"强调黄疸病位在脾，而"瘀热以行"强调了湿热陷于血分，才会发黄。第 8 条"然黄家所得，从湿得之"以插入语方式，再次强调了湿邪内蕴是黄疸病发病基础，第 9 条云："脉沉，渴欲饮水，小便不利者，皆发黄"。黄疸多见"小便不利"，为气化失司，湿邪内蕴，不得去路。故黄疸之病，涉及气血津液，而辨治黄疸，以治脾为要，从湿、热、瘀入手，缺一不可。

仲景在把握黄疸病预后时，在第 12 条指出"疸而渴者，其疸难治；疸而不渴者，其疸可治"。渴与不渴，反映了津液的盈亏，反映了黄疸病从热而化，逐步化燥成实，由气入血的轻重层次。从《伤寒论》桃核承气汤证（必小便自利方可用）、抵挡汤（丸）证可知，热病成实，陷于血分，除神志障碍逐渐加重外，尚可出现发黄、生风动血的证候，病情危重。故在疾病轻浅阶段，从常见证候观察入手，渴与不渴，反映了正气盛衰，事关预后。

也从大黄的用量角度，可以看到仲景治疗黄疸，一方面气血同治，另一方面，通腑泄热法的充分应用，蕴含"截断扭转"的治疗思路。栀子大黄汤中大黄用量一两，茵陈蒿汤中大黄二两，大黄硝石汤大黄用至四两，抵挡汤则用至六两，通腑泄热、凉血解毒功效逐步加强，反映了仲景从气血层面对病位、病势的精准把握。

仲景"顾正气""治未病"理念处处绽放光芒。

（二）黄疸色泽之辨

狭义黄疸以身目俱黄、小便不利为辨病要点。《伤寒论·辨阳明病脉证并治》曰："此为瘀热在里，身必发黄，茵陈蒿汤主之""伤寒发汗已，身目为黄，所以然者，以寒湿在里不解也。以为不可下也，于寒湿中求之""伤寒七八日，身黄如橘子色，小便不利，腹微满者，茵陈蒿汤主之"。较为全面地呈现了湿热黄疸的证候特征。《金匮要略》一书中仲景未提及"目黄"，但在第 2 条云"身体尽黄"，第 14 条亦强调"身尽黄"。关于小便颜色，第 13 条云服茵陈蒿汤后"小便当利，尿如皂角汁状，色正赤"，第 19 条谓"小便不利而赤"，湿热黄疸多见小便不利而赤。《金匮要略·脏腑经络先后病脉证并治》云："色黄者便难。"湿热黄疸多见大便秘结或不爽，兼腹满，可作为"小便不利而赤"的补充。而第 20 条云："黄疸病，小便色不变，欲自利，腹满而喘，不可除热，热除必哕。"小便颜色可作为判断寒热的关键依据。

皮肤发黄颜色是否鲜泽也是判断黄疸病寒热虚实的关键。茵陈蒿汤证"身黄如橘子色"的表述对后世影响深远。黑疸以"目青面黑""虽黑微黄"为特点，女劳疸则"额上黑"，黄色均晦暗。寒湿黄疸仲景未描述黄色特点，但强调"小便色不变，欲自利，腹满而喘"，与茵陈蒿汤证为代表的湿热黄疸形成鲜明对比。另如小建中汤所治"男子黄"，因其"小便自利"，必不似湿热黄疸身黄鲜明，参照《血痹虚劳病》篇"男子面色薄，主渴及亡血"，可知身为萎黄色。

（三）"八法"择用之辨

所谓黄疸"八法"是针对广义黄疸诊治而言。狭义黄疸仍以清利湿热为主法。仲景创制系列治黄经方，对后世影响深远。汗法，选用麻黄连轺赤小豆汤（《伤寒论》262条）、桂枝加黄芪汤及《千金》麻黄醇酒汤；吐法，选用瓜蒂汤；下法，有大黄硝石汤、栀子大黄汤以攻下，猪膏发煎以润下；消法，指消瘀而言，方选抵当汤（《伤寒论》125条）、硝石矾石散；和法，首推小柴胡汤，若兼腹痛便秘，则和下并举，方选大柴胡汤；关于温法，仲景提示"于寒湿中求之"，小半夏汤温中和胃，为寒湿发黄误下致哕的救误方，后世医家推崇茵陈术附汤；清法以茵陈蒿汤为代表，实则体现前后分消，尚有栀子柏皮汤（《伤寒论》261条）、茵陈五苓散等；补法为治疗虚劳萎黄的小建中汤。综上，针对广义黄疸，仲景方证体系基本完备。

就狭义黄疸而言，清利湿热为治疗关键，故利小便法十分重要，仲景言"黄从小便去也"，即为渗湿于热下，利湿以清热。但黄疸之治，仲景虽云"诸病黄家，但当利其小便"，实则治法不仅限于利小便。如前所述，黄疸的形成关键在于湿热陷于血分，并不完全取决于小便是否通利。上述方剂中仅有茵陈蒿汤、茵陈五苓散、栀子柏皮汤3方运用了通利小便之法。即使在湿热黄疸，亦有湿胜、热胜、湿热并重之不同，治疗亦有所侧重，并不局限于利小便一法。如《丹溪心法》云："诸疸口淡，怔忡，耳鸣，脚软，微寒发热，小便白浊，此为虚证，治宜四君子汤合八味丸，不可过用凉剂，强通小便，恐肾水枯竭。"

（四）治黄疸调治脾胃为要

仲景顾护脾胃的学术思想贯穿杂病辨治始终。本篇所论黄疸仲景认为是以脾胃为核心，明确提出"脾色必黄"。故诊察病情，仲景重视患者饮食情况，有"不食，食即头眩""食难用饱，饱则发烦头眩""欲呕""腹满欲吐""哕""渴欲饮水"等细节描述，同时兼顾患者心下、腹部、四肢等脾胃相关部位证候，有"四肢苦烦""胃中苦浊""心中懊憹而热""心中如啖蒜齑状""腹满""腹痛""欲自利"等证候。经全面分析，辨明中焦寒热虚实。同时在治疗相关病证时，重视病位辨证，脉浮欲吐者治以吐法；热扰胸膈者清热利湿；病在少阳，邪高痛下者，治以和解；湿热并重者前后分消；热盛里实者通腑泄热；脾虚萎黄者治以建中等。总以祛邪、扶正为目的，恢复中焦脾胃健运之职，则实者湿祛热清，瘀消黄退，虚者寒去湿化，清升浊降，气血化生。

仲景论及黄疸治疗，有三忌：一者忌用火攻。提出黄疸病症见"发热烦喘，胸满口燥"，是"病发时，火劫其汗，两热相得"。二忌未化燥成实而早用攻下。酒黄疸腹满欲吐，通过脉象和呕吐证候把握病势，若脉浮则当"先吐之""欲呕者，吐之愈"。若误用下法，则酒疸会"久久为黑疸"。三忌寒湿发黄误用攻下。提出"不可除热"的治禁，不犯"虚虚实实"之戒。上述三忌以及"黄疸病当以十八日为期"的提出，充分体现了仲景详查临床实际，立足脾胃气机特点，及早治疗，避免苦寒药物败伤脾胃阳气的学术特点。

五、现代研究

（一）临床研究

针对黄疸的临床研究主要集中在狭义黄疸的相关方证，相对集中在茵陈蒿汤和茵陈五苓散。

巫资明等研究证实，结石性梗阻性黄疸术后患者服用茵陈蒿汤合大柴胡汤后，黄疸消退时间和住院天数均有缩短。有学者研究发现茵陈蒿汤治疗梗阻性黄疸疗效的差异可能与肠道菌群有关。茵陈蒿汤治疗胆汁淤积安全有效。Chen Z 等检索相关资料，显示茵陈蒿汤可明显降低胆汁淤积血清标志物如 ALT、AST、TBIL 和 DBIL 的水平，缩短治疗时间且无不良事件报道。于希等运用茵陈蒿汤联合西药治疗急性黄疸型肝炎 70 例，联合组在改善肝功能相关指标方面优于西药组。在治疗慢性乙型病毒性肝炎方面，黄敬泉等观察茵陈蒿汤联合西药治疗湿热中阻型重度慢性乙肝患者 96 例的临床效果，与单纯西药组进行对照研究，发现加用茵陈蒿汤的患者治疗有效率和肝功能改善明显。邱庐山等通过临床随机对照实验，将 50 例慢乙肝患者分为恩替卡韦组和恩替卡韦联合茵陈蒿汤组，比较患者血清炎性指标，发现联合组 IL-15、IL-5、TNF-α 明显降低，可能与茵陈蒿汤对人体中激活 TNF-α 的相关刺激因子有一定的阻断作用，同时可有效阻断 TNF-α、核转录因子 κB 间正反馈调节过程，进而达到抑制肝脏炎症反应的效果。柯守敏等研究茵陈蒿汤对梗阻性黄疸湿热证术后 IL-6 及免疫功能的调控作用发现，梗阻性黄疸肝胆湿热证术后患者经茵陈蒿汤干预后，血液中促炎因子 IL-6 水平明显下降，T 淋巴细胞亚群水平较对照组明显上升。表明茵陈蒿汤在降低炎症因子水平，提高免疫功能方面发挥重要的调控作用。

蒋文凤对妊娠肝内胆汁淤积患者在基础治疗上加入茵陈五苓散，可明显降低 CG、ALT 和 AST，改善患者的妊娠结局。贾书琴等采用茵陈五苓散治疗小儿急性黄疸型肝炎，总有效率达 94.6%。陈波在常规保肝治疗的基础上，使用茵陈五苓散治疗慢性乙型肝炎肝纤维化，发现肝纤维化指标进行性下降，肝内纤维化所致弥漫性细胞外基质过度沉淀好转，显示该方保肝作用明显。喻嵘等应用本方治疗高脂血症，取得良效。同时本方可用以治疗早期糖尿病、痛风性关节炎、湿疹等。

（二）实验研究

关于茵陈蒿汤药理作用的相关研究证实，茵陈蒿汤治疗肝损伤主要与改善细胞纤维化、脂质代谢、肠道菌群和线粒体功能失调等相关，其中茵陈蒿汤起护肝作用的主要成分包括大黄蒽醌类成分及其代谢物、栀子的环烯醚萜类成分及其代谢物和西红花酸类。

茵陈五苓散的化学成分主要是香豆素类、多糖类、萜类及挥发油等。本方中茵陈的有效成分 6,7-二甲氧基香豆素、对羟基苯乙酮及绿原酸等，均具有促进胆汁排泄、减轻胆汁淤积的作用，色原酮是利胆的主要成分之一，能抑制 β-BD 活性，抑制葡萄糖醛酸分解，加强肝的解毒作用，同时提高 SOD 活性，消除过氧化脂质（LPD），缓解肝损伤，减少炎症细胞浸润和成纤维细胞增生，降低 ALT 和 AST。茵陈五苓散中的 6,7-二甲氧基香豆素、色原酮、泽泻酮等对四氯化碳所致肝毒性有一定的治疗作用，茯苓醇、茯苓多糖及茯苓三萜可以缓解肝硬化程度，促进肝再生，抑制肿瘤坏死因子 TNF-α 信使 RNA 的表达，通过免疫调节，具有退黄保肝的作用。蔡小蓉等通过血清代谢组学研究发现，茵陈五苓散对 α-萘基异硫氰酸酯所致大鼠黄疸型肝损伤有一定的干预作用，其机制可能与调节氧化应激、三羧酸循环和氨基酸代谢途径相关。

崔宇等研究硝石矾石散对肝内胆汁淤积型大鼠血清学及Na-K-ATP酶活性的影响发现，硝石矾石散显著降低大鼠血清TBIL、DBIL、ALT和TBA，显著升高Na-K-ATP酶活性。

李伦等研究栀子大黄汤对四氯化碳致小鼠急性肝损伤的保护作用，该方降低ALT、升高MDA、降低SOD与联苯双酯无差异性，能够下调Bax、Bcl-2和Cleaved-Caspase-3的表达。

六、问题与展望

（一）黄疸病的分类和辨证体系研究

仲景在本篇中将黄疸病分为黄疸、谷疸、酒疸、女劳疸和黑疸，对后世五疸分法影响深远。或认为黄疸属总病名，为广义黄疸，分为谷疸、酒疸、女劳疸三类，黑疸为诸疸转归。且据原文记载，女劳疸和黑疸证候表现多有相近之处，临床不好把握。随着后世医家不断完善，黄疸以阴阳为纲分类作为主流观点，但阴黄和阳黄也存在不易鉴别的情况。如何对黄疸病概念的内涵和外延进行界定，通过证的客观化对黄疸的阴阳分类进行明确界定，同时对黄疸辨证体系进行完善，都是需要进一步研究的领域。

（二）方证临床研究评价方法和体系

目前关于黄疸病相关方证的研究基本上在西医相关治疗基础上进行和西药组的比较，缺乏方证之间的对比研究，评价指标体系陈旧并脱离临床实际，同时方法学上未能做到随机、对照、双盲，循证证据强度不足。以代谢组学、网络药理学、药物信息学等方法开展评价，深入揭示相关机理，与日新月异的临床实践紧密结合，将对开展经方高质量研究和临床应用拓展空间提供助力。

主要参考文献

[1] 北京中医医院. 关幼波临床经验选[M]. 北京：人民卫生出版社，1079：3.
[2] 巫资明，李初谊. 三镜联合茵陈蒿汤治疗梗阻性黄疸80例[J]. 西部中医药，2013，26（8）：94-95.
[3] Uji M, Yokoyama Y, Asahara T, et al. Does the intestinal microenviroment have an impact on the choleretic effect of inchinkoto, a hepatoprotective herbal medicine[J]. Hepatol Res, 2018, 48（3）：E303-E310.
[4] Chen Z, Ma X, Zhao, et al. Yinchenhao decoction in the treatment of cholestasis: A systematic review and meta-analysis[J]. J Ethnopharmacol, 2015, 168：208-216.
[5] 于希. 茵陈蒿汤联合西医治疗急性黄疸型肝炎临床观察[J]. 中国中医药现代远程教育，2022，20（8）：126-127.
[6] 黄敬泉，王传香，黄平. 茵陈蒿汤联合西药治疗湿热中阻型重度慢乙肝的临床观察[J]. 光明中医，2017，27（7）：53-56.
[7] 邱庐山，邹天柱，陈小明. 加味茵陈蒿汤联合恩替卡韦治疗重症化趋势乙型病毒性肝炎患者炎症指标及氧化应激水平影响[J]. 中医临床研究，2019，11（11）：12-15.
[8] 柯守敏，傅军，王梽，等. 茵陈蒿汤对梗阻性黄疸肝胆湿热证术后IL-6及免疫功能的调控作用分析[J]. 中国现代医生，2022，60（14）：143-149.
[9] 蒋文凤. 茵陈五苓散对妊娠肝内胆汁淤积症患者妊娠结局的影响[J]. 中国实验方剂学杂志，2010，16（2）：124-125.
[10] 贾书琴，骆素英. 茵陈五苓散治疗小儿急性黄疸型肝炎55例临床分析[J]. 医学文选，1995，16（4）：314-315.
[11] 陈波. 茵陈五苓散对肝纤维化患者肝功能及血清学指标的影响临床研究[J]. 山东中医杂志，2012，31（3）：162-164.
[12] 喻蝶，王东生，周衡，等. 茵陈五苓散治疗高脂蛋白血症的临床与实验研究[J]. 中国中西医结合杂志，1996，16（8）：470-473.
[13] 杨磊，刘梦娇，张志国，等. 基于计算预测的茵陈蒿汤治疗肝硬化的"成分—靶标—通路"相关性分析[J]. 中国中药杂志，2018，43（7）：1345-1351.
[14] 宇征，吕文良. 中药导致药物性肝损伤的机制研究进展[J]. 中国中医基础医学杂志，2015，21（11）：1476-1478.
[15] 窦志华，罗琳，侯金燕，等. 基于方剂配伍含药血清"谱-效关系"的茵陈蒿汤保肝作用药效误物质研究[J]. 中国医院药学杂志，

2016, 36 (22): 1968-1972.
- [16] YAO H Q, ZHANG Z L, WANG J, et al. Efficacy and safety of Yinchenwuling powder for hyperlipidemia: a systematic review and meta-analysis[J]. J Traditional China Med, 2016, 36 (2): 135-143.
- [17] 孟繁钦, 吴宜艳, 雷涛, 等. 茵陈的药理作用及临床应用进展[J]. 牡丹江医学院学报, 2009, 30 (1): 46-48.
- [18] 杨建桥, 严清和. 茵陈五苓散对脂肪性肝纤维化小鼠的保护作用[J]. 中国现代医生, 2011, 49 (20): 13-17.
- [19] 蔡小蓉, 杨建云, 肖炳坤, 等. 茵陈五苓散对 a-萘基异硫氰酸酯致大鼠黄疸型肝损伤的血清代谢组学研究[J]. 中国临床药理学杂志, 34 (7): 848-851.
- [20] 李伦, 钟伟超, 梁伟海, 等. 栀子大黄汤104-对四氯化碳致小鼠急性肝损伤的保护作用[J]. 中国实验方剂学杂志, 2016, 22(12): 108-112.

惊悸吐衄下血胸满瘀血病脉证治第十六

第一节 惊 悸

一、病证源流

《素问·脉解》首先提出惊的概念及致惊的原因："阳气与阴气相薄，水火相恶，故惕然而惊也"；《素问·举痛论》又指出："惊则气乱……惊则心无所倚，神无所归，虑无所定，故气乱矣"。强调惊是多由突受外界刺激而引发的惊恐、心神不定、卧起不安。悸，《说文解字》："心动也"。清代吴澄《不居集·怔忡惊悸健忘善怒善恐不眠》云："悸者，心中惕惕然跳，筑筑然动，不能自安，如人捕获之状，本无所恐，而心自不宁。"强调悸是自觉心中跳动不安。《资生要旨七篇》将惊、悸进行比较："有所触而动曰惊，无所触而动曰悸；惊之证发于外，悸之证发于内"，说明惊与悸本为两种不同病情。但突然受惊，必然导致心悸；心悸又易并见惊恐，二者每相联系，故本篇仲景将惊悸并称。

二、原文校释

【原文】
火邪者，桂枝去芍藥加蜀漆牡蠣龍骨救逆湯主之。
桂枝救逆湯方：
桂枝三兩（去皮） 甘草二兩（炙） 生薑三兩 牡蠣五兩（熬） 龍骨四兩 大棗十二枚（擘） 蜀漆三兩（洗去腥）
上為末，以水一斗二升，先煮蜀漆，減二升，內諸藥，煮取三升，去滓，溫服一升。

【文献汇编】
1 火邪者，桂枝去芍藥加蜀漆牡蠣龍骨救逆湯主之。方：
桂枝（去皮） 生薑（切） 蜀漆（洗去腥）各三兩 甘草二兩（炙） 牡蠣五兩（熬） 龍骨四兩 大棗十二枚（擘）
上七味，㕮咀，以水八升，先煮蜀漆，減二升，內諸藥，煮取三升，去滓，溫服一升。本云桂枝汤，今去芍药，加蜀漆、牡蛎、龙骨。

（《明洪武钞本金匮要略方·惊悸衄吐下血胸满瘀血病脉证并治》）

2 師曰：病如奔豚者，氣從少腹起，上沖喉咽，發作欲死，複還生。皆從驚恐得之。腎間有膿故也。（范汪同）
師曰：病有奔豚、有吐膿、有驚怖、有火邪，此四部病者，皆從驚發得之。火邪者，桂枝加龍骨牡蠣湯主之。

（《外臺秘要方·卷第十二·奔豚氣方》）

【简释】

邓珍本原文"火邪者",较为简略,火邪,指误用火熏、艾灸、温针等法致病,当与《伤寒论》112、114条等相参,其主症可有惊恐、卧起不安、烦躁等。《金匮要略·奔豚气病》中有惊怖论述,《外台秘要》补述两者之关联。

【原文】

心下悸者,半夏麻黄丸主之。

半夏麻黄丸方:

半夏　麻黄等分

上二味,末之,炼蜜和丸小豆大,饮服三丸,日三服。

【文献汇编】

1 治人心下虚悸方。

麻黄、半夏等分。捣蜜丸,服如大豆三丸,日三,稍增之。半夏汤洗去滑,干。

（《肘后备急方·卷三·治卒得惊邪恍惚方》）

2 《金匮要略》半夏麻黄丸　治寒饮停蓄作悸,脉浮紧者。

半夏（姜汁泡七次）　麻黄（去节）等分

上二味,为末。蜜丸如小豆。饮服三十丸,日三服。

（《张氏医通·卷十四·悸门》）

【简释】

本条主症心下悸,用半夏麻黄丸主治,显然与首条脉弱为悸不符。且《脉经》中并无此条,《医宗金鉴》言此方为治寒水心下悸者,必是错简。历代医家多从方测证,认为此为寒饮停蓄,而非心血失养。故张璐补充"其脉浮紧",吉益东洞补充治心下寒饮"喘而呕",更符合饮停心下的临床实际见症。而《肘后备急方》"心下虚悸"似乎有意与"脉弱为悸"相应。正如陆渊雷所说:"亡血家神经衰弱之悸……宜归脾汤、天王补心丹之类。本方所治,则胃有积水所致,与苓桂术甘汤稍近。惟彼有头眩冲逆,此当有喘而呕,所以异耳。"而何时希则认为此悸当脉弦滑,而"'卒呕吐,心下痞,膈间有水,眩悸者,半夏茯苓汤主之'条,似可补此,且无麻黄之发表,而纯从饮治矣"。看来悸有虚实之辨,而同是饮邪致悸,根据主症的差异,又有发表、温化和渗利的具体治法,临证不可一概而论。

三、疑难探析

（一）桂枝救逆汤证的证治

本条惊证,病机在于素体阳虚,火劫发汗后,更损心阳,阳虚生痰,心神不宁,加之痰饮为患,而成惊恐、卧起不安之候。故以桂枝汤去酸寒的芍药以复受损的心阳,加龙骨、牡蛎固摄潜镇、安神定惊,并加蜀漆涤痰除浊。

1. 底方

①洪武本云本桂枝汤,即以桂枝汤为底方,实更似《伤寒论》桂枝去芍药汤之"发汗后,脉促胸满",但何时希《读金匮札记》言"以桂枝汤发火劫未解之太阳经邪",意即若太阳表邪虽经火攻而未罢,可以桂枝汤处之,且可以不去芍药,因"芍药能柔养而制姜桂之助火"。黄竹斋引《资生篇》曰:"有所触而动曰惊,无所触而动曰悸,惊之证发于外,救逆汤主治,悸之证在于内,桂枝甘草汤主之",亦是明证。②多数观点,从《伤寒论》心阳虚三方证看,作为桂枝甘草汤类方更明确。以桂枝、甘草温补心阳为基础,加龙骨、牡蛎收敛浮阳,去芍药

加蜀漆，辛散以祛痰。且三方中桂枝甘草剂量颇有讲究，有学者认为，桂枝重于炙甘草，是气胜于味，意在温补心阳，即桂枝甘草汤证；甘草重于桂枝，是味胜于气，意在补益心阴，引浮越之心神下行，即桂甘龙牡汤证；桂枝救逆汤证则二者兼而有之，有一定道理。

2. 蜀漆

①为蜀黍之误：柯琴曾在《伤寒来苏集》中提及方中蜀漆用药之疑，何时希直言"未解于惊恐何益"，薛福在《瘦吟医赘》写道"蜀漆乃蜀黍之误……黍为水谷，用以救惊狂起卧不安者，取其温中而涩肠，协龙骨牡蛎成宁神镇脱之功也"；②为常山幼苗，辛温能截疟祛痰，先煎而有引领龙牡定惊之力。二说各有道理，但仲景他方中并无蜀黍应用，而蜀漆与分别与龙骨、牡蛎配伍却可见于蜀漆散、牡蛎汤、牡蛎泽泻汤与桂枝救逆汤四方中，且体现辛温与酸寒、升散与潜降配伍。可见蜀漆更为合理。

3. 煎煮

桂枝救逆汤中先煮蜀漆，是减其毒性及燥烈之性，避免呕恶等副作用，并能尽其药力，利用其急速之性，引领龙牡，从阳镇惊固脱。此与现代临床多先煮龙、牡不同。

（二）仲景治悸的相关方证

仲景有关"悸"的论述散见于《伤寒论》和《金匮要略》中，归纳起来，大概有如下治法：

1. 水饮内停致悸，用半夏麻黄丸蠲饮宣阳；水上凌心致悸，用小半夏加茯苓汤引水下行；水停心下，厥而心下悸，用茯苓甘草汤温胃化饮；水蓄下焦致悸，用五苓散化气利水；阳虚水泛，振振而悸，用真武汤温阳利水；心阳虚脐下悸，用苓桂甘枣汤温通心阳，化气行水。

2. 心阳不振致悸，用桂枝甘草汤温通心阳，甚者用桂枝甘草龙牡汤温通心阳，潜镇安神；心阳外浮，用桂枝去芍药加蜀漆牡蛎龙骨救逆汤通阳豁痰，镇惊安神。

3. 阳郁失宣致悸厥，用四逆散畅达气机；枢机不利致悸，用小柴胡汤和解少阳。

4. 阴阳两虚，中气不足致悸，用小建中汤（或黄芪建中汤）建立中气；心之阴阳俱虚的心动悸，用炙甘草汤补阴阳，调气血。

四、临证思维

（一）注重脉象，审因论治

重视脉诊是仲景辨病特色之一，可从脉象上推测惊和悸的病因病机。原文第1条："寸口脉动而弱，动即为惊，弱则为悸。"诊脉时，指下如豆粒转动的脉象为动脉，多属惊，因外界刺激，惊则气乱，使心无所倚，神无所归，血气逆乱，出现心神不宁，卧起不安；若指下脉象细软无力，重按乃见为弱脉，属悸，由于气血不足，心脉失于充养，则脉象软弱无力。另外辨证时还需要注意审因论治，如第12条之"火邪者"，即妄用火攻，强迫发汗，易致心阳损伤，心神不潜，属火邪致惊，故当温振心阳，潜镇固摄；第13条之"心下悸者"，因于水饮停蓄，上凌于心，故治以通阳蠲饮，降逆定悸。

（二）明确虚实，知常达变

原文第1条论述惊悸的脉象，惊多由于外界的刺激，突受惊吓，使心无所倚，血气逆乱，出现精神烦躁不宁，卧起不安，多为实证，故见动脉；悸多由于气血不足，心失所养，则脉象软弱无力，病属虚证，故见弱脉。但此为病之常，临证需细辨表里虚实，不但惊悸往往同见，互为因果，而且常常惊可见虚象，而悸亦有实邪。如原文第12条火邪致惊，属于虚证；

原文第13条水饮致悸，为实证，临证应做到知常达变。而本篇所论惊悸，虽仅三条，但其论有病机有证治，证治中火邪致惊与水饮致悸两证，又是一虚一实，体现常中有变，辨证求本的思想。

（三）详辨病机，灵活用药

原文第13条为水饮致悸，伴见喘、呕上逆之症，病机为水蓄心下胃脘，水饮上凌，阳气被遏，故以半夏降逆止呕，麻黄通阳宣肺，但以丸剂小量，缓缓图之。而仲景治水湿痰饮，尚有苓桂术甘汤健脾利水，肾气丸益肾化气等等，而半夏麻黄丸则重在治肺胃。可见同为水饮，病位不同，治法与组方便不同。而半夏麻黄丸与小半夏加茯苓汤同样治在肺胃，一为半夏配麻黄宣通阳气，偏治饮阻阳郁之悸动，一为半夏配生姜、茯苓化饮利水，偏治寒饮上逆之呕、痞、眩、悸。因此临证当详辨病机，注重随证灵活变化。

五、现代研究

（一）临床研究

现代临床方面，桂枝去芍药加蜀漆牡蛎龙骨救逆汤，最常用于精神神经系统疾病，如心脏神经官能症、癔症、更年期综合征、精神分裂症、多发性抽动秽言综合征、强迫性神经症、原发性人格解体综合征、高血压、癫痫、神经衰弱、胃酸过多、遗精等疾病。亦应用于各种原因引起的心律失常，如心动过速、频发性期前收缩、心房颤动或扑动、房室传导阻滞、病态窦房结综合征、预激综合征、疟疾等，表现惊证者。半夏麻黄丸为主加减可用于治疗室性心动过速、心律不齐、心肌炎、风湿性心脏病、贲门痉挛、幽门水肿、急慢性胃炎、支气管炎、支气管哮喘等病证属水饮内郁致悸者。

李三用以桂枝去芍药加蜀漆牡蛎龙骨救逆汤治疗37例心脏神经官能症患者。与使用西药进行常规治疗的37例患者对照，对比两组患者治疗的效果和焦虑、抑郁情绪的改善情况。结果：桂枝救逆汤组患者病情的好转率较高，接受治疗后其SAS及SDS的评分均较低，$P<0.05$。证明桂枝去芍药加蜀漆牡蛎龙骨救逆汤可有效改善心脏神经官能症患者的病情，缓解其焦虑、抑郁的情绪。

郭维琴教授以益气温阳、活血通脉祛痰为治法，在《金匮要略》半夏麻黄丸的基础上，创制了处方复窦合剂，治疗病态窦房结综合征，取得了较好的临床疗效。

总体来看，现代对惊悸病的临床研究较多，实验研究偏少，对桂枝救逆汤的研究要多于半夏麻黄丸的研究。

（二）实验研究

桂枝去芍药加蜀漆牡蛎龙骨救逆汤具有发汗解热、健胃制酸、抗疟抗流感病毒、减低兴奋性等作用。而对40例次氯化钡制造室性早搏的杂种犬，静注10%半夏浸剂后，39例次室早迅速消失而未再发，有效率97.5%。对25例次肾上腺素制造室性心动过速的杂交犬，静注10%半夏浸剂，24例次迅速转为窦性节律，有效率96.0%。静注半夏浸剂至室早完全消失的时间为30.10±2.70s，至室速完全转复时间为27.50±4.20s。可见半夏浸剂抗心律失常的作用是迅速的。

六、研究与展望

（一）惊悸的病因辨证内涵是什么？

仲景在原文第1条提出，"动则为惊，弱则为悸"，即惊悸病因有内外虚实之辨。尤在泾云："动即为惊者，因惊而脉动，病从外得；弱即为悸者，因弱而为悸，病自内生，其动而且弱者，内已虚而复干之也。"即惊与悸是有内外关联的。就悸而言，仲景又有心中悸、心下悸、脐下悸等描述，前者往往因心虚失养，而后两者往往水停碍阳或伤阳。因此"动则为惊，弱则为悸"大有内涵，当深入挖掘。

（二）惊悸病应如何界定？

惊悸从成因及主症看，属中医情志病范畴，而从病位看，亦属心系疾病。其辨证体系是否可以与其他情志疾病融合？陆渊雷认为，本篇论血证，心主血脉，惊悸是亡血者的见症，属心疾。现代一般认为，心悸包括惊悸和怔忡，并认为心悸既可为仅发于心的病变，也可以是他脏病变波及于心的多脏腑病变。那么惊悸应如何界定？

（三）惊悸的现代研究方向是什么？

惊悸现代研究相对较少，源于临床纳入和排除标准不统一，也缺乏特异性的客观诊断标准。而中医研究的方向应在研究病机证治的基础上，加强方药的协同作用分析，注重拆方研究，大样本观察其作用疗效及副作用。并应用现代技术提高研究水平，筛选针对性强，疗效高的对抗情志病和心脏病药物，发挥中医药整体调治、双向调节的优势。

第二节　吐衄下血

一、病证源流

吐衄下血属血证范围。血证之病，最早记载于《内经》，称为"血溢""血泄"等，如《素问·调经论》："孙络外溢则经有留血"；《灵枢·百病始生》："阳络伤则血外溢，血外溢则衄血。阴络伤则血内溢，血内溢则后血"。仲景《金匮要略》本篇中称为"吐衄下血"，指吐血、衄血和便血，他篇中尚有尿血、崩漏等出血病证的记载，丰富了血证的不同病机，并创立了泻心汤、黄土汤等治血名方。《诸病源候论》称为"血病诸候"，并设吐血候、呕血候、大便下血候等专篇论述。至明代虞抟《医学正传》才把多种出血病证归纳在一起，统称为"血证"。可见血证的脉因证治始于《内经》，成型于《金匮要略》，丰富发展于后世。

二、原文校释

【原文】
师曰：尺脉浮，目睛晕黄，衄未止；晕黄去，目睛慧了，知衄今止。

【文献汇编】
師曰：夫脉浮，目睛晕黄，衄未止；晕黄去，目睛慧了，知衄今止。

（《仲景全书·金匮要略方论》）

【简释】

尺脉候肾，内寓相火，脉本应沉，今反见浮，为肾虚不潜，相火内动之象，若目睛晕黄，为肝经火热上攻，动血之象，故衄血而后为未止。此条"尺脉浮"赵开美本（《仲景全书》）、俞桥本、金鉴本、程氏本均作"夫脉浮"，而盖因二字形近。目睛晕黄有两种情况：一是望诊见到病人的白睛呈现晕黄之象；二是病人自觉视物昏黄不清而头晕。此二者除了肝热肾火以外，难以做进一步的解释，故从文义当以"尺脉浮"为佳。

【原文】

夫酒客欬者，必致吐血，此因极饮过度所致也。

【文献汇编】

厚朴大黄湯

夫酒客咳者，必致吐血，此坐久飲過度所致也。其脉虛者必冒，其人本有支飲在胸中也。支飲胸滿者，厚朴大黄湯主之。

厚朴一尺　大黄六兩　枳實四兩

上三味，㕮咀，以水五升，煮取二升，分為二服，温服之。

（《備急千金要方·卷第十八·大肠腑》）

【简释】

邓珍本"极饮过度"，强调酒客嗜饮过度，本易酿热于胃，若咳则更损伤肺络，易致咳血甚至吐血。《备急千金要方》中"坐久饮"，疑为酒客饮热停蓄肠腑之义，故以支饮胸满之厚朴大黄汤治之。

【原文】

病人面無色，無寒熱。脉沉弦者，衄；浮弱，手按之絕者，下血；煩咳者，必吐血。

【文献汇编】

前便後下血者，血來遠；前下血後便者，血來近。遠近者，言病在上焦、下焦也。令人面無血色，時寒時熱。脉浮弱，按之絕者，下血。

（《诸病源候论·卷二十七》）

【简释】

本条邓珍本、洪武本中"面无色"，而《巢氏病源》《外台秘要》《备急千金要方》等均作"面无血色"，宜从后者。本条言面色苍白或萎黄而无正常红润之色，为血虚不荣，失血之象，即《虚劳病》中之"面色薄"，《内经》中之"血脱者色白，夭然不泽"。

【原文】

吐血不止者，柏葉湯主之。

柏葉湯方：

柏葉　乾薑各三兩　艾三把

上三味，以水五升，取馬通汁一升，合煮取一升，分温再服。

【文献汇编】

1 柏葉湯：治吐血內崩，上氣，面色如土方。

乾姜　阿膠　柏葉各二兩　艾一把

上四味，㕮咀，以水五升，煮取一升，內馬通汁一升，煮取一升，頓服。（仲景名柏叶汤，不用阿胶，《小品》不用柏叶，《肘后》同）

（《備急千金要方·卷十二胆腑》）

2 治上焦熱膈傷、吐血、衄血或下血連日不止欲死并主之方：（同上）

艾葉　竹茹各一升　阿膠如手掌大　乾姜二兩

上四味，㕮咀，以水三升煮取一升，去滓。内马通汁半升，煮取一升，顿服。取新马屎与少水和绞取汁服。（一方不用竹茹，加干姜作七两）。

3 柏葉湯（金匱）：治吐血不止。

柏葉（炒）三钱　乾姜（炮）一钱　艾一撮（一本作阿胶三钱）

上三味，水煎，入马通汁一杯，合煮取一盏，分温再服。（如无马通，以童便代之）血逆不止，当责之于火旺，故用柏叶治其旺气，即兼姜、艾之辛温散结，使无留滞之患，更加马通导之下行。非近世专用柏叶、棕灰、血余之属可比。

（《张氏医通·卷十四·诸见血门》）

【简释】

本条原文叙证颇简，"吐血不止"意为中焦虚寒，吐血病程日久，非势如泉涌之吐血不止，从方测证，当有面色萎黄或苍白，精神不振，吐血量少色淡、手足不温等虚寒表现。此方仲景以柏叶为名，因其清降止血之性，善治上部出血之候。但柏叶临床多做凉血止血之用，故《肘后备急方》等诸方不用柏叶，《三因极一病证方论》更是直接用理中汤或甘草干姜饮以止伤胃吐血。参临床实际，慢性吐血（如胃溃疡）者固然属吐血不止，似乎理中之辈亦可，但失血日久多有血虚阳浮夹热，亦可见慢性溃疡急性失血者，此时柏叶为君，清降止血的功效便充分体现，因此《备急千金要方》中的补充解释更为贴切，"治吐血内崩上气面色如土"，或"上焦热膈伤、吐血、衄血或下血连日不止"。

【原文】

心氣不足，吐血、衄血，瀉心湯主之。

瀉心湯方：亦治霍亂。

大黃二兩　黃連　黃芩各一兩

上三味，以水三升，煮取一升，頓服之。

【文献汇编】

1 瀉心湯：治心氣不定，吐血衄血方。

大黃二兩　黃連　黃芩各一兩

上三味，㕮咀，以水三升，煮取一升，服之。亦治霍乱。

（《備急千金要方·卷第十三·心臟》）

2 附方：治心氣不足，吐血、衄血，瀉心湯方。

大黃二兩　黃连　黃芩各一兩

上三味，㕮咀，以水三升，煮取一升，顿服。亦治霍乱（《伤寒论》以麻沸汤渍服之。见《千金》）。

（《明洪武钞本金匱要略方·惊悸衄吐下血胸满瘀血病脉证并治》）

【简释】

本证为心火亢盛，热盛吐衄证无疑，所存疑者在"心气不足"一句：①有言不足为心之阴气不足而阳热独盛，热盛火升，迫血妄行；②《医宗金鉴》注解"不足"当为"有余"，气有余便是火，火盛则吐衄；③有学者解释是心火亢盛，壮火食气所致，似乎也有道理；④《备急千金要方》中作"心气不定"解释，此说较为合理。从《辅行诀》等相关文献旁证发现，古书多传抄抑或版印，加之年代久远，腐蚀虫蛀等原因，"定"误抄作"足"极为可信。胡希恕也特别强调不能把"心气不足"当成是虚，"心气不定"是"不安定"，指的是心烦悸之类。

【原文】

下血，先便後血，此遠血也，黃土湯主之。

黄土汤方：亦主吐血、衄血。
甘草　乾地黄　白术　附子（炮）　阿胶　黄芩各三两　竈中黄土半斤
上七味，以水八升，煮取三升，分温二服。

【文献汇编】
1 伏龍肝湯：主吐血并衄血方。
伏龍肝半升　乾地黄　乾姜　牛膝各二两　阿胶（炙）　甘草（炙）各三两
上六味，㕮咀，以水一斗，煮取三升，去滓，内胶，分三服。

（《千金翼方·卷十八杂病上》）

2 又黄土汤：疗鼻衄，去五脏热气结所为，或吐血者方。
当归　甘草（炙）　芍药　黄芩　芎藭各三两　桂心一两　生地黄一斤　釜月下焦黄土（如鸡子一枚，碎，绵裹）　青竹皮五两
上九味，切，以水一斗三升，煮竹皮减三升，去滓，纳诸药，煮取三升，分四服。忌海藻、菘菜、生葱。

（《外台秘要方·卷第三》）

3 黄土汤：治吐血方。
伏龍肝鸡子大二枚　桂心　乾姜　当归　芍药　白芷　甘草　阿胶　芎藭各一两　细辛半两　生地黄二两　吴茱萸二升
上十二味，㕮咀，以酒七升、水三升，合煮取三升半，去滓，内胶，煮取三升，分三服。亦治衄血。

又方：治卒吐血及衄血方。
伏龙肝半升　甘草　干姜（仲景作地黄）白术　阿胶　黄芩各三两
上六味，㕮咀，以水一斗煮取三升，去滓，下胶，分三服。

（《备急千金要方·卷十二胆腑》）

4 黄土湯（金匮）：治阴络受伤，血从内溢，先血后便，及吐血衄血色瘀晦者。并主产后下痢。
白术　附子（炮）　甘草（炙）　乾地黄　阿胶　黄芩各钱半　灶心黄土（鸡子大，碎）
上七味，先用水煎灶心土，澄清去滓，内诸药，煎成分温，日再服。有热，加柏叶一握。（《千金》无附子、地黄，有干姜）

（《张氏医通·卷十四·诸见血门》）

【简释】
本条远血，指出血部位距离肛门位置较远。方中主药灶中黄土，又名伏龙肝，《备急千金要方》《外台秘要》中另有黄土汤、伏龙肝汤多首，其组成与本方相近，主治病证补充其他血证，如吐血、衄血等。可见灶心土为温脾止血要药。细观诸黄土汤方，均以脾阳气虚不统血为基本病机，黄土多配地黄、阿胶、甘草、干姜等温脾养血之品，稍加黄芩以反佐，有加竹茹者，以治脾虚夹热，有加附子、吴茱萸者温阳散寒。陈修园云："黄土汤不独粪后下血方也，凡吐血、衄血、大便血、小便血、妇人血崩，及血痢久不止，可以统治之。"（《医学三字经》）

【原文】
下血，先血后便，此近血也，赤小豆当归散主之。方见狐惑中。

【文献汇编】
1 下血，先见血，后见便，此近血也；先见便，后见血，此远血也。远血，黄土汤主之。

亦主吐血衄血。近血，赤小豆當歸散主之。方見狐惑中。

(《明洪武鈔本金匱要略方·驚悸衄吐下血胸滿瘀血病脈證并治》)

2 論曰：凡下血者，先見血後見便，此爲遠血，宜服黃土湯；先見便，後見血，此爲近血，宜服赤小豆當歸散。

赤小豆當歸散方：

赤小豆三升（浸令芽出，曝干）　當歸三兩

上二味，搗篩為散。漿服一方寸匕，日三。

(《千金翼方·卷十八雜病上》)

3 赤小豆當歸散（金匱）：治小腸熱毒流於大腸，先便後血，及狐惑蓄血，腸癰便膿等證。

赤小豆二升（即赤豆之細者。浸令芽出，晒干）　當歸三兩

為散，漿水服方寸匕，日三服。如無酸漿水，以醋和沸湯代之。

(《張氏醫通·卷十四·諸見血門》)

【简释】

近血指出血部位距离肛门较近，多由湿热蕴结肠道，瘀结血分，迫血妄行而来。与后世之脏毒、肠风、痔疮下血等相类似，故主以清热利湿，凉血行血之法。其病机与狐惑病酿脓相类，故异病同治，而用赤小豆当归散主之。《千金翼方》《张氏医通》诸本中"远""近"与《金匮要略》相反，医家多以为谬误。

三、疑难探析

（一）柏叶汤证

柏叶汤证的病机与马通汁为何物历来存在争议：

1. 病机：参见上文【文献汇编】：①一般认为柏叶汤方中柏叶寒凉，姜、艾性温，马通汁多认为性微温，故此方总体温胜于寒，此证属虚寒性吐血，此为注家及教材普遍观点，中焦阳虚为本当无疑义，重用干姜、艾叶亦是温阳止血之义。②柏叶汤证属虚寒夹热之证，如前文所述，柏叶寒凉清降，若无热象，恐无须应用，但如果失血日久，伴血虚阳浮见上热之象，或虚寒证见急性吐衄，急欲清降，则更符合本证病机。③柏叶汤非为温中止血，而为寒热平调之剂。此说建立在对马通汁药性分析上，缪希雍在《本草经疏》中曰："白马通，《本经》虽云微温，然必是苦而凉者也，惟其苦凉，所以能疗诸血热证。"后世常用童便代马通汁，乃因两药性味功用相近，如此则该方不为温而近乎平。其证属吐血日久不止，血耗气亦伤，气血两虚。

2. 马通汁：①一般认为是马粪晾干以水化开，过滤澄清；②一说为马尿。因马为阳兽，其排泄物亦为温性，有温涩止血，引血下行之功。③临床应用时常用童便代替，但童便性味偏凉，更适合夹热者。有报道用柏叶汤中加人中白治疗重症肺结核咯血，咯血前看似火热炽盛，而咯血后身冷甚则寒战，疗效甚佳。

（二）泻心汤证

1. 病机：参见上文【文献汇编】，泻心汤证病机属热盛吐衄，但是否有阴伤存疑：①"不足"说医家认为方后煎服法不同于《伤寒论》中泻心汤"汤泡"服法，强调"顿服"，是阴血已耗，正气已伤，不宜多服伤正。并且血止后当注意善后，以补养气阴；②但多数医家以为本条吐衄属心火实证，急煎顿服恰恰是病实无虚的体现，若有不足虚象，方中当有扶阳补虚之品。

2. 煎服：《伤寒论》大黄黄连泻心汤主治"心下痞，按之濡，其脉关上浮者"。据宋·林亿方后注，知大黄黄连泻心汤中有黄芩，与《金匮要略》泻心汤组成相同。但两方的煎服法不同，作用也有差别。大黄黄连泻心汤"以麻沸汤二升，渍之须臾，绞去滓，分温再服"。不用煎煮，是取其清淡之性味，以泻热消痞。而《金匮要略》泻心汤是"以水三升，煮取一升，顿服之"，三味不直接止血，但苦寒直折，是取其降火凉血止血之功，足见病情较《伤寒论》热痞证为重。

3. 泻心汤与柏叶汤虽均治吐血，均有逆降止血之功，但方证有寒温虚实之别，是治疗血证的两大方法。柏叶汤证偏中焦虚寒，治以温中降逆止血，而泻心汤证偏心火亢盛，治以苦寒降泄，凉血止血。正如唐容川所言："一寒一热，以见气寒血脱，当温其气；气热血逆，当清其热也。"

（三）黄土汤证与赤小豆当归散证

1. 远血与近血：《金匮要略》提出辨便血的远近及血便排出的先后为依据。远近的含义，后世多认为是出血部位距离肛门的远近，但具体部位，则众说纷纭。《巢氏病源》《太平惠民和剂局方》《景岳全书》《心典》《医宗金鉴》及近现代各注本、教参等，约有如下说法：①谈远血有指上焦、脾、胃、胃与小肠、直肠以上部位及上消化道等部位之别；谈近血有指下焦、大肠、结肠或直肠、直肠与肛门、接近直肠与肛门及下消化道等部位之别。②实际上，临床所见，出血部位距肛门远（食道、胃、十二指肠、小肠），便血以柏油样黑粪为主，亦有暗红色血便者，多为血便混杂而下，很少见"先便后血"者。出血部位在肛门或距离肛门近（直肠）的便血，其表现为便后滴血或射血，或便前射血。但以"先便后血"者占大多数。即使血便排出的先后相同，出血的部位相同，辨证却可不尽相同。所以，不能局限于近血远血，必须从出血性状、舌象脉象、全身症状加以考虑。

2. 两证均为便血，亦为一寒一热，一虚一实，前者脾气虚寒，阴血不固；治当温脾摄血，后者湿热内蕴，治当清热利湿。如《千金翼方》所云："人病虽一，得病之始不同，血气强弱堪否次第，是以用药制方，随其浅深，取其能堪，为方不一，各取所宜也。"

（四）黄土汤与柏叶汤

两方均主治疗阳虚失血，均有温阳止血之功。但黄土汤证病位偏中、下二焦，症状以便血为主，重在温脾摄血；而柏叶汤证病位偏中、上二焦，症状以吐血为主，治法中有清降之意。临床黄土汤应用范围更广泛，适用于各种脾不统血致的出血病证，但若血势上逆或夹热之时，常可加入侧柏叶。

四、临证思维

（一）病因病机之辨

仲景吐血的病因之辨表现4个方面：一为嗜酒过度致湿热内蕴，酒毒湿热熏灼肺胃而致吐血，如原文第7条；二为阴虚有热，虚热上扰熏灼心肺而致吐血，如原文第5条；三为中气虚寒，气不摄血，血不归经而上逆吐血者，如原文第14条；四为心火亢盛，迫血妄行，如原文第17条。

衄血的病因辨证体现于以下3个方面：一为风热入肺，如原文第3条前半段"从春至夏衄者，太阳"，是春夏之季，风热侵犯太阳肌表，并于肺而灼伤血络；二为阳明热迫，如原文第3条后半段"从秋至冬衄者，阳明"，是秋冬阳气内藏之际，若阳气遏郁不伸，化生邪热，藏于阳明胃肠，热邪上犯血络；三为相火内扰，如原文第 2 条"尺脉浮，目睛晕黄，衄未止。"尺脉以候肾，肾脉虚浮，目睛晕黄，为肝肾阴虚，阳亢火动，火热迫血妄行，损伤阳络则血。

（二）四诊合参辨转归与预后

见原文第 2 条："尺脉浮，目睛晕黄，衄未止；晕黄去，目睛慧了，知衄今止。"脉症合参是推断疾病预后与转归的重要方法。本条从望诊切脉以判断血的预后。尺脉浮、目睛晕黄，说明肝肾阴虚、阳亢火动，若损伤阳络则衄血未止；反之晕黄去，目睛清明，视物清晰，则说明阴复火降，热退血宁，故知今止。另第 6 条"夫吐血，咳逆上气，其脉数而有热，不得卧者，死"，亦是论了脉症合参辨吐血的预后，是阴虚阳亢，终将导致气随血脱，其病难治，预后险恶。

（三）辨寒热虚实，立温凉补泻

1. 吐血

原文第 14 条"吐血不止者，柏叶汤主之。"属中焦虚寒，脾不统血，阴血上逆，吐血量少色淡势缓，伴脾胃虚寒之象，柏叶汤是温中降逆止血之法。原文第 17 条"心气不足，吐血、衄血，泻心汤主之。"属心火亢盛，迫血妄行，故吐血衄血色鲜红，量多势急，伴见心烦不安等火热征象，泻心汤是凉血止血之法。

2. 下血

原文第 15 条远血证，中焦脾气虚寒，统摄无权而血渗于下所致，见下血色紫暗稀薄，便溏腹满，面色无华，神疲懒言，手足不温，舌淡脉细，病属虚寒证，治用黄土汤温脾摄血；而第 16 条近血证，湿热蕴于大肠，灼伤阴络，迫血外溢所致，见下血鲜红或有黏液，大便不畅，腹痛里急，苔黄腻，脉数等，属湿热证，治用赤小豆当归散清热利湿，凉血活血。

（四）详察病位，细辨病势

原文第 15、16 两条指出下血通过血和便的先后判断出血部位的高下。近血是先血后便，出血部位距离肛门较近，病位较低；而远血先便后血，出血部位距离肛门远，病位较高。而柏叶汤证和黄土汤证两条同属中焦虚寒出血，前者为吐血，血势上行，病位偏属中上焦；后者为便血，阴血下渗，病位偏属中下焦。

（五）注重天人合一

如原文第 3 条：人体脏腑经络之气的变动与四时气候有关，这是天人合一思想的体现，因此临证时应考虑到这种关系，但又不可拘泥。春夏衄血亦有属阳明里热证者，秋冬衄血亦有属太阳表热证者。

五、现代研究

（一）临床研究

本篇出血性疾病的临床研究主要集中在消化道出血、紫癜，及妇科崩漏出血的临床观察上。尤以黄土汤和泻心汤报道较多。

如王氏等以黄土汤治疗 41 例老年消化性溃疡合并上消化道出血患者，与西药泮托拉唑 40mg 加入 0.9%氯化钠溶液静脉点滴对照，测定用药前及用药后 24、48、72h 空腹胃液 pH 并评价其临床疗效。结果治疗组临床疗效总有效率为 97.56%，明显优于对照组 80.49%，两组比较差异有统计学意义（$P<0.05$）。说明黄土汤加味可提高老年消化性溃疡合并上消化道出血患者临床疗效，同时可有效升高空腹胃液 pH（$P<0.05$），从而促进消化性溃疡愈合，止血效果明显。

左氏用黄土汤加味治疗慢性反复发作的顽固性鼻出血患者 38 例，治愈 17 例（44.7%），好转 21 例（55.3%），总有效率 100%。

刘丹青等对 30 例上消化道溃疡并出血患者采用三黄泻心汤加减联合内镜下止血治疗进行疗效观察。结果：泻心汤联合镜下治疗组患者的尿素氮、心率、血压、红细胞计数、血细胞比容、网织红细胞计数等各项指标均有不同程度改善（$P<0.05$）。

泻心汤是治疗三焦热盛的常用方，对于血热妄行的吐血、衄血、便血、尿血等多种出血均有较好疗效，还广泛应用于火热所致的尿毒症、紫癜、急性扁桃体炎、口腔溃疡等各种疾病。

（二）实验研究

1. 柏叶汤止血作用机制研究

郭氏基于网络药理学研究，采用中药系统药理学数据库分析筛选出柏叶汤所含有效活性成分并完成作用靶点预测，结果显示：柏叶汤可能主要通过 AKT1 和 IL-6 靶点、PI3K-AKT 信号通路和 IL-17 信号通路、p53、AKT 分子和 IL-17 分子对胃部创伤进行抗菌、消炎、止血等，并通过改善胃部及胃周围微环境，减轻胃出血的症状，起到缓解的作用和辅助治疗的效果。

梁氏通过测定脾胃虚寒模型大鼠全血凝血时间、血小板含量、溃疡指数，观察侧柏叶在柏叶汤中的配伍意义。结果显示柏叶汤具有调节大鼠凝血时间的作用，能够提高大鼠血小板计数水平，与模型对照组及柏叶汤去侧柏叶组比较，差异显著（$P<0.01$），而柏叶汤去侧柏叶组与模型对照组比较，差异无统计学意义。柏叶汤组溃疡指数与模型对照组、柏叶汤去侧柏叶组比较，差异亦显著（$P<0.01$），而柏叶汤去侧柏叶组与模型对照组比较，差异无统计学意义；柏叶汤组及柏叶汤去侧柏叶组的溃疡抑制率分别为 30.43%和 4.97%。说明凉血止血药侧柏叶在柏叶汤中的配伍对脾胃虚寒型胃出血模型大鼠具有缩短凝血时间、提高血小板计数、抑制胃溃疡形成的作用。

2. 三黄泻心汤止血作用机制研究

刘保林等研究三黄泻心汤对凝血系统和胃黏膜损害的影响。结果显示：泻心汤可缩短出凝血和血浆复钙时间，促进血小板聚集，增加家兔离体胸主动脉的收缩力，并具有对抗胃黏膜损伤和降低胃蛋白酶的作用。说明其通过作用于内源性凝血系统，促进血小板聚集和血管收缩，表现出明显的促凝血和止血作用，并对不良刺激所致的胃黏膜损伤具有保护作用。

六、问题与展望

（一）柏叶汤证的病机与方中柏叶的功效是什么？

柏叶汤证虽是公认的虚寒吐血之证，但方中的柏叶却是常用的凉血止血药，且以仲景方命名规律看，该药在方中应发挥主要作用，如何从文献及实验研究两个角度进行深入研究，探讨侧柏叶在该方中的确切作用，才能真正掌握柏叶汤证的方证内涵。

（二）柏叶汤证与黄土汤证如何融合？

柏叶汤证与黄土汤证均属阳虚失血病证，从临床表现而言，柏叶汤证偏上，黄土汤证偏下，两证中又均在温阳摄血的基础上配合清凉止血的药物。从很多古籍中及医家临床应用看，两方经常可用联合应用或融合变化，且应用于各种出血性病证中。临床选方时要如何取舍？

（三）"吐血不止"与"心气不足"是否对中医辨证有启示？

柏叶汤证是虚寒吐血，病势应缓，但其"吐血不止"却有可能是虚寒吐血急性发作，也可能是虚寒夹热，所以方中会用侧柏叶。而泻心汤证是热盛吐衄，病势应急，但其"心气不足"却可能有阴血损伤，或吐后阴伤。说明血证辨证应充分考虑证的虚实、缓急、寒热，提示中医的辨证是动态、连续、灵活的，不是一成不变的。

第三节 瘀 血

一、病证源流

瘀血亦属于血证范畴，但其特点非是血溢脉外，而是血脉瘀阻不畅。瘀血之名，始于仲景书，《内经》中虽无瘀血之名，但有关于瘀血的相关论述。如《灵枢·百病始生》："肠胃之络伤，则血溢于肠外，肠外有寒，汁沫与血相搏，则并合凝聚不得散而积成矣"。本篇瘀血病虽然仅有两条原文，但仲景突出了辨证特点，而且创立了瘀血的病因学。而《伤寒论》《金匮要略》中桃核承气汤、下瘀血汤、桂枝茯苓丸等诸多方证，则丰富了瘀血的具体治法。

正是基于仲景的瘀血理论，后世对活血化瘀的理法方药进行了进一步完善和发展。尤其《医林改错》和《血证论》对瘀血证治做了系统论述。

二、原文校释

【原文】
病人胸满，唇痿舌青，口燥，但欲漱水不欲咽，無寒热，脉微大來遲，腹不满，其人言我满，為有瘀血。

【文献汇编】
病人胸满，唇痿舌青，口燥，其人但欲漱水，不欲咽，無寒热，脉微大來遲，腹不满，其人言我满，爲有瘀血。當汗出不出，內結亦爲瘀血。

（《脉經·卷八》）

【简释】
此条为瘀血病脉症总纲。《脉经》此句下有"当汗出不出，内结，亦为瘀血"十一字，提示邪气内郁，阻滞气机，日久也可导致瘀血。而陆渊雷解释为："此盖唐以前旧文，而《金匮要略》遗夺，观下文《小品方》及《备急千金要方》犀角地黄汤之主疗可知"，认为应汗不汗出为热入血分，营阴瘀阻，故以犀角地黄汤主治，可为补充。

三、疑难探析

（一）瘀血脉证

胸满：从篇名看，胸满为瘀血主要见症，而医家多以为胸满为瘀血在上的主症。胸满可见多种疾病，辨为瘀血胸满，可参《医宗金鉴·订正金匮要略注·惊悸吐衄下血胸满瘀血》之说："表实无汗，胸满而喘者，风寒之胸满也；里实便涩，胸满烦热，里热之胸满也；面目浮肿，胸满不得卧者，停饮之胸满也；呼吸不快，胸满太息而稍舒者，气滞之胸满也；今病人无寒热他病，惟胸满、唇痿、舌青、口燥、漱水不欲咽，乃瘀血之胸满也。唇舌血华之处也，血病不荣，故痿瘁色变也；热在血分，故口燥漱水不欲咽也；脉微大来迟，阴凝之诊，则当腹满，今腹不满，询之其人言我满，在胸不在腹也，与上如是之证，推之为有瘀血也。"

口燥但欲漱水不欲咽：①赵以德在《金匮方论衍义》说："热不在内，故但欲漱水以润其燥耳"；②尤在泾说："血结则气燥也"；③吴谦在《医宗金鉴·惊悸吐衄下血胸满瘀血》说："热在血分"；④徐忠可说："瘀血证不甚则但漱水，甚则亦有渴者，盖瘀久而热郁也。"诸家之说各有道理，但观后文妇人病温经汤证中，以唇口干燥辨为瘀血证，即唇痿口燥诸症，可见此为瘀血辨证的重要指征，但不可执一而论。

腹满：原文"腹不满，其人言我满"，①多解释为瘀血留于血脉，阻滞气机，非饮、食停于肠腑，故言腹满而外形不满；②亦有如《医宗金鉴》解释为瘀血在胸，而非在腹；③陆渊雷认为，此条当分两段论，"'无寒热'以上为身半以上之瘀血，'脉微大'以下，言在腹部之瘀血。《小品方》《备急千金要方》皆截'脉微大'以下为别一证，可征也。"观《伤寒论》桃核承气汤证之"少腹急结"，与此说颇似。

瘀血证是一组综合性的证候，其中舌质的变化是诊断瘀血证的最基本的依据，即原文的"唇痿舌青"，因为不论瘀血部位、瘀结时间及程度如何，它必定会从舌质上反映出来。结合临床实践，从舌质出现紫瘀斑、瘀点等，根据其部位、大小可推测瘀血所在的脏腑、大小、程度等。此外还要充分观察脉象，瘀血脉可见沉、弦、细、涩等多种表现。

（二）阴伏的病机与主症

原文第11条："病者如热状，烦满，口干燥而渴，其脉反无热，此为阴伏，是瘀血也，当下之。"阴伏，现多解释为瘀血日久郁而化热，伏于阴分。但各注家见解不一：①吴谦在《医宗金鉴》说："其人当得数大之阳脉，今反见沉伏之阴脉，是热伏于阴，乃瘀血也"；②尤在泾说："阴伏者，阴邪结而伏于内也"；③黄树曾在《金匮要略释义》里面说："血属阴，血瘀于内，故曰阴伏"。当以黄氏之说为是。

渴：①丹波元坚认为"渴"为"不渴"之讹，因上条言"但欲漱水不欲咽"；②唐容川认为"瘀血在里则口渴，所以然者，血与气本不相离，内有瘀血，故气不得通，不能载水津上升，是以发渴，名曰血渴，瘀血去则不渴矣。"瘀血口虽燥渴，必不引饮，与热在气分之口渴不难区别。《金匮要略》云："血不利则为水"，瘀血日久则气滞水阻，虽渴而不欲饮。唐氏之说更符合临床实际。

四、临证思维

（一）脉证合参，据证辨治

原文第10条"病人胸满，唇痿舌青，口燥，但欲漱水不欲咽，无寒热，脉微大来迟，腹不满,其人言我满、为有瘀血。"其中"唇痿舌青"和"口燥,但欲漱水不欲咽",是辨别瘀血的两大指征,特别是舌质紫暗或舌边尖有青紫色瘀斑,有明确诊断价值。此外,胸腹胀满尚可见刺痛、拒按,脉微大来迟,即指脉象涩滞迟缓。这些都是辨瘀血证的重要依据。原文第 11 条"病者如热状,烦满,口干燥而渴,其脉反无热,此为阴伏,是瘀血也,当下之。"根据口干燥而渴,常有热证而无热脉。判断为瘀血化热证,伏于血分所致,并提出"当下之"的治法。

（二）审因论治

治疗瘀血,原文第 11 条提出"当下之",即通过攻下瘀血,使瘀去而热无所附,体现了《脏腑经络先后病》篇"诸病在藏欲攻之,当随其所得而攻之"的审因论治思想。"当下之",是攻下瘀血之意,但具体的方剂并未记载,可酌情选用他篇中活血方剂如抵挡汤、下瘀血汤等。临证时,亦可根据瘀血病情的寒热、轻重、缓急及部位不同,灵活采取化瘀或逐瘀的不同方法。

五、现代研究

（一）临床研究

有关瘀血病的临床研究不多,但具体疾病血瘀证的治疗报道很多,其中痰瘀互结是研究热点。从中可以看到,仲景的瘀血病理论对临床血瘀证的诊断和治疗有很重要的作用。

武哲丽等通过对 100 例临床肝病瘀血舌患者的血液流变学的各项指标检测发现:瘀血舌不同肝病（肝硬化、肝癌、乙肝）及不同证型（湿热瘀滞、肝瘀痰阻、气滞血瘀、气虚血瘀）各组患者在全血低切黏度、全血中切黏度、红细胞压积、血沉、血沉方程 K 值等多个血液流变指标上均与正常组差异显著（$P<0.01$ 或 $P<0.05$）;其中湿热瘀滞组、肝瘀痰阻组、气滞血瘀组患者的血液浓稠性更加明显,且高于气虚血瘀型患者。说明痰、湿、热等病理产物,与瘀血相结合,形成恶血、蓄血、污血,使血液运行受阻,气血津液均被耗损,因此病程长,病情重,不易治愈。

惠玲等对 70 例瘀血痹阻型胸痹心痛的患者治疗观察显示:用常规西药治疗基础上配合血府逐瘀汤加减较单纯西药治疗,在治疗效果、24h 动态心电图关键指标变化有显著改善,治疗总有效率为 97.14%,明显高于对照组患者的 60.00%,差异显著（$P<0.05$）。

（二）实验研究

瘀血证的实验研究大多探讨瘀血病机在具体疾病中的作用机制:

曹媛等以化瘀祛痰方药为干预因素,从 PI3K/AKT/mTOR 信号通路入手,观察高脂血症大鼠肝脏脂质代谢相关指标的改善,结果显示化痰祛瘀方能显著降低血清总胆固醇、甘油三酯、低密度脂蛋白,升高高密度脂蛋白,促进 PI3K、AKT、mTOR 蛋白表达水平显著下调（$P<0.05$,$P<0.01$）,LC3A/B 蛋白表达水平显著上调（$P<0.01$）。说明其可能通过调控 PI3K/AKT/mTOR 信号通路,增强高脂血症大鼠肝脏自噬,进而改善肝脏脂质损伤。

张玉昆等采用少腹逐瘀汤对气虚血瘀模型大鼠进行干预治疗,分别观察血液流变学、凝血指标、血小板参数、血小板功能相关指标,结果与模型组相比,少腹逐瘀汤可显著降低全血黏度和血浆黏度（$P<0.05$）;显著降低 PDW 含量（$P<0.05$）,升高 cAMP 和 6-keto-PGF1α 含量（$P<0.05$）,显著降低 vWF、β-TG、PF4 含量（$P<0.05$）。

六、问题与展望

（一）仲景的瘀血理论有哪些？

本篇提出了瘀血的脉证，但仅有两条原文，仅仅提到"当下之"的治法，但仲景的瘀血理论却贯穿整个《伤寒论》《金匮要略》中，如何总结归纳？有学者总结仲景治瘀有十法，只是一家之言，如何融会贯通？瘀血与各脏腑、经络、气、血、水间关系又当如何？

（二）阴伏，"当下之"对现代疾病治疗是否有借鉴意义？

第11条，阴伏仲景虽未列方剂，但提出"当下之"的治法。临床实际中，具体的疾病，如肿瘤、风湿免疫病等经常也会出现"如热无热"的症状，是否可参照阴伏的治法？对"当下之"是否有更深入的理解？

主要参考文献

[1] 胡超群，张心爱，张洪嘉，等. 郭维琴教授治疗病态窦房结综合征临床经验[J]. 现代中医临床，2020，27（2）：17-19.

[2] 阴倩雅，杨鑫杰，窦志芳，等. 桂枝去芍药加蜀漆牡蛎龙骨救逆汤之方药探析[J]. 中华中医药杂志，2020，35（2）：959-961.

[3] 李三玉. 用桂枝去芍药加蜀漆牡蛎龙骨救逆汤治疗心脏神经官能症的效果分析[J]. 当代医药论丛，2018，16（21）：192-193.

[4] 王会玲. 桂枝去芍药加蜀漆龙骨牡蛎救逆汤中蜀漆质疑[J]. 陕西中医，1989，（12）：557.

[5] 杨祥坤. 《金匮要略》惊悸病源流探析[J]. 中国中医药现代远程教育，2005，3（6）：31-33.

[6] 滕守志，王桂照，傅世英，等. 半夏浸剂抗心律失常作用的实验研究[J]. 中华心血管杂志，1983，2：103.

[7] 郭雨璐，肖霞，李乐平，等. 中药方剂柏叶汤治疗胃出血的作用机制——基于网络药理学方法[J]. 湘南学院学报，2022，43（2）：112-119.

[8] 曹媛，贾连群，杨关林，等. 化瘀祛痰方药调控PI3K/AKT/mTOR信号通路改善高脂血症大鼠肝脏脂质代谢的机制[J]. 中华中医药杂志，2022，37（2）：736-740.

[9] 刘丹青，方伶心，朱美慧. 三黄泻心汤联合内镜下止血治疗上消化道溃疡并出血[J]. 深圳中西医结合杂志，2021，31（16）：64-65.

[10] 吴佳豪，何睦，杨丹倩，等. 《金匮要略》泻心汤证"心气不定"考辨[J]. 中华中医药杂志，2020，35（9）：4404-4406.

[11] 梁振钰，刘茜，陈桂敏. 侧柏叶在柏叶汤中的配伍意义探讨[J]. 中华中医药杂志，2016，31（8）：2971-2973.

[12] 王啸，龙涛，张沛生，等. 黄土汤治疗老年消化性溃疡合并上消化道出血的临床分析[J]. 实用心脑肺血管病杂志，2010，18（10）：1509-1510.

[13] 左立镇. 黄土汤加味治疗顽固性鼻出血38例[J]. 河北中医，2010，32（2）：176.

[14] 刘保林，宣园园，王晓虎，等. 三黄泻心汤治疗上消化道出血的药效学研究[J]. 中药药理与临床，2003，（3）：1-3.

[15] 陈宝明. "心气不足，吐血、衄血"刍议[J]. 山东中医学院学报，1988，（4）：30.

[16] 王效菊，朱广仁. 略谈仲景治瘀十法及对后世影响[J]. 中医杂志，1980，（5）：52-55.

[17] 管其健. "柏叶汤"治疗肺结核咳咯血的体会[J]. 新中医，1975，（4）：35-37.

[18] 武哲丽，刘梅，陈群，等. 肝病瘀血舌象不同证型血液流变学的临床实验研究[J]. 辽宁中医杂志，2008，（7）：968-970.

[19] 惠玲. 血府逐瘀汤加减治疗胸痹心痛（瘀血痹阻型）的疗效观察[J]. 中医临床研究，2016，8（26）：57-58.

[20] 张玉昆，肖洪彬，牛雯颖. 少腹逐瘀汤对气虚血瘀模型大鼠血液流变学和血小板功能的影响[J]. 时珍国医国药，2021，32（9）：2078-2080.

呕吐哕下利病脉证治第十七

第一节 呕 吐

一、病证源流

呕吐之名首见于《内经》，《素问·六元正纪大论》云"土郁之发……甚则心痛胁䐜，呕吐霍乱""少阳司天之政，气化运行先天二之气……其病热郁于上，咳逆呕吐"。此外，《内经》还记载了呕逆、呕苦、呕胆、呕逆、呕涌、噫呕、喘呕、欧等相关病名，如《素问·举痛论》有"厥逆上出，故痛而呕也"的描述，《素问·气交变大论》有"胁痛而吐甚"的描述，《灵枢·经脉》有"是主肝所生病者，胸满呕逆"的描述，以及《素问·至真要大论》有"食则呕""诸呕吐酸""汗发呕吐""口糜、呕逆"的描述。但对于呕与吐病证概念的区分并没有形成明确的界限。

东汉·张仲景继承了《内经》的病名，并作了发挥。其在《伤寒论》《金匮要略》中所提到的呕吐主要包括干呕、呕吐、欲呕吐、呕多、呕逆、吐逆、吐利、吐脓血、吐涎沫、吐蛔、胃反等。仲景在《金匮要略·呕吐哕下利病脉证治》首次将呕吐病作为一个独立的疾病进行论述。同时也在痰饮病，黄疸病篇中，将呕吐作为一个症状来进行论述。本篇中，"呕吐""哕"等名称，为后世所沿用。并且张仲景在《伤寒杂病论》中首提干呕、胃反之名。《伤寒论》"太阳中风，阳浮而阴弱……翕翕发热，鼻鸣干呕者"，《金匮要略》"趺阳脉浮而涩，浮则为虚，涩则伤脾，脾伤则不磨，朝食暮吐，暮食朝吐，宿谷不化，名曰胃反"。并系统论述了各证型呕吐的辨证、治法，创制了治疗呕吐的如吴茱萸汤、半夏泻心汤、小半夏汤、大半夏汤等千古名方，使用至今。

唐代孙思邈根据呕吐的病因不同或伴随症状的差异，提出"漏气""走哺"之名。漏气，指饮食入胃，先吐而后下的病症，多因内邪内干肠胃所致；走哺，指因下焦实热而致二便不通，呕吐不停者。其在《备急千金要方·膀胱腑·三焦虚实》中曰："此气剽悍滑疾，见开而出，故不得从其道，名曰漏气。其病则肘挛痛，食先吐而后下，其气不续，膈间厌闷，所以饮食先吐而后下也""下焦如渎……若实，则大小便不通利，气逆不续，呕吐不禁，名曰走哺"。

至宋代，《太平圣惠方》云"夫反胃者。为食物呕吐。胃不受食。言胃口翻也"；宋·王贶撰《全生指迷方》云"若心下牢大如杯，或时寒时热，朝食则暮吐，暮食则朝吐，关脉弦紧，弦则为虚，紧则为寒，虚寒相搏，此名为格，与关格同也，是谓反胃"。宋·严用和《严氏济生方》云"夫翻胃者，本乎胃，食物呕吐，胃不受纳，言胃口翻也"。宋《圣济总录》云"论曰上气呕吐者，气上而不下，肺胃虚也"。

二、原文校释

【原文】

夫嘔家有癰膿，不可治嘔，膿盡自愈。

【文献汇编】

仲景《傷寒論》：夫嘔家有癰膿者，不可療也，其嘔膿儘自愈。

(《外臺秘要·卷第六·雜療嘔吐噦方三首》)

【简释】

邓珍本条文言简意赅，《外台秘要》版条文描述更详细。

【原文】

先嘔卻渴者，此爲欲解；先渴卻嘔者，爲水停心下，此屬飲家。嘔家本渴，今反不渴者，以心下有支飲故也，此屬支飲。

【文献汇编】

嘔家本渴，今反不渴者，以心下有支飲故也，此屬支飲。（仲景雜方，此證當用小半夏加茯苓湯，方在支飲門中。）

(《外臺秘要·卷第六·雜療嘔吐噦方三首》)

【简释】

邓珍本用此条论述水饮致呕的辨证，没有提及方药。《外台秘要》补充了方药，用小半夏加茯苓汤，利水蠲饮，降逆止呕，辨证论治连贯一线。

【原文】

趺陽脈浮而濇，浮則爲虛，濇則傷脾，脾傷則不磨，朝食暮吐，暮食朝吐，宿穀不化，名曰胃反。脈緊而濇，其病難治。

【文献汇编】

趺陽脈浮而澀，浮即為虛，澀即傷脾，脾傷即不磨。朝食暮吐，暮食朝吐，宿穀不化，名為胃反。趺陽脈緊而澀，其病難治。

(《備急千金要方·卷十六·胃腑方反胃第四》)

【简释】

邓珍本再论胃反而脾胃两虚的病机脉证及预后。《备急千金要方》再次强调胃反后期胃中因虚而寒，因寒而燥的阴阳两虚，脾胃津气俱亏之象，故难治。

【原文】

嘔而發熱者，小柴胡湯主之。

小柴胡湯方

柴胡半斤　黃芩三兩　人參三兩　甘草三兩　半夏半斤　生薑三兩　大棗十二枚

上七味，以水一斗二升，煮取六升，去滓再煎，取三升，溫服一升，日三服。

【文献汇编】

《伤寒论》《古今医统大全》小柴胡汤中半夏的用量都是半升。

【简释】

邓珍本小柴胡汤中半夏用量为半斤，《伤寒论》《古今医统大全》小柴胡汤中半夏的用量都是半升。由于度量衡的不同，现临床柴胡用量一般为10～15克。

【原文】

胃反嘔吐者，大半夏湯主之。

【文献汇编】

治胃反不受食，食已即呕吐方。

半夏三升　白术　白蜜各一升　人参二两　生姜三两

上五味㕮咀，用水五升，和蜜扬之二三百下，煮取一升半，分三服。

（《备急千金要方·卷十六·胃腑方反胃第四》）

【简释】

邓珍本用大半夏汤治疗胃反，《备急千金要方》增加了白术和生姜两味药，白术增强健脾祛湿之力，生姜降逆止呕，功效更为全面。

三、疑难探析

（一）胃反的病机

本篇提及的"胃反"，其实包括两个含义，一是胃反病，第3、4、5、16条原文所论述，病机是脾胃虚寒，不能运化腐熟水谷，出现以"朝食暮吐，暮食朝吐"，形体消瘦，大便燥结为特点的疾病；二是胃反症，原文18论述，指反复呕吐的症状，中阳不足，饮阻气逆导致"吐而渴欲饮水"。

这里探寻的是胃反病的病机。现代胃反病，多指幽门梗阻、十二指肠壅积症、术后胃瘫综合征、化疗后呕吐、食道癌、贲门失弛缓症、神经性呕吐等。以上疾病都是临床难治病，病因有手术、肿瘤、溃疡、炎症、心理因素等，西医内科治疗效果亦不理想，如果存在器质性改变，现代医学多手术治疗，如果是功能性改变，中医治疗有很大优势，各种致病因素导致脾胃损伤，不能腐熟运化水谷，出现朝食暮吐、暮食朝吐的症状，早期应温养胃气，至疾病晚期，由于长期水谷不下，渐至阴阳两虚，脾胃津气俱亏，出现上呕下秘，形体消瘦等恶病质表现，治疗就非常棘手，针对胃反病的病机，仲景创制了大半夏汤，至今仍是治疗胃反病的主方。

（二）大半夏汤之药物剂量及煎服法

大半夏汤是治疗胃反病的主方，大半夏汤的组成只有三味药，半夏、人参、白蜜。名为"大半夏"者，一是所治疗的疾病严重，二是半夏用量极大。大家熟知仲景药物用量十分讲究，如果只是取半夏和胃降逆功效，用量一般是半升，如大柴胡汤、小柴胡汤、泻心汤等。如果取半夏化痰止呕，散结行气之效，用量增至一升，如小半夏汤、小半夏加茯苓汤、半夏厚朴汤；只有大半夏汤用量有二升之多，治疗胃反重症，按古今度量衡折算，郝万山和柯雪凡教授认为半夏二升的剂量分别为260克或168克。按照原文的煎服法算，二升半夏，煮取二升半，温服一升，半夏用量每次104或67克。这与现代临床常用量每次10～15克相距甚远。用量的差距是不是现代应用大半夏汤疗效欠佳的原因？

半夏始载于《神农本草经》，《礼记·月令》中记载："五月半夏生，盖当夏之半也，故名，又名守田、水玉，守田会意，水玉因形"。半夏味辛，性温，有毒，归脾、胃、肺经，具有燥湿化痰、降逆止呕、消痞散结的功效，现代研究发现半夏还具有抗肿瘤、抗菌、抗炎、抗癫痫等药理活性。半夏有毒是古今共识，例如《新修本草》中记载了"半夏生令人吐，熟令人下，生寒熟温"，亦有"用之皆汤洗十许过，令滑不尽，不尔戟人咽喉"的描述。《本草蒙筌》中写道"孕妇忌用，恐堕胎元"。现代药理研究将其毒性归纳总结为黏膜刺激性、肝肾毒性以及妊娠毒性。近年来认可度较高的观点是半夏中的草酸钙针晶及其凝集素蛋白为其主要的刺激性毒性成分。

再看大半夏汤的煎服法，三味药用水一斗二升，和蜜扬之二百四十遍，再煮。水和蜜扬二百四十遍，可使水与蜜充分融合，水得蜜而性缓，以利于延长药效，并使之充分作用于中焦，发挥补虚润燥散结之功；蜜散于水中，寓补于泻，甘淡调中，滋而不腻。诸药合用，温胃降逆、散结消痞而不伤气津；益气补虚润燥，而无壅塞气机之虞。

针对原文中大半夏汤特殊的用量和用法，我们现今如何使用呢？仲景使用的都是生半夏，半夏是毒性也是公认的。半夏炮制之后呢？有研究发现半夏粉对兔眼部黏膜、金黄地鼠口腔黏膜均具有刺激性，而姜半夏无刺激性亦无生殖毒性，说明半夏经炮制后毒副作用降低或消除。当然，半夏和半夏炮制品的毒性还需要进一步研究和明确，我们临床用药还是要遵循"安全第一，疗效第二"的原则。

（三）茱萸汤之主治

吴茱萸汤由吴茱萸、人参、生姜、大枣四味药组成，在仲景著作中出现五次，分别是本篇原文 8 "呕而胸满者，茱萸汤主之"。原文 9 "干呕，吐涎沫，头痛者，茱萸汤主之。"《伤寒论》阳明篇"食谷欲呕，属阳明也，吴茱萸汤主之"（243 条）；少阴篇"吐利，手足厥逆，烦躁欲死者，吴茱萸汤主之"（309 条）；厥阴篇"干呕，吐涎沫，头痛者，吴茱萸汤主之"（378 条）。分别治疗肝胃虚寒，寒饮上逆的呕吐；肝寒挟饮上犯之干呕、吐涎沫、头痛；阳明胃家虚寒的食谷欲呕；少阴吐利。

吴茱萸汤证虽证见复杂，但症状均以"虚、寒、逆"为主，病机大多为肝胃虚寒、浊阴上逆。数据挖掘研究发现，吴茱萸汤所治病证分布广泛，涉及神经、消化、呼吸、内分泌、心血管等人体多个系统。主治病证大致可以分为 3 类，神经科的头痛、眩晕；消化科的呕吐、腹痛、泄泻；妇产科的痛经、恶阻。吴茱萸汤证有 6 个主要症状，分别为呕吐、下利、头痛、手足厥逆、烦躁、胸闷。舌脉象以舌淡苔白、脉沉弦细为多。吴茱萸汤用药规律，吴茱萸以 6～15 克为常见，姜以生姜 10～15 克为常见，参以党参 10～15 克为常见，人参则为 9～12 克，大枣以 4～6 枚为常见；加减治疗常配伍半夏、白术、茯苓、甘草、川芎、陈皮、当归、砂仁、白芍、桂枝等药味；服法常采用水煎服，日 1 剂，分 2 次服的方法。

四、临证思维

（一）实则阳明，虚则太阴

《素问·太阴阳明论》用"阳道实，阴道虚"的观点，高度地概括了脾胃病理的特点，它指出阳明胃经的病证，津液易伤，病多从燥化、热化，故以热证、实证多见；而太阴脾经之病，阳气易伤，病多从湿化、寒化，故以寒证、虚证多见。本篇遵循这一观点，治疗呕吐、哕、下利病，病因虽复杂多样，涉及虚寒、实热、痰饮、湿阻、湿热等，但总的看来，病之初起，属于实证、热证的，多与胃肠有关，多治以和胃降逆，通腑去邪，如黄芩加半夏生姜汤、大黄甘草汤等；病之后期，属于虚证、寒证的，多与脾肾有关，多治以扶正补虚，健脾温肾，如四逆汤、茱萸汤等。所以本篇辨证论治消化系统疾病，为后世柯伯韵提出"实则阳明，虚则太阴"学说奠定了临床基础。

（二）审证求因以治本

原文第 6 条"病人欲吐者，不可下也。"原文第 17 条"食已即吐者，大黄甘草汤主之。"同样是呕吐病，一个不可下，一个要下，两种情况都没有使用止吐法，而呕吐可愈，原来第 6 条指的病人想呕吐是由于病邪在上，正气有祛邪外出的趋势，正如《内经》所言"其高者，因而越之"。治疗应该因势利导，顺应病势，采取涌吐等办法，祛除邪气即可，如果误用下法，则是逆其病势，不仅使邪气内陷，而且下法不当损伤正气，加重病情，所以病人欲吐，不可下之。而第 17 条的呕吐是由于实热之邪壅滞胃肠，腑气不通，胃热上冲所致，尚可见胃脘灼热疼痛、口苦口臭、小便黄短、大便秘结、舌红苔黄、脉数有力等，所以治疗应攻下泄热，用大黄甘草汤。

呕吐由各种原因引起，但总病机是胃失和降，胃气上逆，治疗一般应降逆止呕。但有些呕吐是由于胃中有邪气，如痈脓、宿食、痰饮、毒物等引起，这种呕吐是正气祛邪的表现，呕吐可使邪去正安，如果盲目的"见血止血，见呕止呕"，则不仅邪气不得外出，反而闭门留寇，酿生他病。所以原文"夫呕家有痈脓，不可治呕，脓尽自愈。"这时万万不可止呕，而应促进排邪，脓尽则呕吐自愈。

可见仲景治疗呕吐病，是透过现象看本质，"审因论治""治病求本"是基本原则，"因势利导"是基本方法。

（三）姜夏为止呕圣药

仲景本篇治疗呕吐病，除了大黄甘草汤和猪苓散，全部方剂都配伍姜或半夏，如吴茱萸汤、四逆汤、文蛤汤配姜，大半夏汤配伍半夏，或姜夏同用，如小半夏汤、半夏干姜散、生姜半夏汤、小柴胡汤、黄芩加半夏生姜汤、半夏泻心汤。可以说姜、夏为仲景之止呕圣药。

更让人折服的是，仲景用姜之妙，同一味姜还有生姜、干姜、生姜汁之不同，生姜性温味辛，功能温胃散寒，降逆止呕，配半夏组成水饮呕吐第一方——小半夏汤，本方重用半夏，功在降逆化饮。配生姜汁且重用，则降逆之力少而散结之力多，功在散饮去结，成为治疗饮气相搏，欲出不出彻心中愦愦然无奈的生姜半夏汤。干姜大辛大热，功可温中散寒、回阳通脉、温肺化饮，干姜的一大特点是守而不走，配半夏重在温中散寒，而成化饮降逆，治疗阳虚饮停呕吐的半夏干姜散。

（四）邪留胃肠病位之辨

原文 11 条"干呕而利者，黄芩加半夏生姜汤主之"与 10 条"呕而肠鸣，心下痞者，半夏泻心汤主之"，二者都有呕吐、下利的症状，都有脾胃升降失调的病机，但疾病的病位不同。前者是由于邪热侵犯胃肠，气机升降失调所致，胃气上逆则呕吐，由于邪热主要在肠，所以呕吐不甚，而肠热症状明显，伴有腹痛、利下热臭、口干口苦、心烦、发热等。用黄芩加半夏生姜汤清热止利，和胃降逆，主治肠而兼治胃。而后者是由于寒热互结中焦，脾胃升降失调所致，胃气上逆则呕吐，中焦气机阻滞则心下痞，脾虚湿困则肠鸣、腹泻，由于寒热互结中焦是主要病机，心下痞是主要症状，所以"不必治其上下，而但治其中"，用半夏泻心汤，开结除痞，和胃降逆，主治胃而兼治肠。

五、现代研究

（一）临床研究

本篇相关的临床研究，主要集中在半夏泻心汤治疗各种消化系统疾病，小半夏汤治疗各种呕吐的疗效观察与评价。

段馨将用胃复春片加服半夏泻心汤治疗慢性萎缩性胃炎 50 例，发现总体疗效、幽门螺杆菌根除率高于单药胃复春片，并发现联用组血清表皮生长因子、内皮素、白细胞介素-6、白细胞介素-2 显著低于单药组，而胃泌素-17 显著高于单药组。王永成在西医常规治疗的基础上加用半夏泻心汤治疗胃溃疡，发现观察组中医证候积分优于对照组。洪武汉用加味半夏泻心汤治疗胃癌前病变脾胃湿热证，发现治疗组胃黏膜病理活检疗效、中医证候疗效均优于对照组，认为加味半夏泻心汤治疗胃癌前病变脾胃湿热证患者可通过调节脾胃功能，增加胃黏膜血供，促进胃微循环，从而改善胃黏膜病变和临床症状，提高中医证候疗效，减少癌变率。迟静在西医常规治疗的基础上加用半夏泻心汤治疗溃疡性结肠炎，发现试验组临床疗效明显高于对照组，试验组患者结肠镜评分明显低于对照组，且发现试验组患者 TNF-α、IL-1 水平明显低于对照组，试验组脓血消失时间、腹痛消失时间、腹泻消失时间均明显短于对照组。

冷静在盐酸托烷司琼静脉滴注基础上加用小半夏汤治疗胃癌化疗性恶心呕吐，发现观察组恶心控制有效率、呕吐控制有效率均高于对照组，化疗依从率、副反应发生率两组比较无差异。认为小半夏汤对胃癌化疗性恶心呕吐患者有较好的防治效果，可明显改善患者的不良症状。孙立明用小半夏汤加减治疗周期性呕吐，治疗组在腹痛腹泻、疲乏无力、面色苍白、厌食、畏光怕声、恶心呕吐积分上均低于对照组，治疗组在呕吐间歇期时间、呕吐次数、随访一年呕吐复发次数、呕吐持续时间上低于对照组，认为小半夏汤治疗周期性呕吐优势独特。

分析以上半夏泻心汤和小半夏汤的众多临床研究，我们发现研究方法主要是随机对照临床实验，从临床研究的全面性和数据的可信性看，还缺乏一定的可信度，我们所检索的文献报道中，对方法学描述很少，从而影响试验的可重复性，缺乏真正的多中心、大规模和随机对照双盲的试验。

此外，在现代临床研究中，还有半夏泻心汤治疗胃食管反流病、多囊卵巢综合征、胃肠道恶性肿瘤等，小半夏汤治疗胆汁反流性胃炎、直肠癌术后反复肠梗阻、糖尿病胃轻瘫、妊娠恶阻等的报道。

（二）实验研究

1. 半夏泻心汤作用机制研究

动物实验发现，半夏泻心汤及其不同拆方能调节抗生素诱导的菌群紊乱幼鼠肠道菌群结构，保护结肠黏膜屏障，其整体疗效以半夏泻心汤全方较为明显。对糖尿病脂代谢研究发现，半夏泻心汤能降低 T2DM 大鼠 TC、TG 的水平，减轻胰岛素抵抗；上调 T2DM 大鼠 AMP/ATP 比值，激活 AMPK/PGC-1α 系统，使 ATP 含量增加，从而促进机体脂肪酸氧化来增强抗炎、抗氧化和调节能量代谢能力。同时半夏泻心汤可能通过激活 DM 大鼠 PGC-1α 下游分子 PPARα 抑制脂肪酸氧化，降低 FFA 含量，抑制促炎因子，降低 SOD 和 GSH 活性，达到减轻大鼠肝细胞氧化应激损伤及脂质蓄积，发挥改善 IR 作用，从而恢复脂代谢水平。Hp 感染可导致 FoxP3、RORγt 及其相关细胞因子表达异常，且各项指标随病程发展而增高，可能是脾胃气机升降失常导致"清阳不升、浊阴不降"的病理状态。而辛开苦降之半夏泻心汤及四联杀菌干预后可通过调控 FoxP3、RORγt 及其相关细胞因子表达，调节免疫微环境，发挥治疗 Hp 相关性胃炎的作用。

信号通路层面研究显示，半夏泻心汤可以通过调节 Wnt/β-catenin 信号通路影响 APC 基因表达，治疗寒热错杂 CAG，借此阐释了 Wnt/β-catenin 信号通路与寒热错杂本质之间的相关性。半夏泻心汤可通过调控 NLRP3/Caspase-1 通路抑制细胞焦亡，缓解溃疡性结肠炎大鼠的炎症反应。

2. 小半夏汤作用机制研究

通过网络药理学方法构建小半夏汤治疗化疗性呕吐的成分-靶点网络，筛选出小半夏汤 178 个潜在活性成分，其中 6-姜烯酚、6-姜辣素、黄芩素有效性已经被证实。黄芩素和 6-姜烯酚、6-姜辣素拮抗 BCL2 等靶点对抗肠管的兴奋作用，抑制离体回肠自主运动。小半夏汤可通过黄芩素、香草醛和 6-姜辣素多种成分降低基质金属蛋白酶 9（MMP9）的表达水平从而修复胃黏膜损伤。小半夏汤治疗化疗性呕吐，其中多种成分作用于炎症通路的不同途径与不同代谢产物，发挥抗炎治疗作用，包括香草醛和乙酸作用于 PTGS2 靶蛋白，通过花生四烯酸途径抗炎而止呕；黄芩素、乙醛作用于 TNF 靶点，通过 TNF 信号通路抗炎而止呕；研究表明 NF-kB 信号通路，增加消化道黏膜损伤，而小半夏汤能降低 NF-kB 在胃肠组织中的表达，降低相关炎性因子表达水平。

动物实验研究发现，小半夏汤各剂量治疗组可以改善化疗大鼠胃肠道黏膜损伤，与模型组比较，小半夏汤各剂量治疗组可以使化疗大鼠 ROS 含量明显降低，SOD 和 GSH-Px 活性明显升高。作者认为，小半夏汤可以改善大鼠化疗致胃肠道黏膜损伤，可能与其抗氧化应激作用有关，具体机制还需进一步阐明。

六、问题与展望

呕家与痈脓的相关性，对理解呕吐的病因有何启示？

本篇有"呕家有痈脓，不可治呕，脓尽自愈"，提示呕吐与痈脓，在临床上可以同时出现，病机上也有较大相关性。二者本为看似完全不同的两个病证，但从病机而言，呕家多为胃虚饮逆，而痈脓多为水热伤血，皆不离水饮为患。故"脓尽"的背后，实为饮去呕止。故呕吐的主方小半夏汤，同时也是支饮病的代表方。从这一角度出发理解，《金匮要略》不同篇章的疾病，是否背后也有病机上的密切联系？这是否为临床执简驭繁、治病求本提供了新的思路？

第二节　哕

一、病证源流

哕，最早见于《素问·宣明五气》："胃为气逆，为哕、为恐"。《灵枢·口问》："谷入于胃，胃气上注于肺，今有故寒气与新谷气俱还入于胃，新故相乱，真邪相攻，气并相逆，复出于胃故为哕"。内经还介绍了治疗哕的方法，《灵枢·杂病》："哕，以草刺鼻，嚏，嚏而已；无息而疾迎引之，立已；大惊之，亦可已。"仲景在本篇中论述了哕的辨证与治法，创制了橘皮汤和橘皮竹茹汤治疗哕病。

魏晋时期至隋代，医书中开始出现"呕哕"同写并归为同一类病，《诸病源候论》中有"呕哕病诸候"包括"干呕候、呕哕候、呕吐候、哕候、噫醋候、恶心候"。

唐朝的哕义也是呃逆与干呕之义混用，《外台秘要》就哕方的病机及"但闭气抑引之""痛抓眉中央闭气也""以物刺鼻中，若以少许皂荚屑内鼻中，令嚏则差"和"饮新汲井水数升佳"等治哕方分析，此书的"哕"义为呃逆。

宋元时期，民间以"哕"为"干呕"义，甚而"哕"之"干呕"义上升为主要义。"哕"之"呃逆"义逐渐为"咳逆、呃"二词所替代。朱肱《活人书·卷第十一·（八十七）问咳逆》中认为"咳逆者，仲景所谓哕者是也。"金代成无己《伤寒明理论·哕》谓"伤寒哕者，何以明之？哕者，俗谓之咳逆者是也……但胸喉间气塞不得下通，然而无声也。若哕则吃吃然有声者是也。"元·王好古《此事难知》中亦云"呕吐哕胃所主各有经乎，以吐为有物无声，呕为有物有声，哕为无物有声。"元代朱震亨《丹溪心法·咳逆·附录》亦谓"咳逆为病，古谓之哕，近谓之呃"。

二、原文校释

【原文】

乾嘔噦，若手足厥者，橘皮湯主之。

橘皮湯方

橘皮四兩　生薑半斤

上二味，以水七升，煮取三升，溫服一升，下咽即愈。

【文献汇编】

橘皮湯：治幹嘔噦若手足厥冷者方。

橘皮（四兩）生薑（半斤）

上二味咀，以水七升，煮取三升，分三服，不止，更合服之。

《備急千金要方·卷十六·嘔吐噦逆》

【简释】

邓珍本手足厥即冷的意思，言简意赅。《备急千金要方》加一冷字，意义同。

【原文】

噦逆者，橘皮竹茹湯主之。

橘皮竹茹湯方

橘皮二升　竹茹二升　大棗三十個　生薑半斤　甘草五兩　人參一兩

上六味，以水一斗，煮取三升，溫服一升，日三服。

【文献汇编】

噦逆者，橘皮竹茹湯主之。

橘皮竹茹湯方

橘皮二斤　竹茹二升　大棗三十個　生薑半斤　甘草五兩　人參一兩

上六味，以水一斗，煮取三升，溫服一升，日三服。

《古今医统大全·卷二十四·呕吐哕门》

【简释】

邓珍本橘皮二升，《古今医统大全》橘皮二斤。临床用量一般3～9克。

三、疑难探析

（一）论哕发下焦

哕之病机，大多数是由于胃失和降，气逆动膈所致，一般属中、上焦的病变，故仲景在本篇中治疗哕的两首方药橘皮汤和橘皮竹茹汤，都是治中焦，达到和胃降逆止呃逆之效，但在哕的辨证中，提出的却是原文 7 "哕而腹满，视其前后，知何部不利，利之即愈"。告诫我们，还有一部分哕病是发自下焦。

究其发自下焦者，亦有虚实之不同，原文 7 指出的是下焦之实，一是水湿停于下焦，阻滞气机，湿浊上逆，治疗可选五苓散化气行水，使湿去气行，胃气和降。一是由于热结下焦，症见食入即呕、腹胀腹痛、大便秘结、小便黄短、舌红苔黄燥、脉沉实等。证属实热内壅、浊气上冲，治以泻实通便，可用承气类方。

对哕发下焦之虚证，吴鞠通在《温病条辨》下焦篇 15 条曰："既厥且哕，脉细而劲，小定风珠主之"。指出温病后期温邪久羁下焦，损伤肝肾真阴，虚风内动，扰冲脉为哕者，吴氏又用甘寒咸法治之。临床多见低热不退，手足心热甚于手足背，口干舌燥，甚则齿黑唇裂，舌干绛等，其证属虚。吴氏用小定风珠治疗，认为方中鸡子黄"为血肉有情，生生不已，乃奠安中焦之圣品，有甘草之功能，而灵于甘草""宛如珠形，得巽木之精，而能熄肝风，肝为巽木，巽为风也""故以鸡子黄实土而定内风"；龟板咸甘平，滋阴潜阳，镇肾气、补任脉而镇冲脉，吴氏曰"龟亦有珠，具真武之德而镇震木。震为雷，在人为胆，雷动未有无风者，雷静而风亦静矣。亢阳直上巅顶，龙上于天也，制龙者，龟也"；阿胶甘平，色黑沉降，补液而熄肝风；淡菜咸温，补阴中之真阳而潜真阳之上动；童便咸凉，滋阴降逆；共奏滋阴息风、镇冲降逆之效。

（二）论竹茹清胃热止呕逆

仲景在《金匮要略》中有两首方剂使用竹茹：一是治疗胃虚夹热哕病的橘皮竹茹汤，一首是治疗产后虚热烦呕的竹皮大丸。

竹茹，味甘性微寒，归肺胃经，功能清热化痰，除烦止呕，临床常用量5～10克。仲景治哕用橘皮竹茹汤，即是取竹茹清胃热、止呕逆之功效，治虚热哕配伍生姜和胃降逆，参、枣、草补虚安中。专治胃中虚热，气逆上冲的呕哕之病，当见虚烦、少气、口干、手足心热、脉虚数等。但看原文用量，二升之多，相当于今天200克左右，量极大。

而竹皮大丸治妇人乳中虚，烦乱呕逆，用竹茹配石膏清胃热，止呕逆，由于是产后烦呕轻证，石膏、竹茹量各自仅二分。二方中竹茹皆为用治胃气上逆之证。以此为示范，后世医家称竹茹为治胃热呕逆之要药。

四、临证思维

（一）上中下三焦之辨

哕虽多发于中焦，但与上焦、下焦亦关系密切，所以治哕当三焦辨证。上焦呃逆多因肺气不利而致。肺者，气之本。胃者，水谷之海。《灵枢·口问》说："谷入于胃，胃气上注于肺，……"。若肺气郁滞，华盖不宣，则胃失通降而产生呃逆。《临证指南医案》云"肺气郁痹，亦能为呃"；叶天士亦有"每以开上焦之痹"而治呃之记载。《医部全录·顾门》陈梦雷注："阳明所受谷气欲从肺而达表，肺气逆，还于胃，气并相逆复出于胃故为哕，肺气疏通，则谷气得以转输哕逆止矣。"有鉴于此，当从上焦而治，开宣上焦之气，上焦之气得以疏通，则气机舒畅，哕得止。常用药物为郁金、炙枇杷叶、制半夏、杏仁、陈皮、前胡、炙紫菀、绿萼梅、炒紫苏子。

下焦呃逆多属虚证，多因肾不纳气，冲气上逆所致。肾者胃之关，为先天之本，肾主纳气，是藏精之脏，宜固藏，不宜泄露。若肾不纳气，则气上冲胸，夹胃气动膈而成呃逆，治当从肾以固其本，滋填镇摄，则肾气固，呃逆止。下焦不足肝肾阴血，虚风内动者可选大定风珠，阴损及阳者可用金匮肾气丸阴中求阳。

（二）预后善恶之辨

"哕"，现称"呃逆"，相当于现代医学中的膈肌痉挛。在临床中要先判断是生理情况还是病理状态，若为时短暂，无持续或反复发作，多为生理现象，可自愈或采用简单的办法，如《内经》提及的"哕，以草刺鼻，嚏，嚏而已；无息而疾迎引之，立已；大惊之，亦可已"。若持续时间在48小时以上，则为顽固性呃逆，属病理状态，需干预治疗。

病理状态的呃逆，病因有饮食不节、情志内伤、正气虚弱之别，其病位在胃膈，与肺肝肾密切相关。预后亦有善恶之分。中医认为，持续性或反复发作者，服药或配合针灸等外治后也多治愈，但慢性危重病证后期出现呃逆者，多为病情恶化，胃气将绝，元气欲脱的危候。现代医学呃逆也分中枢性、外周反射性、精神性和代谢障碍性。现代医学认为没有器质性病变的单纯的呃逆，一般预后良好，对整体健康状况影响不大，而对于脑出血、脑肿瘤、肾衰竭患者代谢紊乱等导致的呃逆预后不良。

五、现代研究

（一）临床研究

冯媛治疗妊娠滋养细胞肿瘤化疗后呕吐患者160例，随机分为两组，各80例。对照组给予常规西药治疗，观察组给予加味橘皮竹茹汤治疗，结果观察组预防呕吐效果优于对照组，观察组乏力、头晕、食欲减退、便秘、呕吐缓解时间均短于对照组，差异有统计学意义。认为加味橘皮竹茹汤对妊娠滋养细胞肿瘤化疗所致呕吐有较好预防效果，且可缩短患者呕吐及伴随症状缓解时间。李颖治疗78例反流性食管炎患者，随机分为两组，各39例。观察组在常规西药治疗基础上联合橘皮竹茹汤，连续治疗8周。观察组烧心、泛酸、急躁、胁肋隐痛、口干口苦、大便干结、喜饮等中医证候积分均低于对照组。观察组总有效率为94.87%，高于对照组79.49%。治疗后，观察组胃半排空时间、胃排空时间均短于对照组。认为橘皮竹茹汤可促进反流性食管炎患者胃肠动力学的改善与患者症状的缓解，疗效优于单独西药治疗，是一种安全、有效的治疗方案。

（二）实验研究

橘皮汤干预能起到改变肠道微生物多样性的功效，并具有调节菌群丰度水平的作用，表现出抑制韦荣氏球菌属、克雷伯菌属等肠道有害微生物的生长，并对肠道菌群代谢产物短链脂肪酸的产生有一定的促进作用，有效改善了人体肠道菌群结构。网络药理学研究发现除了阻断呕吐神经递质方面的主要通路外，橘皮汤还参与了其他多条呕吐相关的次要通路，通过多条信号通路发挥整体止呕作用。

学者从橘皮竹茹汤中筛选出24个活性成分，主要活性成分有黄柏酮、白桦脂酸、植物甾醇、β-谷甾醇，作用靶点24个，EGFR最重要作用靶点，GO分析52个生物学过程，20个分子功能，9个细胞组分（$P<0.05$），KEGG分析得到14条信号通路（$P<0.05$）。结论：橘皮竹茹汤治疗胃食管反流病具有多成分、多靶点、多通路的特点。橘皮竹茹汤对胆汁反流胃炎模型大鼠胃黏膜有显著保护作用，其作用机理与升高血清GAS、胃黏膜PGE2相关。

第三节　下　利

一、病证源流

《金匮要略》中的下利病是泄泻和痢疾的统称。《内经》关于"泄泻"的记载和称谓可谓种类繁多，有"泄""后泄""下泄""窍泄""泄注"、"洞泄""濡泻""飧泄""溏泄""注泄鹜溏""暴注下迫"等。《素问·至真要大论》有："诸厥固泄，皆属于下"，《素问·举痛论》："寒气客于小肠，小肠不得成聚，故后泄腹痛矣"，《素问·生气通天论》曰："春伤于风，邪气留连，乃为洞泄"。《灵枢·邪气脏腑病形》对于洞泄的脉象亦有描述："肾脉……小甚，为洞泄。"《素问·阴阳应象大论》云："湿胜则濡泻。"《素问·至真要大论》曰："诸呕吐酸，暴注下迫，皆属于热。"

　　《难经》中，也提出了五泄的理论，但与《内经》不同，其更侧重于因脏腑病变而产生的泄泻，《难经》这样阐述其理论："泄凡有几？皆有名不？然。泄凡有五，其名不同：有胃泄，有脾泄，有大肠泄，有小肠泄，有大瘕泄，名曰后重。……此五泄之要法也"。从其症状的描述来看，"胃泄""脾泄""大肠泄"的定义更接近"泄泻"所代表的疾病，而"小肠泄""大瘕泄"则指的是"痢疾"一类的疾病。《内经》中所提到的"五泄"与《难经》中所述的五种泄泻，共同构成了后世对于"泄泻"论述的重要理论基石。

　　仲景在《伤寒杂病论》中，将泄泻和痢疾统称为利、下利。如《伤寒论·卷第一·辨脉法》有："腹内痛者，必欲利也。"《伤寒论·卷第四·辨太阳病脉证并治下》曰："伤寒服汤药，下利不止，心下痞鞕，服泻心汤已，复以他药下之，利不止。"《金匮要略·呕吐哕下利病脉证并治》有："下利清谷，不可攻其表，汗出必胀满。"除此之外，偶尔也间见一些其他关于"泄泻"的称谓，如鸭溏、泄利下重等。

　　到了魏晋南北朝时期，对于泄泻的记载如《中藏经》中："寒则精神不守，泄利不止。这一时期，更多是沿用前代对于泄泻的称呼，并没有新词的出现。隋唐时期，"痢疾"与"泄泻"在实际治疗过程中，已有所区别。《外台秘要·卷第二十五》其下的所有条目，皆以"痢"统称之，但在治疗上，将"泄泻"与"痢疾"视为不同的证候，分别加以论述。至于宋金元时期而"泄泻"一词，在医书中首见于《太平圣惠方·卷第二十六·治脾劳诸方》："治脾劳、胃气不和、时有洩泻、食少无力，宜服松脂圆方"。古代"洩"与"泄"通用。《三因极一病证方论》下设《泄泻叙论》专篇，首以"泄泻"为篇名，还提到如下一句："方书所载泻利，与经中所谓洞泄、飧泄、溏泄、溢泄、濡泄、水谷注下等，其实一也，仍凭因有内、外、不内外差殊耳。"为后世医家所宗。

二、原文校释

【原文】
夫六腑氣絕於外者，手足寒，上氣，腳縮；五臟氣絕於內者，利不禁；下甚者，手足不仁。
【文献汇编】
凡六腑氣絕於外者，手足寒，上氣，腳縮；五臟氣絕於內者，下利不禁；下甚者，手足不仁。

（《備急千金要方·卷十五·热痢》）

【简释】
邓珍本"利不禁"与《备急千金要方》"下利不禁"意同。

【原文】
下利，脉沉而迟，其人面少赤，身有微热，下利清谷者，必郁冒，汗出而解，病人必微热。所以然者，其面戴阳，下虚故也。
【文献汇编】
下利，脉沉而迟，其人面少赤，身有微热，下利清谷者，必郁冒，汗出而解，病人必微厥。所以然者，其面戴阳，下虚故也。

【简释】
邓珍本"必微热"，可以理解为虚阳上浮，阴寒在下，两不相接，故手足微热。《医统正脉》"必微厥"指妄用汗法，势必使阳气更虚，甚至微厥。后者解释较为合理。

【原文】
【附方】
《千金翼》小承氣湯 治大便不通，噦，數讝語。方見上。
【文献汇编】
治大便不通，噦數口，譫語方。
濃樸二兩，灸 大黃四兩 枳實五枚，灸
上三味，咬咀。以水四升，煮取一升二合，分再服當通，不通盡服之。

《千金翼方·霍乱门》

【简释】
《千金翼方》治疗霍乱，神昏谵语，呃逆频作，大便不通等实证，用小承气汤泻热通便。

【原文】
【附方】
《外臺》黃芩湯 治乾嘔下利。
【文献汇编】
幹嘔下利，黃芩湯主之方。
黃芩三兩 人參三兩 桂心二兩 大棗十二枚 半夏半升洗 乾薑三兩
上六味切，以水七升，煮取三升，溫分三服。忌羊肉湯生蔥。

《外臺秘要·卷第六·杂疗呕吐方三首》

【简释】
本方主治胃中虚寒夹肠热所致的干呕下利。有温胃补虚，清肠止利之效。

三、疑难探析

（一）辨"心下坚"

原文37"下利三部脉皆平，按之心下坚者，急下之，宜大承气汤"。《伤寒论》205条"阳明病，心下硬满者，不可攻之"。《金匮要略·腹满寒疝宿食病脉证治》原文12"按之心下满痛者，此为实也，当下之，宜大柴胡汤"。三条原文都有"心下坚"类似症状，但"不可攻之"的"心下硬满"是指痞证，病在胃而不在肠，肠中无有形之积滞内停，以心下痞闷不舒，按之柔软，或不软而硬，但不疼痛为特点，故不可攻之。而大柴胡汤证之"心下满痛"是少阳阳明合病，满痛在心下连及两胁，尚可见寒热往来、郁郁微烦、脉弦等症状，用大柴胡汤少阳阳明同治。而本篇37条之心下坚，指脘腹部硬满疼痛，疼痛拒按，所以本条下利病机为实热积滞内停肠道，利下不爽，臭秽浊垢，舌苔黄燥，用大承气汤通因通用。正如金寿山云："心下坚，邪气实；三部脉皆平，正未虚。故当不失时机而急下。"

（二）辨黄芩汤黄芩之用

附方:《外台》黄芩汤：治干呕下利。此条与11条"干呕而利者，黄芩加半夏生姜汤主之"，症状有相似之处，均有干呕、下利，但证型完全不同，黄芩加半夏生姜汤主湿热内蕴；本条黄芩汤则是主治中焦虚寒。二者寒热虚实不同，本条中焦虚寒，脾失健运，胃失和降而干呕，下利。那仲景用黄芩之意何在？黄芩苦寒，功能清热燥湿，泻火解毒，所以针对黄芩的使用，有医家认为外台黄芩汤所治为寒热互结中焦，胃中虚寒，肠中湿热者。但是，以药测证，方中仅黄芩一味寒凉药，其余都是温中补虚，温胃降逆之品；从药量来看，本方温热类药物为重。所以本方人参、大枣、桂枝建中补脾，半夏、干姜温胃止呕，黄芩三两，乃反佐之用，以折上逆

之气,共奏温中止利,降逆止呕之效。

(三)论少阴负趺阳

原文26"下利,手足厥冷,无脉者,灸之不温。若脉不还,反微喘者,死。少阴负趺阳者,为顺也"中"少阴负趺阳"注家看法不一,第一种认为是"相克",赵以德认为"夫趺阳胃脉土也,少阴肾脉水也,负者,克也;若少阴受克于趺阳,是后天之阳尚存,阴寒就可回,故为顺也";第二种认为是"负戴之负";第三种认为是"胜负之负",黄坤载"凡病皆水胜而土负,土盛而水负者甚少也。水盛大则死,土盛则生,故少阴以负趺阳为顺";第四种认为"尺脉有根"为顺证,唐宗海认为"少阴脉既有根,而上生趺阳之脉,即尺脉有根"。我们认为趺阳脉主脾胃,在脾肾两衰的情况下,趺阳脉不是微细欲绝,说明尚有胃气,故曰"为顺也"。

四、临证思维

(一)论痢无止法

《金匮要略》首创了"痢无止法"的治痢原则,痢之为病,热毒积于肠腑导致大肠脂血败伤为其病变根本。热毒本为阳邪,无论是外来疫毒还是内生热毒,皆易伤津耗液,毒入营血,而扰心神。热积肠腑而小便津伤难解,其病情皆为重笃,此现象在"湿热痢"发展过程中大为多见,临床多有腹痛不已,按之不适,大便里急后重,下痢赤白脓血,赤多白少,其脉滑而数。对此,后世多取"芍药汤"清热解毒调气行血,方中除有芍药、当归调营和血治疗脓血外,更有苦寒燥湿之黄芩、黄连清热解毒苦寒坚阴,其中一味生军驱积破瘀,导热毒下行,此乃"通因通用之法"。以上急下存阴,导热毒下泄,邪有出路的治痢方法,是后世通常称为"痢无止法"的具体应用。考"呕吐哕下利病脉证"篇中论"下利",虽无疫毒内侵伤及大肠一说,但湿邪热化,火毒积于肠腑,热积伤津耗液,出现"下利,脉反滑""胃中必有燥屎五六枚"的实热内积之证,仲景嘱"急下之,大承气汤主之。"分析其意,一在苦寒攻下,急下存阴,得一份阴液,存一份生机。二在苦寒攻下,热毒之邪毒有出路,去莞陈痤,从而减少邪之毒力。因而,仲景"大、小承气汤"的运用理应是"痢无止法"之首创。

(二)论通因通用

下利用下法,《伤寒论》第321条"少阴病,自利清水,色纯青,心下必痛,口干燥者,可下之,宜大承气汤"。《金匮要略·呕吐哕下利病》第41条"下利谵语者,有燥屎也,小承气汤主之"。这两条论述的下利,都是由于燥屎内结,热结旁流所致,所以用承气汤急下里实,燥屎去则利可止。《金匮要略·呕吐哕下利病》第37至40条之下利,均由胃肠实邪积滞导致,所以治疗时都采用了大承气汤来攻下里实,通因通用。

所谓通因通用,通为通利之意,适用于堵塞不通之证。《金匮要略·呕吐哕下利》第37条"下利三部脉皆平,按之心下坚者,急下之,宜大承气汤"。虽自下利兼脘腹胀满疼痛拒按,利下污浊臭秽。38条"下利脉迟而滑者,实也,利未欲止,急下之,宜大承气汤"。39条"下利脉反滑者,当有所去,下乃愈,宜大承气汤"。两条均用脉滑提示实热内积。40条"下利已差,至其年月日时复发者,以病不尽故也,当下之,宜大承气汤"。41条"下利谵语者,有燥屎也,小承气汤主之"。以上五条下利均为实热积滞于胃肠所致,必须用泻下导滞之品去除积滞。待积滞祛除,传导复常,则下利自止。故通因通用实为辨证论治之治。

(三)据脉凭证判预后

本篇常以脉象辨别下利病情的进退，原文25条"下利脉沉弦者，下重；脉大者，为未止，脉微弱数者，为欲自止，虽发热不死"。脉沉主里，脉弦主痛，本条下利是病邪在里，阻滞气机，传导失常，故见下利腹痛，里急后重。下利而脉大者，主邪气盛，此处之大必有力，邪气既盛，短期不能痊愈，所以说"为未止"；若下利而脉微弱而数，虽然正气不足，然邪气也衰，经过积极治疗，很快可以痊愈，故知下利将止。原文26条辨下利危候之顺逆："下利，手足厥冷，无脉者，灸之不温。若脉不还，反微喘者，死。少阴负趺阳者，为顺也。"利下无度，手足厥冷，脉微欲绝，这是阳气降脱之象。若仅以艾灸，阳气难复，故灸之不温。此时有两种预后，若阳气不复，更见微喘，则肺肾之气将脱，阴阳即将离绝，预后极差；若"少阴负趺阳"，提示胃气尚存，则有痊愈希望。此外，原文24、27、28、29、30诸条，均为论述以脉象判断虚寒下利的病机进退状况，并以阳气的消长，病邪的盛衰作为判断其预后的关键。故临证切脉，不仅要三部九候，更需要四诊合参，才能准确地诊断和预后疾病。

五、现代研究

(一)临床研究

代汝伟治疗热毒炽盛型溃疡性结肠炎患者，对照组给予氢化可的松琥珀酸钠保留灌肠联合美沙拉嗪肠溶片治疗，治疗组在对照组治疗的基础上加用加味白头翁汤治疗，发现治疗组治疗后的便血、腹痛、发热、里急后重、口渴、腹胀以及烦躁不安评分均显著低于对照组。与对照组相比，治疗组治疗后的血清IL-2、IFN-γ、DAO、HIF-1α以及$CD8^+$水平显著降低，IL-4、IL-10、$CD4^+$以及$CD4^+/CD8^+$水平显著提高。得出结论，加味白头翁汤治疗热毒炽盛型UC疗效确切，其作用机制可能与调节Th1/Th2细胞平衡和激活免疫功能有关。

陆杰用自拟加味白头翁汤治疗Ⅲ型慢性前列腺炎，对照组予宁泌泰胶囊治疗。发现治疗组总有效率治疗组为83.64%(46/55)，明显高于对照组的70.91%(39/55)。治疗后2组PSEP值、EPS中WBC计数情况及NIH-CPSI各项指标评分均较治疗前明显改善，且治疗组改善幅度大于对照组。认为加味白头翁汤可以有效治疗Ⅲ型慢性前列腺炎，检测尿液中的PSEP可以作为评估疾病临床疗效的指标，值得推广。

张国恩用白头翁汤与头孢地尼联合治疗急性细菌性痢疾，对照组采用头孢地尼治疗，发现治疗5天后，研究组福氏志贺菌、宋氏志贺菌转阴率均高于对照组，肿瘤坏死因子-α、C-反应蛋白、降钙素原水平均低于对照组；两组不良反应率比较，差异无统计学意义。说明急性细菌性痢疾患者运用头孢地尼与白头翁汤联合治疗可提高贺菌转阴率，降低机体炎症反应，且用药安全性较高。

(二)实验研究

白珊泽采用网络药理学和分子对接方法研究白头翁汤治疗溃疡性结肠炎的"成分-靶标-通路"分子机制，说明白头翁汤可能作用于MMP3、MMP9、MPO、NOS3、PPARG、COK1、EGFR、KDR等多个靶点通过IL-17、TNF、Toll样受体、FOXO和NF-κB等信号通路治疗溃疡性结肠炎。

实验研究发现，研究组在对照组基础上灌胃白头翁汤给药，小鼠肿瘤体积均明显小于对照组；给药6周后研究组小鼠肿瘤质量显著低于对照组肿瘤质量。给药3、6周后，研究组小鼠梭杆菌门、拟杆菌门菌落数较对照组降低，厚壁菌门、变形菌门菌落数较对照组上升。给药3、

6周后研究组小鼠血清MMP-9、VEGF、IL-10及TNF-α水平均低于对照组。给药6周后研究组小鼠肿瘤组织中HER-2表达明显低于对照组。结论是白头翁汤可有效改善紊乱的结直肠癌小鼠肠道菌群，并减低结直肠癌小鼠炎症因子及HER-2的表达，抑制肿瘤体积增大和生长。

实验研究发现，白头翁汤可有效改善结直肠癌小鼠炎性微环境，其作用机制可能与下调Ccr1、Cxcl1、Cxcl5、Spp1 mRNA表达，抑制IL-17、IL-23、TNF-α释放及阻断JAK2/STAT3通路的转导有关。

六、问题与展望

本篇治疗下利的方药，是否与调节肠道菌群相关？

现代研究发现，正常人体的肠道菌群包括厚壁菌门、拟杆菌门、变形菌门、梭菌门、放线菌门、疣微球菌门等，共同维持肠道内环境的稳态。当肠道内环境紊乱时，致病菌及其释放的内毒素增加会使肠黏膜生物学屏障受到损伤，致病菌及其抗原释放多种活性物质易使患者出现腹泻、肠易激综合征等胃肠道疾病。腹泻与肠道菌群关系的研究是学界研究的热点。

肠道微生态失调是胃肠道疾病的常见病因，可由多种因素诱导发生，但目前的研究还不能明确说明肠道微生物失调导致胃肠道疾病的机制，同时，肠道菌群与宿主的相互作用也尚未解释清晰。近些年，对于肠道微生物失调而引起的胃肠道疾病，合理使用中药和微生态制剂的效果已被证实，因此，中药或微生态制剂与肠道微生物的相互作用机制和代谢途径需要进一步的研究。基于LC-Q-TOF、GC-Q-TOF等化学分析手段与高通量测序技术、qRT-PCR技术，将肠道菌群与宿主整体代谢相结合，寻找影响肠道代谢的主要菌群/菌株，多靶点、多途径考察中药对胃肠道疾病的作用机制，特别是对肠道菌群结构及功能的影响途径，探寻"肠道菌群宿主共代谢"相关的内源性代谢物以及作用通路，并从酶途径来考察肠道菌群对中药成分的转化，这些研究将为揭示中药和微生态制剂调整肠道菌群的作用本质，更加安全、有效地应用于临床胃肠道疾病治疗提供坚实的实验基础。

主要参考文献

[1] 陈蕾蕾. 中医呕吐病证的病名源流探讨[J]. 北京中医药, 2008（11）：858-860.
[2] 崔欣, 张甦颖. 大半夏汤煎法刍议[J]. 山东中医杂志, 2013, 32（11）：844-845.
[3] 张梦麒, 李小辉, 赵道强, 等. 半夏及姜半夏用药安全性初步研究[J]. 中医学报, 2021, 36（12）：2620-2626.
[4] 蒋姗, 李云, 郭杰, 等. 基于现代临床文献的经典名方吴茱萸汤主治病症及用药规律分析[J]. 中国实验方剂学杂志, 2022, 28（4）：181-193.
[5] 张映红, 戴丽蓉, 陈启明, 等. 半夏泻心汤及其不同拆方对抗生素诱导的菌群紊乱幼鼠结肠黏膜屏障的影响[J]. 中国中医药信息杂志, 2022, 29（5）：56-62.
[6] 杨旭, 岳仁宋, 王琦越. 基于"助脾散精"法探讨半夏泻心汤对T2DM模型大鼠脂代谢的影响[J]. 时珍国医国药, 2022, 33（4）：797-801.
[7] 李慧臻, 王天麟, 马佳乐, 等. 基于FoxP3/RORγt免疫失衡探讨半夏泻心汤对幽门螺杆菌相关性胃炎小鼠免疫微环境的影响[J]. 时珍国医国药, 2021, 32（11）：2574-2578.
[8] 李灵, 陈健, 张梁坤, 等. 基于Wnt/β-catenin信号通路以半夏泻心汤治疗慢性萎缩性胃炎探究寒热错杂证病机本质[J]. 中华中医药杂志, 2022, 37（5）：2947-2951.
[9] 赵卓, 刘林, 宋囡, 等. 半夏泻心汤对溃疡性结肠炎大鼠NLRP3/Caspase-1细胞焦亡通路的影响[J]. 中国实验方剂学杂志, 2022：1-7.
[10] 徐靖婷, 黄金昶. 基于网络药理学的小半夏汤治疗化疗性恶心呕吐的成分与作用机制研究[J]. 湖南中医药大学学报, 2020, 40（1）：59-64.
[11] 杜静, 张启龙, 李贵生, 等. 小半夏汤对化疗大鼠胃肠黏膜修复及其抗氧化应激作用的研究[J]. 辽宁中医杂志, 2018, 45（4）：

851-853.

[12] 陈冬梅,赵兴杰,丁庞华,等. 肠道菌群与中药及其有效组分相互作用治疗消化系统疾病的研究进展[J]. 世界科学技术-中医药现代化, 2020, 22（3）：787-792.

[13] 曾琳. 吴鞠通《温病条辨》治哕三法浅析[J]. 贵阳中医学院学报, 2008,（4）：65-66.

[14] 罗玉霜,伍静仪,刘世锋,等. 基于SHIME研究橘皮汤对肠道菌群结构的影响[J]. 现代食品科技, 2021, 37（4）：7-15.

[15] 马颖,陈琛,郑雅,等. 橘皮汤降逆止呕作用机制的网络药理学分析[J]. 中药新药与临床药理, 2021, 32（2）：226-233.

[16] 姚春,姚凡,赵晓芳,等. 橘皮竹茹汤对胆汁返流胃炎大鼠模型的防治作用及对胃泌素、PGE_2含量的影响[J]. 时珍国医国药, 2014, 25（1）：44-46.

[17] 孙锦程,陈仁寿,任丽顺,等. "泄泻"病名源流考[J]. 江苏中医药, 2018, 50（7）：59-61.

[18] 宋聚才,巩跃生,刘全林. 白头翁汤对结直肠癌小鼠肠道菌群、炎症因子及HER-2表达的影响[J]. 中医药信息, 2022, 39（3）：20-24.

[19] 节阳华,杨晓蓓,陈卫东. 白头翁汤对结直肠癌小鼠炎性微环境的影响[J]. 广州中医药大学学报, 2020, 37（12）：2406-2412.

[20] 郭思嘉,姜东京,李振岚,等. 肠道菌群与常见胃肠道疾病关系及中药与微生态制剂治疗方法的研究进展[J]. 中草药, 2018, 49（18）：4424-4431.

疮痈肠痈浸淫病脉证并治第十八

一、病证源流

《释名》曰："痈，壅也，气壅否结里而溃也。"痈，即壅塞不通之义。《说文解字·广部》云："痈，肿也。""痈"与"肿"类似，同样指皮肤表面突出肿起，也就是因壅塞不通导致的皮表肿起的疾病。《灵枢·痈疽》记载，两者的区别是："疽者，上之皮夭以坚，上如牛领之皮。痈者，其皮上薄以泽此其候也"。《内经》中"痈"字多与"肿""疽"连称，"痈肿"连用共 12 处。对于痈肿的病因，认为痈肿为外邪引发的条文较多，如《素问·生气通天论》云："阳气者，精则养神，柔则养筋。开阖不得，寒气从之，乃生大偻；陷脉为瘘，留连肉腠；俞气化薄，传为善畏，及为惊骇；营气不从，逆于肉理，乃生痈肿。"《灵枢·痈疽》则谓："夫血脉营卫，周流不休，上应星宿，下应经数。寒邪客于经络之中则血泣，血泣则不通，不通则卫气归之，不得复反，故痈肿。"

后世医家在阐发痈肿病机时也多不离《内经》原旨。《金匮要略·疮痈肠痈浸淫病脉证并治》论痈曰："诸浮数脉，应当发热，而反洒淅恶寒，若有痛处，当发其痈。"《刘涓子鬼遗方·序论》云："荣卫稽留于经脉之中，久则血涩不行。血涩不行，则卫气从之不通，壅遏不得行，火不止，热胜则肉腐为脓。"刘完素在《素问玄机原病式》中对病机十九条"皆属于热"进行扩充，将痈也纳入其中："诸病喘，呕，吐酸……痈，疽，疡，疹……皆属于热。"又说："手少阴君火之热，乃真心、小肠之气也"，"热胜血，则为痈脓也"。这对后世医家在痈肿病机的认识上产生了影响。

"肠痈"一词首见于《内经》，《素问·厥论》云"少阳厥逆，机关不利，机关不利者，腰不可以行，项不可以顾，发肠痈不可治，惊者死"。仲景在本篇中，对肠痈的辨证论治做了论述，并创制了沿用至今的两首千古名方——大黄牡丹汤和薏苡附子败酱散。隋代巢元方《诸病源候论》和唐代孙思邈《千金要方》立论多崇《金匮要略》。宋《圣济总录》强调了"肠胃虚弱"的内因。

金疮指被刀斧等金属器械所致的创伤，属外科疾患。《五十二病方》收载最早的治伤诸方，记载了治"诸伤"方十七首，治"胻伤"方两首。所载疾病来自于"刃伤""金伤"，临床表现以疼痛、出血为主，治疗上注重对伤口进行清创、消毒、止痛、止血、祛瘀。《五十二病方·诸伤》："止血出者，燔发，以安（按）其痏。"《金匮要略·疮痈肠痈浸淫病脉证并治》："问曰：寸口脉浮微而涩，法当亡血，若汗出。设不汗者云何？答曰：若身有疮，被刀斧所伤，亡血故也。"同时记载了"治马坠及一切筋骨损方"，采用内服加外用的方法，如"煎汤浴"等以止痛、除瘀血。《肘后备急方》涉及骨伤的病名有腕折（伤）、脱折、折骨、金疮，病机多为瘀血内生，治疗上采用活血化瘀、止痛药。《外台秘要》卷二九有"金疮禁忌序"。《诸病源候论·金疮病诸候·金疮渴候》言："夫金疮失血，则经络空竭，津液不足，肾脏虚燥，故渴也。"诊法多采用望诊和脉诊。《千金翼方·杂病下·金疮》指出刀斧、弓弩等所导致的金疮，机体出现出血后，多见口渴等症，以止血为原则，宜用"粉龙骨末于疮上"，并且"当忍唉燥食，不得饮粥及浆"。《外台秘要·卷二十九》收录了38首"金疮方"（含止痛、续筋骨、止痛、生肌等方）及11首"被刀箭伤方"。宋朝"太医院"设十三科，其中有"正骨兼金镞科"。《太平圣惠方》收录了8首"治箭镞金刃入肉及骨不出诸方"、2首"治金疮肠出诸方"、11首"治金疮中风痉诸方"、9首"治金疮烦闷诸方"、8首"治金疮出血诸方"、5首"治金疮久不瘥诸方"、8首"治金疮中风水诸方"及6首"治金疮生肌诸方"。此类资料不胜枚举。可见古人早已积累了相当丰富的治金疮的经验。

浸淫疮，始见于《金匮要略》："浸淫疮，从口流向四肢者可治；从四肢流来入口者，不可治。""浸淫疮，黄连粉主之。"《医宗金鉴》指出"遍身生疮，形如粟米，瘙痒无度，搔破时，津脂水，浸淫成片"，说明了该病的临床特点。

二、原文校释

【原文】
肠痈之為病，其身甲錯，腹皮急，按之濡，如腫狀，腹無積聚，身無熱，脉數，此為腸內有癰膿，薏苡附子敗醬散主之。

薏苡附子敗醬散方
薏苡仁十分　附子二分　敗醬五分
上三味，杵為末，取方寸匕，以水二升，煎減半，頓服，小便當下。

【文献汇编】
肠癰之為病，小腹重而強抑之則痛，小便數似淋，時時汗出，複惡寒，其身皮皆甲錯，腹皮急如腫狀，其脉數者，小有膿也。

《備急千金要方·卷二十三·痔漏方》

【简释】
《备急千金要方》补充了肠痈成脓的症状，更为全面。

三、疑难探析

（一）论"当发其痈"

原文1"诸脉浮数，应当发热，而反洒淅恶寒，若有痛处，当发其痈"。对于文中"当发其痈"的"发"历来有争议，有医家认为是当发生痈肿病，《金匮要略心典·疮痈肠痈浸淫病脉证并治》："若有痛处，则营之实者已兆，故曰当发痈。"有医家认为"发"是指治法，用发散结气、流通营卫、托毒外出等方法发散痈肿。按仲景行文逻辑，描述痈肿的脉证以后，应该做出诊断，所以第一种说法比较合理。

（二）辨有脓是否当下

历代医家对大黄牡丹汤的适应证有争论，一种看法认为大黄牡丹汤适宜治疗肠痈脓未成者，因为原文说"脓已成，不可下也。"陆渊雷："本方与薏苡附子败酱散之界面，不容假借其证候。"第二种看法认为脓已成、脓未成皆可用大黄牡丹汤泻下瘀积热结。《金匮要略心典·疮痈肠痈浸淫病脉证并治》："大黄牡丹汤，肠痈已成未成，皆得主之，故曰有脓当下，无脓当下血"。第三种看法与第一种恰恰相反，认为大黄牡丹汤适宜于脓已成者，不宜于未成脓者。如高学山认为"脓未成可下之"指的是大承气汤、桃核承气汤、抵挡汤之类，而大黄牡丹汤方后注"有脓当下"。

根据临床实践，大黄牡丹汤常用治各种急慢性阑尾炎、阑尾周围脓肿、阑尾穿孔合病局限性腹膜炎、盆腔炎等疾病，只要是热毒壅聚者，有脓无脓均可用此方。

（三）论薏苡附子败酱散中附子之用

薏苡附子败酱散，治肠痈脓已成，其中薏苡仁十分、败酱草五分、附子两分。对于热毒结聚、肉腐化脓的肠痈，尽管用量只有两分，但为什么要用大辛大热的附子？《医宗金鉴·订正金匮要略注·疮痈肠痈浸淫》云："薏苡寒能除热，兼下气胜湿，利肠胃，破毒肿；败酱善排脓破血利，结热毒气，故以为臣；附子导热行结，故为反佐。"胡希恕认为附子的作用是鼓舞正气，辅佐其他药物，使其达到排脓的目的。《张志聪医学全书》认为"并用败酱、附子，皆以破除疮痈为目的，但一性味苦寒主治火热疮毒，一秉雄壮火热之性而有火热化金之能"，最后达到"金府所结之痈，而化为水矣"的效果。尤怡在《金匮要略心典·疮痈肠痈浸淫病脉证并治》中认为附子"假其辛热以行郁滞之气"，高学山《金匮要略注·疮痈肠痈浸淫病脉证并治》认为："除湿者，非扶真阳以呵导之，则其湿不能骤去，故佐以生阳之附子也。热为标病，故兼用苦寒而攻暴热，及善破痈脓之败酱耳。"说明了方中用附子鼓舞正气以祛湿，用败酱草清热破痈的作用。所以目前多数观点认为败酱草和附子都是用以破痈，加用附子并非为温补，而是利用其辛热之性达到破痈的目的。但附子破痈的机理还需进一步研究。

（四）蒴藋为何药？

王不留行散中有蒴藋一药，临床少用。蒴藋，又名陆英，为忍冬科植物蒴藋的全草或根。功能主治为：祛风除湿，活血散瘀。治风湿疼痛，肾炎水肿，脚气浮肿，痢疾，黄疸，慢性气管炎，风疹瘙痒，丹毒，疮肿，跌打损伤、骨折。王不留行散用蒴藋叶行血通经消瘀。

早在80年代，从蒴藋的脂溶部分提取分离出α-、β-香树脂醇、β-谷甾醇，齐墩果酸及乌索酸5种成分，后来经药理和临床试验证实蒴藋所含的乌索酸、齐墩果酸、β-谷甾醇是抗肝炎的有效成分，但齐墩果酸在蒴藋中的含量低。蒴藋中含量较高的乌索酸对四氯化碳所引起的急性肝损伤大鼠谷丙转氨酶升高有显著降低作用，抗肝损伤效果明显。现代药理研究发现，乌索酸除了具有抗肝炎作用外，还有抗肿瘤、抗病毒、抗炎、抑菌及降血脂等多种药理活性，且其抗肿瘤作用广泛。

（五）浸淫疮究竟为何病？

浸淫疮的概念是指一种皮肤病，初起形如粟米，范围较小，瘙痒不止，搔破则黄水淋漓，浸渍皮肤，蔓延迅速，浸淫成片，遍及全身。现代中医皮肤病没有"浸淫疮"病名，但其临床表现与湿疹、特应性皮炎、异位性皮炎、神经性皮炎等类似。

四、临证思维

（一）判断是否化脓

《灵枢·痈疽》："大热不止，热胜则肉腐，肉腐则为脓。"所以原文2用触诊法，根据温度判断是否痈肿已化脓。当然，临床判断不止此一种方法，还可以根据痈肿的软硬度、是否有波动感、颜色的改变等帮助判断，更可以结合穿刺、B超、核磁共振等手段来判断深部痈肿是否化脓。

（二）大黄牡丹汤的临床应用

大黄牡丹汤是千古名方，和肠痈联系密切，文献研究发现，大黄牡丹汤广泛应用于各科疾病，除了治疗病位在下的各种急慢性阑尾炎、盆腔炎、溃疡性结肠炎、肠梗阻、痔疮、外阴疾病、下肢血栓性静脉炎、异位妊娠；病位在中的腹膜炎、胰腺炎；甚至还有病位在上的眼科疮疡等。药理研究发现大黄牡丹汤具有增强免疫调节、降低内毒素、肠道预洁、促进术后肠功能恢复等作用。所以，临床只要具有热毒壅聚病机的疾病，都可以考虑使用大黄牡丹汤，而不应被"肠痈"所限制。

（三）排脓散和排脓汤

由于手术和抗生素的应用，对于化脓性疾病的治疗，西医占较大优势，但对于一些反复感染、抗生素耐药、伤口难愈合等情况，中医仍有一定优势，比如仲景创制的治疗金疮的排脓散和排脓汤，排脓散的功效以理气活血为主，兼可养血生肌，而排脓汤主要起排脓消肿解毒之效。日本学者研究发现，排脓汤在痈形成早期有疗效，表现在病变周围炎症充血、浸润加剧，病变组织有逐渐吸收好转的倾向作用。排脓散在这一期无缩小痈面积的作用，但在病变发展的高峰期有缓解病情的作用。这可指导我们临床选用，排脓汤多用于疮痈早期，而疾病高峰期可选择排脓散扶正祛邪。

（四）诸痛痒疮，皆属于心

《素问·至真要大论》谓："诸痛痒疮，皆属于心。"浸淫疮多因湿热火毒所致，所以用黄连，苦寒泻心火，清热燥湿解毒。除了治疗湿疹外，临床中有报道用黄连粉治疗糖尿病皮肤感染、成人尿布疹、脓疱疮、面部痤疮、烧伤、中耳炎、黄水疮等疾病。

当然，以上疾病除了黄连粉外治，往往需要联合其他内服药物、外治等，所以李聪甫教授认为黄连粉"用以外治尚可，疠风则非所能。即使疥疮、黄水疮之类的浸淫病，都因有脓毒形成，当以润皮肤，除湿毒，杀虫疥，化脓水之法外治，亦非一味黄连粉所能治"。

（五）黄连的应用

黄连最早载于《神农本草经》，并被列为上品。其以根茎入药，味极苦、性寒，具有清热燥湿，泻火解毒之功，常用于治疗泄泻痢疾、消渴、痈疮肿毒等。随着现代研究的深入，黄连新的药理作用不断被发现，临床用途更加广泛。药理研究发现黄连对心脑血管系统有抗心律失常、抗心力衰竭、降血压、保护心肌作用、抗血小板凝聚、抗脑缺血/出血损伤等作用。此外，众多研究表明，黄连对结直肠癌、肝癌、胃癌、肺癌、卵巢癌、口腔鳞状细胞癌等多种肿瘤具有显著的抑制作用；黄连还有明显的降血糖作用；抗病毒、抗菌、抗炎等作用；抑制胃酸分泌、促进胃溃疡黏膜愈合等作用。因此，《神农本草经》将黄连列为上品。

五、现代研究

（一）临床研究

樊美连治疗阑尾周围脓肿，试验组在常规抗生素治疗基础上给予大黄牡丹皮汤加减治疗，结果试验组临床总有效率为91.30%，高于对照组（73.91%）；与对照组比较，试验组患者退热、脓肿消退、腹痛消退时间明显缩短；试验组患者治疗后6个月和1年的复发率均明显低于对照组。结论是大黄牡丹皮汤加减治疗阑尾周围脓肿可以提高患者的临床疗效，缓解患者的临床症状,降低患者术后复发率,值得临床推广应用。张鸢把子宫肌瘤患者 96 例作为研究对象,对照组口服米非司酮,观察组加用大黄牡丹汤,均治疗 3 个月。2 组治疗后雌激素（E2）、孕酮（P）、促卵泡激素（FSH）、黄体生成素（LH）、白细胞介素-6（IL-6）、肿瘤坏死因子-α（TNF-α）、CD8$^+$、肠杆菌、酵母样真菌均较治疗前下降,IL-22、CD3$^+$、CD4$^+$、CD8$^+$、CD4$^+$/CD8$^+$、NK 细胞、肠球菌、双歧杆菌、乳杆菌等均较治疗前升高,且观察组均优于对照组；2 组治疗后下腹包块、月经改变、子宫体积、肌瘤体积等均较治疗前下降,观察组均显著低于对照组；观察组临床有效率高于对照组。认为大黄牡丹汤通过调节肠道菌群降低生殖激素水平、提高细胞免疫因子,从而缩小肌瘤体积。

冯奇选择复杂性肛瘘患者 106 例作为对象,分为两组,各 53 例。两组均采用手术治疗,对照组术后常规换药干预,观察组在对照组基础上联合加味薏苡附子败酱散干预,术后 14 天对患者效果进行评估,并完成 6 个月随访,比较两组术后肛门功能、VAS 评分、术后创面愈合评分及术后并发症、复发率。发现加味薏苡附子败酱散联合常规换药用于复杂性肛瘘术后患者能提高患者肛门功能,减轻疼痛,能促进创面愈合,可降低术后复发率,且未增加手术并发症发生率。

侯中博观察王不留行散口服加熏洗坐浴促进肛周脓肿术后创面愈合的效果。治疗组用王不留行散口服加熏洗坐浴,对照组用地奥司明口服加盐水坐浴。发现,治疗组创面愈合疗效总有效率高于对照组。两组术后第 7、14、21 天创面愈合率随时间推移而升高,且治疗组均优于对照组。治疗组术后第 7、14 天创面疼痛积分,第 14、21 天创缘水肿、创面渗液积分均低于对照组。术后第 7、14、21 天两组表皮生长因子（EGF）的含量均呈上升态势,且治疗组高于对照组。治疗组创面愈合时间低于对照组。认为,王不留行散口服加熏洗坐浴治疗肛周脓肿术后创面愈合疗效较好。

李可观察王不留行散外用于肛瘘术后创口的临床疗效,将 100 例肛瘘术后创口患者,随机分为实验组与对照组,每组各 50 例,实验组用凡士林纱条包裹王不留行散粉剂填塞创口,对照组仅用凡士林纱条填塞创口,连续换药,临床跟踪观察 10 天。发现外用王不留行散的实验组患者创口的愈合速度,明显快于对照组。认为王不留行散有促进肛瘘术后创口愈合,缩短患者术后创口愈合期且无毒副作用。

吴俊伟用排脓散加减方治疗血脉瘀阻型糖尿病足溃疡。将 40 例血脉瘀阻型糖尿病足溃疡患者随机分为对照组和观察组,每组各 20 例。对照组给予糖尿病足内科基础治疗、伤口清创及换药治疗,观察组在对照组的基础上给予排脓散加减方口服治疗,疗程为 4 周。结果认为排脓散加减方可有效促进糖尿病足溃疡愈合、改善患者临床症状,其作用机制可能与减轻炎症反应、改善下肢血流有关。

杨懿用单味黄连煎剂治疗外阴阴道假丝酵母菌病（VVC）,65 例 VVC 和 16 例复发性外阴阴道假丝酵母菌病（RVVC）患者使用黄连煎剂为治疗组,同时选取 62 例 VVC 患者及 14 例 RVVC 患者使用克霉唑为对照组,发现单味黄连煎剂治疗 VVC 的临床疗效基本等同于克霉唑,在控制其远期复发率方面具有优势。

彭利治疗糖尿病合并带状疱疹,治疗组 14 例,每日取黄连 10g 加水 100ml 水煎,取 60ml,分次外擦患处,每日 5 次。对照组用阿昔洛韦注射液静脉滴注,消炎痛片口服,另用无环鸟苷霜外搽患处,每日 2 次,结果治疗组治愈率 92.9%；对照组治愈率 66.7%,治疗组的治愈率高于对照组。认为黄连治疗带状疱疹,外涂后能使疱疹迅速干水结痂,不至于皮损破烂合并化脓,促进了局部炎症吸收和皮损的愈合,并能快速有效止痛,对缩短疗程起一定的作用。

（二）实验研究

动物实验发现，大黄牡丹汤有效改善急性胰腺炎模型大鼠一般状态、生化指标以及胰腺和肝组织病理改变，其作用机制可能是通过调控 PI3K/Akt/NF-κB 信号通路，从而减轻肝损伤。运用网络药理学方法研究大黄牡丹汤治疗阑尾炎的作用机制及分子基础，发现大黄牡丹汤可通过调控机体炎症反应、FoxO 信号通路、鞘脂类信号通路、癌症通路、肿瘤坏死因子信号通路，参与促炎症细胞因子的转录调节等治疗阑尾炎。

体外实验和网络药理学研究发现，薏苡附子败酱散能够有效抑制体外人卵巢癌 SK-OV-3 细胞增殖，诱导其凋亡，且能在体内抑制肿瘤生长；调控 JNK 信号通路的活化，改善肿瘤炎性微环境可能是该方发挥对卵巢癌治疗作用的重要机制。

网络药理学研究发现，薏苡附子败酱散通过谷甾醇、豆甾醇等活性成分作用于 TP53、HSP90AA1 等靶点治疗肝细胞癌，其机制可能与调控 AGE-RAGE、IL-17、HBV 等信号通路有关。

排脓散治疗葡聚糖硫酸钠诱导结肠炎小鼠，发现各剂量组和柳氮磺吡啶组的小鼠体质量下降均有不同程度的缓解，DAI 评分均显著降低，并部分恢复结肠长度。排脓散可以减少结肠部位 IL-1β、TNF-α 和 IL-6 表达，提高 IL-10 表达。认为排脓散可以减轻 DSS 诱导的结肠炎症状，改善炎症相关因子表达。

为考察排脓散对结肠癌小鼠的保护作用及炎症因子水平的影响，研究发现，与模型组比较，排脓散提取物可降低结肠癌小鼠肿瘤数目、增加结肠长度。同时排脓散下调 IL-6、TNF-α 蛋白表达，上调 IL-4、IFN-γ 蛋白表达。认为排脓散对 AOM/DSS 诱导结肠癌小鼠模型具有显著的抗肿瘤作用，可能与调节结肠部位炎症因子水平相关。

为研究黄连粉治疗糖尿病的机理，动物实验显示肝细胞对小檗碱（BER）及药根碱（JAT）均有一定程度摄取，且黄连粉末中 BER 和 JAT 摄取量明显高于单一化合物，提示黄连用于治疗 2 型糖尿病（T2D）选用粉末形态具有一定科学依据，黄连活性成分与肝细胞的特异性结合提示在研究其降糖活性时应关注其对肝脏的影响。

六、问题与展望

现代中医外科的优势病种和独特治法是什么？

随着现代医学的蓬勃发展，传统中医外科的优势似乎逐渐削弱，随着病理学、免疫学、分子生物学的快速发展，手术、抗生素等的应用让大部分外科疾患的预后明显改善，中医在外科中的阵地逐渐缩小。例如肠痈一旦明确诊断，手术治疗往往是第一选择。中医外科需要发挥特色，寻找优势病种，发挥中医辨证论治、内外合治、综合调理等特色。如本篇针对疮痈类疾病，提出了清热活血、散结消肿、解毒利湿、养血排脓等多种治法，不论内痈或外痈，皆可辨证使用，有助于标本兼治，提高疗效。同时，外治法是本篇提出的重要治法，王不留行散内服外用皆可，为后世吴师机的《理瀹骈文》奠定了基础。

主要参考文献

[1] 秦田雨，马师雷，贺娟. 《黄帝内经》痈肿病机辨析[J]. 北京中医药大学学报，2021，44（11）：982-986.
[2] 陈谦峰，谢斌. 肠痈的源流及病机探微[J]. 光明中医，2017，32（11）：1552-1553.
[3] 王晨. 薏苡附子败酱散在皮肤科的应用[J]. 中国民族民间医药，2022，31（9）：76-78.
[4] 董立莎，胡静静，陈晓昱，等. 贵州苗药陆英的研究新进展[J]. 贵阳中医学院学报，2007（6）：17-20.

[5] 张保国, 刘庆芳. 大黄牡丹汤现代药效学研究与临床应用[J]. 中国药学杂志, 2009, 44 (21): 1601-1604.
[6] 杨明永. 中药方剂排脓汤和排脓散的治痈疗效与抗菌作用[J]. 福建中医药, 1981, (1): 59.
[7] 于海龙, 石昌熙, 田明达. 苗药虎杖提取物-大黄膏外敷治疗疮痈肿毒证[J]. 中国民族医药杂志, 2019, 25 (6): 17-18.
[8] 樊美连. 大黄牡丹皮汤加减治疗阑尾周围脓肿临床观察[J]. 光明中医, 2021, 36 (3): 418-420.
[9] 张鸢, 吉贞料. 基于肠道菌群稳态探讨大黄牡丹汤治疗子宫肌瘤的作用机制[J]. 世界中医药, 2021, 16 (12): 1890-1894.
[10] 冯奇, 葛丽娜, 吴剑箫. 加味薏苡附子败酱散对复杂性肛瘘患者术后的疗效观察[J]. 中国中西医结合外科杂志, 2021, 27 (3): 467-471.
[11] 侯中博, 张国元, 刘喜, 等. 王不留行散促进肛周脓肿术后创面愈合临床观察[J]. 实用中医药杂志, 2022, 38 (2): 194-196.
[12] 李可. 王不留行散促进肛瘘术后创口愈合研究: 贵州省中西医结合学会肛肠学会成立暨学术研讨会[C]. 中国贵阳, 2004.
[13] 吴俊伟, 郭叙喜, 叶仁群, 等. 排脓散加减方治疗血脉瘀阻型糖尿病足溃疡的疗效观察[J]. 广州中医药大学学报, 2022, 39 (6): 1285-1290.
[14] 杨懿, 李瑞兰, 宁玉梅, 等. 单味黄连煎剂治疗外阴阴道假丝酵母菌阴道病 81 例疗效观察[J]. 中华医院感染学杂志, 2013, 23 (1): 108-110.
[15] 孙银凤, 杨丹, 白敏, 等. 大黄牡丹汤对急性胰腺炎大鼠肝损伤的保护作用[J]. 中国实验动物学报, 2022, 30 (2): 169-176.
[16] 朱远贵, 朱志成, 冯波, 等. 基于网络药理学方法研究大黄牡丹汤治疗阑尾炎的作用机制及分子基础[J]. 实用中西医结合临床, 2022, 22 (1): 7-10.
[17] 潘雪, 周明, 张传龙, 等. 薏苡附子败酱散对卵巢癌的抑制作用及其网络药理学机制[J]. 中华中医药杂志, 2022, 37 (5): 2819-2825.
[18] 张孟孟, 芮雪琳, 杨晔, 等. 排脓散对结肠癌小鼠的抗肿瘤作用[J]. 中成药, 2021, 43 (4): 882-887.
[19] 魏世超, 邹欣, 姜淑君, 等. 小鼠肝细胞对黄连粉末中小檗碱、药根碱及单体化合物的吸收[J]. 中华中医药学刊, 2017, 35 (7): 1647-1650.

趺蹶手指臂肿转筋阴狐疝蛔虫病脉证治第十九

一、病证源流

趺蹶，出自《金匮要略》，是一种足背强直，行动不便，只能前行，不能后退为主的足部疾病，乃由于太阳经脉受伤，所致筋脉拘急失用。清代《金匮要略浅注》曰："得病因趺而致蹶，其人但能前步而不能后却。"又《淮南子·精神》："形劳而不休则蹶。"《吕氏春秋》也有"多阴则蹶，处足则为痿、为蹶"等记载。

手指臂肿，是以手指或手臂肿胀、震颤，身体肌肉跳动为主症的病证。清代尤在泾《金匮要略心典》谓："湿痰凝滞关节则肿，风邪袭伤经络则动。"言其病证乃因风湿痰涎阻滞关节经络所致。

转筋，出自《灵枢·阴阳二十五人》："足太阳之下……血气皆少则善转筋，踵下痛。"可见转筋是由阴血气血衰少，风冷外袭或血分有热所致。发于小腿肚，甚则牵连腹部拘急。隋代巢元方《诸病源候论·转筋候》中言："转筋者，由荣卫气虚，风冷气搏于筋故也。"金刘完素著《素问玄机原病式·六气为病》曰："外冒于寒而腠理闭密，阳气郁拂，热内作，热燥于筋，则转筋也。"

阴狐疝，出自《内经》，在《灵枢·五色》中云："男子色在于面王，为小腹痛；下为卵痛，其圜直为茎痛，高为本，下为首，狐疝癀阴之属也。"将阴狐疝称为狐疝。《医宗金鉴·订正金匮要略注·趺蹶手指臂肿转筋阴狐疝蛔虫》注曰："偏有大小，谓睾丸左右有大小也。时时上下，谓睾丸入腹时出时入也。"

蛔虫病最早记载见于《内经》，在《灵枢·厥病》中云："肠中有虫瘕及蛟蛕者不可取以小针。心肠痛，憹作痛，肿聚往来上下行，痛有休止，腹热喜渴，涎出者，是蛟蛕也。"《素问·咳论》曰："胃咳之状，咳而呕，呕甚则长虫出。"对于蛔虫寄生的部位和并发症已有明确的论述。隋代巢元方《诸病源候论·三虫候》曰："长虫，蚘虫也"，"蚘虫者，九虫内之一虫也。长一尺，亦有长五六寸"。形象生动指出蛔虫形状，可见古人对此病认识之早。唐代王焘《外台秘要》云："心里有长虫名曰蛊虫，长一寸许，贯心即死"，即蛔虫贯伤心脏称为"蛊虫"，往往有生命危险。宋代王怀隐、王祐等《太平圣惠方·治九虫及五脏长虫诸方》曰："诸虫依肠胃之间，若脏腑气实则不为害，若虚则能侵蚀，随其虫之变动，而成诸疾也"，"夫蛔疳者……其候，常爱合面而卧。惟觉气急，颜色萎黄，肌体羸瘦，啼哭声高。又似心痛，或即频频动静，或即发歇无时。每于月初二三四日，其虫盛矣"。此处提到的"蛔疳"，是因小儿体内滋生蛔虫，日久不愈，脾胃虚弱，气血日亏而成疳积。

二、原文校释

【原文】

師曰：病趺蹶，其人但能前不能却，刺腨入二寸，此太陽經傷也。

【文献汇编】

1 師曰：病趺蹶，其人但能前，不能卻，刺腨入二寸，此太陽經傷也。

（《金匱玉函經二註·趺蹶手指臂肿转筋阴狐疝蚘虫病脉证治》）

2 師曰：病者趺蹶，其人但能前不能却，刺腨入二寸，此太陽經傷也。

（《明洪武鈔本金匱要略方·趺蹶手指臂胻转筋阴狐疝蚘虫病脉证并治》）

【简释】

趺蹶，《辞海》曰："趺：同'跗'"，足背曰趺；蹶，《说文·足部》曰："僵也"。趺蹶，即为足背僵直，行走不便之病。太阳经行于背部，纵贯头足。太阳经受伤，经气不行，筋脉失养，以致行动障碍。《医宗金鉴·订正金匮要略注》将"趺蹶"作"跌蹶"，认为"蹶"是"僵仆"之意，即由倾跌而致蹶。临床均可参考。

腨，《说文·肉部》曰："腓肠也"，即小腿肚。刺腨是指针刺小腿肚上的穴位，一般多取太阳经脉所过之承山穴。

【原文】

病人常以手指臂腫動，此人身體瞤瞤者，藜蘆甘草湯主之。

藜蘆甘草湯方未見。

【文献汇编】

1 病人常以手指臂腫動，此人身體瞤瞤者，藜蘆甘草湯主之。方未見。

（《金匱玉函經二註·趺蹶手指臂肿转筋阴狐疝蚘虫病脉证治》）

2 病人常以手指臂腫動，此人身體瞤瞤者，藜蘆甘草湯主之。方未見。

（《明洪武鈔本金匱要略方·趺蹶手指臂胻转筋阴狐疝蚘虫病脉证并治》）

【简释】

藜芦甘草汤方未见，但至少应有藜芦、甘草两药。藜芦辛寒有毒，为肝经之药，能吐膈上风痰，为涌吐风痰之要药；甘草归脾、胃二经，为补脾之良品，既能取吐，又能解藜芦之毒，甘以调之。

【原文】

轉筋之爲病，其人臂脚直，脉上下行，微弦。轉筋入腹者，雞屎白散主之。

雞屎白散方：

雞屎白

上一味爲散，取方寸匕，以水六合，和，溫服。

【文献汇编】

1 取雞屎白一寸，水六合，煮三沸，頓服之，勿令病者知之。

（《肘後備急方》）

2 取雞屎白一方寸匕，水六合，煮三沸，溫頓服，勿令病者知。

（《外臺秘要·卷第六》）

3 轉筋之爲病，其人臂脚直，脉上下行，微弦。轉筋入腹者，雞屎白散主之。方：

雞屎白

上一味爲散，取方寸匕，以水六合，和，温服。

（《明洪武鈔本金匱要略方·跌蹶手指臂脛轉筋陰狐疝蛔蟲病脉证并治》）

4 轉筋之爲病，其人臂脚直，脉上下行，微弦。轉筋入腹者，雞屎白散主之。

雞屎白散

雞屎白一味爲散，取方寸匕，以水六合，和，温服。

（《金匱玉函經二註·跌蹶手指臂腫轉筋陰狐疝蛔蟲病脉证治》）

【简释】

转筋，是一种四肢筋脉拘挛，牵引作痛的病证，多发于下肢，其转筋之甚者，可从两腿内侧牵引小腹作痛，称为"转筋入腹"。此病多由湿浊化热、热甚伤津，或素体阴津气血不足，或暴受寒冷，筋脉失于温养或濡养所致。

【原文】

陰狐疝氣者，偏有小大，時時上下，蜘蛛散主之。

蜘蛛散方：

蜘蛛十四枚（熬焦）　桂枝半兩

上二味爲散，取八分一匕，飲和服，日再服，蜜丸亦可。

【文献汇编】

1 陰狐疝氣者，偏有小大，時時上下，蜘蛛散主之。方

蜘蛛十四枚　熬焦　桂枝半兩　去皮

上二味爲散，取八分一匕，飲和服，日再服，蜜丸亦得。

（《明洪武鈔本金匱要略方·跌蹶手指臂脛轉筋陰狐疝蛔蟲病脉证并治》）：

2 陰狐疝氣者，偏有小大，時時上下，蜘蛛散主之。

蜘蛛散方

蜘蛛十四枚（熬焦）　桂枝半兩

上二味爲散，取八分一匕，飲和服，日再服，蜜丸亦可。

（《金匱玉函經二註·跌蹶手指臂腫轉筋陰狐疝蛔蟲病脉证治》）

【简释】

阴狐疝气，简称狐疝，是一种阴囊偏大偏小、时上时下的病证。肝经循阴股，环阴器，抵少腹，可知本病病位在肝经，多因寒气凝结于厥阴肝经所致。方后注云："蜜丸亦可"，乃本证有轻重、缓急之分，势急用散，势缓者宜丸。

【原文】

問曰：病腹痛有蟲，其脉何以别之？師曰：腹中痛，其脉當沉，若弦，反洪大，故有蚘蟲。

【文献汇编】

1 問曰：病腹痛有蟲，其脉何以别之？師曰：腹中痛，其脉當沈若弦，反洪大，故有蛔蟲。

（《明洪武鈔本金匱要略方·跌蹶手指臂脛轉筋陰狐疝蛔蟲病脉证并治》）

2 問曰：病腹痛有蟲，其脉何以别之？師曰：腹中痛，其脉當沉若弦，反洪大，故有蚘蟲。

（《金匱玉函經二註·跌蹶手指臂腫轉筋陰狐疝蛔蟲病脉证治》）

【简释】

腹痛而脉洪大是蛔虫病的辨证要点，也是蛔虫病区别于其他疾病所致腹痛的关键。一般来说，若腹痛为里寒所致，其脉当沉或弦，今脉反见洪大而无热象，乃是蛔虫扰动、气机逆乱之象。

【原文】

蚘蟲之爲病，令人吐涎，心痛，發作有時，毒藥不止，甘草粉蜜湯主之。

甘草粉蜜湯方：

甘草二兩　粉一兩　蜜四兩

上三味，以水三升，先煮甘草，取二升，去滓，内粉蜜，攪令和，煎如薄粥，溫服一升，差即止。

【文献汇编】

1 蚘蟲之爲病，令人吐涎，心痛，發作有時，毒藥不止，甘草粉蜜湯主之。

甘草二兩　炙　粉一兩　蜜四兩

上三味，㕮咀，以水三升，先煮甘草，取二升，去滓，内粉、蜜，攪令和，煎如薄粥，溫服一升，差即止。

（《明洪武鈔本金匱要略方·趺蹶手指臂胫轉筋陰狐疝蚘蟲病脈证并治》）

2 蚘蟲之為病，令人吐涎，心痛，發作有時，毒藥不止，甘草粉蜜湯主之。

甘草粉蜜湯方

甘草二兩　胡粉一兩　白蜜四兩

上三味，以水三升，先煮甘草，取二升，去滓，内粉、蜜，攪令和，煎如薄粥．溫服一升，差即止。

（《金匱玉函經二註·趺蹶手指臂肿轉筋陰狐疝蚘蟲病脈证治》）

【简释】

《灵枢·口问》载："虫动则胃缓，胃缓则廉泉开，故涎下。"心痛是指上腹部疼痛。蛔虫窜扰于胃肠，虫动则痛作，虫静则痛止，所以腹部疼痛发作有时，此乃蛔虫病心腹痛的特点。

【原文】

蚘厥者，當吐蚘，令病者靜而復時煩，此爲藏寒，蚘上入膈，故煩。須臾復止，得食而嘔，又煩者，蚘聞食臭出，其人常自吐蚘。

蚘厥者，烏梅丸主之。

烏梅丸方：

烏梅三百個　細辛六兩　乾薑十兩　黃連一斤　當歸四兩　附子六兩（炮）　川椒四兩（去汗）　桂枝六兩　人參　黃蘗各六兩

上十味，異搗篩，合治之，以苦酒漬烏梅一宿，去核蒸之，五升米下，飯熟，搗成泥，和藥令相得，内臼中，與蜜杵二千下，丸如梧子大，先食，飲服十丸，三服，稍加至二十丸。禁生冷滑臭等食。

【文献汇编】

1 蛔厥者，其人當吐蛔，令病者靜而復時煩者，此爲藏寒，蛔上入其膈，故煩。須臾復止，得食而嘔，又煩者，蛔聞食臭出，其人常自吐蛔。

蛔厥者，烏梅丸主之。方又主久痢：

烏梅三百枚　細辛六兩　乾薑十兩　黃連十六兩　當歸四兩　附子六枚　炮　去皮　蜀椒四兩去目及閉口者　汗　桂枝六兩　去皮　人參六兩　黃蘗六兩

上一十味，各異搗篩，合治之，以苦酒漬烏梅一宿，去核，蒸之五斗米下，飯熟，搗成泥，和藥相得，内臼中，與蜜杵三千下，丸如梧桐子大，先食飲服十丸，日三服，稍加至二十丸。

（《明洪武鈔本金匱要略方·趺蹶手指臂胫轉筋陰狐疝蚘蟲病脈证并治》）

2 蚘厥者，當吐蚘，今病者靜而復時煩，此爲藏寒，蚘上入膈，故煩。須臾復止，得食而嘔，又煩者，蚘聞臭出，其人當自吐蚘。

蚘厥者，烏梅丸主之。

乌梅丸方：

乌梅三百个　细辛六两　乾薑十两　黄连一斤　当归四两　附子六两（炮）　川椒四两（去汗）　桂枝六两（去皮）　人参　黄蘗各六两

上十味，异捣筛，合治之，以苦酒渍乌梅一宿，去核，蒸之五升米下，饭熟捣成泥，和药令相得，内臼中，与蜜杵二千下，圆如梧子大，先食饮服十丸，日三服，稍加至二十丸。禁生冷滑臭等食。

（《金匮玉函经二注·趺蹶手指臂肿转筋阴狐疝蚘虫病脉证治》）

【简释】

蚘厥以上热下寒、蚘虫窜扰、气机逆乱为基本病机。

三、疑难探析

（一）"不能却，刺腨入二寸"含义

历代医家对此有不同看法。

1. 太阳经伤说。黄元御《金匮悬解·趺蹶》言："病趺蹶，其人但能前，不能却者，足趺硬直，能前步而不能后移也。缘筋脉寒湿，缩急不柔，是以不能后却。阳明行身之前，筋脉松和，则能前步，太阳行身之后，筋脉柔濡，则能后移，今能前而不能却，是病不在前而在后，太阳经伤也。此'脏腑经络篇'所谓湿伤于下，寒令脉急者也。"沈明宗《金匮要略编注·趺蹶手指臂肿转筋狐疝》也持此观点："不能却者，乃不能后抵，太阳经脉受损也。"

2. 误刺致病说。周扬俊《金匮玉函经二注·趺蹶手指臂肿转筋阴狐疝蚘虫病脉证治》言："腨，名承筋（穴名）在上股起肉处，脚跟上七寸，腨之中陷者是，法不可刺，或刺转深，遂伤其经，以致能前而不能却，此仲景自注详。"从而推测趺蹶是由于针刺承筋穴过深所致，"刺腨入2寸"为致病的原因。

3. 缺文不释说。《医宗金鉴·订正金匮要略注》曰："证刺俱未详，必有缺文，不释。"

（二）趺蹶与痹证区别

痹证多因风寒湿等邪侵犯肌表经络，而致气血运行不畅，以肌肉、筋骨、关节发生酸痛、麻木、重着、屈伸不利为主症，部位不局限于足部。痹证屈伸不利即便引起步态的异常，亦既非"不能前"，也非"不能却"。可见二者不同。

（三）鸡屎白的制备

鸡屎白即鸡粪中之灰白色部分，具有利水泻热、祛风解毒、达木舒筋等功用。将其选出焙干，研为细末备用。服时用黄酒冲服（黄酒2两为引，日服2次）。对牙关紧闭不能下咽者，可做保留灌肠，亦可收到同样效果。小儿可酌情减量；成人此量不能控制病情时，可加倍应用。此法虽微寒无毒，然泻下之力颇峻，用者当慎之，可为临床略备一格。

（四）"阴狐疝"的病因病机

历代注家对阴狐疝病因病机有以下不同认识：

1. 筋结气病说。周扬俊《金匮玉函经二注·趺蹶手指臂肿转筋阴狐疝蚘虫病脉证治》言："此厥阴之筋病也，狐，阴兽，善变化而藏。睾丸上下，有若狐之出入无时也。足厥阴之筋，上抵阴股，结于阴器，筋结故偏有大小，气病，故时时上下也。"

2. 寒湿袭阴说。魏荔彤《金匮要略本义·趺蹶手指臂肿转筋阴狐疝蚘虫病脉证治》言："阴狐疝气者，即寒疝之病，又名之为阴狐者，就其阴寒息气而名之也。寒湿在下，肾囊必湿，肾主臭，其气必腥臭如狐之臊也……主之以蜘蛛散。蜘蛛性本微寒，能治丁肿，是开散之品也。今熬令焦者，变其寒性为温，而用其开散之力也。佐以桂枝升阳散邪，治疝之理，不亦明乎？"尤在泾《金匮要略心典·趺蹶手指臂肿转筋阴狐疝蛔虫病脉证治》："阴狐疝气者，寒湿袭阴，而睾丸受病，或左或右，大小不同，或上或下，出没无时，故名狐疝。蜘蛛有毒，服之能令人利，合桂枝辛温入阴，而逐其寒湿之气也。"

3. 寒邪并少阳湿热说。曹颖甫《金匮发微》言："此寒邪并少阳湿热并注睾丸之证也。"

上述"筋结气病说"和"寒湿袭阴说"均有一定道理。阴狐疝的表现每因起立或走动时坠入阴囊，平卧时则缩入腹内，严重者由阴囊牵引少腹剧痛，病情较轻者仅有重坠感，多为寒气凝结厥阴肝经所致，治疗以辛温通利为主，故用蜘蛛散适宜。至于"寒邪并少阳湿热说"治方中当有清热之品，故本方不宜。

（五）甘草粉蜜汤中的"粉"为何物？

本篇中原文第6条中甘草粉蜜汤的"粉"是何物，原文未明言，后世医家对此有不同认识：①以注家赵以德、尤在泾为代表，认为是"铅粉"，尤在泾在《金匮要略心典》中解释，仲景用铅粉夹杂在甘草、白蜜中，引诱蛔虫进食，使蛔虫中毒，而起到杀虫的作用。而且条文中"毒药不止"说明已经使用过杀虫药治疗而无效，所以用甘草粉蜜汤安蛔和胃，以缓解疼痛，待疼痛缓解后，再改用杀虫药，颇合仲景原意。②另一观点以丹波元简、孔庆洛为代表，认为是"米粉"，至于是何种米，历代诸家未曾细说，尚有争议。孔庆洛参考《备急千金要方》《外台秘要》后，认为甘草粉蜜汤中的"粉"为白粱米研磨成粉。

以上两种观点可以并存。蛔虫有喜甘恶酸之特性，如虫痛剧烈属胃气虚弱者，可用米粉甘平养胃，以安蛔止痛；若痛势缓解，一般驱虫药无效者，可用铅粉诱而杀之。但铅粉有毒，成人用量控制在3g以下。

四、临证思维

（一）蛔厥与《伤寒论》中的脏厥鉴别

乌梅丸在《伤寒论》中也有论述："伤寒脉微而厥，至七八日肤冷，其人躁无暂安时者，此为脏厥，非蛔厥也。蛔厥者，其人当吐蛔。今病者静，而复时烦者，此为脏寒。蛔上入其膈，故烦，须臾复止，得食而呕，又烦者，蛔闻食臭出，其人常自吐蛔。蛔厥者，乌梅丸主之。又主久利。"（《伤寒论·辨厥阴病脉证并治》第338条）。脏厥脉微而厥，冷过肘膝，肢冷烦躁不宁，乃孤阳将绝之候，宜急用四逆汤、白通加猪胆汁汤之类救之；蛔厥是蛔虫窜扰、气机逆乱导致四肢厥冷，冷多不过肘膝，静而时烦，蛔厥之厥较轻，故宜乌梅丸安蛔即可。

（二）乌梅丸的方义辨析

本方以乌梅为主药，顺肝脏曲直作酸之性，并在此基础上寒温并用，补泻兼施，调和肝脾，是针对厥阴病寒热虚实错杂的特点而设，为厥阴病主方。清代柯琴《伤寒附翼·厥阴方总论》云："仲景此方，本为厥阴诸证之法，叔和编于吐蛔条下，令人不知有厥阴主方，观其用药与诸证符合……岂只吐蛔一症耶。"吴鞠通更在《温病条辨·下焦篇》中明确指出乌梅丸是"治厥阴，防少阳，护阳明之全剂"。

唐容川在《伤寒论浅注补正·辨厥阴病脉证》中说："厥阴之寒热，总因风气而扇动也，故用乌梅丸敛取风气，而余药兼调寒热。" 厥阴证以肝木为主，肝主升发，性喜条达，赖于脾肾功能之相助，使其生培有源，才能发荣畅茂，木静而风恬也。厥阴脏寒之证，与脾肾不能生培相助有一定的关系，故乌梅丸方用酸温之乌梅为主，是从其性而欲入其肝，配当归补血，伍人参补中气而培脾土，桂附暖下焦之水而上运于心，干姜、细辛、花椒大热之药，皆祛脏寒，因肝木不能升达携水上济，无云行雨施之机，而证见上热、消渴；佐连、柏者以其苦寒泻火而清上。概言之，乌梅丸是以补肝养血为主，温脾暖肾为辅，佐从清上之法，寓有安蛔之用的方剂。

乌梅丸具有补肝养血和补脾温肾的强大作用，是针对厥阴寒热错杂之邪及蛔厥病证而设，并非驱虫之专方。

五、现代研究

（一）临床研究

1. 趺蹶

朱鹏举提出"趺蹶"当作"跌蹶"，分析其症状，并与帕金森病比较，认为张仲景准确记载了帕金森病的主要症状，对此病的病机、治疗进行了初步探讨，认为"趺蹶"与"老年颤证"这一病名相比更具包容性，较其范围更广，并建议将"趺蹶"作为帕金森病相应的中医学病名。

谢林抓住原文中"但能前，不能却"一症，根据足部的运动学原理，即髋关节、膝关节的屈伸与踝关节的跖屈、背伸、内翻、外翻、旋转等的协调变化，构成人体的正常步态。认为只有在双下肢不能屈膝和双踝关节不能跖屈的情况下，才可能出现只能前行，不能后退的异常步态。进一步提出胫神经的损伤可致踝关节不能跖屈，而腓骨和伸趾肌的拮抗性收缩，使足背呈背屈状态，即所谓足背强直。而胫神经的损伤可能是针刺过深所致。

2. 转筋

杞学文撰文提出，小腿转筋由气血虚弱、筋脉失养，复加劳损、寒湿之邪侵袭引发，采用血府逐瘀汤加味治疗，以补气益血、活血通络，药证相合，标本兼治；时吉萍选用补阳还五汤治疗转筋，亦收良效。

张孟列提出，转筋可见于任何年龄，但以老人和孕妇多见，发作多在夜间、过劳或受凉，发病机理可能与过度活动的肌肉需要能量增加，引起相对缺血及代谢产物堆积有关，也可发生于失水、失盐、低血钙、低血镁及尿毒症时，自拟舒筋汤治疗，药用白芍、炙甘草、木瓜、吴茱萸、蚕沙、伸筋草，治疗颇佳。

3. 蜘蛛散

现代医家杜大林等撰文较系统地论述了《金匮要略》蜘蛛散的蜘蛛品种选用、炮制方法与临床配伍意义、用法用量等，总结了临床应用及由其他同名方和蜘蛛引申的临床发挥，可供临床借鉴。

陈英炎等提出蜘蛛散可以治疗慢性化脓性骨髓炎，组成为花蜘蛛3份，冰片1份，樟脑1份，公丁香1份。先将花蜘蛛烤干研粉，再将樟脑、冰片、公丁香同样研粉与花蜘蛛拌匀装瓶备用。杨正勇采用古方蜘蛛散涂搽治疗狐臭，疗效确切，过去医家对蜘蛛散多生用或烘干应用，现改为煅用，可减少局部刺激，并指出本方除治除狐臭外，用于肚脐部、腹股沟部及非妇科疾病引起的外阴部异味症亦有效。

吕景斌提出以肉桂易原方的桂枝，可治疗疝气，疗效较好。据《玉楸药解》载："肉桂本系树皮，亦主走表，但重厚内行，所走者表中之里，究其力量所至，直达脏腑，与桂枝专走经络者不同。"故以肉桂易桂枝。蜘蛛、肉桂二药合用，专散沉阴结痛，并逐寒湿。

4. 乌梅丸

李玉华等应用乌梅丸治疗胆道蛔虫症 26 例疗效显著；陈立正应用乌梅丸加减治疗蛔虫性肠梗阻 6 例，患者均在服药 1~2 次后症状缓解，治疗肠蛔虫病 11 例，患者均在服药 3 天内腹痛停止，呕吐缓解；郑锵治疗一老者于三年间蛔虫病反复发作，辨为脾虚湿盛、郁久化热，予乌梅丸清上温下，2 剂后下长虫 2 条；樊氏见右上腹放射至右肩胛的剧痛患者，得食痛甚，伴肢冷，大便色白，苔黄厚而腻，脉微，投乌梅丸 3 剂，即下虫 7 条。

除蛔虫病外，乌梅丸还被广泛应用于溃疡性结肠炎、腹泻型肠易激综合征、肠炎、胃炎等多项消化系统疾病，以及一些神经系统疾病、妇科疾病、内分泌系统疾病等。武寒飞等研究发现，乌梅丸可以调控肠上皮细胞凋亡和炎性因子的释放，促进结肠黏膜的修复，减少细菌移位情况，维持肠黏膜结构和功能的稳定性和屏障作用。

六、问题与展望

（一）乌梅丸治疗消化系统疾病，是否能取得更高级别的临床证据？

乌梅丸的临床应用在近年呈明显增长的趋势，被广泛运用于临床各科疾病的治疗中，尤其是消化系统疾病，疗效显著，应用范围已不局限于蛔虫病。尤其是近年来，乌梅丸被用于炎症性肠道的治疗，部分已取得中低级别的循证医学证据，但总体而言仍缺乏大规模、多中心、随机双盲的对照试验。能否取得更高级别的临证疗效证据，是中医治疗相关疾病能否取得更广泛的国际和行业认可的关键，也是能否开发更多具有自主知识产权的创新中药的核心所在。

（二）乌梅丸证的病机是什么？

自《伤寒论》将乌梅丸创造性地用于治疗蛔虫病后，后世医家在继承仲景思想的基础上加以继承发展，同时也衍生了诸多争议。文献或根据朝代的更迭梳理乌梅丸临床应用的变化，或对于乌梅丸病机一笔带过，而对乌梅丸的病因病机缺乏系统的整理探讨。

古代医家中有将乌梅丸证作为单纯寒证者，也有作为热证者，但更多的是认同其为肝体用俱损、木不疏土、寒热错杂的观点。因此，除蛔虫病外，乌梅丸还可用于治疗肝阴不足、肝体亏虚、木不疏土引起的多种病证。

进一步明确其病因病机与用药规律，对今后乌梅丸的临床研究具有重要意义。

主要参考文献

[1] 朱鹏举.《金匮要略》"趺蹶"病新悟[J]. 浙江中医杂志，2005,（6）：231-232.
[2] 谢林.《金匮要略》趺蹶辨析[J]. 国医论坛，1993,（5）：41-42.
[3] 王付. "十八反"配伍在经方合方辨治鼻咽疾病中的运用[J]. 中医药通报，2021,20（2）：4-7.
[4] 王付. "十八反"配伍在经方合方辨治肺系疾病中的运用验案举隅[J]. 中医药通报，2020,19（6）：8-11.
[5] 王付. "十八反"配伍在经方合方辨治心血管疾病中的运用验案举隅[J]. 中医药通报，2021,20（1）：4-7.
[6] 王付. "十八反"配伍在经方合方辨治睡眠障碍的运用[J]. 中医药通报，2022,21（5）：7-9.
[7] Vestergaard M, Ingmer H. Antibacterial and antifungal properties of resveratrol[J]. International Journal of Antimicrobial Agents, 2019, 53（6）：716-723.
[8] Tao Lei Q D C G. Resveratrol attenuates neuropathic pain through balancing pro-inflammatory and anti-inflammatory cytokines release in mice[J]. International Immunopharmacology, 2016, 34：165-172.
[9] 杞学文. 血府逐瘀汤临证举隅[J]. 云南中医中药杂志，2006,（2）：58.
[10] 时吉萍. 补阳还五汤新用[J]. 中国中医药信息杂志，2005,（5）：73.

[11] 杜大林,马维骐,李国武,等.浅析《金匮要略》蜘蛛散的临床应用[J].四川中医,2010,28(6):44-45.
[12] 陈英炎,郑延生.花蜘散治疗慢性化脓性骨髓炎14例小结[J].福建中医药,1981,(3):59.
[13] 杨正勇.蜘蛛散外用治疗狐臭经验介绍[J].贵阳中医学院学报,1996,(1):9.
[14] 张利青,张占刚,付岩,等.桂皮醛药理作用的研究进展[J].中国中药杂志,2015,40(23):4568-4572.
[15] 陈立正.乌梅丸加减治疗小儿蛔虫病60例[J].实用中医药杂志,1998,(3):22.
[16] 郑锵,姚莹华.乌梅丸辨治寒热错杂型腹痛临证举隅[J].山西中医,2018,34(8):43-44.
[17] 樊遂明.乌梅丸的临床运用[J].光明中医,2009,24,(8):1579.
[18] 徐菁晗.乌梅丸方证析义及其临床应用[D].沈阳:辽宁中医药大学,2019.

妇人妊娠病脉证并治第二十

一、病证源流

　　《金匮要略》妇人妊娠病篇专论妇女妊娠期间常见疾病的证治。内容涉及妊娠与癥病的鉴别，癥病漏下，妊娠呕吐、腹痛、下血、小便难、水气、胎动不安、伤胎等病证的诊断和治疗。《备急千金要方》在此基础之上，总结了唐代以前的医学成就，并在篇首列妇科专卷的论述，为妇科后续独立分科奠定了基础。书中引西晋王叔和《脉经》对妊娠脉的论述"论曰：何以知妇人妊娠？脉平而虚者，乳子法也……日中则生也"，其说已较仲景"妇人得平脉，阴脉小弱"有了较大的补充与完善。对于妊娠恶阻的论述"凡妇人虚羸，血气不足，肾气又弱，或当风饮冷太过，心下有痰水者，欲有胎而喜病阻……古今治阻病，方有十数首，不问虚实冷热，长少，殆死者，活于此方"，既上承《诸病源候论》之病因病机症状的描述，又加之方药证治，已较仲景的桂枝汤、干姜人参半夏丸条文详尽。这些治疗妊娠恶阻的方剂，也被后世妇科医书所广泛引用。此外，《备急千金要方》还详载北齐徐之才逐月养胎方，以及丹参膏、甘草散、千金保生丸、蒸大黄丸等治妊娠养胎令易产方，这些内容大大丰富了仲景养胎之法。在没有产科手术及助产技术的时代，充分利用验方专药，帮助孕产妇顺利生产。

　　《妇人大全良方》作为我国早期最为系统全面的妇科专著，也对仲景妊娠病篇有较大的补充与发展，其中妊娠恶阻方论篇主张不用半夏，曰："夫妊娠阻病者，按咎殷《产宝方》谓之子病。《巢氏病源》谓之恶阻。……轻者，不服药亦不妨；重者须以药疗之。《千金方》有半夏茯苓汤、茯苓丸二方，专治阻病。然此二药，比来少有服者，以半夏有动胎之性。盖胎初结，虑其易散，此不可不谨也。……王子亨则有白术散，《局方》则有人参丁香散，用之良验。……杨振则有人参橘皮汤，齐士明则有醒脾饮，余试之亦效。皆不用半夏动胎等药"。然其用药仍偏于温燥，温中降逆之丁香、温中行气之草豆蔻、行气燥湿消积之厚朴，现今较少用于妊娠恶阻的治疗。此外该书还对胎动不安、妊娠腹痛及卒然下血、跌扑伤胎等都多有论述。

二、原文校释

【原文】

　　婦人宿有癥病，經斷未及三月，而得漏下不止，胎動在臍上者，為癥痼害。妊娠六月動者，前三月經水利時胎也。下血者，後斷三月衄也。所以血不止者，其癥不去故也，當下其癥，桂枝茯苓丸主之。

　　桂枝茯苓丸方：

　　桂枝　茯苓　牡丹去心　桃仁去皮尖，熬　芍藥各等分

　　上五味，末之，煉蜜和丸，如兔屎大，每日食前服一丸。不知，加至三丸。

【文献汇编】

妇人妊娠，经断三月而得漏下下血，四十日不止，胎欲动，在於脐上，此爲妊娠。六月动者，前三月经水利时，胎也；下血者，後断三月，衃也。所以下血不止者，其癥不去故也。当下其癥，宜桂枝茯苓丸。

桂枝去皮　茯苓　牡丹去心　桃人去皮尖，熬　芍药各等分

上五味，末之，炼蜜和丸如兔屎大。每日一丸，不知，加至三丸。

（《明洪武钞本金匮要略方·妇人妊娠病脉证并治》）

【简释】

本条论述癥病与妊娠的鉴别及癥病的治法。若妇人素有癥病，停经未及三月，又漏下不止，并觉脐上似有胎动，此为癥病所致，不属真正胎动，故原文指出"为癥痼害"。若怀孕六个月自觉有胎动，且停经前三月月经正常，受孕后胞宫按月增大，此属胎孕。若停经前三月经水失常，后停经三月，又见漏下，胞宫也未按月增大，此为"衃"，即瘀积所致。素有癥积，气滞血瘀，故经水异常。癥积不去，则漏下不止，治以桂枝茯苓丸消癥化瘀，使瘀去血止。

【原文】

师曰：妇人得平脉，阴脉小弱，其人渴，不能食，无寒热，名妊娠，桂枝汤主之　方见利中。於法六十日当有此证，设有医治逆者，却一月，加吐下者，则绝之。

【文献汇编】

师曰：脉妇人得平脉，阴脉小弱，其人渴，不能食，无寒热，名为躯，桂枝汤主之。法六十日当有娠。设有医治逆者，却一月加吐下者，则绝之。

（《明洪武钞本金匮要略方·妇人妊娠病脉证并治》）

【简释】

本条论述恶阻轻证证治。育龄妇女停经后，诊得平和之脉，惟尺脉略显小弱，并见呕吐、不能食等症，而身无外感寒热之象，此为妊娠反应，即恶阻。因孕初胎元初结，经血归胞养胎，阴血相对不足，故阴脉小弱。冲脉之气上逆犯胃致胃气上逆，可见呕不能食。此脉无病而身有病，又无寒热邪气，故以桂枝汤调阴阳，和脾胃。妊娠恶阻，多见于孕后两个月左右，故原文曰"于法六十日当有此证"。若受孕初期，医者误治，恶阻之症不但未愈，且增吐、泻，此时应暂停服药，以饮食调养为主，或随证施治，绝其病根。

【原文】

妊娠呕吐不止，干姜人参半夏丸主之。

干姜人参半夏丸方：

干姜　人参各一两　半夏二两

上三味，末之，以生姜汁糊为丸，如梧子大，饮服十丸，日三服。

【简释】

本条论述恶阻重证证治。恶阻本为妊娠常见之症，多由胃虚胎气上逆所致。多持续时间短，且可不药而愈，或经治疗后，快速痊愈。本证呕吐较重，且持续时间较长，以药测证可知，为胃虚寒饮、浊气上逆所致，用干姜人参半夏丸治疗。方中干姜温中散寒，人参扶正补虚，半夏、姜汁蠲饮降逆。诸药使中阳得振，寒饮得化，胃气得降，则呕吐可止。

【原文】

妇人怀娠六七月，脉弦，发热，其胎愈胀，腹痛恶寒者，少腹如扇，所以然者，子脏开故也，当以附子汤温其藏方未见。

【简释】

本条论述妊娠阳虚寒甚腹痛证治。妊娠六七月出现脉弦发热，胎愈胀大，腹痛恶寒，如风

吹之感，为阳虚阴盛所致。此脉弦为虚寒之象，发热为虚阳外浮所致。因阳虚不能温煦胞宫，故觉胎愈胀大、腹痛恶寒、少腹如扇。治疗当用附子汤温阳散寒，暖宫安胎。

【原文】

妇人怀妊，腹中㽲痛，当归芍药散主之。

当归芍药散方：

当归三两　芍药一斤　茯苓四两　白术四两　泽泻半斤　芎藭半斤一作三两

上六味，杵为散，取方寸匕，酒和，日三服。

【文献汇编】

婦人懷娠，腹中㽲痛，當歸芍藥散主之。

方：

當歸四兩　芍藥一斤　茯苓四兩　白术四兩　澤瀉半斤　芎藭半斤一作三兩

上六味，杵為散，取方寸匕，酒和，日三服。

(《明洪武钞本金匮要略方·妇人妊娠病脉证并治》)

【简释】

本条论述妊娠肝脾不调腹痛证治。㽲痛，为腹中拘急，绵绵作痛。以方测证，本证由肝脾失调、气血郁滞所致，还应有小便不利、足跗浮肿等症。治用当归芍药散养血疏肝、健脾利湿。方中重用芍药敛肝、和营、止痛，佐以归、芎调肝养血，配白术、茯苓、泽泻健脾渗湿。

【原文】

师曰：妇人有漏下者，有半产后因续下血都不绝者，有妊娠下血者。假令妊娠腹中痛，为胞阻，胶艾汤主之。

芎归胶艾汤方：一方加乾薑一兩。胡洽治婦人胞動無乾姜：

芎藭　阿胶　甘草各二两　艾叶　当归各三两　芍药四两　乾地黄四两

上七味，以水五升，清酒三升，合煮，取三升，去滓，内胶，令消尽，温服一升，日三服。不差更作。

【文献汇编】

師曰：婦人有漏下者，有半產後因續下血都不絕者，有妊娠下血者。假令妊娠腹中痛，爲胞阻，膠艾湯主之。

方：

阿膠　芎藭　甘草炙，各貳兩　艾葉　當歸各三兩　芍藥　乾地黄各四兩

上七味，㕮咀，以水五升、清酒三升合煮，取三升，去滓，内膠，令消盡。溫服一升，日三服，不差更作。一方加乾薑一兩。胡洽治婦人胎動，無乾薑。

(《明洪武钞本金匮要略方·妇人妊娠病脉证并治》)

【简释】

本条论述妇人三种下血证治。妇人下血，常见病情有三：一是经水淋漓不断的漏下，二是半产后下血不止，三是妊娠胞阻下血。"假令"二字承"有妊娠下血者"意指妊娠下血而又腹中痛者，属胞阻。三者虽病因不同，但病机皆系冲任脉虚，阴血不能内守。故皆可用胶艾汤调补冲任、固经养血，异病同治。

【原文】

妊娠小便難，飲食如故，當歸貝母苦參丸主之。

当归贝母苦参丸方男子加滑石半两：

当归　贝母　苦参各四两

上三味，末之，煉蜜丸如小豆大，飲服三丸，加至十丸。

【文獻匯編】

婦人妊娠，小便難，飲食故，當歸貝母苦參丸主之。

方：

當歸　貝母　苦參各四兩

上三味，末之，煉蜜和丸如小豆大。飲服三丸，加至十丸。男子加滑石半兩。

（《明洪武鈔本金匱要略方·婦人妊娠病脈證并治》）

【简释】

本条论述妊娠小便难证治。妊娠但见小便难而饮食如常，可知病在下焦，不在中焦。以方测证，由孕后血虚有热，气郁化燥，湿热蕴结膀胱，致小便难而不爽。治以当归贝母苦参丸养血开郁、清热除湿。方中当归活血润燥，贝母利气解郁清热，苦参利湿热、除热结。合而用之，使血得濡养，热郁得开，湿热得除，则小便畅利。

【原文】

妊娠有水氣，身重，小便不利，洒淅惡寒，起即頭眩，葵子茯苓散主之。

葵子茯苓散方：

葵子一斤　茯苓三兩

上二味，杵為散，飲服方寸匕，日三服，小便利則愈。

【简释】

本条论述妊娠水气证治。妊娠水气，多因胎气影响，膀胱气化受阻，水湿停聚所致。水盛于外，故身肿重；水气阻遏卫气不行，故洒淅恶寒；清阳不升，故起即头眩。本病关键在于膀胱气化不行，小便不利，故以葵子茯苓散利水通阳。方以葵子滑利通窍，茯苓淡渗利水。二药合用，使小便通利，水有出路，诸症可愈。但因葵子能滑胎，故用量不宜过大，且研末为散分服。

【原文】

婦人妊娠，宜常服當歸散主之。

當歸散方：

當歸　黃芩　芍藥　芎藭各一斤　白术半斤

上五味，杵為散，酒飲服方寸匕，日再服。妊娠常服即易產，胎無疾苦。產後百病悉主之。

【简释】

本条论述血虚湿热胎动不安治法，原文"常服"二字须活看。（详见本章"三、疑难探析"）

【原文】

妊娠養胎，白术散主之。

白术散方見《外臺》：

白术四分　芎藭四分　蜀椒三分去汗　牡蠣二分

上四味，杵為散，酒服一錢匕，日三服，夜一服。但苦痛，加芍藥；心下毒痛，倍加芎藭；心煩吐痛，不能食飲，加細辛一兩，半夏大者二十枚。服之後更以醋漿水服之；若嘔，以醋漿水服之復不解者，小麥汁服之。已後渴者，大麥粥服之。病雖愈，服之勿置。

【文獻匯編】

1《古今錄驗》療妊娠養胎，白术散方。

白术　芎藭各四分　蜀椒三分，汗　牡蠣二分

上四味，搗下篩，酒服滿一錢匕，日三夜一。但苦痛，加芍藥；心下毒痛，倍加芎藭；

吐唾不能食飲，加細辛一兩，半夏大錢二十枚服之，復更以醋漿水服之；若嘔，亦以醋漿水服之，復不解者，小麥汁服之，已後其人若渴，大麥粥服之。病雖愈盡服之，勿置。忌桃李、雀肉等。

(《外臺秘要·卷第三十三·胎數傷及不長方》)

2 調補沖任，扶養胎氣。治妊娠宿有風冷，胎痿不長，或失於將理，動傷胎氣，懷孕常服，壯氣益血，保護胎髒。

白术　芎藭各四分　蜀椒去目及閉口者，炒出汗，三分　牡蠣燒粉，二兩

上杵為散。每服二錢，溫酒調服，空心，食前。

(《太平惠民和劑局方·卷九·治婦人諸疾》)

【简释】

本条论述脾虚寒湿中阻所致胎动不安的治法，"妊娠养胎"是泛指之词，但白术散只适用于脾虚寒湿中阻所致的胎动不安，通过治病达到保胎安胎的作用。"妊娠养胎"亦须活看，无病则不需服用。可见仲景对安胎养胎亦重视肝脾两脏。

【原文】

妇人伤胎，懷身腹滿，不得小便，從腰以下重，如有水氣狀，懷身七月，太陰當養不養，此心氣實，當刺瀉勞宮及關元，小便微利則愈。见《玉函》。

【简释】

本条论述妊娠伤胎证治。妇人伤胎，多出现在妊娠七月左右，可见胞宫膨大、腹满、不得小便、腰以下沉重如有水气状等。妊娠七月，正当手太阴肺经养胎之时，由于心气实而心火旺，肺金为心火所乘，致太阴当养不养。而胎失所养，则胎气不顺，肺失通调，水道不利，进而容易出现上述诸证。

三、疑难探析

（一）如何鉴别妊娠下血和癥病下血

妊娠下血与癥病下血二者在临床上确有许多共同症状，如停经史、出血不止、腹中跳动等，极易误诊误治，需当鉴别。首先，癥病患者可因瘀血内阻，血不归经而致月经前后无定期，漏下多夹瘀块，腹中刺痛，推之不移，舌有瘀斑，脉沉涩。妊娠下血患者，停经前月经正常，并无典型瘀血见症。其次，从胎动的时间及部位来看，癥病患者胎儿大小、腹动时间与正常胎动时间及大小不同。正常妊娠，胎动若发生在脐部时，多见于停经六个月左右；若为癥病闭经，则停经三月即可出现脐上跳动。现今临床虽有超声多普勒协助诊断，但医者的诊察仍要力求细致，不可忽视。

（二）为何选用丸剂来治疗癥病

治疗癥瘕痼疾宜用丸剂缓消。原方炼蜜为丸，意在缓消癥积。因癥积为有形痼疾，非短期能除，若用汤剂，既恐药力偏急，久服伤正，又虑服之不便而难以坚持，故多选择丸剂。其他如治疟母用鳖甲煎丸、治虚劳用大黄䗪虫丸，皆寓有此意。

（三）茯苓桂枝在《金匮》中的运用

茯苓、桂枝作为仲景常用对药，可配伍使用。《金匮》一书中具有茯苓、桂枝的方剂有：①侯氏黑散：其功效为清肝化痰、养血祛风，主治中风夹寒之证。②苓桂草枣汤：其功效为培土制水、通阳降逆，主治误汗后阳虚饮动，欲作奔豚之证。③苓桂术甘汤：其功效为温阳化饮、

健脾利水，主治狭义痰饮之饮停心下证。④木防己去石膏加茯苓芒硝汤：其功效为补虚除饮、散结消坚，主治膈间支饮服木防己汤后仍有痞坚者。⑤五苓散：其功效为化气利水，主治饮停下焦，气化不利，水饮逆动证。⑥桂苓五味甘草汤：其功效为敛气平冲，兼以化饮，主治服小青龙汤后发生冲气上逆之证。⑦防己茯苓汤：其功效为益气健脾、温阳利水，主治皮水阳郁证。⑧茵陈五苓散：其功效为利湿清热退黄，主治黄疸湿重于热证。⑨茯苓泽泻汤：其功效为健脾利水、化气散饮，主治呕吐证属饮阻气逆。⑩桂枝茯苓丸：其功效为化瘀消癥，主治宿有癥积，血瘀气滞，血不归经，下血不止证。⑪肾气丸：其功效为温肾化气，主治肾虚而致虚劳腰痛、消渴、转胞、痰饮、脚气。

（四）桂枝汤调治恶阻轻证的辨证要点是什么？为何选用桂枝汤？

桂枝汤调治恶阻轻证的辨证要点：妊娠早期不能食，口渴但饮水不多，或恶心呕吐，神疲体倦，舌淡红、苔薄白润，脉象无明显异常。

桂枝汤为调和阴阳之祖方，其治外感疾病时，可以解肌，调和营卫。治内伤杂病时，可以化气，调和阴阳。妊娠恶阻之病，多因冲气上逆，胃失和降所致。其证亦属气血阴阳一时性失调。桂枝汤善于调阴阳，和气血，理肝脾，故为治疗恶阻之对症良方。

（五）妊娠病的治疗原则是什么？

妊娠病的治疗原则是治病与安胎并举。如因病而致胎不安者，当重在治病，病去则胎自安；若因胎不安而致病者，应重在安胎，胎安则病自愈。妊娠期间，凡峻下、滑利、祛瘀、破血、耗气、散气以及一切有害药品，都宜慎用或禁用。但在病情需要的情况下，如妊娠恶阻也可适当选用降逆止呕药物，所谓"有故无殒，亦无殒也"。

（六）妊娠肝脾不和所致腹痛的辨证要点是什么？

当归芍药散治疗妊娠肝脾不和的腹痛，条文中只指出"怀妊，腹中疠痛"，根据病机，临床应用时，应掌握两点：①面唇少华，眩晕耳鸣，爪甲不荣，肢体麻木，腹痛绵绵或拘急而痛，脉象弦细等肝虚血少证。②有带下清稀、面浮肢肿、泄泻或小便不利等脾虚湿停证。

（七）附子汤证与当归芍药散证该如何鉴别？

大致可从三方面来鉴别。从主要脉症来看，附子汤证主要为腹痛恶寒，少腹如扇，其胎愈胀，脉弦，发热；当归芍药散为腹中拘急，绵绵而痛，伴头昏，面唇少华，或肢肿，小便不利。从病机来看，附子汤证的病机为肾阳不足、阴寒内盛，当归芍药散证则为肝脾失调、气郁血滞湿阻。从治法上看，附子汤证的治法为温阳散寒、暖宫安胎，当归芍药散证为养血调肝、利湿健脾。

（八）胶艾汤的配伍特点是什么？

胶艾汤配伍特点为标本兼顾，以"养"为"塞"，用艾叶止血以治标，四物汤与阿胶调肝养血以治本，全方以养血固冲为主，而达止血固崩之矢；养血止血之中配性温之艾叶，使补中寓温，寓活于养。本方证下血机理除冲任虚损外，还考虑到久漏致瘀，瘀血不去，血不归经，瘀祛生新，方中配以当归、川芎，妙在防塞留瘀，寓通于养。

（九）葵子茯苓散与当归贝母苦参丸均治妊娠小便异常，二方的证治有何异同？

当归贝母苦参丸和葵子茯苓散均能治妊娠小便病变，两者不同的是：前者所治为"小便难"；后者所治为"小便不利"。"难"者为不爽之象，湿热蕴结膀胱使然；"不利"即小便不通畅之意，为气化受阻，水出不畅之故。前者小便难是由于血虚有热，气郁化燥，湿热蕴结膀胱，伤津耗液而引起，故用当归贝母苦参丸养血润燥清热；后者小便不利而成水肿，是由于受胎气影响，气化被阻所致，故以葵子茯苓散滑利通窍、利水通阳。了解两方证治的异同，可以更好的做到辨证论治。

（十）如何理解"妇人妊娠，宜常服当归散主之"？

关于安胎养胎，古人虽有多种方法，但一般都是借防治疾病的手段，以收安胎的效果。若孕妇素体健康，则无须服药养胎。惟对于禀赋薄弱，屡为半产漏下之人，或难产，或已见胎动不安而漏红者，需要积极治疗，此即所谓养胎或安胎。

妇人妊娠最需要重视肝脾二脏，肝主藏血，血以养胎，脾主健运，乃气血生化之源。本篇第9条即属肝血不足、脾失健运之证。肝血虚而生内热，脾不运而生湿，湿热内阻，影响胎儿则胎动不安。故用当归散养血健脾、清化湿热。方中当归、芍药补肝养血，合川芎以舒肝气，白术健脾除湿，黄芩坚阴清热，诸药合用，使血虚得补，湿热可除，共奏养胎、安胎之效。后世将白术、黄芩视为安胎圣药，其源盖出于此，但这两味药仅对脾胃虚弱、湿热不化而胎动不安者有效，并非安胎通用之药。

"常服"二字应活看，主要指妊娠而肝虚脾弱、内有湿热者，宜常服当归散养血健脾、清化湿热以祛病安胎。若孕妇身体健康，则无须服药养胎。

（十一）当归散与白术散的功效有何异同？

当归散与白术散均为安胎之剂，在治法上都体现了调理肝脾的原则，均能治疗胎动不安。但二者同中有异，亦须详辨。

当归散所治之胎动不安，证属肝血内虚，兼夹湿热，病位侧重于肝，临床常兼带下黄稠、舌苔黄腻等症，故本方旨在调理肝脾、清化湿热；白术散所治胎动不安，病属脾虚不足、兼夹寒湿，病位侧重于脾，症状可兼气虚乏力、带下清稀或色白黏稠、四肢不温、食少便溏，故此方意在健脾除湿、温中安胎。

故此，当归散与白术散归经有入肝、入脾之异，功效有清化、温补之别。

四、临证思维

（一）简述癥病下血的辨证要点

其辨证要点有三：一是素有癥病史，如常见小腹胀满疼痛，或有癥块；二是经行异常，如闭经数月后又出现漏下不止；三是伴下血色暗夹块及舌质紫暗等瘀血症状。

（二）浅析桂枝茯苓丸的组方思路

方中桂枝通调血脉，味苦微寒的芍药可活血化瘀、缓急止痛。配伍桂枝，一阴一阳，调寒温，和营卫。又用丹皮、桃仁活血消癥，又因癥病瘀积日久，必然阻遏气机，妨碍津液代谢，常继发水湿停聚，因此治疗时不仅要活血化瘀，还应兼以渗利水湿，故而组方中又加入茯苓，在治血的同时兼治水湿。以蜜为丸，从小量服用，使癥下而不伤胎。

(三)何为妊娠恶阻？桂枝汤与干姜人参半夏丸均治恶阻，应如何区别应用？

妇女妊娠二个月左右因阴阳失调，冲脉之气上逆，胃失和降而致呕吐、不能食的表现称为妊娠恶阻。此证基本上可自行缓解，一般不需治疗。

若呕吐较剧，干呕或吐涎、头昏、怕冷、倦怠嗜睡、不欲食、舌质淡、苔薄白、脉缓滑等，属于恶阻初起之轻证，为阴阳失调，胃中有寒所致，可用桂枝汤调和阴阳、温胃降逆。若见呕吐持久不止，呕吐物多为清冷稀涎或清水、头眩、心悸、精神萎靡、溲清、便溏、舌淡苔白润、脉缓滑无力等，属于恶阻日久不愈之较重证，为脾胃虚寒、寒饮中阻所致，可用干姜人参半夏丸温中益气、蠲饮降逆。

(四)附子汤证的辨证要点是什么？

附子汤证属妊娠阳虚寒盛腹痛证。妊娠六七月，忽然出现脉弦发热、腹痛恶寒，并自觉胎胀，如扇形膨隆，或少腹作冷有如风吹之感。其病机为阳虚阴盛。其症发热非为外感，而是虚阳外浮之象；阳虚不能温煦胞宫，阴寒之气内盛，故自觉胎愈胀大、其形如扇，腹痛恶寒，少腹感觉冷如风吹之状。

(五)当归贝母苦参丸的用药有何特色？在治疗妊娠小便难时该如何加减运用？

本方体现了下病上取的治疗思路。原方治"妊娠小便难"，除清热利湿治下焦外，还用贝母开上焦郁气以治下焦，体现了正本清源、下病上取，故临床治疗小便难，若单纯清利下焦无效时，可资借鉴。

临证如小便涩痛重者可加甘草梢、木通以通利之；热盛小溲色深者，可加萹蓄、瞿麦、败酱草等以清热解毒；阴虚者加生地、麦冬；气虚者加黄芪、党参；腰痛酸楚者加牛膝、川断等；偏实热者，可加黄柏、淡竹叶等。

(六)如何从"通阳不在温，而在利小便"的角度理解葵子茯苓散方？

通即通达、通畅之意；通阳，即让阳气的运行、输布畅通顺达。水湿留滞于脏腑经络，阻滞气机，使脏腑气机升降失常，经络阻滞不畅，阳气运行受阻。而利小便是治疗思路与治疗方向，中心思想在给邪以出路，利小便使水湿从小便排出，无病邪阻滞，自然阳气运行恢复。葵子与茯苓配伍，利水通窍，渗湿通阳，使水气去而气机恢复正常。了解此法，可以更好的应对水湿为患以及湿热病。

(七)仲景在治疗妊娠病时，多次使用了芍药，请对其安胎作用进行探讨。

在该篇中，仲景多次使用芍药，如桂枝汤、桂枝茯苓丸、胶艾汤、当归芍药散，并在白术散方的加减中提到"但苦痛，加芍药"，可见芍药对治疗妊娠病的重要性。

妇人以血为本，以气为用，故而妇人之疾多与气血相关。肝主藏血，体阴而用阳，喜条达恶抑郁；脾为化生气血之源，主统血，喜燥恶湿。若肝脾和调，气血充足，胎元稳固。若忧思抑郁、饮食不节、素体不足等病因以致肝郁脾虚、冲任不固，可导致妊娠腹痛、下血、胎动不安等各种妊娠疾病。由此可见肝脾二经与妊娠养胎关系之密切。因此祛病安胎又以调理肝脾为要。芍药酸敛以养营血，为柔肝疏肝代表药，性微寒故养血而不燥，又可缓急止痛，不愧为养血止痛，固冲安胎要药。《景岳全书》首次明确记载了芍药"安胎热不宁"。《药品化义》载芍药"微苦能补阴，略酸能收敛……能补复能泻，专行血海，女人调经胎产……悉宜用之调和气血"。妊娠病篇中，仲景对芍药的应用灵活，君臣皆可，表里俱行，根据不同病证，轻重、剂型皆不同，足以见得仲景匠心独具。

然芍药有赤芍、白芍之分，仲景时期尚未区分，但自唐宋以来历代医家逐渐形成了"白补赤泻、白收赤散"的观点，现代中药学也将赤芍归为清热凉血药，白芍归为补血养血药。后世医家对仲景方中的所用芍药为赤芍还是白芍有诸多论述，叶亮等通过对历史上赤白芍的应用情况进行考证认为，仲景所立方中芍药均为白芍。妇人胎产，用药宜温和，赤芍过于寒凉，泻而不补，妊娠之时当慎用，故安胎宜用白芍。同时通过对芍药相关文献的搜集整理，白芍在用于养血、安胎之时，用量中等偏小，一般10～15g，剂型多选用汤剂、散剂、丸剂。当然临证时还需根据具体证型及病情状况合理使用。

（八）妊娠病篇中，若从脏腑辨证论治方面可发现仲景极为重视肝脾，请就这一点简要分析。

张仲景重视肝脾，认为妊娠期间，肝脾二脏保持协调至关重要，因肝主藏血以养胎，脾主运化以充肝血，肝血充足则能疏泄脾土，使脾土健运，气血源源不断，胎得其养。若肝脾失调，血虚湿浊内生，阻遏气机，则胎失所养。全篇载方9首，肝脾同调者4首。桂枝茯苓丸中桂枝、芍药、牡丹皮、桃仁、茯苓养肝祛瘀，温阳健脾利湿，肝脾同调，消癥安胎；肝脾不和，湿停血滞所致的妊娠腹痛，当归芍药散方用川芎、当归、芍药行血补血益血之虚，白术、茯苓、泽泻除水之气，使肝脾调和，腹痛自愈，胎自安矣；妊娠养胎之当归散与白术散，土木同治，当归散兼除湿热，白术散兼散寒湿。

五、现代研究

（一）临床研究

1. 桂枝茯苓丸

本方的临床研究主要集中在治疗子宫肌瘤方面的疗效观察与评价。

牛毅应用本方加减治疗子宫肌瘤患者60例，其临床总有效率达75%，中医症候疗效总有效率达70%，且未出现药物不良反应及毒副作用，疗效明显。罗莉莉等应用桂枝茯苓丸联合米非司酮治疗子宫肌瘤患者35例，治疗组总有效率97.14%，且患者雌激素水平及VEGF、ER和PR水平均有明显降低，临床应用安全性良好，可以有效缩小子宫肌瘤体积，改善血清指标，提高疗效。

此外，桂枝茯苓丸在治疗内科疾病如肝癌、癃闭、眩晕、哮证、腰痛、坐骨神经痛等；外科病证如慢性阑尾炎、粘连性不完全性肠梗阻、胸膜粘连等；妇科病证如不孕症、卵巢囊肿、子宫肌瘤、盆腔积液、痛经、子宫内膜异位症等；皮肤科病证如黄褐斑、痤疮等均能取得显著疗效。

2. 干姜人参半夏丸

孙玉信教授运用干姜人参半夏丸治疗呕哕，根据病证在此基础上加减用药。妊娠呕吐不止者，加陈皮、竹茹，寓橘皮竹茹汤之意，以清虚热、降气逆；情志失调，肝气犯胃致泛吐涎沫、恶心欲呕者，加吴茱萸、生姜、大枣，寓吴茱萸汤之意，以降浊阴之气；嗜食生冷凉物，戊土虚弱致呕吐清水痰涎者，加砂仁、麸炒白术、甘草，寓理中汤之意，人参、白术、甘草健运脾土，干姜镇守中宫，砂仁、半夏温胃蠲饮，中焦健运，痰涎呕吐自除；久病体虚，呃逆连连，噎不受食，食入即吐者，加代赭石、旋覆花，仿旋覆代赭汤之意。

3. 当归芍药散

方翔宇等加味当归芍药散联合常规治疗对气虚血瘀型 2 型糖尿病周围神经病变患者 63 例，观察组总有效率达 95.24%，且能够有效提高患者血清 SOD、CAT 活性及 BDNF 水平，降低 TNF-α、IL-23 水平，减轻炎症反应，促进氧化应激平衡恢复，促进神经功能修复。杨俊锋等运用当归芍药散治疗女性尿道综合征患者 138 例，治疗总有效率为 93.48%，能够有效改善中医症状积分、OABSS、QOL 评分，改善患者尿频、尿急、尿痛等主要症状及情志抑郁或烦躁易怒等伴随症状，减轻膀胱过度活动症状，提高生活质量。该方剂药味虽少，但切合主要病机，多个治法包含其中，能达到调理肝脾脏腑功能，纠正气血失调，及祛湿通淋的目的。谢春光等应用当归芍药散治疗痛经患者 20 例，观察其血液流变性及 $PGF_2α$ 水平，结果显示，经治疗患者异常升高的血浆 $PGF_2α$、经血 $PGF_2α$ 水平显著降低，血液流变学指标得到明显改善。

4. 胶艾汤

李祥华等发现胶艾汤具有明显的补血、增强免疫功能的作用，应用胶艾汤加减治疗更年期崩漏患者 56 例，总有效率达 96.4%，其方重在养血理冲、调经止血，标本兼顾、方证合拍，收效显著。陈祥艳等应用胶艾汤治疗胎动不安患者 50 例，其临床总有效率达 92%，应用胶艾汤加味联合地屈孕酮治疗寒凝血瘀型胎动不安患者 40 例，总有效率为 95.00%；且患者血清 P、E2 及 β-HCG 水平得到显著提高，临床疗效确切，对于改善妊娠结局及围生儿结局具有积极意义。

5. 当归贝母苦参丸

本方相关的临床研究，主要集中在对于前列腺疾病的疗效观察与评价。

郭本传应用当归贝母苦参丸方加味治疗慢性前列腺炎患者 85 例，总有效率为 92.94%，全方合而用之，可使血得濡养，郁热得解，膀胱通调，小便自利，其临床疗效显著。瞿立武等应用当归贝母苦参丸加味治疗良性前列腺增生症 50 例，总有效率达 86%，临床使用可抑制前列腺慢性炎症、抑制基质增生、抗肉芽肿形成、改善微循环，从而对前列腺增生起抑制和治疗作用。褚洪飞运用当归贝母苦参丸治疗前列腺增生症患者 31 例，总有效率 90.3%，临床症状得到显著改善，且复发率低，安全性高。杜大军运用当归贝母苦参汤加味治疗ⅢA型前列腺炎患者 36 例，总有效率 94.44%，临床使用可改善疼痛、排尿不适症状，提高患者生活质量，效果确切，安全可靠。

6. 当归散

当归散相关的临床研究，主要集中于流产治疗的疗效观察与评价。

舒荣梅等应用当归散加减治疗早孕合并宫腔积血的先兆流产患者 30 例，治疗总有效率达 93.3%，能够明显提高患者的早孕孕酮水平；朱曙明采用当归散合用寿胎丸治疗复发性流产患者 40 例，观察组临床总有效率为 92.5%，临床症状得到明显改善，且能够升高患者血清 β-HCG 与 P 水平，纠正黄体功能不足。

此外，章青青临床应用当归散治疗痛经、不寐、月经量少、高危 HPV 反复阳性等杂症，均取得较佳疗效。

（二）实验研究

1. 桂枝茯苓丸

研究表明，桂枝茯苓丸能够通过对 CB1、CB2、ESR、PGR 和 ALOX-5 等靶点的调节，进而调控 MAPK 信号通路，对子宫内膜异位症增殖抗凋亡、黏附、侵袭和血管生成等病理过程起到积极的干预作用。此外，还有研究发现桂枝茯苓丸治疗子宫肌瘤的疗效显著，其作用机制可能与激活 PI3K/AKT 信号通路，促进 Caspase-3 的表达有关；桂枝茯苓丸通过促进细胞的凋亡，进而打破了病理状态下细胞增殖与凋亡的失衡状态，抑制子宫平滑肌细胞的增殖，从而达到缩小子宫肌瘤的作用。

邹航等通过利用中药系统药理学数据库与分析平台（TCMSP）数据库筛选桂枝茯苓丸的活性成分和作用靶点，检索 GeneCard 和 OMIM 数据库收集放射性肺炎靶点。应用 Cytoscape 构建网络关系图，通过 String 数据库进行蛋白-蛋白互作网络分析。运用 R 软件对相关基因进行 KEGG 和 GO 富集，应用 AutoDock 对活性成分和蛋白靶标进行对接。确定桂枝茯苓丸作用于放射性肺炎的潜在靶点共计 85 个，存在 90 个潜在生理功能，136 条相关通路，8 个亲和性较好的小分子。发现桂枝茯苓丸治疗放射性肺损伤是多靶点作用，潜在靶点可为后续的药理学研究提供依据。

2. 干姜人参半夏丸

陈晨等通过对致畸敏感期妊娠小鼠连续灌服干姜人参半夏汤，观察该方不同剂量的生殖毒性，实验结果表明，各剂量组均对孕鼠体质量增长有影响，伴随用药剂量的增加，孕鼠体质量增长缓慢，且中、高剂量组体质量有显著差异，干姜人参半夏汤低剂量对妊娠小鼠生殖功能及胎鼠生长发育无明显影响，而给药剂量越大，出现胚胎畸形的可能性则越大。蔡红琳等做了关于干姜人参半夏汤对小鼠致畸敏感期毒性的拆方实验研究，发现半夏干姜低剂量组及半夏生姜汁低、中、高剂量组对孕鼠的生殖功能及胚胎发育未见明显影响，半夏干姜中、高剂量组及半夏人参低、中、高剂量组则表现出一定的毒性作用，当半夏、干姜低剂量时，干姜可以减轻半夏之毒，一旦超过该用量，干姜减毒作用减弱，人参尚不可制约半夏毒性，生姜可降低半夏的毒性，其减毒作用优于干姜。

3. 当归芍药散

王志国研究表明，当归芍药散治疗慢性盆腔炎的机制可能是该方具有抗免疫及抗炎性细胞因子作用，从而抑制单核细胞和巨噬细胞分泌 TNF-α，降低 TNF-α、IL-2 浓度，增强机体的免疫功能。此外，当归芍药散能明显降低血脂异常大鼠的血清 TC、TG、LDL-C 及 ox-LDL、MDA 水平，升高 HDL-C、SOD 水平，降低大鼠主动脉组织中 VCAM-1mRNA 的表达，调节血脂异常大鼠脂质代谢，清除自由基、抗脂质过氧化损伤，提示其具有保护血管内皮细胞功能的作用，可进一步阻抑动脉粥样硬化的发生发展。

4. 胶艾汤

研究表明，胶艾汤能显著增加小鼠脾脏指数、胸腺指数及 PFC 数，增强 SRBC 致敏小鼠抗体生成，提高小鼠 PMΦ 的吞噬百分数和吞噬指数，并能促进 PFC 诱导小鼠淋巴细胞的转化率，表明胶艾汤具有提高机体的免疫功能的作用。同时，胶艾汤具有与缩宫素相似的药理作用，且引起子宫收缩的最大张力大于缩宫素，表明其具有强大的收缩子宫的作用。通过观察缩宫素致流产模型小鼠发现，胶艾汤可提高保胎率，提高其平均产仔数，对先兆流产孕鼠具有保胎作用；对缩宫素致小白鼠疼痛模型，可缓解小鼠疼痛；促进正常小白鼠体重增长，具有补益作用；抑制早孕小鼠离体子宫活动，对缩宫素致小鼠离体子宫肌的收缩活动有抑制作用；临床上可用于助孕安胎。贺卫和等做了关于胶艾汤止血机制的实验研究，结果表明可能是通过激活内源性、外源性凝血系统和调节血栓素 B2（TXB2）、6-酮-前列腺素 F1a（6-keto-PGF1a）的水平发挥止血功能。

5. 当归贝母苦参丸

陈野等通过研究当归贝母苦参丸对小鼠良性前列腺增生的抑制作用，发现本方对丙酸睾酮所致小鼠前列腺增生具有显著的拮抗作用，其作用机制在一定程度上与降低小鼠血清 T、E2 含量有关。张立富采用 RRLC-MS/MS 方法，对处方当归贝母苦参丸内各药材成分进行了定量分析，并对正常大鼠给药当归贝母苦参丸处方后，血浆、组织、尿和粪内各成分进行了定量研究，为当归贝母苦参丸药理药效研究提供了实验基础，为临床用药提供了理论参考。闫德祺通过研究当归贝母苦参丸对 KM 小鼠皮下移植瘤的抑瘤作用、对顺铂化疗的增效减毒作用，以及荷瘤小鼠血清中 HIF-1α 水平和 LDH 的活力发现，当归贝母苦参丸能够拮抗顺铂化疗引起的脾脏指数和胸腺指数降低，有升高脾脏指数和胸腺指数的作用，对荷瘤小鼠重要免疫器官具有一定的保护作用，其作用机制可能与调节免疫的活性成分有关。

6. 当归散

研究表明，当归散在规定剂量下服用安全可靠，其治疗先兆流产的作用机制可能与改善胎盘血供并维持胎盘正常发育有关。当归散配方组具有明确的改善子宫内膜容受性的作用和显著改善着床期子宫容受性的作用趋势，尤其能调 ITG-β3 的表达，使之达到正常水平，恢复正常着床窗期开放时间；而当归散调节 IL-1β 的表达则应该是当归散改善促排卵所致子宫内膜容受降低的重要环节之一。

张建英等通过实验对出凝血时间测定结果显示，当归散对出凝血时间并无明显影响；而对于先兆流产动物模型却能有效缩短阴道出血时间，减轻流血程度，推测当归散治疗先兆流产的作用机制可能与影响血小板和毛细血管功能、凝血因子含量等无关；以及利用低剂量米非司酮和米索前列醇制备大鼠先兆流产模型，发现当归散也具有止血安胎的作用，推测其作用机制与促进孕酮与受体结合或者调节子宫收缩存在相关性。

杨桢等从方剂配伍的角度，将当归散分为当归-黄芩、当归散去当归-黄芩（即芍-术-芎）两部分，分别考察两部分配伍药物及其与当归散原方的作用差异。实验结果显示，当归散原方对造模后子宫内膜的异常发育具有最佳的保护作用，无论在作用强度或起效时间方面均优于两拆方配伍。当归-黄芩配伍与当归散原方作用相近，对子宫内膜过早发育也具有显著的改善作用，但其起效时间迟于当归散原方；而当归散去当归-黄芩后对内膜发育的保护作用差，其 PR 和 Integrinβ3 的表达水平与模型组相似。这一现象表明，当归散及其拆方表达出的功效是有差异的，而方中当归-黄芩在方中起核心配伍作用，是方中不可或缺的组成部分，在当归散改善子宫容受性作用中发挥决定性作用。这与方剂处方法的理论分析是一致的。该实验还显示当归散及各拆方配伍对超促排卵后子宫内膜 PR 和 Integrinβ3 的调节作用存在差异。而当归散对 Integrinβ3 的抑制作用显著且持续，在排卵后早期即显示出作用，这很可能是当归散直接干预 Integrinβ3 的形成，而且这条途径对 Integrinβ3 表达的影响更为灵敏。高琳等依据当归散中所含药物成分的极性分析，当归中的阿魏酸、川芎中的川芎嗪以及白芍中的芍药苷等活性成分主要分布于乙酸乙酯提取液；上述 3 种成分均具有显著降低血小板聚集、抗氧化、改善微循环的作用。而乙酸乙酯提取液中所含主要成分，很可能通过改善局部循环，促进子宫内膜的血管发育发挥作用。黄芩中的主要活性物质黄芩苷主要分布于乙醇及水提取物中。实验显示当归散能显著抑制造模引起的子宫内膜 IL-1β 的表达，从而缓解因滋养细胞浸润过程中免疫反应过度导致的胚胎着床障碍，该作用与黄芩苷的抗炎及免疫抑制作用密切相关。

六、问题与展望

（一）妊娠病的"有故无殒"是否确有科学依据？

对于此条文，历代医家见解不一。多数医家持有"宿有癥病而又怀妊"之说。从现代临床情况而言，对于妊娠病患者使用活血化瘀是一个禁忌，难以为医患双方所认可。但医学的进步与发展，往往是从突破禁区开始的。对于胎动不安而确有瘀血的患者而言，当止血安胎、调补肝肾皆不能收效时，是否也是一种必要的手段？在此过程中，如何确保安全性与有效性？其起效剂量是多少？治疗的时间窗口是什么时候？中病即止的时机如何把握？

（二）半夏作为妊娠慎用药，临床该如何使用？

对于用半夏治疗妊娠恶阻，历代医家争议颇多。后世一些医家曾将其列为妊娠忌药，然半夏止呕作用明显，凡属胃虚寒饮的恶阻，临证也可谨慎使用。一是使用制半夏，二是要与人参（或党参）配伍应用。正如陈修园云："半夏得人参，不惟不碍胎，且能固胎"。本方以生姜汁糊为丸剂，一是藉生姜汁化饮降逆之功，增强疗效；二是便于受纳。现在临床多改作汤剂，在服药时加入生姜汁数滴。若呕吐剧烈，汤丸难下，可将诸药碾为细末，频频用舌舔服。掌握半夏的使用要点，降低副作用，就可以更好的发挥其疗效。

（三）临床上如何在妊娠期安全使用附子？

附子被后世医家列为妊娠忌药，这是因为附子辛热有毒，有耗津液、损胎元之可能。妊娠期用附子应注意：一是确属阳虚阴盛的腹痛才能用之；二是要与扶正安胎的人参（或党参）、白术等配伍应用；三是中晚期妊娠（六七月后）方可使用，此时胎元已稳定，相对早期妊娠，附子对胎元的不良影响较小。只有清晰的掌握应用附子的条件，临床才可更好的发挥附子的作用并疗愈相关疾患。

（四）针刺法在妊娠病中的应用应如何把握？

对于原文"刺泻劳宫及关元"，后世医家有不同的看法。如王渭川《金匮心释》指出："此二穴孕妇禁用，刺之有堕胎危险。"历版《针灸学》教材中，劳宫并非妊娠禁忌穴，惟关元孕妇慎用。历代医家常用关元穴配伍劳宫穴治疗妊娠小便不通。临床时如能选择合适的针具，并运用正确的针刺施灸方法，或可以显著提高临床疗效。

主要参考文献

[1] 来杰锋, 石荣珍, 傅燕燕, 等. 癥瘕源流考[J]. 陕西中医药大学学报, 2018, (5): 137-139.
[2] 金雅, 吴花, 郝乐乐, 等. 妊娠恶阻源流考[J]. 安徽中医药大学学报, 2020, (3): 6-9.
[3] 张旭宾. 《金匮·妇人妊娠病》"则绝之"临床含义探析[J]. 湖北中医杂志, 1997, (6): 15-16.
[4] 冀翠敏. 妊娠水肿病文献研究[D]. 北京: 中国中医科学院, 2013.
[5] 唐日林, 冯晓旭, 张光荣. "通阳不在温, 而在利小便"探析[J]. 中国中医基础医学杂志, 2019, (6): 858-859.
[6] 牛毅. 运用桂枝茯苓丸加减治疗子宫肌瘤疗效的临床研究[D]. 成都: 成都中医药大学, 2020.
[7] 姚祺, 郭辉, 陈玲玲, 等. 桂枝茯苓丸抗大鼠子宫肌瘤作用机制研究[J]. 世界中医药, 2020, 15 (24): 3761-3766.
[8] 陈晨, 刘宁, 蔡红琳, 等. 干姜人参半夏汤对妊娠小鼠生殖毒性影响的实验研究[J]. 中医学报, 2014, 29 (3): 396-398.
[9] 方翔宇, 王高岸, 邱世光, 等. 加味当归芍药散联合常规治疗对气虚血瘀型 2 型糖尿病周围神经病变患者的临床疗效[J]. 中成药, 2022, (6): 1820-1824.
[10] 王志国. 当归芍药散对慢性盆腔炎模型大鼠的 TNF-α、IL-2 影响[J]. 中医药学报, 2005, (5): 39-40.
[11] 阎艳丽, 吉梅, 宋晓宇, 等. 当归芍药散对血脂异常大鼠抗氧化能力及动脉壁血管细胞黏附分子-1 基因表达的影响[J]. 中国实验方剂学杂志, 2007, (2): 25-28.
[12] 陈祥艳, 马大正, 孙云, 等. 胶艾汤加味联合地屈孕酮治疗寒凝血瘀型胎动不安临床研究[J]. 新中医, 2021, 53 (22): 14-17.
[13] 李祥华, 张家均, 王文英, 等. 胶艾汤对小鼠免疫功能的影响[J]. 时珍国医国药, 2005, (5): 378-379.
[14] 贺卫和, 王志琪, 蒋孟良, 等. 胶艾汤止血机制的实验研究[J]. 世界中西医结合杂志, 2012, 7 (12): 1032-1033, 1041.
[15] 张立富. 当归贝母苦参丸中主要成分测定及药代动力学研究[D]. 长春: 吉林大学, 2014.

[16] 闫德祺, 刘永琦, 李应东, 等. 当归贝母苦参丸对顺铂化疗H22荷瘤小鼠的抑瘤作用及对血清HIF-1α和LDH的影响[J]. 中成药, 2014, 36(7): 1351-1355.

[17] 杨桢, 任慧利, 徐莉莉, 等. 当归散对低容受性小鼠子宫内膜IL-1β表达的影响及相关模型中医内涵探讨[J]. 辽宁中医药大学学报, 2011(8): 92-94.

[18] 唐瑛, 王科闯, 赵庆. 新释《金匮要略》伤胎的证治[J]. 中国中医基础医学杂志, 2019, (2): 150, 153.

[19] 高琳, 任慧利, 徐莉莉, 等. 当归散化学组分配伍对超促排卵小鼠受孕率的影响[J]. 中华中医药杂志, 2015, (3): 852-854.

[20] 杨桢, 任慧利, 徐莉莉, 等. 当归散对小鼠低容受性子宫内膜孕激素受体和整合素β-3表达的影响[J]. 中国中医基础医学杂志, 2012, (4): 386-388.

妇人产后病脉证治第二十一

一、病证源流

《金匮要略》首载产后病，意指妇人产后所见诸病，以疾病的发生时期作为命名方式，其下涵盖了痉病、阳明病、腹痛病、太阳病、呕吐病、下利病等多个病种，可谓开产后病诊疗之先河。

晋代王叔和承仲景之言，将部分条文记载于《脉经》，并对产后中风病的"阳旦汤"作出了"桂枝是也"的诠释，为后世研究阳旦汤提供了依据。《肘后备急方》与《小品方》虽未载《金匮要略》产后病诸条，却增"产后血积""产后不自乳""产后心下停水""产后漏血不息""产后遗尿"等病症，特别《小品方》对"产后中风"的症状与方药进行了补充，可见汉晋产后中风病的发病率较高。这不但拓展了产后病的诊治内容，且仍有很大的现实意义。

隋唐时期，《诸病源候论》专列"妇人产后病诸候"一章，涉及七十一种病症，又有发展。《备急千金要方·妇人方·虚损》言："妇人非只临产须忧，至于产后，大须将慎，危笃之至，其在于斯。勿以产时无他，乃纵心恣意，无所不犯。……产后之病，难治于余病也。妇人产讫，五脏虚羸，惟得将补，不可转泻。若其有病，不须快药。若行快药，转更增虚，就中更虚，向生路远。所以妇人产后百日以来，极须殷勤忧畏，勿纵心犯触，及即便行房"，提出产后百病皆由虚生的观点；并指出"特忌上厕便利，宜室中盆上佳""产后满百日，乃可合会""产后七日内恶血未尽，不可服汤"等生活宜忌，强调提高对妇人产后病的预防以及诊治的重视程度。

至宋代，《医心方》与《圣济总录》中记载了大量产后诸病的症状及方药，且指出主治他病之方药亦可为产后病所用，如《圣济总录·吐血门》载"治吐血及一切血病，诸药不效者。乌金散方。鲮鲤甲 犀角（镑）黄明胶 赤鲤鱼皮（各一两）胎发（一两半）独角仙（一枚去翅、头、足）……产后血运，昏迷闷乱，不知人，冷醋汤下"等，不但强调了产后病之繁杂，亦暗示产后多瘀之病机，为后世医家的对产后病的研究提供了思路。

二、原文校释

【原文】

產婦鬱冒，其脉微弱，不能食，大便反堅，但頭汗出。所以然者，血虛而厥，厥而必冒，冒家欲解，必大汗出。以血虛下厥，孤陽上出，故頭汗出。所以產婦喜汗出者，亡陰血虛，陽氣獨盛，故當汗出，陰陽乃復。大便堅，嘔不能食，小柴胡湯主之。方見嘔吐中。

【文献汇编】

產婦鬱，其脉微弱，不能食，大便反堅，但頭汗出。所以然者，血虛而厥，厥而必冒，冒家欲解，必大汗出。以血虛下厥，孤陽上出，故但頭汗出。所以產婦喜汗出者，亡陰血虛，陽氣獨盛，故當汗出，陰陽乃復。所以便堅者，嘔不能食也，小柴胡湯主之。方見嘔吐中。

(《明洪武鈔本金匱要略方·妇人产后病脉证并治》)

【简释】

此条承开篇"新产妇人有三病，一者病痉，二者病郁冒，三者大便难"，可知"产妇郁"后当脱"冒"字。但需注意的是，若按临床表现来看，依《明洪武鈔本金匱要略方·妇人产后病脉证并治》"产妇郁"理解亦无不可。新产妇人失血为常，肝体阴而用阳，藏血不足不能养魂，肝气无血之依托亦不能畅达，故肝气不舒、情志失调亦是常态，即"产后抑郁"。故将"产妇郁"与后文"厥而必冒"结合，不但指出了产妇"血虚而厥，厥而必冒"的躯体症状，更强调不能忽视产妇精神状态，故孙思邈明言"所以妇人产后百日以来，极须殷勤忧畏，勿纵心犯触，及即便行房"。

【原文】

師曰：產婦腹痛，法當以枳實芍藥散，假令不愈者，此為腹中有乾血著臍下，宜下瘀血湯主之。亦主經水不利。

下瘀血湯方

大黃二兩　桃仁二十枚　䗪蟲二十枚，熬，去足

上三味，末之，煉蜜合為四丸，以酒一升，煎一丸，取八合，頓服之。新血下如豚肝。

【文献汇编】

師曰：產婦腹痛，法當與枳實芍藥散，假令不愈者，此為腹中有乾血著臍下，與下瘀血湯服之。主經水不利若瘀血方：

大黃二兩　桃人三十枚，去皮尖　䗪蟲二十枚，熬，去足

上三味，末之，煉蜜和為四丸，以酒一升，煎一丸，取八合，頓服之，新血利下如豚肝。

(《明洪武鈔本金匱要略方·妇人产后病脉证并治》)

【简释】

本条除用于产后腹痛，"亦主经水不利"指出还可用于月经病。描述虽简，但从前文"干血"可知，"经水不利"亦由气滞血瘀所致，故徐忠可言"惟专去瘀血，故亦主经水不利"(《金匮要略论注·妇人产后病脉证治》)。《明洪武鈔本金匱要略方·妇人产后病脉证并治》则述"经水不利若瘀血"，且桃仁用量较邓珍本大，增强"桃仁润燥缓中破结"之功(《金匮方论衍义·妇人产后病脉证治》)，强调虽为峻猛攻瘀，仍当不忘蜜和丸之用意，重润而通，补虚而缓攻。

【原文】

產後中風發熱，面正赤，喘而頭痛，竹葉湯主之。

竹葉湯方

竹葉一把　葛根三兩　防風　桔梗　桂枝　人參　甘草各一兩　附子一枚，炮　大棗十五枚　生姜五兩

上十味，以水一斗煮取二升半，分溫三服，溫覆使汗出。頸項強，用大附子一枚，破之如豆大，煎藥揚去沫，嘔者加半夏半升洗。

【文献汇编】

治產後中風，發熱，面赤氣喘，頭目昏痛，竹葉湯方：

淡竹葉　葛根剉　人參　防風去叉　各一兩　桔梗炒　二兩　甘草炙　半兩　附子大者一枚　炮裂，去皮臍　桂去粗皮　半兩

上八味。剉如麻豆。每服三錢匕，水一盞，生姜三片，煎七分，去滓溫服，不拘時候。

(《聖濟總錄·卷第一百六十一·產後中風》)

【简释】

"面正赤",即面部潮红,但由方药可知,此非为阳盛所致,为外感风热之征,乃"产后表有邪而里适虚之证"(《金匮要略心典》),故徐忠可言"然面正赤,此非小可淡红,所谓面若妆朱,乃真阳上浮也。加之以喘,气高不下也"(《金匮要略论注》)。《圣济总录》中竹叶汤各药剂量与邓珍本略有出入,增竹叶、桔梗之用量,减葛根、甘草、生姜、桂枝之用量,且去大枣,更重宣发肺卫而祛邪。

【原文】

婦人乳中虛煩亂嘔逆,安中益氣,竹皮大丸主之。

竹皮大丸方

生竹茹二分　石膏二分　桂枝一分　甘草七分　白薇一分

上五味,末之,棗肉和丸,彈子大,以飲服一丸,日三夜一服。有熱者,倍白薇,煩喘者,加柏實一分。

【文献汇编】

1 婦人產中虛,煩亂嘔逆,安中益氣,竹皮大丸主之。

(《脉經·卷九·平產後諸病鬱冒中風發熱煩嘔下利證》)

2 婦人乳中虛,煩亂咳逆,安中益氣,竹皮大丸主之。

竹皮大丸方

生竹茹二分　白薇一分　桂枝一分　石膏二分　甘草七分　上五味,末之,棗肉和丸彈子大,以飲服一丸,日三夜二服,有熱者,倍白薇,煩喘者,加柏實一分。

(《高注金匱要略·婦人產後病脉證治》)

【简释】

"乳中虚",即产后哺乳期间,因乳汁去多,往往有气血偏虚的现象。《脉经》作"产",亦为此意,正如唐容川所言"妇人乳作一读,谓乳子也。中虚作一句,谓中焦受气取汁,上入心,以变血,下安胃,以和气。乳汁去多,则中焦虚乏,不能入心化血,则心神无依而烦乱;下不能安胃以和气,则冲气上逆而为呕逆。"(《金匮要略浅注补正·妇人产后病脉证治》)清代高學山《高注金匱要略·婦人產後病脉證治》云:"妇人乳,谓当儿乳食时也。中虚,指胃脘中之阴津阳气而言,乳从胃腑之阴津,上浮脘中之络脉,而注于乳房者,吸乳则精汁奔赴之,而阳热独盛,故脘中一时枯涩而烦乱。又吸乳则膈气亦虚,而下气乘之,故咳逆也。此非新产之症,亦非产后之重症,凡阳气素盛之妇人,产后二三月,及岁余中,常有之候。但于儿乳时,每当奶阵经流,心中如焦渴而慌慌者,即其初候也。以甘寒辛凉之味,济阴以抑阳,则安中而烦乱可除。以辛温甘平之品,补上以御下,则益气而咳逆可止,此竹皮大丸之所以独任也。"

结合临床,"乳中虚"也可以理解为产后缺乳。产妇气血亏虚,不能化生精微物质为乳汁,导致乳汁不足,情绪烦躁,而脾胃为气血精微生化之源,故重用枣肉配甘草,健脾益气养血,佐竹茹、白薇、石膏等清热除烦,桂枝疏散气机,载药上行,承津液上充于乳,是以为方。

三、疑难探析

(一)竹叶汤析疑

竹叶汤证病机的探讨

竹叶汤的主治病证为产后中风,但关于"发热,面正赤,喘"等症的病机,目前存在较大争议,现行教材认为,面赤气喘乃虚阳上越之象。另有部分学者认为,发热,面正赤当为外感风邪，闭郁经气，郁而化热所致。后世注家对"面正赤、喘"的病机是存在分歧的。主要有两种观点：一是邪实；二是阳气亏虚，虚阳上浮。全国中医药行业"十四五"规划教材《金匮要略》释义其曰："竹叶甘淡轻清为君，辅以葛根、桂枝、防风、桔梗疏风解表，人参、附子温阳益气，甘草、生姜、大枣以调和营卫。"并指出该证病机为"产后气血大虚，卫外不固，复感外邪"，为产后中风兼阳虚之证。竹叶汤药物组成为：竹叶一把，葛根三两，防风，桔梗，桂枝，人参，甘草各一两，附子一枚（炮），大枣十五枚，生姜五两，用药体现了温里与解表并行的治法，该治法不适于虚阳上越的病机。虚阳上越是阳虚较重之证，《伤寒论》通脉四逆汤为虚阳上越证代表方剂。针对虚阳上越之证，张仲景避用辛散之品。《金匮要略·痰饮咳嗽病脉证》言："青龙汤下已，多唾口燥……气从小腹上冲胸咽……与茯苓桂枝五味甘草汤，治其气冲。"使用小青龙汤后，辛散太过，引动冲气，用茯苓桂枝五味甘草汤，治其气冲。竹叶汤中葛根、防风、桔梗、桂枝、生姜均具辛散作用，且生姜五两，诸药合用，若虚阳上越，则会扰动肾气，引动冲气。若病机为虚阳上越，当用咸寒之品引阳入阴，竹叶汤中竹叶、葛根均为辛凉之品，并无引阳入阴的作用。

梁志清指出，虚阳上越兼表证应先救里，治疗当用四逆汤。《金匮要略·脏腑经络先后病脉证》言："病，医下之，续得下利清谷不止，身体疼痛者，急当救里。"对于里阳虚较重者，张仲景以救里为先。竹叶汤方后注："温覆使汗出"，在虚阳外越之时，强发其汗实为不宜。基于上述原因，因此认为，"发热，面正赤，喘"的病机非虚阳上越。部分医家亦认识到以竹叶汤证病机为虚阳上越的观点欠妥，提出发热，面正赤等热象当为外感所致。唐瑛等认为，竹叶汤证病机为感受风邪，营卫闭阻，阳气不得宣达。《金匮要略心典·妇人产后病脉证治》认为："竹叶、葛根、桂枝、防风、桔梗解外之风热。"从外感的角度分析病机，与竹叶汤解表、温里的处方配伍相符，但未能完全阐明竹叶汤所针对的病机要点。

综上，竹叶汤病机要素为：产后阳气亏虚，外感风热之邪，为虚人外感，虚实夹杂，当扶正祛邪，但外感为急属"卒病"，当侧重于疏风散热之邪，故名为"竹叶汤"。

（二）干血的探讨

1. 干血与新血的病名

《金匮要略》产后病篇第 6 条，原文云："师曰：产妇腹痛，法当以枳实芍药散。假令不愈者，此为腹中有干血着脐下，宜下瘀血汤主之。亦主经水不利。下瘀血汤方：大黄二两，桃仁二十枚，䗪虫二十枚，熬，去足。上三味，末之，炼蜜和为四丸，以酒一升，煎一丸，取八合，顿服之。新血下如豚肝"。张仲景提出了干血的概念。从临床表现而论，干血留着于体内，其症多需司外揣内，唯本条描述"新血下如豚肝"，此排出物应为内之干血最直接、客观的实证。此"如豚肝"样物色黯、积块较大、凝结实心、干燥坚硬，性状与一般之瘀血块不同，推测张仲景应是据此实物之状创立了本病病名。另外关于中药干漆，考《高注金匮要略》中云："漆为木液，其象犹血，干则具干血之状，以之为使，又令其引入干血之所也"。而张仲景在治疗干血病的大黄䗪虫丸中使用了干漆。同样关于中药血竭，李时珍《本草纲目》中释曰："此物如干血，故谓之血竭"，上述描述似可从侧面印证干血病当是据"如豚肝"之实物性状而名为病名。

此外，为何谓"新血"？《金匮要略》凡原文中使用"新"字者，如"视人之目窠上微拥，如蚕新卧起状"、"新产妇人有三病"，皆解释为"刚出现的"，或与"旧"相对之意。日本学者村井椿在《药征续编》中云："未见其血自下，而用此方者，何也？曰：今用芍药治腹痛，用枳实治烦满不得卧，而不愈者，盖产时已见瘀血续自下。今瘀血不续自下，是必干血著脐下……故服汤后，新血又下如豚肝，谓之方证相对也。"即用药后出现的续下之血，与此前产时已出

2. 干血的病机和制方要义

干血的病机可参考《医宗金鉴》其云："产妇腹痛，属气结血凝者，枳实芍药散以调之。假令服后不愈，此为热灼血干，着于脐下而痛，非枳实、芍药之所能治也，宜下瘀血，主之下瘀血汤，攻热下瘀血也。并主经水不通，亦因热灼血干故也"，再结合第6篇第18条"虚劳干血"理解，"干血"病机要点有二：一者强调瘀血日久郁滞，程度偏重；二者强调久瘀化热，热盛损伤血中之津液。因此治疗无论"虚劳干血"的大黄䗪虫丸，还是此条"产后干血"，张仲景均强调论治要点在于：一者活血逐瘀之力需强，所以常用虫类逐瘀之品；二者需佐清血分之热，如大黄既能活血，又能清热，自能有效入血分清解血分郁热；三者还当滋血分被耗之津，选既入血分，又能润燥生津之品，如生地、桃仁、蜂蜜之属。

（三）产后"病痉"的理解

原文第1条云："新产血虚，多汗出，喜中风，故令病痉"，注家和教材多解释为：产后失血过多，筋脉失养，加之汗多腠理空虚，感受风邪，导致筋脉不舒而发肢体痉挛、抽搐。结合现今临床，产后气血失养不能濡养筋骨，加之照顾婴儿（抱背哺乳等），容易出现肢体强直不舒等，特点为症状较轻，病程较长，多为产后持续存在，且不伴随明显高热和牙关紧闭、肩背强直反弓等，此当按照养血祛风，柔肝解痉之治。但需注意，如原文所言"新产"，即产后急发（多为产后1-7天即出现症状，如发热、口角强硬、咀嚼张口困难，部分可能潜伏期7-21天），产道伤口红肿或成脓，或伴高热，甚至牙关紧闭、角弓反张、抽搐等，此为产后破伤风，属危急重症，需急诊入院诊治。

四、临证思维

（一）竹叶汤中之君药辨

考仲景群方命名之特点，一般都以主药命名，如麻黄汤、桂枝汤、大黄牡丹汤之类；有以该方主要功能命名，如小建中汤、肾气丸、排脓散类；有以该方所治主症命名，如四逆汤、四逆散、奔豚汤；以药物或主药颜色命名，如桃花汤、三物白散；还有一种命名方式是降调该药在该方的特殊作用或意义，如十枣汤、炙甘草汤。大枣在十枣汤，显然非主药，但能起到顾护脾胃功能，避免药物不良反应的作用，在该方中虽不起主要治疗作用，但是不可或缺的，故命名为十枣汤。炙甘草汤中用量最大的是生地，主病谓之君并非剂量大谓之君，倘按剂量，十枣则为十枣汤君药，而仲景直接命名为炙甘草汤，显然是在提醒该方中炙甘草的重要性，必须有甘草，而且是炙用，用量是四两，而不是常用的二两。

因此，竹叶被认为是竹叶汤的君药，见于《医宗金鉴》，现代教材多承袭此说。明代赵以德首注，《金匮方论衍义》注为"竹叶治气上喘"；清代该书注家有20余家，其中有代表性的有徐彬的《金匮要略论注》，注为"竹叶清胆腑之热…本寒标热，胆居中道，清其交接之缘，则标本俱安，竹叶实为功之首耳"；清代尤怡《金匮要略心典》注为"竹叶、葛根、桂枝、防风、桔梗，解外之风热"；清代陈修园《金匮方歌括》引程云来《圣济方选》，注为"竹叶主风痉"。竹叶在《金匮要略》中，除见于竹叶汤中，还见于竹叶石膏汤，但使用剂量有所不同，竹叶石膏汤是二把，而竹叶汤中是一把，结合竹叶本草记载：《名医别录》："主胸中痰热，咳逆上气"；《医学启瘭》："苦，阴中微阳，凉心经"；《本草正》："退虚热烦躁不眠，止烦渴，生津液，利小水，解喉痹，并小儿风热惊痫"。可以看出，竹叶在竹叶汤中的主要功能是清心经烦热，由于虚阳上浮，扰乱心神，可见胸满心烦之证。以上注家，以徐注较为正确，但"清胆腑"之说较为牵强，实为清心经虚热。竹叶汤病机是产后阳气亏虚，外感风热，本寒表热，虽阳虚本寒为根，但外感风热为标急，宗有表证当重解表之旨，但因为产后阳虚本寒，所以不宜苦寒峻寒，故选凉药竹叶为君命名，取其质轻上浮，凉而不寒，既能疏散外感风热，又能清心胸烦热，且不如栀子、黄连之属苦寒，用量也比竹叶石膏汤中少，药与证合。

（二）产后病的治疗要义

本篇专论产后病，虽然产后可见诸多疾病，既可能外感，也可能内伤，还可能内外兼夹，但治疗时都不能忽略"产后"这一共性特点，具体如下：

1. 产后多虚多瘀

古代没有剖宫产术，产妇均为顺生，失血较多，且耗力耗津，因此产后多气血亏虚，津液不足；加之顺生易恶血留滞胞宫（即宫内残留），所以多瘀。因此，治疗产后病，常兼顾气血津液，或佐益气扶阳生津养血之品，即便产后外感，也多虚实夹杂，当扶正祛邪，且恐疏散发汗太过更耗津气，祛邪解表之品不宜太峻太重，如竹叶汤之制，或如产后下利之治，佐用阿胶养血之用。产后祛瘀，也当避免过用滥用峻猛耗血之品，如产后腹痛，先用枳实芍药散无效再渐进用下瘀血汤，且峻剂丸服，避免耗血伤血。此外，也可选择活血止血药物，如血余炭、炒蒲黄等。

2. 产后之治切勿伤乳

产后为哺乳期，选方用药不能影响哺乳：①疏散发汗之品不宜过用（如竹叶汤发散未用麻黄），以免伤乳，因为乳汁为气血津液所化，产妇本已多汗，再过用汗法，更易伤津耗液影响产乳。②避免回乳之品，如生麦芽、炒麦芽、浮小麦等，消食之品如山楂、神曲等都有一定回乳作用，当慎。③此外，还需慎用有毒药物。

五、现代研究

（一）临床研究

本篇相关的临床研究，主要集中在小柴胡汤的调节免疫、抗炎、抗肝纤维化等方面，以及下瘀血汤治疗妇产科疾病引起腹痛的疗效观察与评价，例如盆腔淤血综合征、子宫内膜异位症、子宫腺肌病、产后恶露不尽等。

1. 小柴胡汤

肖鑫采用随机数字表法将癌性发热患者80例，分为观察组和对照组各40例。对照组予常规治疗，观察组接受小柴胡汤治疗，2组均治疗1周。发现观察组患者治疗总有效率为92.50%，高于对照组的70.00%（χ^2=6.646，P=0.010）；治疗1周后，2组肿瘤坏死因子-α水平较治疗前下降，白介素-2水平与躯体功能、心理功能、生理功能、社会职能评分较治疗前上升或提高，且观察组上述指标改善优于对照组（P均<0.01）；观察组患者体温恢复正常时间为（8.22±1.59）天，明显短于对照组的（14.29±2.24）天（t=13.976，P<0.001）；观察组不良反应总发生率为7.50%，低于对照组的25.00%（χ^2=4.501，P=0.034）。因此认为小柴胡汤治疗癌性发热的临床效果较好，对改善患者临床症状、控制炎性反应、降低不良反应发生风险及提高患者生活质量均可发挥重要作用。

张忠华在研究采用小柴胡汤加减治疗2型糖尿病患者的临床效果时将80例2型糖尿病患者随机划分为观察组和对照组各40例。两组患者用药方案分别为单独常规西药治疗与西药联合小柴胡汤加减。发现治疗后，观察组患者糖化血红蛋白、胰岛β细胞功能指数、空腹血糖及餐后2小时血糖水平均优于对照组，差异有统计学意义（$P<0.05$）。观察组不良反应发生率、并发症发生率低于对照组，差异有统计学意义（$P<0.05$）。观察组治疗总有效率、治疗满意度评分高于对照组，差异有统计学意义（$P<0.05$）。因此认为将小柴胡汤运用在Ⅱ型糖尿病患者治疗中，可有效提升疾病控制效果，减少患者并发症发生。

2. 下瘀血汤

赖海燕等观察下瘀血汤加味联合穴位注射治疗慢性盆腔炎的临床疗效。将90例慢性盆腔炎患者随机分为治疗组和对照组各45例，发现总有效率治疗组为91.11%，对照组为73.33%，2组比较差异有显著性意义（$P<0.05$），认为下瘀血汤加味联合穴位注射治疗慢性盆腔炎疗效肯定。

耿盼盼等将88位子宫内膜异位症患者作为观察对象，平均分为两组。对照组采用达那唑治疗，观察组采用中药下瘀血汤加味进行治疗。观察两组治疗前后血清内分泌激素[血清雌二醇（E2）、睾酮（T）、孕酮（P）、黄体生成激素（LH）、卵泡刺激素（FSH）]含量及体液免疫（C3、C4）水平，比较两组临床效果。观察组总有效率为95.45，高于对照组的79.55%，两组差异有统计学意义（$P<0.05$）。认为下瘀血汤加味治疗子宫内膜异位症，可改善患者的内分泌激素及体液免疫水平，效果优于达那唑。

下瘀血汤治疗妇产科相关疾病引起腹痛的临床研究中，由于研究质量总体不高，虽然取得一定的循证医学证据支撑，但还需要更高质量的临床研究。

（二）实验研究

1. 小柴胡汤

现代药理研究发现小柴胡汤具有调节免疫、抗炎、抗肝纤维化、抗肿瘤，以及调节内分泌等作用。张莹等发现小柴胡汤可降低胶原诱导性关节炎大鼠血清IL-17、IL-23、IL-27水平，可能是其治疗类风湿关节炎的作用机制之一。吴皞等总结并认为小柴胡汤能直接作用于肿瘤细胞并能调节免疫系统、抑制肿瘤血管的生成，从而多途径发挥抗肿瘤作用。刘世政等认为小柴胡汤可能是通过抑制TGF-β1/Smad通路的分子机制来改善大鼠的肝纤维化。杨霞等发现小柴胡汤可明显减弱糖皮质激素（GC）对糖皮质激素受体（GR）的降调作用，该作用是通过调节糖皮质激素受体（GR）mRNA水平实现的。

小柴胡汤的网络药理学研究主要集中在肝病。最新研究显示小柴胡汤以槲皮素、山柰酚为主要活性成分，以CDK1、TOP2A、FOS、CCL2、CCNB1等为核心靶标，涉及代谢合成、蛋白丝氨酸-苏氨酸激酶活性、氧化结合调控等多个生物过程，并通过调控细胞周期、合成代谢、免疫炎症信号通路发挥抗HBV（乙型肝炎病毒）相关HCC（肝细胞癌）。

2. 枳实芍药散

枳实芍药散的现代药理学研究主要集中在肠道疾病。王丽娜通过实验研究发现枳实芍药散可能通过抑制NF-kB活性，减少ICAM-1、VCAM-1表达来阻断炎症反应，从而有效干预实验性溃疡性结肠炎。陈萌等认为枳实芍药散可调节MC（肥大细胞）分泌、活化，调节SP（substance P：P物质）分泌的紊乱状态，改善胃肠道的分泌和运动，降低内脏敏感性。辛丹等提出枳实芍药散可能通过调节结肠组织中AQP3（水通道蛋白3）的表达来治疗C-IBS（便秘型肠易激综合征）。

网络药理学研究显示枳实芍药散能作用于前列腺素内环氧合酶2、肿瘤坏死因子、乙酰胆碱受体、多巴胺受体、5-羟色胺受体、视黄酸受体α等靶点，参与抗炎、神经递质调节、抗肿瘤等生物过程和信号通路，对炎症、胃肠系统、神经系统及肿瘤疾病具有良好的药理作用。此外，陈聪运用文献挖掘得到枳实芍药散的主要活性成分10个，核心作用靶点5个，作用通路

59条,潜在作用疾病149种,并在此基础上构建"成分—靶点—通路—疾病"网络模型,关联分析该方主治、功效、配伍与微观分子之间的联系。

3. 下瘀血汤

下瘀血汤由大黄、桃仁、䗪虫组成,其中大黄含有蒽醌类和苯丁酮类化学成分如大黄素、莲花掌苷和异莲花掌苷具有抗炎镇痛的作用。大黄中的蒽醌类成分和挥发油能够较好抑制革兰阳性菌和革兰阴性菌。大黄素通过对金黄色葡萄球菌细胞膜的通透性破坏,抑制金黄色葡萄球菌体内的蛋白质合成,对代谢关键酶的活性产生抑制而发挥杀菌作用。吴发明等在大黄的化学成分及药理研究中提出大黄有保肝作用、利尿作用、抗肿瘤作用、泻下作用、消除氧自由基作用、抗炎镇痛以及抑菌作用。

下瘀血汤中桃仁含有多种化学成分,主要包括挥发油类、氰苷、氨基酸和蛋白质类、黄酮及其苷类、甾醇及其苷类、芳香苷类、脂肪酸类、苯丙素类、核苷、微量元素以及其他类化合物。有心脑血管保护、抑制动脉粥样硬化、神经保护、抗炎、抗肿瘤作用、免疫调节作用、肝肾保护作用等。

现代多数学者认为原文中的䗪虫即土鳖虫。张加余等在基于网络药理学的土鳖虫破血逐瘀作用机制中,通过分子功能分析得出土鳖虫已知成分主要涉及氧化还原酶、丝氨酸肽酶、半胱氨酸型肽酶、磷酸二酯水解酶、天冬氨酸型信号肽酶和裂解酶等10个分子活化与裂解功能,这为下一步土鳖虫纤溶物质基础的研究提供参考。

此外,下瘀血汤除了用于妇产科疾病导致少腹疼痛腹等证外,还被广泛应用于治疗肝纤维化、消化道肿瘤、肾病等多种疾病。近年来实验研究发现,下瘀血汤具有抗纤维化、保护肾功能、抗肿瘤等作用。

(1)抗肝纤维化及肝癌 张定棋等为明确下瘀血汤传统制法的意义,比较原方制法与现代饮片酒煎的区别,设立蜜丸酒煎组和饮片酒煎组,采用肝纤维化大鼠模型试验,证实前者能更好地发挥抗肝纤维化的作用。马文婷等通过动物实验验证下瘀血汤对酒精性肝病(alcoholic liver disease,ALD)的防治作用及可能的作用机制,结果证实下瘀血汤可通过降低肝细胞脂质、减少肝脏中性粒细胞浸润和炎症来发挥保护肝脏作用。

邓哲等运用Metascape数据库对靶点进行GO功能及KEGG通路富集分析,结果显示,下瘀血汤抗肝癌作用机制主要与PI3KAkt信号通路、炎症反应、激素水平调节、cGMP-PKG信号通路调控的抗血管生成、紧密连接调控的肠屏障、肿瘤细胞的缺氧、应激、激酶结合等途径相关。分子对接结果显示,下瘀血汤中大黄酚葡萄糖苷与儿茶素二聚体等活性成分与核心靶点具有较好的亲和能力。细胞实验证实,下瘀血汤含药血清浓度为20%时可有效抑制肝癌细胞增殖,并可降低核心靶点CASP3、ESR1、PPARG、MYC表达。总的来说,下瘀血汤中多种成分具有抗肝癌活性,通过CASP3、ESR1、PPARG、MYC等多靶点及多途径发挥抗肝癌作用。

张玮等实验结果提示下瘀血汤显著抑制模型小鼠胶质细胞源性神经营养因子(GDNF)蛋白表达($P<0.01$)及α-SMA和I型胶原α1(Col1)表达(P值均<0.01)。证实肝纤维化形成中GDNF表达显著上调,GDNF可诱导HSC活化,下瘀血汤可抑制GDNF从而抗肝纤维化。

加秀凤等研究表明下瘀血汤可能通过增加ACE2的表达,抑制ACE、AngII和TGF-β1的表达,使RAS中促进肝纤维化的经典通路ACE-AngII-AT1R转变为抑制肝纤维化的ACE2-Ang(1-7)-Mas受体轴为主导,从而抑制肝纤维化。

(2)保护肾功能 魏丹丹等实验提示与正常组比较,给予下瘀血汤干预后SCr和BUN水平显著降低($P<0.01$);HE和Masson染色结果显示,下瘀血汤干预后肾间质损伤减轻,胶原物质沉积减少;IHC和Western blot结果显示,下瘀血汤干预后Wnt5a,β-catenin,TGF-β1表

达下调（$P<0.01$），Wnt5b，Smad7表达上调（$P<0.01$，证实下瘀血汤对腺嘌呤致肾纤维化大鼠具有保护作用，其机制与抑制Wnt/β-catenin和TGF-β1/Smad信号通路串联相关。

张承承通过动物实验观察下瘀血汤对自发性高血压大鼠（SHR）肾小管水通道蛋白2（AQP2）表达的影响，结果提示下瘀血汤肾保护作用可能与调控AQP2表达相关。

（3）保护胃肠道功能 沙海霞通过实验研究得出结论：①"下瘀血汤"可以有效的减轻急性放射性肠炎大鼠模型的症状，如消瘦、腹泻、便血等。②"下瘀血汤"对急性放射性肠炎大鼠模型的肠黏膜具有保护作用，能够有效的降低大鼠血清及肠道组织中炎症相关因子TNF-α、IL-1和IL-6的浓度。

六、问题与展望

（一）竹叶汤的关于"发热，面正赤，喘"等症的病机是否与其方中君药的探讨一起结合讨论？

范永升主编的全国中医药行业"十四五"规划教材《金匮要略》释义其曰："竹叶甘淡轻清为君，辅以葛根、桂枝、防风、桔梗疏风解表，人参、附子温阳益气，甘草、生姜、大枣以调和营卫。"并指出该证病机为"气血不足，复感外邪"，为产后中风兼阳虚之证。且本章前面讨论到，以仲景对于命名之特点的考究及方义分析，该方的君药确应为竹叶，但方中生姜、防风、桂枝等疏散风寒之品的用量远大于竹叶，这是否为我们探讨竹叶汤的病机的另一个争议点：邪实以风热还是风寒为主，提供不同的思路？

（二）下瘀血汤于治疗肝纤维化、消化道肿瘤、肾病等多种疾病，是否可以增加更多的临床证据？

近年来实验研究发现，下瘀血汤具有抗纤维化、保护肾功能、抗肿瘤等作用。在以后的研究中是否可以增加大规模、多中心、随机性临床对照观察研究，验证下淤血汤在肿瘤等方面的实验研究，为临床诊治相关疾病提供更多诊疗手段。

主要参考文献

[1] 杨霖. 枳实芍药散治疗急性脘腹痛的体会[J]. 中国中医基础医学杂志, 1998, （S1）: 98-99.
[2] 金熙哲. 枳实芍药散结合康复训练治疗中风后偏瘫痉挛的研究[D]. 北京: 北京中医药大学, 2005.
[3] 仝宗景. 《金匮》竹叶汤新用[J]. 新中医, 1991, （11）: 41.
[4] 唐瑛, 赵庆, 闫颖, 等. 竹叶汤方证探析[J]. 辽宁中医药大学学报, 2012, 14（8）: 137-138.
[5] 桑红灵, 赵敏. 《金匮要略》下瘀血汤证探析[J]. 中国中医基础医学杂志, 2022, 28（5）: 686-688.
[6] 赖海燕, 杜娟, 左右. 下瘀血汤加味联合穴位注射治疗慢性盆腔炎临床观察[J]. 新中医, 2012, 44（3）: 56-57.
[7] 杨霞, 王浩丹, 侯桂华, 等. 小柴胡汤对糖皮质激素受体及其mRNA的调节作用[J]. 中国病理生理杂志, 2000, （12）: 57-59.
[8] 凌慧, 侯恩存, 赵艺蔓, 等. 小柴胡汤抗慢性乙型肝炎病毒相关肝细胞癌的机制研究[J]. 中医药临床杂志, 2022, 34（1）: 110-116.
[9] 王丽娜. 四逆散、枳实芍药散、芍药甘草散干预实验性溃疡性结肠炎药效机制初步研究[D]. 沈阳: 辽宁中医药大学, 2011.
[10] 陈萌, 张冬梅, 韦兰兰. 枳实芍药散对大鼠肠道高敏性的影响[J]. 中国实验方剂学杂志, 2007, （6）: 49-52.
[11] 辛丹, 滕佳林, 张亚楠, 等. 枳实芍药散对便秘型肠易激综合征大鼠水通道蛋白3表达的影响[J]. 中华中医药杂志, 2021, 36（12）: 7028-7032.
[12] 陈聪. 基于文献信息挖掘的经方枳实芍药散、排脓散网络靶标及配伍机制研究[D]. 济南: 山东中医药大学, 2018.
[13] 张开弦, 姚秋阳, 吴发明, 等. 大黄属药用植物化学成分及药理作用研究进展[J]. 中国新药杂志, 2022, 31（6）: 555-566.
[14] 周磊, 云宝仪, 汪业菊, 等. 大黄素对金黄色葡萄球菌的抑菌作用机制[J]. 中国生物化学与分子生物学报, 2011, 27（12）: 1156-1160.
[15] 张妍妍, 韦建华, 卢澄生, 等. 桃仁化学成分、药理作用及质量标志物的预测分析[J]. 中华中医药学刊, 2022, 40（1）: 234-241.

[16] 张定棋, 徐莹, 杨海琳, 等. 不同制法下瘀血汤对 CCl4 诱导大鼠肝纤维化的影响[J]. 中国实验方剂学杂志, 2020, 26(5): 18-25.

[17] 魏丹丹, 李闪闪, 王永杰, 等. 下瘀血汤通过 Wnt/β-catenin 和 TGF-β_1/Smad 信号串联干预肾纤维化大鼠的机制[J]. 中国实验方剂学杂志, 2021, 27(10): 8-14.

[18] 张玮, 杨广越, 沈东晓, 等. 下瘀血汤抑制胶质细胞源性神经营养因子抗肝纤维化的作用机制[J]. 临床肝胆病杂志, 2021, 37(3): 575-581.

[19] 张承承, 韩雪婷, 刘伟敬, 等. 下瘀血汤调控 AQP2 表达改善 SHR 肾小管损伤实验研究[J]. 中国中西医结合肾病杂志, 2020, 21(5): 384-387, 471.

[20] 沙海霞. 经方"下瘀血汤"对急性放射性肠炎大鼠模型的治疗作用及相关机制研究[D]. 南京: 南京中医药大学, 2019.

妇人杂病脉证并治第二十二

一、病证源流

妇人杂病，指除伤寒、妊娠、产后病以外，妇人所特有或常见疾病的总称，包括月经病、带下病、梅核气、脏躁等疾患。《素问·脉解》言："厥阴所谓癥疝、妇人少腹肿者，厥阴者辰也，……故曰癥疝少腹肿也"，"妇人少腹痛，目䀮䀮疭，疮痤痏"，"妇人少腹肿，甚则嗌干，面尘脱色"。虽仅关注到妇人病与厥阴肝的关系，却蕴含着妇人杂病的雏形。

《脉经·卷第九》在继承《金匮要略》部分条文的基础上，仍有扩展，如"妇人脏肿如瓜，阴中疼引腰痛者，杏仁汤主之"，并载"妇人年五十所"诸条，对围绝经期诸症的诊断进行了补充。《小品方》列"治女子众病诸方"一章，详言妇人"三十六疾者，十二癥、九痛、七害、五伤、三痼不通是也"，并对诸证进行了阐释和描述，亦为补充。

《诸病源候论》专列"妇人杂病诸候"，共四卷，一百四十一种疾病。除详细区分了妇人专有之月经、带下、不孕等病，尚有霍乱、脚气及泌尿、五官诸疾。《备急千金要方》亦有"妇人方"三卷，除"卷二 妇人方上"专载妊娠、产后病，余卷均为妇人杂病，且有普通方药兼治妇人者，如"大续命散……治八风十二痹，偏枯不仁……妇人带下无子"。可见隋唐时期已经认识到妇人杂病之繁多以及诊治之区别，故《千金翼方·卷第五》感叹"妇人之病难疗，比之丈夫十倍费功。所以古人别立妇人之方焉"。

至宋代，诸医家多延《诸病源候论》《备急千金要方》之病种，在方药中扩充极多，如《圣济总录》载"治妇人月水不利，胸胁痞满，脐腹刺痛，手足烦热。薏苡仁丸方"，"治妇人月水不断，脐腹冷痛，腰腿酸疼，乌贼鱼骨丸方"等，为后世医家对妇人杂病的诊治奠定了理论基础。

二、原文校释

【原文】
婦人吐涎沫，醫反下之，心下即痞，當先治其吐涎沫，小青龍湯主之。涎沫止，乃治痞，瀉心湯主之。

小青龍湯方見痰饮中
瀉心湯方見驚悸中

【文献汇编】
1 治婦人霍亂，嘔逆吐涎沫，醫反下之，心下即痞，當先治其涎沫，可服小青龍湯。涎沫止，次治其痞，可服甘草瀉心湯方：
甘草四兩　半夏半升　乾姜　黄芩各三兩　黄連一兩　大棗十二枚
上六味，㕮咀，以水一斗，煮取六升，分六服。

(《備急千金要方·卷二十·霍亂》)

2 水寒之氣上泛，肺受逼而失分布之用，故吐涎沫，是溫之燥之，滲之洩之，始為正治，乃反欲攻下以去涎沫，則誤矣，故不特涎沫不止，而且胃陽以寒下而益虛，故痞氣上塞於心下。此當先治其本病之吐涎沫，小青龍為發汗利小便之劑，則散水行飲，而涎沫自止，然後主半夏瀉心以治痞，則填膈降逆，而痞亦平矣。此是半夏瀉心。徐忠可注，為二黃瀉心，誤人無限。

(《高注金匱要略·婦人雜病脉証并治》)

3 婦人吐涎沫，醫反下之，心下即痞，按據小青龍湯考之，則此所謂涎沫。亦即稠痰耳。

(《金匱玉函要略述義·婦人雜病脉証并治》)

【简释】

泻心汤为何方，诸家看法不一。徐忠可、曹颖甫认为是大黄黄连泻心汤，如"故治此者，当用小青龙汤，俾饮邪从汗外解，然后用大黄黄连泻心汤以泻心下之痞"（《曹氏伤寒金匮发微合刊》）；黄元御、吴谦、高学山等认为是半夏泻心汤，如"当先治其吐涎沫，以小青龙汤泻其积水，涎沫即止。乃治其痞，痞证浊阴痞塞，阳不根阴，二火升炎，下寒上热，半夏泻心汤，姜、甘、参、枣，温补中脘之虚寒，黄芩、黄连，清泻上焦之郁热，半夏降浊而消痞也"（《金匮悬解·妇人·杂病》）；丹波元简坚持甘草泻心汤；魏念庭据《伤寒论》五泻心汤的不同，认为"泻心汤，在《伤寒论》中，为方不一，亦当合《伤寒论》中痞证诸条参观之，而求其治法"（《金匮要略方论本义·妇人杂病脉证并治》），即辨证处治，不能一概而论。根据张仲景"观其脉证，知犯何逆，随证治之"的原则，似是魏念庭之观点更为客观。

【原文】

問曰：婦人年五十所，病下利，數十日不止，暮即發熱，少腹裏急，腹滿，手掌煩熱，脣口乾燥，何也？師曰：此病屬帶下，何以故？曾經半產，瘀血在少腹不去。何以知之？其證脣口乾燥，故知之，當以溫經湯主之。

溫經湯方

吳茱萸三兩　當歸　芎藭　芍藥各二兩　人參　桂枝　阿膠　牡丹去心　生薑　甘草各二兩　半夏半升　麥門冬一升，去心

上十二味，以水一斗，煮取三升，分溫三服。亦主婦人少腹寒，久不受胎，兼取崩中去血，或月水來過多，及至期不來。

【文献汇编】

又溫經湯，療崩中去血一斗，服之即斷，月水過期不來者，服之亦佳方：

吳茱萸三兩　麥門冬一升，去心　半夏八兩　當歸　芎藭　人參　芍藥　牡丹　桂心　阿膠炙　生姜　甘草各二兩，炙

上十二味，切，以水一斗，煮取三升，分服。忌羊肉、生蔥、海藻、菘菜等。

(《外臺秘要·卷第三十四·崩中去血方》)

【简释】

对于本条主症"下利"，注家有两种不同观点。一种是遵从原文，仍作"下利"解释，如赵以德言"下利不止，病属带下，何也？妇人二七天癸至，任脉通，太冲脉盛，月事以时下；七七太冲脉衰，天癸竭，地道不通，经水遂止。今年五十，经绝，胞门闭塞，冲任脉不复输泄之时，所积于血，自胞门化为带下；无所从出，大便属阴，故就大便而下利矣"（《金匮玉函经二注·妇人杂病脉证并治》），徐忠可、朱光被、曹颖甫等多数医家持此看法。另有一见是将"下利"释为下血，如"妇人年已五十，冲任皆虚，天癸当竭，地道不通矣。今下血数十日不止，宿瘀下也"（《订正仲景全书金匮要略注》），李彣等亦为此意。从本篇内容来看，后说更为贴切。

对于"暮即发热"、"手掌烦热"的机理，诸医家看法亦不同：或释为瘀血化热，如尤在泾言"暮即发热者，血结在阴，阳气至暮，不得入于阴，而反浮于外也。……手掌烦热，病在阴，掌亦阴也"（《金匮要略心典·妇人杂病脉证并治》）；或释为阴虚内热，如程林指出"今下利当是下血，下多则亡阴，阴虚则暮发热也……阴虚不能以济火，故手掌烦热"（《金匮要略直解·妇人杂病脉证并治》）。虽从临床实际观察，二者均可能发生，但从方药组成分析，后者似更为贴合原文。

关于"少腹里急，腹满"的释义，众注家亦稍有分歧。曹颖甫认为是由寒凝血瘀之邪实导致，如"加以少腹里急，则瘀当在膀胱血海。腹满为脾湿下陷"（《曹氏伤寒金匮发微合刊》）；吴谦等认为"任主胞胎，冲为血海，二脉皆起于胞宫，而出于会阴，正当少腹部分，冲脉侠脐上行，故冲任脉虚，则少腹里急，有干血亦令腹满"（《订正仲景全书金匮要略注》），即由冲任亏虚，瘀血停滞所致，强调虚实夹杂；尤在泾则认为下焦阴寒导致，"少腹里急腹满者，血积不行，亦阴寒在下也"（《金匮要略心典·妇人杂病脉证并治》）。据临床实际观察，三说合参似更合病情。

【原文】

带下，经水不利，少腹满痛，经一月再见者，土瓜根散主之。

土瓜根散方　阴㿗肿亦主之

土瓜根　芍药　桂枝　䗪虫各三分

上四味，杵为散，酒服方寸匕，日三服。

【文献汇编】

妇人带下，经水不利，少腹满痛，经一月再见，土瓜根散主之。

(《脉经·卷九·平带下绝产无子亡血居经证》)

【简释】

本条总病机虽公认瘀血停滞，但"经水不利"的具体内涵仍有分歧。徐忠可、黄元御等认为月经不能按期而至；尤在泾等认为经行不畅；黄树曾则将二者结合，认为既不按时而至，又不畅利。从临床实际来看，黄氏之看法似更全面。

对于"经一月再见"之释义，绝大多数医家认为是月经单月双至。吴谦等则认为"'再'字当是'不'字，若是'再'字，一月两来，与上文不利不合，是传写之讹，此亦前条在下未多，经候不匀之证"（《订正仲景全书金匮要略注》）。虽各有所据，但从训诂学角度来看，吴谦之说尚依据不足。

"阴㿗肿"究竟为何尚无定论，古代医家多含糊其辞，甚至忽略不释。近代注家对此则大致有三种解释，一者认为在男为疝，在女为子宫脱垂。如杨百茀主编的《金匮集释》；一者认为"男子阴器与少腹相连急痛之证"，如何任主编的《金匮要略校注》；一者认为"男妇前阴部位有如卵状的包块"，如杜雨茂等编著的《金匮要略阐释》。据《本草纲目》鲮鲤条引摘玄方"妇人阴㿗，硬如卵状"，以及汤本求真言"阴㿗即鼠蹊阴囊阴唇部之假性肿瘤是，男女俱有之"，似与杜氏之说接近。

【原文】

妇人少腹满如敦状，小便微难而不渴，生后者，此为水与血并结在血室也，大黄甘遂汤主之。

大黄甘遂汤方

大黄四两　甘遂二两　阿胶二两

上三味，以水三升，煮取一升，顿服之，其血当下。

【文献汇编】

1 婦人少腹滿如敦敦狀，小便微難而不渴，生後者，此為水與血並，結在血室，大黃甘遂湯主之。

（《脉經·卷九·平咽中有炙腐喜悲热入血室腹满证》）

【简释】

"敦"，古代食器，青铜制。盖和器身都作半圆球形，各有三足或圈足，上下合成球形，流行于战国时期。在此用于形容妇人少腹膨满之重，状如球形。

注家对本条的分歧集中于"生后者"，大致有五种看法。①生产之后，如尤在泾言"生后即产后"（《金匮要略心典·妇人杂病脉证并治》），黄元御、高学山等亦持此看法；②生育之后，如吴谦等指出"此病若在生育之后，则为水与血俱结在血室也"（《订正仲景全书金匮要略注》）；③生病之后；④"恐是经字"（《金匮玉函经二注·妇人杂病脉证并治》）；⑤疑是衍文，如朱光被。总的来说，此病无论发于经后、病后、产后或生育之后，均与胞宫血瘀密切相关，临床当联合参看，不可拘泥。

【原文】

問曰：婦人病，飲食如故，煩熱不得臥而反倚息者，何也？師曰：此名轉胞不得溺也，以胞系了戾，故致此病。但利小便則愈，宜腎氣丸主之。

腎氣丸方

乾地黃八兩　薯蕷四兩　山茱萸四兩　澤瀉三兩　茯苓三兩　牡丹皮三兩　桂枝　附子炮，各一兩

上八味，末之，煉蜜和丸梧子大，酒下十五丸，加至二十五丸，日再服。

【文献汇编】

1 問曰：婦人病，食飲如故，煩熱不得臥，而反倚息者，何也？師曰：此病轉胞，不得溺也，以胞系了戾，故致此病。但利小便則愈，宜腎氣丸，以中有茯苓故也。方見腳氣中。

（《明洪武鈔本金匱要略方·妇人杂病脉证并治》）

2 問曰：有一婦人病，飲食如故，煩熱不得臥，而反倚息者，何也？師曰：得病轉胞，不得溺也。何以故？師曰：此人故肌盛，頭舉身滿，今反羸瘦，頭舉中空感，胞系了戾，故致此病，但利小便則愈，宜服腎氣丸，以中有茯苓故也。方在《虛勞》中。

（《脉經·卷九·平阴中寒转胞阴吹生疮脱下证》）

【简释】

通常认为，此病由肾阳、肾气不足所致。但《脉经》对转胞病的病机阐述较为清晰，从"故肌盛，頭舉身滿，今反羸瘦，頭舉中空感"，结合"饮食如故"以及《明洪武钞本金匮要略方》与《脉经》中"以中有茯苓故也"可知，该病的发生应是由胃强脾弱，能食而难运，饮食精微不能充养先天之精，从而肾精亏虚发展至肾阳、肾气不足所致。

三、疑难探析

（一）转胞之义

转胞的病名出自《金匮要略·妇人杂病脉证并治》篇："問曰：婦人病，飲食如故，煩熱不得臥而反倚息者，何也？師曰：此名轉胞不得溺也，以胞系了戾，故致此病。但利小便則愈，宜腎氣丸主之。" 此条原文阐述了转胞病证的脉因证治。小便不通为转胞的主要表现，而"胞系了戾"为其病因病机。《金匮要略》以后历代医家对转胞的含义有颇多不同见解。

"胞"义有三。其一指膀胱。《说文解字》："脬，旁光也。"段玉裁注："脬，俗作胞……胞音包，其借为脬字，则读匹交切。脬者，旁光也，腹中水府也。"如《灵枢·淫邪发梦》："厥气客于胞，则梦溲便。"《类经·十八卷·疾病类》注："胞，溲脬也；腨，大肠也。"《素问·通评虚实论》："胞气不足。"《类经·二十二卷·针刺类》注："胞气不足，水道不利也。"《素问识》释："胞，脬同，所谓阴胞，盖指膀胱。"再《素问·痹论》："胞痹者，少腹膀胱按之内痛，若沃以汤，涩于小便。"清代高士宗注："胞痹，即膀胱痹也。"

其二指女子胞。胞，《说文解字》释为"儿生裹也。从肉从包"。段玉裁注："包谓母腹，胞谓胎衣"；"今俗语同胞是也，……从肉包。包子之肉也"。许慎及段玉裁均认为，胞的命名与孕育、包裹胎儿的功能有关，胞为女子胞，即今之子宫。《内经》中直接出现或据医理推断，共计4处明确指"胞"为女子胞。如《素问·五脏别论》直接出现"女子胞"之名，将之列为奇恒之腑之一。生理方面，论及胞脉与月经关系时，《素问·评热病论》云："月事不来者，胞脉闭也。胞脉者，属心而络于胞中"。此处与月经有关，无疑胞脉之"胞"为女子胞。病理方面，《素问·奇病论》记载女性妊娠九个月突发说话发不出声音的疾病，认为其病因为"胞之络脉绝"，因"胞络者系于肾，少阴之脉，贯肾系舌本，故不能言"。此病与妊娠、肾有关，据此判断"胞"也应为女子胞。又如《灵枢·水胀》论及"石瘕"一病，曰"石瘕生于胞中，寒气客于子门，子门闭塞，气不得通，恶血当泻不泻，衃以留止，日以益大，状如怀子，月事不以时下。皆生于女子"。据文意，子门相当于现代解剖学宫颈口的位置，子门受寒，瘀血阻滞，进而闭经，故此处"胞"为女子胞无疑。

其三指"胞中"。胞中的概念范围较广，它是中医基础理论中所指的人体某一部位的专用名词术语，可理解为少腹内的生理部位，内藏有膀胱、女子胞，为冲、任、督之起源。例如《灵枢·五音五味》谓："冲脉、任脉皆起于胞中，上循背里，为经络之海。"《素问·骨空论》云："督脉者，起于少腹以下骨中央。"又云："任脉者，起于中极之下。"王冰注："其实乃起于肾下，至于少腹，则下行于腰横骨围之中央也。系廷孔者，谓窈漏，近所谓前阴穴也。"可见胞中的位置是在从两肾以下至少腹部横骨中央而出于会阴穴处。

（二）"胞系了戾"之所指

历代医家对"胞系了戾"大致存在以下三种理解：

其一，如果以胞指膀胱为前提，那么胞系当理解为与膀胱相关联的某物。以方测证"胞系了戾"是指由肾阳不足，膀胱失温，阴寒内生或肾虚系胞无力，胎元下迫，膀胱转位而致的与膀胱相连的排尿管发生屈曲纠结。

其二，如果以胞指子宫为前提，那么可以据《外台秘要》所载治转胞不得尿法"用蒲席卷入倒立，令头至地，三反而通"，认为胞系为子宫的维系，人体倒立后减轻了子宫对膀胱的阻压。"胞系了戾"即女子胞的维系功能不正常。亦可把了戾作违背之意解。妇人怀孕后子宫逐月增大，一般不至于造成转胞。如果违背了正常生理功能之限度，则膨大的子宫会下压膀胱，导致小便不通。

其三，如果以胞指胞中为前提，那么胞系就不是指具体的组织形态，而是指属于胞中各器官之间的生理功能的维系。"胞系了戾"是指胞中正常的生理联系，在致病因素作用下而乖戾不顺之病理现象。

总的来说，在古代，限于对人体形态解剖学研究的滞后，"胞系了戾"无论从哪一方面来分析，只是对转胞的病理机制的一种推测。

四、临证思维

（一）温经汤之标本辨析

温经汤出自《金匮要略·妇人杂病脉证并治》："妇人年五十所，病下利，数十日不止……其证唇口干燥，故知之，当以温经汤主之。"并有条文描述："亦主妇人少腹寒，久不受胎，兼取崩中去血，或月水来过多，及至期不来。"从条文可见虚、实、寒、热四证兼见，然病机关键在于妇人年五十，肾精减亏，阳气益虚，因此肾阳衰弱，进一步导致冲任虚寒。中医讲究标本兼治，条文中"标"为瘀血导致的手掌烦热等虚热征象，追其原因，是因"曾经半产"，瘀血积于少腹，阳气上浮于体表无法入阴分，郁而化热；而"本"则为冲任虚寒，温经汤则有温经散寒、养血祛瘀的功效。

方中重用牡丹皮、麦冬，除治疗条文中热症外，还能制约温燥之药。全方重在温经养血，并且温清并用，使用温燥药的同时配伍麦冬等药性寒凉之品，令本方温而不燥，补而不滞，能够有效治疗因冲任虚寒，瘀血内阻所导致的月经病。温经汤治疗胞宫虚寒型月经后期意在"降阳明，调冲任"。方中重用麦冬与半夏，黄元御在《长沙药解》中记载半夏"降阳明之气以降冲脉"，根据《神农本草经》记载，开通冲脉的首选药物应有"下气、开腠理"的作用，《本草经解要》中的"半夏气平，秉天秋燥之金气……平可下气，气下则火降也"，说明半夏恰好符合"下气、开腠理"的要求。现代有学者认为，月经后期本病病位在下，"病在下而求诸上"，麦冬入心、肺、胃经，能够养阴生津，调心血阴脉，通过补胃阴引诸药入冲脉，调和阴阳，阳生阴长，调理月经。而麦冬与半夏配伍更能发挥降阳明的作用，平和半夏温燥之性，润养经脉，调畅气机，阳明阖降从而阳气不断转化为阴精，滋养卵泡发育，吴茱萸等药入厥阴肝经，可升发阳气，促进优势卵泡排出，从而使月经按时来潮。

（二）肾气丸之异病同治

肾气丸在《金匮要略》其他篇章亦有见到：血痹虚劳病篇第15条"虚劳腰痛，少腹拘急，小便不利者，八味肾气丸主之"。中风历节病篇附方"崔氏八味丸治脚气上入，少腹不仁"。（《金匮要略辑义》记载：崔氏八味丸即仲景肾气丸，乃唐代崔知悌《崔氏纂要方》转引张仲景的方剂）痰饮咳嗽病篇第17条"夫短气有微饮，当从小便去之，苓桂术甘汤主之。肾气丸亦主之"。消渴小便不利淋病篇第13条"男子消渴，小便反多，以饮水一斗，小便一斗，肾气丸主之"。

综上，肾气丸的主症有虚劳腰痛，少腹拘急，少腹不仁，短气，小便不利，消渴伴小便数。对肾气丸治疗"虚劳腰痛""痰饮""消渴""转胞""脚气病"的机理，经典的解释是：此类病证中皆有"肾气不足证"。

（三）土瓜根散之六经辨析

妇人病，瘀滞胞脉，血瘀气滞而见少腹满痛。瘀血不去，血不循经、蓄泄失常，经水似通非通而不畅，欲止不止而一月再来。仲景拟土瓜根散方，以酒送药，增强散瘀通滞之功。土瓜根即《神农本草经》王瓜根，其味苦性寒，主消渴内痹，瘀血月闭，土瓜根合䗪虫活血行瘀。桂枝，在此方功不在解表，其合芍药以通滞和营。《长沙药解》有曰："《金匮》妇人腹痛用芍药诸方……带下，少腹满痛，经一月再见者，土瓜根散主之，方在土瓜根。"土瓜根苦寒，功在驱热逐瘀，而经水不调，多热者月经提前，故"经一月再见"当为瘀热所致。通过对土瓜根散的方剂及药证分析，可判断土瓜根散方证的病位在里，其病性属热，病态为实。依六经辨证可辨为阳明病，属血瘀挟热证。冯世纶等在《解读张仲景医学：经方六经类方证》一书中，将土瓜根散方证归属于太阳阳明合病，但若有合太阳病当有表证在，不能因方中有桂枝、芍药取桂枝汤意而辨为太阳病。

此外，土瓜根散所言"经一月再现者"，结合今日之临床，还需排除是否有内膜息肉、内置节育环移位脱落、服用紧急避孕药引起，如果有上述情况，非土瓜根散证之治。

（四）关于小建中汤治疗腹痛探讨

本篇第18条云："妇人腹中痛，小建中汤主之"，结合血痹虚劳病篇第13条"虚劳里急……腹中痛"也用小建中汤治疗，诸多教材均解释为中焦脾胃阴阳两虚的腹痛，可异病同治，当为用方指征。但还有一种情况需明察：先探析虚劳里急的腹中痛，属于虚损性的急腹症，从中焦部位来看，多见于消化道急性大出血引起急性腹痛，因此伴随"悸"、"衄（鼻出血）"、"四肢酸疼"等失血性休克前表现。这和第十篇"腹满"病篇的腹痛有区别，第十篇腹满腹痛多为现今临床感染性急腹症，而小建中汤症是失血性急腹症（故云"虚劳里急"），因此张仲景并未将小建中放入第十篇和大建中并列，其意就是明示二者不同。同理，本篇妇人腹痛，当也属虚损性急腹症，临床常见于妇科黄体破裂出血导致腹痛。但在汉代没有西医急救输血补液甚至手术的前提下，张仲景采取了对症治疗，即"止痛"、"补糖"，故重用芍药止痛，重用"胶饴（饴糖）"补糖缓解失血性不适，在当时实属精妙，但也仅仅只能发挥对症缓解作用，现今临床如果遇到此类情况，需急诊急救。

五、现代研究

（一）临床研究

1. 温经汤

温经汤加味临床常用于治疗寒凝血瘀型原发性痛经、子宫内膜异位症、子宫腺肌病、月经后期、月经量少等妇科疾病。

甘小利将94例患者随机分为对照组和观察组，对照组给予常规治疗（左炔诺孕酮宫内节育系统），观察组在对照组基础上加用加味温经汤。治疗后，观察组CA125、VEGF、PGF-2a、PGE2、MMP-9、MMP-3、FSH、LH低于对照组（$P<0.05$），E2水平更高（$P<0.05$）。2组不良反应发生率比较，差异无统计学意义（$P>0.05$）。

潘慧莹将100例原发性痛经患者随机分为两个独立组。参比组50例纳入研究者使用西医药物治疗，试验组50例纳入研究者在使用西医药物基础上采用温经汤治疗。对寒凝血瘀型原发性痛经患者进行治疗后，试验组50例纳入研究者的痛经情况优于参比组（$P<0.05$）；试验组50例纳入研究者的内分泌指标优于参比组（$P<0.05$）。证明使用温经汤治疗能够缓解患者痛经情况，调节患者机体代谢情况。

朱亚莎等研究分析了加减温经汤治疗多囊卵巢综合征排卵障碍性不孕的临床治疗效果。多囊卵巢综合征排卵障碍性不孕患者86例，并随机分为实验组（43例）和对照组（43例），对照组患者均采用常规药物治疗，实验组患者均采用温经汤加减治疗，结果证明经治疗，实验组总有效率95.35%，明显高于对照组79.07%，且实验组患者的血清E2水平明显高于对照组，而LH、FSH水平明显低于对照组，实验组患者的优势卵泡直径和子宫内膜厚度均明显优于对照组。以上组间比较差异均具有统计学意义（$P<0.05$）。结论：多囊卵巢综合征排卵障碍性不孕采用温经汤加减治疗的疗效确切，临床应用价值显著。

李丹丹探讨加味温经汤联合温针灸对寒凝血瘀型原发性痛经患者免疫功能及疼痛介质的影响。选取寒凝血瘀型原发性痛经患者108例作为研究对象，采用随机数字表法分为对照组及观察组，每组 54 例。对照组采用芬必得口服治疗，观察组采用温经汤加减联合温针灸治疗。治疗 3 个月经周期后，结果提示观察组血清 PGE2、5-HT、TXB2、$CD8^+$ 均低于对照组，β-EP、$CD4^+/CD8^+$、$CD4^+$ 水平高于对照组，差异均有统计学意义（均 $P<0.05$）；观察组总有效率 96.30%（52/54），高于对照组的 74.07%（40/54），证实加味温经汤联合温针灸治疗寒凝血瘀型原发性痛经患者，有助于抑制疼痛介质分泌，改善免疫力，提高临床疗效。

2. 肾气丸

本篇用于治疗妇女转胞，胞系了戾，小便不利的肾气丸，主要用于现代泌尿系统疾病，例如前列腺增生、神经源性膀胱、肾衰竭等。

何冠蘅等将 150 例符合纳入标准的肾阳亏虚型良性前列腺增生患者随机分为西药组、中药组和中药联合穴位贴敷组，分别予口服非那雄胺片治疗，内服金匮肾气丸加味方治疗，金匮肾气丸联合穴位贴敷组在内服金匮肾气丸加味方的基础上配合穴位贴敷。三组患者皆连续治疗 2 个月后发现金匮肾气丸加味方联合穴位贴敷能有效改善肾阳亏虚型良性前列腺增生患者的临床症状和尿流动力学指标，提高生活质量，具有显著的临床疗效，且起效快、安全性高。

曹振文等随机选取符合纳入标准的脊髓损伤导致神经源性膀胱患者 60 例，对照组 30 例予常规清洁导尿、膀胱功能训练，观察组 30 例在对照组基础上口服肾气丸。发现中药肾气丸可改善脊髓损伤患者的神经源性膀胱的功能，可减少日排尿次数，增加单次排尿量，减少残余尿量，改善尿流动力学，减少尿路感染和肾积水等并发症。此外，王能等选取 110 例脊髓损伤后神经源性膀胱尿潴留患者为研究对象，随机分为对照组和治疗组，对照组患者采用针灸方法治疗，治疗组在对照组基础上加服金匮肾气丸，治疗组患者总有效率 92.73%，高于对照组的 67.27%（$P<0.05$）。因此认为针灸联合金匮肾气丸能够降低脊髓损伤后神经源性膀胱尿潴留患者残余尿量、膀胱最大容量，增大膀胱压力，提高治疗效果，提高患者生活质量。

此外，肾气丸在本章中治疗妇人杂病，经研究表明确肾气丸也可用于多种现代妇科疾病的治疗，例如肾虚血瘀型子宫腺肌病、肾虚肝郁型多囊卵巢综合征。

秘晨曦收集符合纳入标准的肾虚血瘀型子宫腺肌病的患者 64 例，随机单盲分为对照组和实验组。对照组在月经的第 3 天至第 7 天内，无性生活的情况下，子宫置曼月乐环。治疗组在对照组的基础上，于放置曼月乐后第一天服用金匮肾气丸合桂枝茯苓丸加减方，服用 10 天，连续观察 3 个月经周期。统计分析两组患者治疗前后子宫体积变化、中医证候积分、血清 CA125 值变化、痛经积分及综合临床疗效，并记录治疗过程中发生的不良反应。治疗组总有效率 87.5%，对照组总有效率 68.8%，（$P<0.05$）。治疗组不良反应总发生率 9.37%，对照组不良反应总发生率 21.87%，治疗组不良反应发生率低于对照组（$P<0.05$）。因此认为金匮肾气丸合桂枝茯苓丸加减方联合曼月乐治疗肾虚血瘀型子宫腺肌病疗效明显，可以患者缓解中医证候，降低痛经程度，减小子宫体积，减低血清 CA125 值，疗效较单纯的曼月乐治疗有优势。

孙如娇将符合纳入标准的 90 例肾虚肝郁多囊卵巢综合征不孕患者随机分为观察组、对照组。观察组于月经或撤退性出血干净后予肾气丸加减口服两个月经周期，并予生活指导，于新鲜周期予短效长方案促排卵治疗，且继续口服肾气丸加减至扳机日，对照组仅予生活指导两个月经周期，新鲜周期促排卵方案同对照组。记录并比较两组患者基础情况、超促排卵过程中促性腺激素的使用情况、扳机日的激素水平、获卵情况及卵巢过度刺激综合征的发生情况、移植后的妊娠情况。最后发现肾气丸加减可以增强卵巢对促性腺激素的敏感度，减少临床的促性腺激素用量及使用天数，且能提高卵母细胞质量，进而提高了胚胎质量，增加妊娠率及种植率，并能减少卵巢过度刺激综合征的发生，可改善妊娠结局。

钟旭等将 112 例多囊卵巢综合征患者随机分为对照组及观察组，对照组给予炔雌醇环丙孕酮片治疗，观察组加金匮肾气丸治疗，连续治疗 3 个月后测量 2 组患者内分泌及激素水平，并观察其毛发、月经及卵巢情况。发现治疗后2组的黄体生成素均降低，卵泡刺激素升高（$P<0.05$），观察组优于对照组（$P<0.05$），且观察组随访后与治疗后差异无统计学意义（$P>0.05$）。2组治疗后的F-G评分、卵巢体积均明显下降，月经正常人数比例明显升高，痤疮比例降低，且观察组优于对照组（$P<0.05$），同时观察组随访后与治疗后进行比较，差异无统计学意义（$P>0.05$）。治疗后组的睾酮、催乳素明显降低（$P<0.05$），观察组治疗后和随访后均明显优于对照组（$P<0.05$），且观察组在3个月随访后与治疗后进行比较，差异无统计学意义（$P>0.05$）。因此认为金匮肾气丸治疗多囊卵巢综合征可以有效纠正患者体内的内分泌及激素代谢水平，改善月经及排卵功能，且远期疗效更为稳定。

缪雪钦探究金匮肾气丸联合盆底生物反馈治疗肾阳虚型产后压力性尿失禁的效果和机制时，选择产后约42天诊断为肾阳虚型压力性尿失禁的足月顺产患者70例，分为对照组和治疗组，每组各35例。对照组使用盆底生物反馈，治疗组给予盆底生物反馈加口服金匮肾气丸。测定2组治疗前后的盆底肌肌电位、1h尿垫实验的漏尿量、国际尿失禁咨询委员会尿失禁问卷（ICI-Q-SF）分值，计算总有效率并随访治疗后半年的压力性尿失禁严重程度和ICI-Q-SF分值。结果发现2组治疗后的Ⅱ型肌肌电位、Ⅰ型肌肌电位、Ⅰ型肌肌耐力电位均高于治疗前（$P<0.05$），且治疗组高于对照组（$P<0.05$）。2组治疗后1h尿垫实验的漏尿量比治疗前减少（$P<0.05$），且治疗组与对照组相比漏尿量下降（$P<0.05$）。2组治疗后ICI-Q-SF问卷调查分值比治疗前降低（$P<0.05$），治疗组与对照组相比降低（$P<0.05$）。治疗组总有效率（88.60%）高于对照组总有效率（65.80%）。半年后随访，治疗组的压力性尿失禁程度和ICI-Q-SF问卷调查分值低于对照组（$P<0.05$）。因此，金匮肾气丸联合盆底生物反馈可增强肾阳虚型产后压力性尿失禁患者的盆底Ⅰ型肌和Ⅱ型肌的肌力，促进盆底功能康复，减少漏尿量，改善患者的近期和远期的生活质量，治疗效果显著且持久，优于单纯盆底生物反馈治疗，且金匮肾气丸治疗肾阳虚型产后压力性尿失禁的机制可能与提高盆底肌的肌力有关。

有学者还发现肾气丸化裁还可以改善甲状腺功能。郭茜等将62例脾肾阳虚型甲状腺功能减退患者分为对照组30例、治疗组32例。对照组予以左旋甲状腺素片口服；治疗组在对照组治疗的基础上加四君子汤合肾气丸煎服，治疗周期为4个月，观察两组临床疗效后得出结论：四君子汤合肾气丸能明显改善脾肾阳虚型甲减的中医症候，对甲状腺功能也有明显的改善。

（二）实验研究

1. 温经汤

（1）**药理研究** 王梦雅等通过网络药理学筛选出活性成分槲皮素、山柰酚、黄芩素、柚皮素、芹菜素等可能是温经汤"异病同治"的主要活性成分。主要涉及的靶点包括PTGS2、ESR1、PPARG、NOS3、AKT1、CASP3、TNF等。其中槲皮素最有效的作用之一是调节炎症，其抗炎作用是通过抑制炎症酶环氧合酶（COX）和脂氧合酶，从而减少炎症介质。山柰酚可降低促炎细胞因子的产生和mRNA表达，在细胞层面此抗炎作用也得到了证实。黄芩素的药理作用是抗炎，增强免疫和抗肿瘤。研究表明，黄芩素可抑制炎性递质前列腺素E2（PGE2）、NO的凋亡，改善环氧化物酶-2（COX-2）蛋白表达水平，且抗炎效果和药物浓度呈一定程度的正相关。并且黄芩素也可对肿瘤增殖、生长等机制产生抑制作用。

（2）**改善子宫内膜异位症** 王心茹等经过动物实验发现温经汤能够下调异位ESCs中HIF-1α表达而改善低氧应激，抑制细胞增殖，降低线粒体生物活性，诱导细胞凋亡，这可能是其防治子宫内膜异位症（EM）的作用机制。

此外，孙瑞英等通过动物实验证明温经汤加味具有抑制子宫内膜异位症肾虚血瘀型大鼠异位灶侵袭作用，其机制可能与干预JAK2/STAT3信号通路过度激活所介导的免疫屏障、阻断微血管新生功能有关。此外，徐丁杰等通过动物实验证明温经汤通过上调子宫、卵巢 GRP78、Nrf-2 表达，拮抗内质网应激，缓解氧化损伤，恢复改善靶器官功能，治疗妇科虚寒证。

崔轶凡研究证实温经汤加味能够通过调节 Caspase-8、MMP-9、E-cadherin、N-cadherin 等因子水平异常表达，改善 EM 肾虚血瘀证大鼠免疫抑制、阻断微血管新生，从而起到治疗 EM 的作用。

（3）改善原发性痛经及月经失调　王丹丹通过动物实验探讨温经活血汤治疗原发性痛经的作用机制，结论证实温经活血汤治疗寒凝血瘀证原发性痛经的作用机制可能与其下调神经生长因子（nerve growth factor，NGF）及酪氨酸激酶受体 A（TrkA）、p75 营养因子受体（p75NTR）的表达有关。

赖秋媛通过观察温经汤干预运动性月经失调大鼠，结果提示与造模组比较，温经汤组大鼠 FSH 明显上升，孕酮含量稍有下降，E2 含量下降差异有统计学意义（$P<0.05$）。实验结果证实温经汤对运动性月经失调有防治作用。

（4）抗肺癌作用　温经汤临床上已成功用于治疗各种肺系疾病，然而其关键活性成分和作用靶点尚不清楚。Li 等对温经汤抗非小细胞肺癌作用进行了研究，该研究首次通过整合网络药理学、代谢组学和生物学方法探讨了温经汤治疗非小细胞肺癌的药理作用机制。网络药理学结果推测，Tricin 是该方中的主要生物活性成分，其能够靶向 PRKCA 抑制癌细胞生长。代谢组学分析表明，受鞘氨醇激酶 1 和鞘氨醇激酶 2 调节的鞘氨醇-1-磷酸（参与鞘脂信号传导）是温经汤治疗组和对照组之间的血浆差异代谢物。体外实验表明，Tricin 对 Lewis 肺癌细胞的增殖、促凋亡、迁移和集落形成具有明显的作用。通过一系列验证实验表明，Tricin 主要通过抑制 PRKCA/SPHK/S1P 信号通路和抗凋亡信号通路抑制肿瘤生长。另一方面，温经汤能抑制肿瘤生长，延长动物生存时间，高剂量的 Tricin 在动物实验中更有效。

2. 肾气丸

（1）网络药理学实验研究　王晓芳等应用网络药理学及分子对接等手段探讨金匮肾气丸治疗糖尿病肾病的可能作用机制。方法通过 TCMSP 收集金匮肾气丸有效成分及作用靶点，利用 GeneCards、OMIM、PharmGkb、TTD 和 DrugBank 等数据库查询糖尿病肾病相关靶点，筛选药物和疾病的交集靶，提取核心网络，并对核心靶点进行 GO 和 KEGG 富集分析，最终主要有效成分与核心靶点进行分子对接，得到可能结合模型。发现金匮肾气丸有效成分 48 个，核心化合物为槲皮素、山奈酚、薯蓣皂苷元等，对应靶点 194 个，糖尿病肾病疾病靶点 3054 个，二者共有靶点 128 个，提取核心基因 11 个，分别为 MYC、MAPK8、JUN、TNF、RELA、ESR1、MAPK1、AKT1、NR3C1、TP53、FOS。GO 富集分析提示主要涉及氧化应激、细胞化学应激反应、药物反应等通路，KEGG 则主要涉及流体剪切应力与动脉粥样硬化信号通路、人巨细胞病毒感染、糖尿病并发症中的 AGE-RAGE 信号通路等。提取核心靶点网络后，分别将 TNF、TP53 及 AKT1 与有效成分山奈酚、薯蓣皂苷元、槲皮素进行分子对接。认为金匮肾气丸治疗糖尿病肾病的作疗效发挥与氧化应激、微炎症状态、肾纤维化等相关。何佳璘等运用网络药理学进行数据挖掘，探讨金匮肾气丸治疗早发性卵巢功能不全的作用机制。共检索出金匮肾气丸活性成分 102 个，在 Swiss Target Prediction、SEA 数据库中共预测出金匮肾气丸潜在靶点 432 个，整理取交集后得到金匮肾气丸治疗 POI 的潜在靶点 82 个。潜在靶点进行 GO 和 KEGG 富集后得到 1805 条 GO 条目，主要富集在正向调整激酶活性、腺体发育、受体复合物、蛋白激酶活性等方面；263 条 KEGG 条目，主要富集在磷脂酰肌醇 3-激酶/蛋白激酶 B（PI3K-Akt）、丝裂原活化蛋白激酶（MAPK）、缺氧诱导因子-1（HIF-1）等信号通路上。分子对接结果显示薯蓣皂苷元与雌激素受体 α（ESR1）、血管内皮生长因子 A（VEGFA）、丝氨酸苏氨酸蛋白激酶（AKT1），泽泻醇 B 与 ESR1、AKT1，羟基芫花素与 ESR1，胡椒碱和 ESR1 具有较强的结合力。结论金匮肾气丸可能通过介导细胞增殖和分化、衰老与凋亡，通过抗炎、抗氧化及调节激素的合成与分泌等机制发挥对早发性卵巢功能不全的治疗作用。

（2）改善糖尿病肾病 王世民等运用大鼠实验，观察金匮肾气丸对慢性肾衰竭大鼠肾功能的影响，探讨其作用机制。发现对照组大鼠肾组织中肾小球和肾小管排列整齐，结构正常，模型组大鼠肾组织中肾小球变形，肾小管扩张，水肿渗出，出现轻度坏死和炎性细胞浸润等病理学变化，给予肾气丸治疗后，以上病理变化得到改善。与对照组比较，模型组肾功能指标（BUN、Scr、UA）、ROS、MDA、炎症因子（IL-1β、IL-6、TNF-α）水平和 Keap1 蛋白表达显著增加，SOD、CAT 活性、Nrf2 磷酸化水平和 HO-1 蛋白表达显著降低（$P<0.05$），认为金匮肾气丸能够缓解慢性肾衰竭大鼠肾功能损伤，可能与抑制 Keap1 蛋白表达，激活 Nrf2/抗氧化响应元素（ARE）通路，降低炎症反应与氧化应激相关。

（3）改善性腺功能 许翠萍等观察金匮肾气丸对强迫游泳致肾阳虚模型小鼠体征如自主活动减少、倦怠蜷缩、耐寒能力下降等有一定的改善作用。并对促肾上腺皮质激素、促皮质素释放激素、皮质酮有明显改善作用（$P<0.05$），金匮肾气丸可使肾阳虚小鼠睾丸端粒酶活性得以恢复，证实金匮肾气丸可调节下丘脑-垂体肾上腺轴。龙泳伶发现金匮肾气丸可有效抑制肌注氢化可的松致肾阳虚雌性大鼠肾上腺、子宫、卵巢等萎缩，增加卵泡总数，减少病理性卵泡数，降低 TNF-α 和细胞凋亡因子 Bax 表达水平（$P<0.05$）。

肾气丸在其他肾阳气虚型的多种疾病的治疗中也发挥了肯定的作用，例如甲状腺功能减退、慢性肺源性心脏病等多系统疾病。

（4）缓解肠动力障碍 朱贞敏等基于 let-7f-2-3p/SCN1A 轴探究加味肾气丸对泻剂结肠大鼠肠动力障碍的影响。与模型组比较，加味肾气丸组首粒黑便排出时间显著延长（$P<0.05$），结肠黏膜损伤明显改善，结肠 ICC 数量显著增加，NO、VIP、MDA、NOS 水平显著降低，SP、SOD、Na+K+-ATPase 水平显著升高，let-7f-2-3p 表达显著降低，SCN1A 表达显著升高（$P<0.05$），由此看出加味肾气丸可能通过 let-7f-2-3p/SCN1A 轴缓解肠动力障碍进而对泻剂结肠大鼠产生保护作用。

3. 大黄甘遂汤

大黄甘遂汤在本章中用于治疗水与血结于血室。大黄苦寒，主下瘀血，姚文兵等证实大黄改善血液的高凝状态是通过渗透效应实现的，促使组织间液体向血管内转移。大黄具有体外抗凝血作用，大黄中含有的大黄多糖成分可能是通过作用于血液凝固的第 3 阶段而抗凝血，能够明显延长凝血时间及凝血酶原时间。

甘遂苦寒，泻水逐饮，消肿散结，有多种活性成分，其中主要化学成分为假白榄烷型二萜和巨大戟烷型二萜、大戟烷型和甘遂烷型三萜，具有抗肿瘤、抗病毒、抗炎、杀虫、抗氧化、抑制免疫系统等多种药理活性。甘遂在抗肿瘤、抗白血病、抗流感病毒、抗 HIV 病毒、抗精神分裂、治疗慢性支气管炎、哮喘以及晚期食道癌、乳腺癌等方面均表现出良好的活性。宁晨旭等通过网络药理学基于 TLR4/NF-κB/NLRP3 和 PI3K/Akt 通路研究甘遂及其炮制品对水负荷小鼠的利尿作用及机制。分析得到甘遂及其炮制品主要通过参与氧化应激反应及 PI3K/Akt 等信号通路调节水肿。发现甘遂及其炮制品对水负荷小鼠均可以不同程度地抗水负荷并产生利尿作用，并可以通过抑制 TLR4 通道介导的 NF-κB/NLRP3 信号通路及 PI3K/Akt 信号通路从而抑制 IL-1β 和 IL-18 的表达。

六、问题与展望

（一）妇人三纲学说，对中医妇科的发展有何启示？

妇人三纲的"虚、积冷、结气"三者背后互有关联，而从"血寒积结胞门，寒伤经络，凝坚在上……在中……在下……"的相关论述来看，外邪侵袭，从表入里，从上至下，是三纲病机产生的基础原因。以三纲为眼目，重视里邪出表，重视三焦分治，是本篇的基本思想。中医妇科病证种类繁多，临床表现错综复杂，给诊疗带来较大挑战。是否能以此为框架，系统提炼妇人杂病的病机与证治规律，或重构学科的理论框架，进一步指导临床实践。

（二）肾气丸的异病同治机理是否能通过现代科学手段研究解析？

肾气丸在本篇和其他篇章可以对治多种不同的疾病症状，其主症有虚劳腰痛，少腹拘急，少腹不仁，短气，小便不利，消渴伴小便数。是否可以通过现代研究手段，如网络药理学、分子对接、动物实验等去探索肾气丸在不同的疾病症状中的共同作用机制，进而解析中医"异病同治"现象背后的现代科学机制？

主要参考文献

[1] 杨娇娇.《金匮要略》妇人产后及杂病之六经辨证研究[D]. 杭州：浙江中医药大学，2018.

[2] 杨文元. 肾气丸在《金匮要略》中的描述及临床运用[J]. 中医临床研究，2020，12（23）：111-112.

[3] 朱凌凌，段逸山，陈慧娟，等. 转胞名实考[J]. 中医杂志，2018，59（14）：1179-1184.

[4] 杨文喆，张再良.《金匮要略》转胞析[J]. 上海中医药杂志，2004（5）：46-48.

[5] 甘小利，邓文华，陈枫，等. 加味温经汤联合常规治疗对寒凝血瘀证子宫腺肌症患者的临床疗效[J]. 中成药，2022，44（2）：427-430.

[6] 李丹丹，孙墨，吴珠，等. 加味温经汤联合温针灸对寒凝血瘀型原发性痛经患者疼痛介质及免疫功能的影响[J]. 世界中医药，2022，17（9）：1326-1330.

[7] 何冠蘅，郑婕，赖新生. 金匮肾气丸加味方联合穴位贴敷治疗肾阳虚型良性前列腺增生的临床观察[J]. 中药材，2021，44（10）：2460-2463.

[8] 钟旭，曹睿，蒋洪梅，等. 金匮肾气丸对多囊卵巢综合征患者内分泌代谢的影响[J]. 世界中医药，2018，13（10）：2492-2495，2499.

[9] 王心茹，果金玉，高乐，等. 温经汤对子宫内膜异位症患者异位内膜间质细胞 HIF-1α 表达及线粒体功能的调控作用[J]. 中国实验方剂学杂志，2022，28（6）：17-25.

[10] 孙瑞英，崔轶凡，曹娟，等. 温经汤加味对 EM 肾虚血瘀型大鼠 JAK2/STAT3 信号通路及其下游因子的影响[J]. 中国实验方剂学杂志，2021，27（5）：41-51.

[11] 崔轶凡，孙瑞英，王志平，等. 温经汤加味对 EM 肾虚血瘀证大鼠局部微环境 Caspase-8，MMP-9，E-cadherin，N-cadherin 的影响[J]. 中国实验方剂学杂志，2021，27（11）：42-51.

[12] 王丹丹，王东梅，张英杰，等. 基于神经生长因子探讨温经活血汤治疗寒凝血瘀证原发性痛经的作用机制[J]. 中药新药与临床药理，2021，32（10）：1468-1473.

[13] 王晓芳，陈玮，黄国顺，等. 基于网络药理学探讨金匮肾气丸治疗糖尿病肾病的作用机制[J]. 实用中医内科杂志，2021，35（12）：24-27、153-157.

[14] 何佳璘，杨丽雅，郭一鸣，等. 基于网络药理学和分子对接预测金匮肾气丸治疗早发性卵巢功能不全的作用机制[J]. 生殖医学杂志，2022，31（5）：661-670.

[15] 王世卫，马民凯，韩佳，等. 金匮肾气丸对慢性肾衰竭大鼠 Keap1/Nrf2/ARE 通路及肾功能的影响[J]. 热带医学杂志，2021，21（09）：1129-1133，1237.

[16] 许翠萍，孙静，朱庆均，等. 金匮肾气丸对"劳倦过度、房室不节"肾阳虚模型小鼠下丘脑-垂体-肾上腺轴功能的影响[J]. 山东中医药大学学报，2009，33（3）：248-249.

[17] 宁晨旭，苏晓娟，任可乐，等. 基于 TLR4/NF-κB/NLRP3 和 PI3K/Akt 通路研究甘遂及其炮制品对水负荷小鼠的利尿作用及机制[J]. 中草药，2022，53（13）：4007-4018.